U0353829

内科疾病护理常规与技术规范

主编 朱 霞 左芳蕾 郑会敏 范作兰

高 洁 高 娟 张玉霞

黑龙江科学技术出版社
HEILONGJIANG SCIENCE AND TECHNOLOGY PRESS

图书在版编目（CIP）数据

内科疾病护理常规与技术规范 / 朱霞等主编. -- 哈
尔滨：黑龙江科学技术出版社，2024.2
ISBN 978-7-5719-2289-4

Ⅰ．①内… Ⅱ．①朱… Ⅲ．①内科学－护理学－技术
规范 Ⅳ．①R473.5-65

中国国家版本馆CIP数据核字（2024）第046132号

内科疾病护理常规与技术规范
NEIKE JIBING HULI CHANGGUI YU JISHU GUIFAN

主　　编	朱　霞　左芳蕾　郑会敏　范作兰　高　洁　高　娟　张玉霞	
责任编辑	包金丹	
封面设计	宗　宁	
出　　版	黑龙江科学技术出版社	
	地址：哈尔滨市南岗区公安街70-2号　邮编：150007	
	电话：（0451）53642106　传真：（0451）53642143	
	网址：www.lkcbs.cn	
发　　行	全国新华书店	
印　　刷	山东麦德森文化传媒有限公司	
开　　本	787 mm×1092 mm　1/16	
印　　张	23	
字　　数	579千字	
版　　次	2024年2月第1版	
印　　次	2024年2月第1次印刷	
书　　号	ISBN 978-7-5719-2289-4	
定　　价	238.00元	

前言

FOREWORD

护理学是医学科学领域中一门独立的学科,是研究有关预防保健与疾病治疗康复过程中护理理论和技术的学科。护理工作是医疗工作的重要组成部分,它的任务是促进健康、预防疾病、恢复健康和减轻痛苦,具体而言就是帮助健康者保持和增进健康,帮助患者减轻痛苦、增加舒适、恢复健康,以及帮助伤残者达到最大程度的功能恢复。近年来,随着分子生物学、信息技术等先进技术在医学领域广泛应用,内科护理理论得到了更新,内科护理工作也逐渐发生了质和量的变化。这就要求内科护理人员不断更新知识,掌握与现代护理相关的技能,提高解决临床实际问题的能力,以跟上时代发展的步伐。鉴于此,我们特邀请了多位具有丰富内科护理经验与教学经验的专家倾力编写了《内科疾病护理常规与技术规范》一书。

本书系统介绍了临床护理过程中遇到的问题,并将解决问题过程中产生的新理论与新经验进行分享。本书在内容编排上以病因、病理、临床表现与治疗原则为前提,以护理评估、护理诊断、护理措施为主干,内容全面、贴近临床需求、指导性强、突出专科特点,可以为广大护理人员提供更为规范、专业的内科常见疾病护理方面的指导,以解决在临床工作中经常遇到的问题,适合医院护士、实习人员及进修人员的培训学习及参考,对于提高护理工作水平有重要的指导意义。

本书在编写过程中参阅了近年来的权威性文献,但由于编者编写水平有限,加之编写时间仓促,书中难免会有一些错误和缺陷,不完善之处诚望各位读者批评、指教。

《内科疾病护理常规与技术规范》编委会

2023 年 9 月

目 录

CONTENTS

第一章

护理学绪论

第一节　临床护理的发展趋势

医学的发展是伴随着社会的发展与人类的进步而发展的,医学模式的转变和人类对健康观念的不断更新也是医学发展的必然产物。随着医学模式从单纯的生物模式发展到生物-心理-社会模式,护理也在渐渐地由一门技术性学科向艺术和科学性学科转变。人们对于护理也相应地提出了更新和更高的要求,以往的以医疗为中心、以执行医嘱为工作任务的临床护理已经不能满足患者的需要。疾病谱的不断变化向临床护理提出了新的挑战,人们对于生活质量的追求同时也给临床护理赋予了新的使命与价值。

一、重视护患交流,实施整体护理

随着生物-心理-社会医学模式和心身医学的发展,以患者为中心的整体护理已在逐步取代以往的功能制护理。整体护理的开展对护患交流提出了新的要求,要求临床护士更注重各种患者的心理感受,以及能够采用相应的交流技巧去应对患者的感受,以利于患者身心健康的恢复。护理工作不仅把人看成一个由各器官组成的有机体进行医疗性照顾,还要体现人的整体性,这种整体性不只体现在机体各个系统之间的协调关系上,还体现在机体的心理、生理状态与周围社会、环境变化的适应性上。

(一)整体护理的定义、内涵及意义

1.定义

整体护理是以患者为中心,以现代护理观为指导,以护理程序为基础框架,并把护理程序系统化地用于临床护理和护理管理的工作模式。

2.内涵

整体护理是对于以往护理模式的发展,其理解如下。

(1)生物-心理-社会模式,即从单纯地照顾患者的生活和疾病护理拓展为全面照顾患者的生理、心理、社会方面的需要。

(2)患者不光在住院期间需要护理,在出院后同样需要指导康复,指导自我保护,预防疾病的复发。

(3)护理的对象不只是帮助患者恢复健康,还应包括使健康人更健康。

(4)在人生命的全过程,生、老、病、死的各个阶段都需要护理。

（5）在疾病的全过程中，除患病需要恢复外，如何使垂危患者减少痛苦以及平静地离开人世，也是整体护理开展的范畴。

（6）护理的对象已从个人发展到家庭和集体场所。同时，在对患者进行护理时，临床护士除发挥个人的护理技巧外，还要动员患者所处的家庭、集体给予其充分的关怀和支持。

3.意义

（1）适应疾病谱的变化：由于生活方式的变化和科学技术的进步，由生物病原引起的急性传染性疾病逐渐减少，而与心理、社会因素关系较为密切的心、脑血管病和肿瘤的发病率却明显增高，并成为主要死亡原因。整体护理的开展，满足了患者在心理、社会方面的需要。

（2）适应人类健康观念的转变：健康是每个人所特有的，应具有个人的特征。每个年龄段有不同的生理、心理、社会发展规律，每个人有不同的健康标准，开展整体护理，把患者个体化，能够根据不同患者的需要提供相适应的护理措施。

（3）适应人类对预防重要性的认识：预防工作包括改善卫生条件、免疫接种、合理营养以及改变生活方式等。整体护理的开展，通过对患者进行健康教育，教会患者及家属如何创造最利于健康的条件，为预防并发症以及其他疾病打下基础。

（二）整体护理的现状与具体实施办法

1.现状

目前，整体护理的开展在我国仍处于摸索期，各大医院都在探索一条符合本院特点的发展道路。一般先在医院里设立试点病房，积累一定经验后再逐步扩大试点范围，经过总结改进后再全面展开。三级医院整体护理模式病房率＞30％，二级医院＞20％，并在以后医院分级管理评审中要求逐渐扩展整体护理。整体护理正在蓬勃开展，必将更健全和适应我国的国情。

2.具体实施办法

（1）制定护理哲理：哲理是探究现实问题的原则和人类行为的本质，也就是一个人思想与行为的价值取向与信念。制定护理哲理，要求护理人员时刻明确自己的工作目标和目的，围绕着这一信念，主动地从思想与业务上完善自我，提高为患者解决问题的能力。

（2）护理人员组织结构：根据病床数、工作人员总数、患者照顾的需要、工作人员的能力及预测工作量表等考虑分组和派班。病房护士长根据病房护士的年资、经验、工作能力等情况将护士分组，每组可设小组长1名，下设组员，组长与组员共同负责一组患者的全面护理。在分派晚夜班时，也要注意各组组员交替轮派，同时注意组员的相对固定，以利于护士对所管患者的病情及其他情况更加熟悉。

（3）运用护理程序进行整体护理：护理程序是整体护理的基本框架，它包括护理评估、护理诊断、护理计划、执行计划及护理评价5个步骤。护士做的工作都是有理有据的，为准确评价护理的效果，也为了能给护理教学及科研提供有力的事实依据，护士要将所做的工作记录在案。为了让护士把更多的时间投入到对患者的护理中去，可制定相应的表格。护士依据患者情况，选择适合患者情况的内容填写，遇有特殊情况时另作补充。

入院评估表：较全面地反映患者入院时身体各个系统的基本状况，既往的健康状况，以及心理、社会各个方面的情况，为护理评估打下基础。

标准护理计划：临床科室可根据本科室的病种、患者常见的并发症及患者较普遍存在的问题，制定出标准护理计划。

标准教育计划：对主要收治范围内的患者进行健康教育。体现一切以患者为中心的思想，提高患者及家属的防病、治病能力。包括入院宣教,检查前、中、后的教育,心理、饮食、锻炼的咨询,以及疾病的科普知识宣教。

护理记录表:能够简单明了地体现患者病情的动态发展。

护理质量评价表:由小组长或护士长对护理效果进行评价后填写,力求评价客观、准确。评价结果可为制定新的护理计划提供依据。

出院评估及指导:根据出院评估的结果,有针对性地为患者提供出院指导,如在饮食、运动、服药、复查以及性生活等方面提供全面指导。

(三)护患交流的技巧

护士与患者之间存在的是一种特殊的关系。护士作为一个提供帮助者,她的每一句话、每一个动作,都会对接受帮助者产生不同的影响。作为在护患关系中占主导地位的护士,应对患者多产生正面影响,尽量避免产生负面影响。

1.提高自身素质,搞好护患关系

(1)护士本身应该有健康的生活方式。

(2)保持健康乐观的情绪,护士应注意不把生活中的不愉快情绪带到工作中来。

(3)要诚恳,给以温暖和适当的移情。护理工作中护士要以诚为本,让患者感受到你是真心愿意帮助他。适当的移情是护士应尽量了解患者的感觉和经验,并接受和理解他的感觉。

(4)不断丰富与护理有关的人文、社会和行为科学知识。

2.运用沟通技巧,促进护患交流

沟通是遵循一系列共同的原则,将信息从一个人传递到另一个人的过程。有效的沟通应是接受者所收到的信息与发出者所表达的正好相同。掌握并熟练运用沟通技巧,将有效地促进护患交流,也是整体护理对临床护士的一个要求。

(1)语言性沟通:语言在整体护理工作中是一个十分重要的工具。它是护士与患者进行沟通最基本、最重要的工具,也是沟通护士与患者间感情、思想的重要媒介,在进行语言性沟通时应注意:①语言应通俗易懂、简单明确。避免过于专业化的术语和医院常用的省略句,对于严格要求的注意事项,必须明确无误地强调,绝不含糊。②使用礼貌性语言,尊重患者的人格。③使用安慰性的语言,对于患者,护士应给予同情,让患者感觉到护士和蔼可亲。④应用科学的语言。本着对患者负责的态度,实事求是,对疾病的解释和病情的判断要有根据,回答患者问题要合理,不可胡编乱造。⑤语言要有针对性,即要求根据患者个体差异选择相适应的语言,如对于急性重症患者,语言要少而稳重,对于慢性病患者,要给予支持和鼓励性语言。

(2)非语言性沟通:非语言行为又称身体语言,如面部表情、身体姿势、手势及眼神等。非语言信息是一种不很清楚的信息,但往往比语言信息更真实。

(3)沟通的常用技巧:①倾听是为了收集和掌握患者的相关信息。倾听不只是简单地聆听对方的词句,更重要的是在听的同时带来心理活动,注意患者的声音、语调、面部表情、身体姿势、手势等行为,把全部注意力放到患者身上,收集患者全方位的信息。常使用的倾听技巧:注意或参与,为表示在全神贯注地倾听患者的谈话,护士应与患者保持适当的距离(1~1.5 m)。维持松弛、舒适的体位和姿势。保持眼神的交流。避免分散注意的动作,如不时地往窗外看。不打断对方的话或转换话题。不评论对方所谈的内容。重视反馈信息。倾听的同时,用不同的语言或微笑表示在听患者的谈话,表示你很有兴趣听他继续讲下去。②核实是为了核实对所听到和观察到的信息。可采用:复述,即不加判断地把对方的话重复一遍。意述,即用不同的词句复述对方原句所表达的意思。澄清,将一些模棱两可的、不够完整的陈述弄清楚,并试图得到更多的信息。小结,用简单的总结方式将患者的内容复述一遍。反映:是将患者的"言外之意,弦外之音"摆到桌面上来,使他更加明确护士的真实感情。

解决问题的沟通技巧:指以解决问题为目的的沟通技巧,包括收集信息、集中主要问题、总结和提供信息。

其他沟通技巧:①沉默。沉默可给患者思考的时间,让他体会到护士很能理解患者的心情。②自我暴露。一般人喜欢和能开放自我的人相处,并能向自我暴露的人分享自己的感受。因而,在护患交流中,护士适当的自我暴露,能更拉近护患间的距离。③抚摸。在不适于用语言表示关怀的情况下,可用轻轻地抚摸代替,抚摸可使不安的人平静下来。但抚摸要注意性别、社会文化背景等影响因素,以免因抚摸产生负面影响。

(四)护患交流在整体护理中的作用

整体护理把患者看作是一个整体的、社会化的人,这就要求护士在整个护理程序中都能有效地运用沟通技巧。只有在建立了良好的护患关系的基础上,才能全面、准确地收集患者信息,从而为患者提供全面、系统的照顾。

1.改善护患关系,取得患者信任

护理工作的开展,离不开患者的支持与配合。当护士的工作能力在护患交流中得到患者的认可之后,无疑会增加患者对护士的信任度。有效的护患交流可以改善护患关系,帮助护士取得患者的信任。

2.准确收集资料,完善护理

护理工作的目的就是给患者从生理、心理、社会各方面创造最佳的治疗条件,从而促进患者的康复。通过良好的护患交流,取得了患者的信任,在很大程度上帮助护士全面、准确地收集患者资料。在整个护理程序中,收集资料是第一步,也是能否真正护理好一个患者的基础。因而运用一定的沟通技巧,全面获得患者资料就显得至关重要。

3.建立良好的护患关系,增强临床护理效果

作为一名临床护士,在以患者为中心的整体护理中,为患者提供良好的护理,促进患者的健康,同时也可以体现护士本身的人生价值。整体护理的探索性实施,使得患者对护士的看法在逐渐改变。通过护患交流,患者可以感觉到护士除了亲切、细致以外,也有广博的知识和护理的艺术;也是通过护患交流,护士在主动为患者做了一些有意义的事情后,会感到自己人生价值的升华。因而,良好的护患关系是良好的临床护理效果的基础。

重视护患交流,实施整体护理,是现代临床护理发展的总趋势。护患交流不仅仅是生活上的对话,更重要的是护士要通过提高自身素质,在护患交流中为患者解决实际存在的或有可能发生的问题。

二、老人、慢性病及癌症患者的护理

由于生活水平的提高以及医疗科技的进步,人类寿命普遍延长,人口老龄化已经成为全人类关注的焦点。而社会文明和环境污染的影响,使慢性病、癌症患者与日俱增。这些不但给家庭赡养老人、照顾慢性病患者和癌症患者带来巨大的压力,同时也会给这类特殊人群增加孤独感与无所适从感。因而,重视对老年人、慢性病及癌症患者的护理,摸索出一套针对这类特殊人群有实用价值的护理方案,从而分别将他们集中进行临床护理,也是现代临床护理的新趋势。它不但可

以减轻社会的负担,同时也在提高这类人群生活质量、促进其康复上起到促进作用。

(一)重视老年人的护理

1.老年人的特点

(1)生理特点:人过中年以后,身体功能逐渐改变,器官组织逐渐出现退行性变化。此外,人的年龄越大,受外在因素如物理性、化学性、微生物性的伤害也越多,这些因素都会对老年人的生理造成伤害。

(2)社会特点:进入老年后,人类的社会角色都会发生较大的变化。退休、朋友及家人的去世,子女的离开,都会给老年人带来特殊的心理压力。

(3)心理特点:由于生理上和社会角色的变化,老年人的心理也相应会发生很大的变化。做好老年人心理护理在老年人的护理中占有很大比重,因而,了解老年人的心理特点也就至关重要。①失落感:老年人曾经是社会的中流砥柱,在工作中往往处于主导地位。当他们从原来的工作岗位退下来时,他们会觉得自己再也不能如年轻时一样做事情了。这种主导地位也随之消失,这一切都会增加老年人的失落感。②孤独感:老年人是一个特殊的群体,他们面临着更多的分离,这些都会给老年人带来悲伤和孤独的感觉。③落伍感:现代科技突飞猛进的发展带给年轻人的是新鲜和刺激,给老年人带来的则是落伍感。他们的生理特征决定了他们反应较慢,接受新事物的能力相对较差,导致了老年人的落伍感。④遗憾感:步入老龄后,闲暇时间多了,以往生活中的遗憾会重新浮现到现实生活中来。而要实现年轻时未曾实现的梦想,则比年轻时更难。这种遗憾感不仅体现在老年人有自己未完成的事,还体现在没有兑现他们给别人的承诺。

恐惧感:生老病死虽说是大自然的规律,但当死亡临近时,人会有一个对死亡恐惧的阶段,老年人也不例外。

2.老年人护理的要点

(1)生活上的指导与照顾:由于生理功能的退化,老年人的饮食起居在维护健康上显得更为重要。原则上,护士要指导老年人如何养成良好的生活习惯、合理膳食、适当运动及去掉不良嗜好与习惯。护士要根据老人的不同情况,制定不同的照顾计划。老年人常患慢性疾病,护士要指导老年人如何用药及观察药物的疗效与不良反应。

(2)心理上的安慰与支持:对待老年人,首先要有爱心。在爱心的驱使下,护士要尊敬老人,耐心地倾听老人的倾诉,体贴关怀他们,尊重他们的爱好与习惯,使他们在离开自己的亲人时,仍能从护士这里获得亲切感。由于相同的生活经历,对于生活的相同看法,使得老年人与老年人更易于相处。作为临床护士,要帮助老年人提供寻找同伴的机会,并且协调好老年人之间的关系,让他们在愉快的相处中保持良好的心境。

(3)家庭与社会的支持:人是社会的,老年人也不例外,动员家庭和社会力量来关心、爱护老年人,使老年人得到被认同感和幸福感。给他们创造一定的条件,使他继续为社会作出贡献。护士还要督促老年人家属与之接触,让老年人感觉自己没有被遗弃。与此同时,护士应鼓励老年人把自己当成生活的一部分,并且保持与各年龄人的联系,使他们拥有自己美好的生活目标。

(二)慢性病患者的护理

1.慢性病患者的特点

(1)生理特点:由于慢性病的长期存在,会导致发病器官的功能逐渐减退直至消失。而一个器官的疾病常会影响其他器官的功能,从而导致慢性病患者机体功能降低,逐渐衰竭。

(2)心理特点:①负罪感。由于长期生病在床,给家人、社会带来了经济、精神上的负担,这些带给患者负罪感。②孤独感。由于健康人都有自己的事业和生活,因而家人在对慢性病患者的照顾上难以面面俱到。家人、朋友的离开,会加重患者的孤独感。③焦虑感。许多慢性病患者在病前身居要职或在家里是领头雁,久病在床,患者会担心家庭、工作方面的情况。由于久病不愈,患者对治疗疾病的信心也会下降,从而对自身状况的焦虑与日俱增。④恐惧感。慢性病患者对死亡的恐惧感。

2.慢性病患者的护理要点

(1)增强患者对护理人员的信赖感:慢性病患者对于自身的疾病都有一定了解,从而提出一些专业性较强的问题,这就给护理人员提出了更高的要求。要增强患者的信赖,必须提高自身的素质,要求护士有扎实的医学基础知识,能准确地回答患者提出的各种问题。

(2)增强患者战胜疾病的信心:疾病并不可怕,可怕的是患者意志的崩溃。护理人员有责任帮助患者建立坚强的战胜疾病的信心。

(3)体贴关怀、耐心周到地护理患者:帮助患者去掉孤独、负罪感,让他们感到自己没有被遗弃,同时也让患者感到自身存在的价值。

(4)注意护理操作的准确性:增强患者的安全感,减少患者的痛苦。慢性病患者长期接受治疗护理,这给护理操作带来很大的挑战性。准确的护理操作能减少患者的痛苦,增强患者的安全感与信赖感。

(三)癌症患者的护理

1.癌症患者的特点

(1)生理变化:①受癌细胞浸润的器官功能减退直至消失。②癌细胞转移到其他器官影响其功能。③疼痛。④癌症恶病质综合征是指癌症患者健康情形非常不好及营养状态非常差的一种状态,患者体重减轻,肌肉松软无力,食欲缺乏,严重酸中毒及败血症,此时患者开始生命的倒计时。

(2)心理变化:①否认。初听诊断为癌症,患者都不愿接受事实,进而到处求医,以期否认患癌这一事实。②磋商。在确认自己的确患了癌症以后,患者从理智上开始接受癌症,但仍希望有奇迹出现,企图挽回生命。③抑郁。当奇迹没有出现、幻想破灭时,患者的病情也在逐步加重,但此时患者仍不愿面对癌症及其所带来的痛苦,从而企图逃避现实,甚至有自杀的倾向。④接受。经过长时间的冲突与思考之后,患者接受命运的安排,平和地面对各种治疗,安详地生活着。

(3)社会变化:由于患病,患者的家庭角色、社会角色都会发生变化,离开了自己喜爱的工作岗位,离开了对家人所负的责任,而转变成了患者,需要接受他人的关心与爱护。

2.癌症患者的护理要点

(1)采取适当的方式让患者及家属接受癌症这一事实,不要谈癌色变。

(2)压缩磋商期,向患者介绍最近的医学进展,使患者增强战胜疾病的希望和信心,而不要寄希望于非科学以外的力量,也可向患者介绍类似病例的成功经验。

(3)去除抑郁期,给患者营造一个积极的治病环境,让患者乐观地接受各种治疗,充分体现自己的生存价值。

(4)动员家庭、社会力量共同给予癌症患者精神慰藉。

(5)护理操作准确,增强患者的信赖感与安全感。

(6)教会患者应对与克服放射治疗(简称放疗)、化学治疗(简称化疗)等所带来的不良反应,减少其不适应感,增加其自信心。

三、重视临终关怀,提高生活质量

(一)临终的定义

患者已接受治疗性或姑息性治疗而病情无明显改善,或发现病灶时间太晚及诊断太迟而错过治疗的有效时机,此时患者虽意识清晰,但由于病情加速恶化,种种迹象已表示生命即将终结,这一段时期一般在去世前的3~6个月,通常称为临终。

(二)临终患者的特征

1.生理特征

(1)肌肉张力的丧失:肛门括约肌张力的丧失可能导致临终患者的大小便失禁,如此期护理不好,则易导致压疮。也由于肌肉张力的减弱或丧失,导致患者吞咽困难,妨碍患者进食和吞咽咽喉部分泌的黏性液体,使痰液显得格外多。

(2)胃肠道蠕动减弱:胃肠道蠕动减弱导致患者食欲缺乏、营养不良、脱水或便秘。

(3)循环、呼吸系统衰竭。

(4)感觉的改变:临终患者眼角分泌物增多,视觉模糊,听觉逐渐钝化,触觉也更不灵敏。

(5)疼痛。

2.心理特征

(1)渴望生存,期盼救护。

(2)哀伤:对于老年临终患者来说,离开生活了几十年的人世,他们都会感到哀伤。而哀伤在年轻临终患者的身上则表现得更为突出,过早地面对死亡更加无可奈何。

(3)孤独与恐惧:虽说经过长时间的心理挣扎,已经逐步接受了即将死亡这一事实,但对于死亡的恐惧感仍是不可避免的,对于死后事情的未知会使患者产生孤独感。

由于即将面对亲人的永远离去,家人也会由于哀伤而显得束手无策。

(三)护理人员对于临终患者的常见态度

死亡是件恐怖、不详而又不可避免的事,它带给人哀伤、沉闷及痛苦,所以一般人听到"死",总是避免谈论它。护理人员在医院中工作,接触临终患者是经常的事,对于临终患者,护理人员同样也不愿面对,因而常出现一些不应有的典型行为如下。

(1)减少与患者接触的时间,甚至避免与患者交流。

(2)避免与患者谈论将来。

(3)保持忙忙碌碌。

(4)利用选择性听觉,只听她想听的。

(5)不让自己与患者有更进一步的人际关系。

(6)不和患者讨论他的疾病。

护理人员的这些态度常影响护理工作的质量,对于提高临终患者的生活质量也起到负面影响。

(四)临终患者的护理要点

1.提供安全、舒适的生活条件

根据临终患者的生理特征,护士要给患者极大的关心,为患者提供干爽、空气流通好、清洁的生活环境。

7

2.控制生理症状

(1)为患者提供易于消化的食物,适当协助患者作肢体锻炼。

(2)根据患者的实际情况给予相应的治疗措施,如呼吸困难者给予吸氧。

(3)止痛:在患者无法忍受疼痛时,医护人员要想办法帮助止痛。

3.加强与临终患者的沟通,减少其心理上的不适

恰到好处地与临终患者沟通,减少其孤独、恐惧,让他们不消极地等待死亡的到来,而是到生命的最后都保持积极向上的生活态度。

(五)临终患者的安乐死

安乐死意为"无痛苦的幸福死亡"或"无痛苦致死术",是指患者有不治之症、在危重临终状态时,由于精神与躯体的痛苦,在其本人及家属的要求下,经过医师认可,用人为的方法使患者在无痛苦的状态下度过临终阶段而终结生命的全过程。

医务人员对待安乐死要持慎重态度,社会对安乐死的认识受风俗习惯、传统文化、文明程度等诸多因素的影响,在没有对安乐死进行立法前,不得随意执行安乐死。安乐死不只是一个医学问题,更是一个复杂的社会问题,临床护理人员应该深刻理解安乐死的意义。

对于临终患者要加以关怀和爱护,精心护理他们,满足他们的最后愿望,通过护理活动给予临终者家属安慰,使患者安心地、无痛苦地去世。

四、重视护理教育,培养专科护士

(一)我国专科护理的现状

由于医疗分科越来越细,每一位医学专家的研究范围越来越小,而对此一极小范围的学问越钻越深,此时,护理也随之出现临床护理专家。专科护师不但要掌握基础护理的各项技能,还要熟悉所在专科的特殊护理要求,不同的专科护理对专科护师有不同的要求,如 ICU 的护士要能熟悉各种监护仪的使用,并且能够观察和分析所监测到的结果,骨髓移植监护室的护士则更强调患者接受移植后预防感染的护理。在同一个专科也有不同疾病的患者,这些都为临床专科护士的理论与实践水平提出了更高要求。

在党和国家的关怀下,护理教育正蒸蒸日上,目前我国护理教育的方向是发展专科教育,稳定本科教育,萎缩中专教育,扩大研究生教育,这一举措势必为临床护理输注更多、更优秀的护理人才,让他们在临床实践中逐步成长为专科护师。

(二)临床专科护士的特点及优势

1.具有易被接受的表率作用

专科护师整洁的仪表,合适的体态,和蔼可亲及自然的表情,都使患者感到容易接受而产生亲近的感觉。

2.有很强的责任心

专科护师工作认真负责,敢于承担责任,取得患者的信任。

3.有移情和敏感的态度

能理解患者的心情,体贴患者,观察仔细,善于发现存在于患者身体上的各种问题。

4.有解决问题的能力

根据所发现的问题,作出正确决策,采取积极措施。

5.掌握建立在坚实基础知识上的技能

有牢固的基础知识,能正确解释工作中出现的各种情况,有熟练的护理操作技能,并能予以解释。

6.有沟通和教育的能力

能运用各种沟通技巧与患者进行交流,采取有效措施对患者及家属进行各种健康教育。

7.有主动性和进取心

有志于在护理专业领域中不断创新和拓展。

8.有独立学习的能力

在遇到专业护理方面的问题时,能自己设法寻找正确答案。

9.能正确进行自我评价

正确评价自己,发挥长处,改正缺点。

在医学领域分科越来越细的今天,护理的专科化也被提到日程上来。重视护理教育,培养专科护师,既适应了医学的发展,也为护理学迎接新的挑战打下了基础,成为现在临床护理学发展的趋势。

(三)临床专科护理师的培养途径

1.学校教育中的后期分流

护生在校学习早期,学习各门医学基础及临床护理课程。全面扎实的医学基础知识及社会学方面的知识,是一个优秀的临床专科护理师的基础,学校教育的后期,根据护生的性格、兴趣与特长,进行专科教育,见习期间进行专科培养。

2.在职培养

护理是一门实用型的学科,光有理论知识而缺乏实践的经历是远远不够的,因而,在职培养是学校教育的继续和发展。在职培养中,一方面要有经验丰富的专科护师对新来护士进行帮助与指导;另一方面,专科护师还要根据所学的各专科知识,合理发展专科思想,积极积累经验,为将自己培养成优秀的专科护理师打下基础,也为培养后来的临床护师做好准备。

3.研究生教育进一步深造

临床专科护师要对本专科的护理有独到见解,专科护理研究生的培养,将为临床专科护理输注高等的管理、科研及教育人才。

4.国际合作的联合培养

目前我国护理水平还处于相对落后的水平,加强国际合作,学习国际上专科护理的经验,结合我国临床实际,培养出符合中国国情的专科护士。

（朱　霞）

第二节　临床护理的一般原则

19世纪以前,临床护理工作的原则是照顾患者生活,并无条件地服从医师的指挥,因而当时人们头脑中护士的形象是家人、仆人及修女的形象。现在,护士的形象随着临床护理原则的改进而发生了变化,但以往的类似仆人、修女的形象,在社会上甚至护士自身心目中仍留有痕迹,这在很大程度上阻碍了护理专业的发展和护士地位的提高。因而,作为护理人员,更进一步地了解临床护理的原则,从而将这些原则运用到临床实际工作中,将有利于护士自身素质的提高和护理学科的发展,同时也有利于提高护士的社会地位。

一、协助诊断、治疗

临床医学迅速发展的同时,新的诊断检查技术和治疗方法亦不断涌现。临床护理学必须适应医学发展的需要,这对临床护理学提出了新的挑战。

(一)了解诊断、治疗技术的新进展

1.诊断检查与病情监测方面的进展

多种内镜技术通过直接观察病变、摄像,进行脱落细胞或活组织检查,为早期诊断消化道、呼吸道疾病提供了有效方法。现代诊断技术如电子计算机断层扫描(CT)、磁共振成像(MRI)已广泛用于全身器官的检查。超声诊断技术日新月异,广泛用于许多软组织器官的实时断层显像和观察脏器的三维结构。彩色和频谱多普勒超声可对心血管系统和全身脏器进行血流动力学探测和研究。心脏监护仪的不断更新,可连续监测患者的血压、心率、心律、呼吸及氧分压等而且可以设定报警范围,当某项指标超出设定范围时,监护仪会自动报警,从而可以协助早发现、早诊断、早治疗。

2.治疗技术方面的进展

急性心肌梗死患者的溶栓疗法已被广泛使用。人工心脏起搏、心脏电复律也在临床广泛开展。目前,我国使用的埋藏式自动起搏复律除颤器,可同时治疗缓慢、快速心律失常,并有除颤作用,可以有效地治疗病态窦房结综合征所致的快慢性心律失常。球囊心导管用以扩张狭窄的动脉及心脏瓣膜,经心导管的射频、激光消融术和支架置入术,可以帮助患严重冠状动脉狭窄及预激综合征的患者获得有效治疗。

近年来采用联合化疗及骨髓移植已大大提高了白血病的疗效,使患者存活时间明显延长,甚至彻底治愈。脏器移植术在国内已经蓬勃开展起来。血液净化术使急慢性肾衰竭和某些中毒的患者获得了新生。

内镜不仅可作为检查手段,也广泛用于治疗,如止血、取结石等,并取得了满意效果。

临床护理人员必须学习新的诊断和治疗方法的基本原理和操作过程。积极与医师配合,制定出一套符合患者自身情况的检查与治疗前、中、后的完整护理计划。

(二)了解接受诊断检查、治疗患者的心理反应

1.恐惧

诊疗仪器有的很小,有的却很庞大,这些或大或小的仪器对于医护人员来说很熟悉,但对于患者而言则是恐怖的世界,常导致患者恐惧不安。检查过程中,医护人员戴着口罩,表情很严肃,这在很大程度上增加了患者的恐惧感。

2.焦虑

当患者接受检查治疗时,由于面对的是未知的事物,在内心深处往往有极强烈的不安。若医护人员在诊疗过程中有表情的变化或言语的踌躇,都会加重患者的焦虑,在诊疗过程中对于诊断结果患者会表现出焦虑。

3.预感性悲哀

一般患者都认为,简单的病只要医师看看就行了,只有复杂的疾病或难以治疗的疾病才会借

助机器。因而在机器面前,患者会以为自己已经病入膏肓、不可救药了,从而产生预感性悲哀。

4.疼痛

目前许多的诊断、治疗性措施都是创伤性的,这在很大程度上带给了患者身体上的伤害,一则产生疼痛,二则有日后感染的危险。

(三)诊疗过程中护士的职责

1.诊疗内容的说明

要求护士本身对于检查的目的、检查前要做的准备、检查的时间、疼痛情况以及检查中可能有的感觉有充分了解,然后才能根据患者的要求予以详细说明,并教会患者如何应对检查过程中的不适。

2.患者的指导

(1)有时间限制的检查:如患者晨起空腹抽血、晨起留尿等,首先要告诉患者该怎样做,再根据患者的要求告之为什么那样做。

(2)标本容器的使用方法及留取标本的方法:如当患者留痰液做细菌培养时,应告诉患者怎样使用容器及如何留到有效的痰液。

(3)有饮食限制的检查:有许多检查都必须在禁食以后才能进行,如空腹血糖、肝功能、B 超等,因而在检查前 8～10 小时一定要患者禁食,以免影响检查的结果。

(4)检查所需药物的使用方法:有些检查必须有药物协助,如施行胃肠道造影时,应指导钡餐的服用法,而且也应告诉患者,检查后应多喝水,以促使钡剂尽快排出体外,预防便秘的发生。

(5)其他动作的指导:如作腹部触诊时,需要患者腹式呼吸或屏气的配合,因而要指导患者以取得合作。

(6)协助患者对检查治疗器械熟悉与了解,以减轻其陌生、恐惧感。

(7)指导患者在接受诊疗时保持乐观、轻松的情绪,并指导患者如何缓解诊疗所带来的不适,如给患者插胃管时,患者感到恶心,可嘱其深呼吸以减轻恶心感。

3.准备检查治疗所需的用物

准备检查治疗所需的用物包括诊疗全过程中所需要的器械、药物。

4.准备并保护患者

(1)为患者准备恰当的诊疗环境,如接受一般性的诊断与治疗可在病床上进行,但如涉及患者隐私部位时,则应安排单独的环境,依检查部位准备适当的检查姿势。

(2)如果男医师检查女患者,护士可依患者要求站在旁边协助,以使患者有安全感。

(3)如果时间允许的话,协助患者以最好的状态接受诊断与治疗。

5.临时事故的预防和处理

在许多检查与治疗过程中,由于用药的关系可能会发生变态反应,此外,各种创伤性检查与治疗在其过程中或后有可能发生出血、休克等危险,应密切观察患者的反应以便采取紧急措施。

(四)对于拒绝接受检查或治疗患者的护理

这类患者,其在接受检查或治疗时的恐惧感尤为突出,或者是对检查、治疗的结果感到绝望,也或者是对于医疗费用的担心,总之,他们在检查时畏缩不前,甚至拒绝。对于这类患者,护士应给予更多、更周全、更耐心的解释与说明,给予心理上的支持,以取得他们的配合。

(五)协助检查和治疗时与其他专业人员的合作

协助检查与治疗关系到护士与医务人员之间的合作,这种合作过程中,护士不仅要在用药、器械等方面予以协助,还要与其他医务人员一起共同创造一个和谐的检查、治疗氛围,以减轻患者的心理压力。

了解接受诊断与治疗的患者的心理,不断提高自身对于检查与治疗的认识程度,并提高自己的治疗技能,以积极协助患者检查和治疗,是对临床护士的更高要求,也是临床护理的一般原则。

二、评估及满足患者的基本需要

所有的人都必须满足一些基本的需要,包括生理的、心理的及社会的需要,才能维持生命,患者也有其不同的需要。因而,评估及满足患者的基本需要,是维持患者生命、促进其康复的基本条件之一,也是当代临床护理的一般原则。

(一)关于马斯洛的人类基本需要层次论

马斯洛理论认为,人的需要共有 5 个层次。

1.生理的需要

生理的需要包括食物、空气、水、温度、阳光、排泄、休息、避免疼痛等。

2.安全的需要

安全的需要包括安全、保障、受到保护、没有焦虑和恐惧。

3.爱与归属的需要

爱与归属的需要即爱、被爱和有所属的需要。

4.尊敬的需要

尊敬的需要包括受到别人尊敬和自尊的需要。

5.自我实现的需要

自我实现的需要指个人的潜能和能力得到充分发挥的过程。

(二)马斯洛理论对于临床护理的意义

当一个人的大部分需要都能得到满足时,就能保持平衡的状态,而当基本需要得不到满足时,就会导致失衡,甚至疾病。护理的领域也就是满足患者的各种需要,因而马斯洛理论在临床护理中得到了广泛应用。

(1)帮助护士识别患者未满足的需要,这些未满足的需要就是需要进行帮助和解决的护理问题。

(2)帮助护士更好地领悟和理解患者的言行,如有的患者希望别人称呼其职位,这是一种尊敬与自尊的需要。

(3)帮助护士预测患者尚未表达的需要或可能出现的问题,从而使护士采取相应的措施,以达到预防的目的。

(4)帮助护士识别问题的轻重缓急,以便在制定护理计划时排列先后顺序。

(5)帮助护士采取行之有效的措施来满足患者的需要,促进患者的康复。

(6)作为护理评价的依据。

(三)患者的基本需要

一个人在健康状态下,其需要可由自己来满足,但在患病时就有许多需要不能满足,影响需要满足的因素有生理状况、情绪、智力、环境、社会、个人信念文化因素等。当患者自身的需要未得到满足时,就需要护士的照顾,包括:明确患者有哪些需要未满足,提出护理问题;了解这些问题对患者所造成的影响;制定和执行一些护理措施,帮助患者满足需要以恢复健康。患者可能出现的未满足的需要有以下几条。

1.生理的需要

(1)氧气:缺氧,呼吸道阻塞。

(2)水:脱水,水肿,水、电解质及酸碱平衡失调。

(3)营养:肥胖,消瘦,各种营养缺乏症及不同疾病(如糖尿病、高血压)的饮食需要。

(4)体温:过高、过低或失调。

(5)排泄:便秘,腹泻,尿崩,少尿或无尿及大小便失禁等。

(6)休息与睡眠:过于疲劳及各种睡眠型态紊乱(如嗜睡、入睡困难等)。

(7)避免疼痛:包括疾病所致的疼痛及各种医疗手段所致的疼痛。

2.安全的需要

安全的需要包括要帮助患者避免身体上的伤害及心理上的威胁,首先要求建立良好的护患关系,以取得患者对护士的信任,其次要注意防止意外事故的发生,如地板过滑、床无护栏等,再者要鼓励患者增强对治疗和康复的信心。

3.爱与归属的需要

这种需要不仅只是爱情,更是亲密和归属感,在患病的时候,这种需要更加强烈。一般说来,患者在情感上比较脆弱,更希望得到亲人、朋友及周围人们亲切的关怀和理解,虽说护理人员能够在生理需要上提供全面的帮助,但在感情上不能完全替代家属,因而适当允许亲友探视,可让患者得到心理上的安慰。患者只有在安全感和归属感得到满足后,才能真正地接受护理与照顾。

4.自尊与被尊敬的需要

在爱与归属感得到满足的同时,患者就会感到被尊敬和重视。患病会影响患者的自尊,患者会觉得因为有病而失去自身的价值或成为他人的负担。因而,护士应帮助患者感到自己是重要的,是被接受的。尊重患者的隐私及理解患者的个性,都能有效地增加患者的自尊感与被尊敬感。

5.自我实现的需要

疾病常严重影响人们发挥能力,特别是在丧失一些能力时,自我实现的需要在不同的患者中有很大的差异。护士的职责是切实保证低层次需要的满足,使患者意识到自己还有能力并能加强学习,为自我实现创造条件。

(四)护士如何帮助患者满足基本需要

根据奥瑞姆自理模式理论,依据患者的不同情况予以不同方面的满足。

(1)对暂时或永久需要依赖护理者的患者,护士应对其生理和心理需要进行帮助,如吸出痰液以保持呼吸道通畅,静脉输液维持水、电解质、酸碱及营养平衡。

(2)协助患者做到独立,尽可能由他们自己满足自己的需要,如帮助患者康复,即协助患者发挥最大的潜能以满足其自身生活的需求。

(3)通过教育的方法预防潜在的、可能发生的基本需要得不到满足的问题的发生。

所有的人都有共同的基本需要,但每一个人都是不同的个体,因而对各种需要的要求也因人而异。故此我们的护理工作不能千篇一律,而应根据不同的患者,评估其独特的需要和问题,从而针对具体情况采取不同措施,以达到满足患者基本需要的目标。

三、预防并发症

许多疾病在其诊断和治疗的过程中，或者由于疾病本身的发展，常会衍生出许多其他的并发症，如糖尿病患者可能并发酮症酸中毒、心血管病变、肾脏病变、眼部病变或神经病变。并发症的发生都有或长或短的过程，也有直接或间接的诱发因素。在护理过程中，护理人员加强对患者病情变化的警觉性，密切观察是否有异常情况发生，并在发现异常时做出紧急处理，对于预防并发症将起到决定性的作用。

（一）了解疾病及常见的并发症

由于每一种器官系统的疾病所并发的疾病会有较大的差异，而且由于个体的差异，同一种疾病可能会在不同的人身上出现不同的并发症，因而，预防并发症也就要求护士对于每一种疾病及其可能发生的并发症有较详尽的了解，这样在观察护理患者的过程中才能有针对性，而不是盲目的、不知所措的。

因此，对护士提出了更高的要求，要求临床护士不仅要执行医嘱，还要能主动了解病情的动态发展。

（二）加强警觉、密切观察病情变化

在临床中，与患者接触最多的是护士，进行治疗、护理、健康教育，护士始终都与患者在一起，当为患者进行护理时，不仅是手动、脚动，更重要的还要眼动、心动。不但要观察患者身体上的变化，还要观察其心理状态的变化，这样才能观测到治疗护理的效果，同时发现治疗、护理中的疏漏之处。发现异常情况要积极思考，这样护理工作才会变得主动和更有意义，而不能对异常情况听之任之，任其发展。

因而，这就要求临床护理工作者加强对病房的巡视，密切观察每一位患者的病情变化，时时刻刻保持警觉性，做到有异常情况能早发现、早诊断、早治疗。

（三）采取措施，切实预防并发症

发现患者的异常情况，根据观察所得出的结论，采取切实有效的措施，防止并发症的发生，从而帮助患者战胜疾病、恢复健康，是医务工作者的最终目的。

有些并发症是通过护理手段就能预防的，如长期卧床的患者有可能发生压疮，压疮的发生会导致患者身心的痛苦及经济负担的加重。预防压疮的发生是一项重要的任务，它由护理工作来完成，有更多的并发症是需要与医师配合共同来预防的。这就包括了对原发病的治疗和对出现异常情况时的医疗处理，但无论哪种情况都需要护士去执行，执行的结果直接影响着并发症的情况。

在预防并发症的过程中，护士起着积极、主动的作用，积极预防并发症的发生是三级预防的重点，它成为现代临床护理的一大原则，同时也对临床护士提出了更高的要求。要做好预防并发症的工作，不仅要求护士有扎实的医学知识，而且要求护士有责任心、洞察力以及判断力。

四、促进康复

康复是综合协调地应用各种措施，以减少伤残者身心功能障碍，使病伤残者能重返社会。康复针对病伤残者的功能障碍，以提高功能水平为主线，以整体的人为对象，以提高生活质量和最终回归社会为目标。护士作为促进康复者，对康复过程的参与将在很大程度上影响康复的结果。

（一）接受治疗患者的特点

康复医学的主要对象是由于损伤以及急、慢性疾病和老龄带来的功能障碍者，以及先天发育障碍的残疾者。

1.生理特点

根据疾病对个体赖以生存的主要能力的影响，可将接受康复治疗的主要对象划分为3类。

（1）残损：是指生理或解剖结构上或功能上的任何丧失或异常，是生物器官系统水平上的残疾。

（2）残疾：由于残损使能力受限或缺乏，以致不能按正常的方式和范围进行活动，是个体水平上的残疾。

（3）残障：由于残损或残疾限制或阻碍一个人完成正常情况下（按年龄、性别、社会和文化因素等）应能完成的社会作用，是社会水平的残疾。

无论是这3类残疾中的哪一类，患者在其生理上都会有器官结构和功能的丧失或异常，或在语言、听力、视力方面出现异常或丧失，或是骨骼、肌肉、内脏的损坏，或是畸形。种种异常或妨碍了患者与他人的交流，或影响患者自身的活动，从而影响了患者适应社会和独立自主，进而在心理上给患者带来很大的压力。

2.心理特点

（1）功能障碍性悲哀：由健康到疾病到留下后遗症需要康复治疗，是一个或长或短的过程，当患者的功能发生障碍时，将出现功能障碍性悲哀。

（2）自我形象紊乱：个人对自我形象的认识受到干扰。

（3）无能为力：个人感到自己的行动将无法对结果产生重要影响，对当时的情境或即将发生的事情感到缺乏控制能力。

（4）绝望：个人认为选择机会受限或没有选择余地，以及不能发挥自己的力量以达到目标。

（二）康复患者的护理

美国医院协会曾对临床医疗中的康复介入过程列成一图，其中强调了护理对于促进康复的作用。护理贯穿在疾病的全过程，急性期采用的是治疗护理手段，康复期除治疗护理手段外，护士还采用与日常生活活动有密切联系的运动治疗、作业治疗的方法，以及帮助患者生活自理的护理方法。如在病房中为防止肌肉萎缩和关节僵直而对患者进行被动运动、按摩；在病房中训练，患者利用自助工具进食、穿衣、梳饰、排泄等。

1.心理支持

患者因为器官或功能的异常，常担心自己成为家庭和社会的拖累，故产生悲观、焦虑、抑郁及厌倦等不良心理反应，部分患者产生依赖医护人员的帮助和其家属的照料的强化心理。为此，应为患者制定治疗方案及预后的指导，帮助其树立耐心和自立、自强的信心，督促患者主动参与诊疗和护理。帮助患者排除不利于康复的因素及有意识地学会调节自己的情绪，如鼓励患者工作之余参加一定的社交和娱乐活动，保持积极乐观的情绪，视身体状况适当地自理和料理家务，指导患者家属关心、体贴、爱护和照顾他们，建立和睦的家庭关系，以促进良好心境，积极完成治疗和自理，最终回归社会。

2.指导患者服药

许多患者在接受康复药疗时需要服药以控制病情的发展，护士应指导患者熟悉各种药物的性质、使用目的及不良反应，教会患者掌握所用药物的维持剂量、应用方法和时间，体验药效及观察轻微的不良反应。

3.指导和帮助患者坚持康复运动

运动疗法是治疗和预防的手段,不仅能对许多疾病起治疗作用,而且能防止一些疾病可能发生的并发症或不良后果,还能增强全身的体力和抗病能力,是广为使用的康复治疗手段。有一部分是患者的自我治疗,但要有护士的指导与评价,护士还可通过被动运动及按摩等治疗患病局部,同时也对全身脏器产生积极影响。

4.协助康复医师进行其他康复治疗

除运动疗法外,康复治疗还包括物理疗法(电疗法、光疗法、超声波疗法、磁疗法、水疗法等)、作业疗法、言语矫治、心理治疗等多种疗法。这种种治疗都离不开护士的合作,有效的合作,可以为患者创造一个良好的治疗环境,促进患者进一步恢复健康。

5.鼓励并指导患者带残自立

协助鼓励患者进行康复治疗,增强其战胜残疾的信心,可以帮助残疾人获得其独特的健康,不仅有利于残疾人的身心健康,也为社会积累了一大笔物资和精神财富。

伤残并不可怕,可怕的是一个人的意志丧失,在临床护理工作中,把人当作一个整体的人,在身体上、心理上、社会上、职业上帮助伤残患者调整提高,使患者恢复到尽可能高的水平,加强对这类人群的健康教育,帮助他们学会带着残疾生活在家庭、工作和社会中,也是临床护理的一般原则。

对住院患者,根据其一般情况,评估其基本需要是否获得满足,对基本需要未获得满足的患者,应设法协助其满足,对需要康复者则提供身心各方面的协助,使他们回到家庭与社会。临床护理涉及的范围很广,护士应了解其意义,认识到未来的发展趋势,努力充实自己,以协助患者接受各种诊断、检查和治疗,并预防并发症的发生。

(朱　霞)

第三节　护理人员的职业道德

一、护理职业道德的概念

道德是一种社会意识形态,属上层建筑的范畴,它是依靠社会舆论、内心信念和传统习惯力量,来调整人们相互之间关系的行为规范的总和,作为一种精神力量,调动着人们生产或工作的积极性,影响着人们之间的关系。

职业道德是从事一定职业的人,在特定的工作或劳动中的行为规范,是一般社会道德在职业生活中的特殊表现。职业道德主要包括对职业价值的认识、职业情感的培养、敬业精神的树立、职业意志的锻炼,以及良好职业行为的形成。职业道德是促进人们自我修养、自我完善的重要保证,它可影响从事这一职业的人的道德理想、道德行为和职业的发展方向,影响和促进整个社会道德的进步。我国广泛开展的精神文明建设,实际上就是对各行各业的工作者或劳动者进行的职业道德教育。职业道德可影响和决定本职业对社会的作用。

职业道德是人类社会所特有的道德现象,这种现象包括两方面的内容,即职业道德意识和职业道德行为。职业道德意识是职业道德的主要方面,它包括职业道德的观念、态度、情感、信念、意志、理想及善恶概念等。职业道德行为是在道德意识指导下进行的职业活动。护理人员的职业道德是一种特殊的意识形态,是护理人员在履行自己职责的过程中,调整个人与他人、个人与社会之间关系的行为准则和规范的总和。在护理实践中,这些行为标准和规范又可作为对护理人员及其行为进行评价的一种标准存在,影响着护理人员的心理意识,以至形成护理人员独特的、与职业相关的内心信念,从而构成护理人员的个人品质和职业道德境界。因此,也可以说,护理职业道德是护理人员在实施护理工作中,以好坏进行评价的原则规范、心理意识和行为活动的总和。

随着医学模式的转变,护理概念和健康定义的更新及护理学作为独立学科的确立,规定了护理学是为人的健康服务的专业。护理工作任务和目标发生了根本性转变,由单纯以疾病护理、以患者护理为中心,转变为以整体人的健康护理为中心。护理对象既包括有心理又有生理问题的人,还有未患疾病但有潜在健康问题的人。护理工作范畴由单纯的医院内护理,拓宽至社区、家庭和有人群地方的防病治病和卫生保健。为更好地适应这些转变,完成护理任务,护理人员的职业道德也应从调整个体人际关系,扩大到包括调整护理事业与社会关系在内的更广阔的领域。因此,护理人员职业道德的内涵和外延,正在向着更深入更广泛的范畴发展。

强调护理人员的职业道德是事业的需要,是促进人类健康的需要。其意义体现在预防和治疗患者的疾病,以及促进人类健康。根据"护理是诊断和治疗人类对现存的和潜在的健康问题的反应"的定义,不难看出现代护理学的根本任务有着新的内涵和外延,由此,也决定了新的护理内容和方法。基于这种情况,护理已不再是一种单纯的应用性操作技术,而是一门科学技术与艺术结合的完整独立的科学体系。护理也绝非生物医学护理与心理医学护理的简单相加,而是要做到心身是一元的、形神是合一的,两者必须有机结合形成系统的整体护理,因此,护理必须具有更高的要求和囊括更丰富的内容。为此,护理人员必须有独特的角色、责任和任务,而这角色、责任的体现和任务的完成,直接取决于护理人员的专业能力和道德水平。也就要求护理人员既要有高深的专业知识和技术,又要有高度的责任心、同情心、事业心和使命感,才能不断提高护理质量,满足患者不同层次的需求。为促进人类健康提供专科护理、健康咨询、膳食营养及安全舒适环境等,这些工作的完成质量都与护理人员的道德水准有关,而道德水准差、对人类健康事业漠不关心、缺乏敬业精神和责任感、工作马虎、作风懒散的护理人员,护理质量自然下降,甚至会因为工作失误给患者造成严重后果。衡量护理人员职业道德水准的标准,就是护理质量和效果,就是在护理全过程中能否尽职尽责地履行职业道德责任,达到保护生命、减轻痛苦、促进人类健康的目的。

二、护理人员的职业道德要求

护理工作的服务对象是人,包括患者、有潜在健康问题的人和健康人。要最大限度地满足这些人的卫生保健需要,主要限制因素是护理人员的专业理论、专业技术和道德水平,这些因素是相互促进、相互转化的。其中护士的道德理想、道德信念和道德品行,影响和决定着护士对待服务对象的根本态度,促进着护士的护理行为。通过护理人员的自觉意识,并借助社会舆论的支持,影响和制约护士业务技能的发挥和对服务对象的同情心和责任感,使护理工作得以正常进行并能保持优良的质量。另外,护理工作的全过程充分体现着科学性和服务性的特点,科学性表现在护理学已形成了理论体系和新概念,每项专业护理、基础护理、技术操作均有理论依据,每项措施均有严格的时间性、连续性、准确性,而且有规范的工作程序和标准要求。服务性表现在对服务对象全面的照顾,包括提供理想的生活、治疗、休养环境、膳食营养、防病治病知识、临终关怀等。在完成上述任务的过程中,往往会发生患者病情危重、昏迷和无人监督的情况,因此,只有靠护理人员高尚的职业良心,牢固树立社会主义的人道主义思想,遵循全心全意为人类健康服务的宗旨,才能做好护理工作。

(一)热爱护理事业

热爱护理事业是要求护士有敬业精神,具有一生献身护理事业的愿望和情感,树立在护理岗位上全心全意为促进人类健康贡献毕生的决心。热爱护理事业来源于对护理工作正确与深刻的认识,来源于对护理工作价值与作用的体验。护理是促进人类健康的专业,保护劳动力重要因素的医学科学的组成部分,是通过保护生命、减轻痛苦、预防疾病、促进健康的间接形式促进社会的发展,护士是不可缺少的社会角色。在国家,在现实生活中,人人都是被服务对象,人人又都为他人服务,而且每个人只有在为他人、为社会服务中才能实现个人的价值,才能取得生存的物质基础。护理工作虽然具体而又繁忙,但正是这种平凡的工作在为社会做贡献,为人类谋幸福。在中外护理史上有不少护理工作者,由于热爱护理事业,在自己的工作岗位上留下了可歌可泣的事迹,受到了人们的颂扬和爱戴。

(二)热爱服务对象

护理服务对象是有生理功能、思维能力和情感的人。不仅有健康人,更有躯体上、精神上、心理上受疾病折磨的人,甚至有在死亡线上挣扎的人。这些人寄希望于医护人员,护士的职业行为直接关系到人们的生老病死,关系到千家万户的悲欢离合。因此,护理人员一定要满腔热忱地关心患者的疾苦,爱护患者,把患者利益放在第一位。要做到这一点,必须树立高度的同情心和责任感。同情心、责任感是护理人员的一种道德感情,是心灵的表露,是护理人员必须具备的道德品行。对患者深切的同情和认真负责的精神是一切高尚行为的基础,同情患者就要设身处地体察患者的痛苦,帮助患者;同情患者就不能对患者的痛苦麻木不仁,司空见惯,习以为常;同情患者就应该以患者为中心,就应该认真负责地做好患者的整体护理。

热爱服务对象,就应该与服务对象心心相印,对他们不能待答不理,不能嫌烦怕乱,更不能不尊重他们,应做到有问必答,有事必帮,尊重他们维护健康的权利,采纳他们的建议,欢迎他们积极参与防病治病和卫生宣教工作,以提高全民族的健康水平,这些都是护理人员应遵守的职业道德规范。

(三)严格遵守护理制度

护理制度是护理人员在长期的护理实践中,根据护理工作的性质、任务、特点、工作程序、技术标准、信息传递,以及与这些内容有关的人力、物力、设备、人际关系等的管理,经过反复实践与验证制定出来的确保患者安全和护理质量的有关规定,经卫生行政部门按照组织程序确定下来的制度。

由此可见,护理制度是护理工作规律的客观反映,是各项护理工作的保证。因为护理工作除了具有分工细、内容多、范围广、人际接触广的特点,全程护理工作还要严格遵循科学性、技术性、服务性的要求。如何使护理工作正常运转,做到护理人员坚守岗位、忠于职守、确保医疗、护理计划准确,患者在接受治疗、检查、护理过程中的安全,以及更好地为患者提供生活、心理、休养环境和膳食营养护理等,必须有一套完整、系统、科学、有效的制度作保证。例如,交接班制度、查对制度、分级护理制度、岗位责任制度、预防院内感染制度、差错事故管理制度、膳食管理制度及物品管理制度等。有了护理制度才能保证护理教学、护理科研和继续护理学教育等的贯彻执行。因此,护理人员必须严格遵守各项护理制度,这不仅是护士的基本职业要求,也是制约护理人员履行职责的重要保证。

1.严密细致地观察患者病情变化

观察患者病情变化是护理人员的一项重要职责,是护理人员必须具备的道德要求。护理人员必须以高度的责任感,耐心细致地观察病情,及时准确地捕捉每一个瞬息变化。观察病情及时准确对患者的康复是至关重要的,可根据病情制定有针对性的医疗、护理计划,可为危重患者赢得抢救时间,挽救生命,还可发现和预防并发症的发生。观察病情时,夜班护理人员更要加强责任心,因为病情变化发生在夜间的机会相对较多,但夜班人员少,工作忙,容易忽略病情变化,再加上夜间缺乏监督,思想容易松懈,护理人员如不保持警惕,可能会忽略患者的病情变化,在这种情况下,道德责任、道德信念、道德良心就会起着主导作用。

2.严格遵守操作规程

护理工作是为人类健康服务的,要求护理人员对每项操作都持审慎的态度。"审",即详细、周密、明察;"慎",即小心、谨慎、精确。"审慎"就是要求护理人员对操作认真负责,一丝不苟,严查细对,并以这种严肃认真的负责态度,给患者以安全感,保证操作质量,取得患者的信任。"审慎"是护士责任的一个重要心理素质,也是高尚道德的一种表现。哲学家伊壁鸠鲁认为"最大的善乃是审慎,一切美德乃由它产生"。这就说明,一个人对待工作持审慎态度是重要的,护理工作更是如此。在医院里,绝大部分的医疗、护理措施都要护理人员执行,如口服给药、肌内给药、静脉给药、灌肠、导尿、气管插管、人工呼吸、心外按压、呼吸机应用、正压给氧、心脏电击复律等,这些操作均有严格的规程要求。护理工作中出现的打错针、服错药、输错血、灌错肠、插错胃管等,无一不是违反操作规程造成的。就查对程序来说,操作中如不按程序查对,或不按要求全部查对,或不认真查对,就可发生差错事故,就可给患者造成痛苦、残疾甚至死亡,这方面的教训是极其深刻的。因此,护理人员在进行工作时必须严格执行操作规程,实行医疗、护理措施时,必须做到严禁工作马虎、草率从事,对患者要有高度的同情心、责任心、细心和耐心,才能做到一丝不苟地遵守操作规程,这也是职业道德的要求。

(四)努力钻研专业理论和技术,提高自身专业水平

一个职业道德良好的护理人员,不仅要有热爱护理事业、忠于患者利益、自觉遵守各项护理制度的优秀品质,还必须具有扎实的护理医学理论基础、精湛的护理技术水平和解决护理疑难问题的能力,才能很好地完成工作任务。现代科学技术发展迅速,不断出现新学科、新理论、新技术、新领域,据有关资料介绍,近年来科学技术的新发明、新发现比过去两千多年的总和还要多,而且科学技术的发明、发现被应用至实际工作中的周期日趋缩短。有人分析医学知识量大约每10年翻一番,这样,知识更新的周期必然缩短。18世纪,科学技术更新的周期约为80年,而现代只有5～10年,自然,知识废旧率相应提高。一个人一生的工龄为30～40年,在这漫长的时间里,仅靠在学校学习的知识,不进行知识更新、不钻研专业知识显然跟不上科学技术发展的步伐,适应不了工作的需要。有人统计,一个人在工作岗位上获得的知识占全部知识的80%～90%,这就说明护理人员在职钻研业务知识对提高自身素质是何等重要。随着护理观念的更新、独立学科的建立、服务领域的拓宽及健康教育的开展等,不提高自身的专业水平,就不可能更好地完成保护生命、减轻痛苦、促进健康的任务。

(五)认真做好心理护理

随着医学模式的转变,人们逐渐认识到疾病和健康不仅与先天因素、理化因素及生物因素有关,与社会环境、地理因素、工作条件、人际关系、心境状态有密切关系。因此,不仅通过药物和医疗手段能治病,而且健康的情绪和良好的心境更有利于健康和疾病的康复。有些疾病需要心理和药物治疗同时进行才能痊愈,甚至在某些情况下心理治疗可起到药物治疗所起不到的作用。因此,护理人员要从"人是一元的""形神是合一的"观念出发,认真、细致地做好心理护理。弗洛伦斯·南丁格尔认为"护理工作的对象不是冷冰冰的石块、木头和纸片,而是有热血和生命的人类"。因此,护理人员在进行心理护理时,必须以高度的同情心、责任感,从心理学的角度了解、分析患者的综合情况,在制定心理护理计划时应掌握以下原则。

1.对患者的心理需求要有预见性

护理人员要全面了解患者所受社会、心理、生理因素的相互影响,以敏锐的观察力发现患者情绪的波动、语言语调的变化、饭量的增减、睡眠的好坏,预测每个患者可能出现的心理问题和心理需求,以便及时、准确地为患者解除痛苦,满足需求。

2.心理护理要体现个体差异

由于服务对象的年龄、性格特征、文化修养、民族习惯、社会地位、经济状况、所患疾病种类等的不同,所产生的心理问题或心理需求亦不一样,故在进行心理护理时一定要有针对性,充分体现个体差异,对患者进行区别对待,才能获得好的效果。

3.心理护理要着眼于消除患者的消极情绪和有碍健康的心境

通过对患者进行心理疏导、安慰、解释、鼓励、启发、劝解,以及努力创造良好的治疗、休养环境(柔和充足的光线、适宜的温湿度、清新的空气、和谐的色彩、悦耳的音响等)和膳食条件,提高患者生活质量、树立其信心,使其主动配合治疗。临床实践证明,情绪能影响机体的免疫功能,恐惧、紧张、抑郁、悲观等情绪可使机体免疫功能低下,而欢快、乐观等情绪可提高机体的免疫功能,起到防病治病的作用。进行心理护理,就是患者能够保持最佳心理状态,起到保持健康、预防疾病和治疗疾病的目的。

4.心理护理需要良好的语言修养

语言不仅是表达思维、表达感情的工具,也是交流思想、传递意志的工具。语言疏导是护理人员做好心理护理的重要手段,护理人员必须加强语言修养,亲切的语言可给服务对象以安慰、鼓舞和信任;能调动患者战胜自身疾病的勇气和信心;能给同事间以协调、合作、和谐的感受,增强友善、团结和理解。职业语言应有以下原则和要求。

(1)说话要文明礼貌。说话文明礼貌能给服务对象以信任感和安全感。询问病情、解答问题、卫生宣教、指导自我护理及进行某些检查时,说话要耐心、诚恳、准确,且忌粗犷。对患者要有称呼,如同志、大爷、大娘、先生、小姐等,患者配合检查、治疗后应道声谢谢。

(2)说话语调要温和,避免生硬。护理艺术也和其他艺术一样,有情才能感人。护理人员对服务对象要有高度的同情心,说话自然就会有感情,就能做到说话亲切、语调温和,患者愿意与之交流。一个好的护理人员应该通过语言激励患者振奋精神,坚定其与病魔做斗争的信心,切忌生硬的刺激性语言,任何缺乏感情的语言都会使患者感到伤心、不安和丧失战胜疾病的信心。

(3)要注意保守秘密。患者是带着痛苦和期望来医院就诊的,为了解除身心的痛苦,因为信任医护人员,会把不给父母、亲人说的话或隐私都给医护人员倾吐,如生理上的缺陷、心理上的痛苦等。医护人员应怀着高度的同情心和责任感,帮助患者解除身心的痛苦,不应任意传播,对一些预后不良的患者,应根据其心理承受能力,与医师共同协商如何对其作恰如其分的解释,必要时需保守秘密。

(4)说话要看对象,不能千篇一律。患者来自四面八方,他们所受的教育、文化素养、社会地位、民族习惯、经济状况、性格特征、病情轻重,均有一定差异。因此,为使心理护理能有针对性,说话方式和分寸不能千篇一律,用什么词、什么口气说话需要斟酌。对性格豁达、开朗的患者就可以随便一点,甚至幽默一点;对性格内向的人,说话就要谨慎,避免发生误会;对农民或文化水平低的患者,特别是老年人,说话要通俗易懂或用方言;对病情重或预后不好的患者,视具体情况而定。

总之,护理人员在运用语言进行护理时,要坚持保护性、科学性、艺术性、灵活性相统一的原则,根据不同对象和具体情况灵活运用语言,表达意志要清楚贴切,防止恶性、刺激性语言,以获得理想的心理护理效果。

(六)团结友善通力合作

护理工作任务重、内容多、分工细,活动领域宽,独立性小,适应性大。在对服务对象实施医疗、护理计划,进行系统性整体护理时,不是孤立、封闭的,而是要与多方面相互联系、相互制约、相互支持才能完成。特别是在当今社会,医院由传统的管理转入经济核算,所提供的服务和应用的卫生材料,均向着以质论价或以价论质的方向进行转变,这本身就增加了护理工作的复杂性,而且在完成护理任务的全过程中,要与医疗、医技、总务后勤、器械设备、行政、财会等部门发生联系,需要得到他们的帮助和支持。为做好护理工作,最大限度地满足患者身心的需求,应主动与有关部门联系,调节关系,形成团结协作、相互理解、共同促进的工作气氛,使得大家都能心情舒畅地完成各自的任务,这也是职业道德的重要标志。

(朱 霞)

第二章

临床常用护理技术

第一节 口服给药

口服是一种最常用的给药方法。它既方便又经济且较安全,药物经口服后,通过胃肠黏膜吸收进入血液循环,起到局部或全身的治疗作用。口服法的缺点:吸收慢而不规则;有些药物到达全身循环前要经过肝脏,使药效受到破坏;有的药物在肠内不吸收或具有刺激性而不能口服。病危、昏迷或呕吐不止的患者不宜应用口服法。因此,护士应根据病情、用药目的及药物吸收的快慢,掌握用药的时间。

一、摆药

(一)病区摆药

1.用物

药柜(内有各种药物、量杯、滴管、乳体、药匙、纱布或小毛巾),发药盘或发药车,药杯,小药牌,服药单(本),小水壶内备温开水。

2.操作方法

(1)操作前应洗手、戴口罩,打开药柜将用物备齐。

(2)按服药时间挑选小药牌,核对小药牌及服药单,无误后依床号顺序将小药牌插入发药盘内配药,注意用药的起止时间,先配固体药,后配水剂及油剂。

(3)摆固体药片、药粉、胶囊时应用药匙分发,同一患者的数种药片可放入同一个杯内,药粉或含化药须用纸包。

(4)摆水剂用量杯计量,左手持量杯,拇指置于所需刻度,右手持药瓶先将药液摇匀,标签朝上,举量杯使所需刻度与视线平行,缓缓倒入所需药量(图2-1),倒毕,以湿纱布擦净瓶口放回原处。同时服用几种水剂时,须分别倒入几个杯内。更换药液品种应洗净量杯。

(5)药液不足 1 mL,须用滴管测量,1 mL＝15 滴,滴时须稍倾斜。为使患者得到准确的药量,避免药液蘸在杯内,应滴入已盛好冷开水的药杯。

(6)药摆毕,应将药物、小药牌与服药单全部核对一遍;发药前由别人再查对一次,无误后方可发药。

(二)中心药站

有的医院设有中心药站,为住院患者集中摆药。中心药站具有全院宏观调控药品的作用,避免积压浪费,减少病区摆药、取药、退药、保管等烦琐工作。

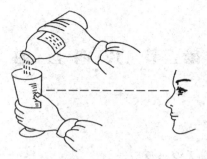

图 2-1 倒药液法

病区护士每天查房后,将药盘及小药牌一起送到中心药站,由药站专人负责摆药、核对。摆药一次备一天的量(三次用量),之后由病区护士核对取回,按时发给患者。

各病区可另设一小药柜,存放少量的常用药、抢救药、针剂和极少量毒、麻、限制药品等,以备夜间及临时急用。

二、发药

(1)备好温开水,携带发药车或发药盘,服药单进病室。

(2)按规定时间送药至床前,核对床号、姓名,并呼唤患者无误后再发药物,待患者服下后方可离开。

(3)对危重患者护士应予喂服,鼻饲患者应由胃管注入。若患者不在或因故不能当时服药者,将药品带回保管。换药或停药应及时告诉患者,如患者提出疑问,应耐心解释。

(4)抗生素及磺胺类药物需在血液内保持有效浓度,必须准时给药。

三、注意事项

(1)某些刺激食欲的健胃药宜在饭前服,因为刺激舌的味觉感受器,使胃液大量分泌。

(2)某些磺胺类药物经肾脏排出,尿少时即析出结晶引起肾小管堵塞,服药后指导患者多饮水,而对呼吸道黏膜起保护性作用的止咳合剂,服后则不宜立即饮水,以免冲淡药物降低药效。

(3)服用强心苷类药物如洋地黄、地高辛等,应先测脉率、心率,并注意其节律变化,脉率低于60 次/分或节律不齐时则不可继续服用。

(4)某些药物对牙齿有腐蚀作用或使牙齿染色的药物如酸类或铁剂,服用时避免与牙齿接触,可将药液由饮水管吸入,服后再漱口。

四、发药后处理

药杯用肥皂水和清水洗净,消毒擦干后,放回原处备用。油剂药杯应先用纸擦净后清洗再消毒,同时清洁药盘或发药车。

(郑会敏)

第二节 皮内注射

一、目的

(1)进行药敏试验,以观察有无变态反应。

(2)预防接种。

(3)局部麻醉的起始步骤。

二、评估

(一)评估患者

(1)双人核对医嘱。

(2)核对患者床号、姓名、住院号和腕带(请患者自己说出床号和姓名)。

(3)评估患者病情、意识状态、配合能力、用药史、药物过敏史、不良反应史。

(4)向患者解释操作目的和过程,取得患者配合。

(5)查看注射部位皮肤情况(皮肤颜色,有无皮疹、感染和皮肤划痕阳性)。

(6)协助患者取舒适坐位或卧位。

(二)评估环境

安静整洁,宽敞明亮,必要时遮挡。

三、操作前准备

(一)人员准备

仪表整洁,符合要求。洗手,戴口罩。

(二)按医嘱配制药液

(1)操作台(治疗室):注射盘、无菌治疗巾、无菌镊子、1 mL 注射器、药液、安尔碘、75%乙醇、无菌棉签等。

(2)双人核对药液标签,药名、浓度、剂量、有效期、给药途径。

(3)检查瓶口有无松动、瓶身有无破裂、药液有无浑浊、沉淀、絮状物和变质。

(4)检查注射器、安尔碘、75%乙醇、无菌棉签、包装无破裂、是否在有效期内。

(5)按正规操作抽吸药液,并贴好标识,置于无菌盘内。

(6)再次核对皮试液,并签名。

(三)物品准备

治疗车上层放置无菌盘(内置已抽吸好的药液)、治疗盘(75%乙醇、无菌棉签)、备用(1 mL 注射器 1 支、0.1%盐酸肾上腺素 1 支,变态反应时用)、快速手消毒剂、注射单,以上物品符合要求,均在有效期内。治疗车下层放置生活垃圾桶、医疗废物桶、锐器盒。

四、操作程序

(1)携用物推车至患者床旁,核对床号、姓名、住院号、腕带和药物过敏史(请患者自己说出床号和姓名)。

(2)选择注射部位(过敏试验选择前臂掌侧下 1/3;预防接种选择上臂三角肌下缘;局部麻醉则选择麻醉处)。

(3)75%乙醇常规消毒皮肤。

(4)二次核对患者床号、姓名和药名。

(5)排尽空气,药液至所需刻度,且药液不能外溢。

(6)一手绷紧局部皮肤,一手持注射器,针头斜面向上,与皮肤呈 5°刺入皮内。

(7)待针头斜面完全进入皮内后,放平注射器,固定针栓并注入 0.1 mL 药液,使局部形成一个圆形隆起的皮丘(皮丘直径 5 mm,皮肤变白,毛孔变大)。

(8)迅速拔出针头,勿按揉和压迫注射部位。

(9)20 分钟后观察患者局部反应,做出判断。

(10)协助患者取舒适体位,整理床单位。

(11)快速手消毒剂消毒双手,签名。

(12)推车回治疗室,按医疗废物处理原则处理用物。

五、20 分钟后判断结果

(1)核对患者床号、姓名、住院号和腕带(请患者自己说出床号和姓名)。

(2)须经两人判断皮试结果,并将结果告知患者和家属。

(3)洗手,皮试结果记录在病历、护理记录单和病员一览表等处。阳性用红笔标记"+",阴性用蓝色或黑笔标记"−"。

(4)如对结果有怀疑,应在另一侧前臂皮内注入 0.1 mL 生理盐水进行对照试验。

六、皮内试验结果判断

(一)阴性

皮丘无改变,周围无红肿,并无自觉症状。

(二)阳性

局部皮丘隆起,局部出现红晕、硬块,直径>1 cm 或周围有伪足;或局部出现红晕,伴有小水疱者;或局部发痒者为阳性。严重时可出现过敏性休克。观察反应的同时,应询问有无头晕、心慌、恶心、胸闷、气短、发麻等不适症状,如出现上述症状时不可使用青霉素。

七、注意事项

(1)皮试药液要现用现配,剂量准确。

(2)备好相应抢救设备与药物,及时处理变态反应。

(3)行皮试前,尤其行青霉素过敏试验前必须询问患者家族史、用药史和药物过敏史,如有药物过敏史者不可进行试验。

(4)药敏试验时,患者体位要舒适,不可采取直立位。

(5)选择注射部位时应注意避开瘢痕和皮肤红晕处。

(6)皮肤试验时禁用碘剂消毒,对乙醇过敏者可用生理盐水消毒,避免反复用力涂擦局部皮肤。

(7)拔出针头后,注射部位不可用棉球按压揉擦,以免影响结果观察。

(8)进针角度以针尖斜面全部刺入皮内为宜,进针角度过大易将药液注入皮下,影响结果的观察和判断。

(9)如需进行对照试验,应用另一注射器和针头,抽吸无菌生理盐水,在另一前臂相同部位皮内注射0.1 mL,观察 20 分钟进行对照。告知患者皮试后 20 分钟内不要离开病房。

(10)正确判断试验结果,对皮试结果阳性者,应在病历、床头或腕带、门诊病历和患者一览表上醒目标记,并将结果告知医师、患者和家属。

(11)特殊药物皮试,按要求观察结果。

(郑会敏)

第三节 皮 下 注 射

一、目的

(1)注入小剂量药物,用于不宜口服给药而需在一定时间内发生药效时。

(2)预防接种。

(3)局部供药,如局部麻醉用药。

二、评估

(一)评估患者

(1)双人核对医嘱。

(2)核对患者床号、姓名、住院号和腕带(请患者自己说出床号和姓名)。

(3)评估患者病情、意识状态、配合能力、用药史、药物过敏史、不良反应史等。

(4)向患者解释操作目的和过程,取得患者配合。

(5)查看注射部位皮肤情况(皮肤颜色,有无皮疹、感染)。

(6)协助患者取舒适坐位或卧位。

(二)评估环境

安静整洁,宽敞明亮,必要时遮挡。

三、操作前准备

(一)人员准备

仪表整洁,符合要求。洗手,戴口罩。

(二)按医嘱配制药液

(1)操作台上放置注射盘、纸巾、无菌治疗巾、无菌镊子、2 mL 注射器、医嘱用药液、安尔碘、75%乙醇、无菌棉签。

(2)双人核对药液标签、药名、浓度、剂量、有效期、给药途径。

(3)检查瓶口有无松动、瓶身有无破裂、药液有无浑浊、沉淀、絮状物和变质。

(4)检查注射器、安尔碘、75％乙醇、无菌棉签等,包装无破裂,在有效期内。

(5)按正规操作抽吸药液,并贴好标识,置于无菌盘内。

(6)再次核对药液,记录时间并签名。

(三)物品准备

治疗车上层放置无菌盘(内置抽吸好的药液)、治疗盘(安尔碘、75％乙醇)、注射单、快速手消毒剂,以上物品符合要求,均在有效期内。治疗车下层放置生活垃圾桶、医疗废物桶、锐器盒。

四、操作程序

(1)携用物推车至患者床旁,核对床号、姓名、住院号和腕带(请患者自己说出床号和姓名)。

(2)根据注射目的选择注射部位(上臂三角肌下缘、两侧腹壁、后背、股前侧和外侧等)。

(3)常规消毒皮肤,待干。

(4)二次核对患者床号、姓名和药名。

(5)排尽空气;取干棉签夹于左手示指与中指之间。

(6)一手绷紧皮肤,另一手持注射器,示指固定针栓,针头斜面向上,与皮肤呈 30°～40°(过瘦患者可捏起注射部位皮肤,并减少穿刺角度)快速刺入皮下,深度为针梗的 1/2～2/3;松开紧绷皮肤的手,抽动活塞,如无回血,缓慢推注药液。

(7)注射毕用无菌干棉签轻压针刺处,快速拔针后按压片刻。

(8)再次核对患者床号、姓名和药名,注射器按要求放置。

(9)协助患者取舒适体位,整理床单位,并告知患者注意事项。

(10)快速手消毒剂消毒双手,记录时间并签名。

(11)推车回治疗室,按医疗废物处理原则处理用物。

(12)洗手,根据病情书写护理记录单。

五、注意事项

(1)遵医嘱和药品说明书使用药品。

(2)长期注射者应注意更换注射部位。

(3)注射中、注射后观察患者不良反应和用药效果。

(4)注射＜1 mL 药液时须使用 1 mL 注射器,以保证注入药液剂量准确无误。

(5)持针时,右手示指固定针栓,但不可接触针梗,以免污染。

(6)针头刺入角度不宜超过 45°,以免刺入肌层。

(7)尽量避免应用对皮肤有刺激作用的药物做皮下注射。

(8)若注射胰岛素时,需告知患者进食时间。

(范作兰)

第四节 肌 内 注 射

一、目的

注入药物,用于不宜或不能口服或静脉注射,且要求比皮下注射更快发生疗效时。

二、评估

(一)评估患者

(1)双人核对医嘱。

(2)核对患者床号、姓名、住院号和腕带(请患者自己说出床号和姓名)。

(3)评估患者病情、治疗情况、意识状态、用药史、药物过敏史、不良反应史、肢体活动能力和合作程度。

(4)向患者解释操作目的和过程,取得患者配合。

(5)查看注射部位皮肤情况(皮肤颜色,有无皮疹、感染和皮肤划痕阳性)。

(6)协助患者取舒适坐位或卧位。

(二)评估环境

安静整洁,宽敞明亮,必要时遮挡。

三、操作前准备

(一)人员准备

仪表整洁,符合要求。洗手,戴口罩。

(二)按医嘱配制药液

(1)操作台:注射盘、无菌盘、2 mL 注射器、5 mL 注射器、医嘱所用药液、安尔碘、无菌棉签。如注射用药为油剂或混悬液,需备较粗针头。

(2)双人核对药物标签、药名、浓度、剂量、有效期、给药途径。

(3)检查瓶口有无松动、瓶身有无破裂、药液有无浑浊、变质。

(4)检查无菌注射器、安尔碘、无菌棉签等,包装无破裂,在有效期内。

(5)按正规操作抽吸药液,并贴好标识,置于无菌盘内。

(6)再次核对药液,记录时间并签名。

(三)物品准备

治疗车上层放置无菌盘(内置抽吸好药液)、安尔碘、注射单、无菌棉签、快速手消毒剂,以上物品符合要求,均在有效期内。治疗车下层放置生活垃圾桶、医疗废物桶、锐器盒。

四、操作程序

(1)携用物推车至患者床旁,核对床号、姓名、住院号和腕带(请患者自己说出床号和姓名)。

(2)协助患者取舒适体位,暴露注射部位,注意保暖,保护患者隐私,必要时可遮挡。

（3）选择注射部位（臀大肌、臀中肌、臀小肌、股外侧和上臂三角肌）。

（4）常规消毒皮肤，待干。

（5）再次核对患者床号、姓名和药名。

（6）拿取药液并排尽空气，取干棉签，夹于左手示指与中指之间，以一手拇指和示指绷紧局部皮肤，另一手持注射器，中指固定针栓，将针头迅速垂直刺入，深度约为针梗的 2/3。

（7）松开紧绷皮肤的手，抽动活塞。如无回血，缓慢注入药液，同时观察反应。

（8）注射毕，用无菌干棉签轻按进针处，快速拔针，按压片刻。

（9）再次核对患者床号、姓名和药名。

（10）协助患者取舒适体位，整理床单位，注射后观察用药反应。

（11）快速手消毒剂消毒双手，记录时间并签名。

（12）推车回治疗室，按医疗废物处理原则处理用物。

（13）洗手，根据病情书写护理记录单。

五、常用肌内注射定位方法

（一）臀大肌肌内注射定位法

注射时应避免损伤坐骨神经。

1.十字法

从臀裂顶点向左或右侧画一水平线，然后从髂嵴最高点做一垂线，将一侧臀部被划分为 4 个象限，其外上象限并避开内角为注射区。

2.连线法

从髂前上棘至尾骨做一连线，其外 1/3 处为注射部位。

（二）臀中肌、臀小肌肌内注射定位法

（1）以示指尖和中指尖分别置于髂前上棘和髂嵴下缘处，在髂嵴、示指、中指之间构成一个三角形区域，示指与中指构成的内角为注射部位。

（2）髂前上棘外侧三横指处（以患者手指的宽度为标准）。

（三）股外侧肌内注射定位法

在股中段外侧，一般成人可取髋关节下 10 cm 至膝关节的范围。此处大血管、神经干很少通过，且注射范围广，可供多次注射，尤适用于 2 岁以下的幼儿。

（四）上臂三角肌内注射定位法

取上臂外侧，肩峰下 2～3 横指处。此处肌肉较薄，只可做小剂量注射。

（五）体位准备

1.卧位

臀部肌内注射时，为使局部肌肉放松，减轻疼痛与不适，可采用以下姿势。

（1）侧卧位：上腿伸直，放松，下腿稍弯曲。

（2）俯卧位：足尖相对，足跟分开，头偏向一侧。

（3）仰卧位：常用于危重和不能翻身的患者，采用臀中肌、臀小肌肌内注射法较为方便。

2.坐位

为门诊患者接受注射时常用体位。可供上臂三角肌或臀部肌内注射时采用。

六、注意事项

(1)遵医嘱和药品说明书使用药品。

(2)药液要现用现配,在有效期内,剂量要准确。选择两种药物同时注射时,应注意配伍禁忌。

(3)注射时应做到"两快一慢"(进针、拔针快,推注药液慢)。

(4)选择合适的注射部位,避免刺伤神经和血管,无回血时方可注射。

(5)注射时切勿将针梗全部刺入,以防针梗从根部衔接处折断。若针头折断,应先稳定患者情绪,并嘱患者保持原位不动,固定局部组织,以防断针移位,同时尽快用无菌血管钳夹住断端取出;如断端全部埋入肌肉,应速请外科医师处理。

(6)对需长期注射者,应交替更换注射部位,并选择细长针头,以避免减少硬结的发生。如因长期多次注射出现局部硬结时,可采用热敷、理疗等方法予以处理。

(7)2岁以下婴幼儿不宜选用臀大肌肌内注射,因其臀大肌尚未发育好,注射时有损伤坐骨神经的危险,最好选择臀中肌和臀小肌肌内注射。

(范作兰)

第五节 静 脉 注 射

一、目的

(1)所选用药物不宜口服、皮下注射、肌内注射,又需迅速发挥药效时。

(2)注入药物进行某些诊断性检查,如对肝、肾、胆囊等造影时需静脉注入造影剂。

二、评估

(一)评估患者

(1)双人核对医嘱。

(2)核对患者床号、姓名、住院号和腕带(请患者自己说出床号和姓名)。

(3)了解患者病情、意识状态、配合能力、药物过敏史、用药史。

(4)评估患者穿刺部位的皮肤状况、肢体活动能力、静脉充盈度和管壁弹性。选择合适静脉注射的部位,评估药物对血管的影响程度。

(5)向患者解释静脉注射的目的和方法,告知所注射药物的名称,取得患者配合。

(二)评估环境

安静整洁,宽敞明亮。

三、操作前准备

(一)人员准备

仪表整洁,符合要求。洗手,戴口罩。

(二)物品准备

1.操作台

治疗单、静脉注射所用药物、注射器。

2.按要求检查所需用物,符合要求方可使用

(1)双人核对药物名称、浓度、剂量、有效期、给药途径。

(2)检查药物的质量、标签,液体有无沉淀和变色,有无渗漏、浑浊和破损。

(3)检查注射器和无菌棉签的有效期、包装是否紧密无漏气,安尔碘的使用日期是否在有效期内。

3.配制药液

(1)安尔碘棉签消毒药物瓶口,掰开安瓿,瓿帽弃于锐器盒内。

(2)打开注射器,将外包装袋置于生活垃圾桶内,固定针头,回抽针栓,检查注射器,取下针帽置于生活垃圾桶内,抽取安瓿内药液,排气,置于无菌盘内。在注射器上贴上患者床号、姓名、药物名称、用药方法的标签。

(3)再次核对空安瓿和药物的名称、浓度、剂量、用药方法和时间。

4.备用物品

治疗车上层治疗盘内放置备用注射器一支、安尔碘、无菌棉签,无菌盘内放置配好的药液、垫巾。以上物品符合要求,均在有效期内。治疗车下层放置生活垃圾桶、医疗废物桶、锐器盒,含有效氯 250 mg/L 消毒液桶。

四、操作程序

(1)携用物推车至患者床旁,核对床号、姓名、住院号和腕带(请患者自己说出床号和姓名)。

(2)向患者说明静脉注射的方法、配合要点、注射药物的作用和不良反应。

(3)协助患者取舒适体位,充分暴露穿刺部位,放垫巾于穿刺部位下方。

(4)在穿刺部位上方 5~6 cm 处扎压脉带,末端向上,以防污染无菌区。

(5)安尔碘棉签消毒穿刺部位皮肤,以穿刺点为中心向外螺旋式旋转擦拭,直径>5 cm。

(6)再次核对患者床号、姓名和药名。

(7)嘱患者握拳,使静脉充盈,左手拇指固定静脉下端皮肤,右手持注射器与皮肤呈 15°~30° 自静脉上方或侧方刺入,见回血可再沿静脉进针少许。

(8)保留静脉通路者安尔碘棉签消毒静脉注射部位三通接口,以接口处为中心向外螺旋式旋转擦拭。

(9)静脉注射过程中,观察局部组织有无肿胀,严防药液渗漏,如出现渗漏立即拔出针头,按压局部,另行穿刺。

(10)拔针后,指导患者按压穿刺点 3 分钟,勿揉,凝血功能差的患者适当延长按压时间。

(11)再次核对患者床号、姓名和药名。

(12)将压脉带与输液垫巾对折取出,输液垫巾置于生活垃圾桶内,压脉带放于含有效氯 250 mg/L 消毒液桶中。整理患者衣物和床单位,观察有无不良反应,并向患者讲明注射后注意事项。快速手消毒剂消毒双手,推车回治疗室,按医疗废物处理原则整理用物。

(13)洗手,在治疗单上签名并记录时间。按护理级别书写护理记录单。

五、注意事项

(1)严格执行查对制度,需双人核对医嘱。

(2)严格遵守无菌操作原则。

(3)了解注射目的、药物对血管的影响程度、给药途径、给药时间和药物过敏史。

(4)选择粗直、弹性好、易固定的静脉,避开关节和静脉瓣。常用的穿刺静脉为肘部浅静脉:贵要静脉、肘正中静脉、头静脉。小儿多采用头皮静脉。

(5)根据患者年龄、病情和药物性质掌握注入药物的速度,并随时听取患者主诉,观察病情变化。必要时使用微量注射泵。

(6)对需要长期注射者,应有计划地由小到大、由远心端到近心端选择静脉。

(7)根据药物特性和患者肝肾或心脏功能,采用合适的注射速度。随时听取患者主诉,观察体征和其病情变化。

(赵慧青)

第六节　静　脉　输　液

一、准备

(1)仪表:着装整洁,佩戴胸牌,洗手,戴口罩。

(2)用物:注射盘内放干棉球缸、一次性输液器、网套、止血带、橡皮小枕及一次性垫巾、弯盘、0.75%碘酊、棉签、胶布、启盖器、药液瓶(外贴输液标签,上写患者姓名、床号、输液药品、剂量、用法、日期、时间、输液架)。

二、操作步骤

(1)根据医嘱备齐用物,携至床旁查对床号、姓名、剂量、用法、时间、药液瓶和面貌,并摇动药瓶对光检查。

(2)做好解释工作,询问大小便,备胶布。

(3)开启铝盖中心部分(如备物时加完药可省去)套网套,消毒瓶塞中心及瓶颈,挂于输液架上,检查输液器并打开,插入瓶塞至针头根部。

(4)排气,排液3～5 mL至弯盘内。

(5)选择血管,置小枕及垫巾,扎止血带、消毒皮肤,待干。

(6)再次查对床号、姓名、剂量、用法、时间、药液瓶和面貌。

(7)再次检查空气是否排尽,夹紧,穿刺时左手绷紧皮肤并用拇指固定静脉,见回血,松止血带及螺旋夹。

(8)胶布固定,干棉球遮盖针眼,调节滴速,开始15分钟应慢,无异常调节正常速度。

(9)交代注意事项,整理床单元及用物。

(10)爱护体贴患者,协助卧舒适体位。

（11）洗手、消毒用物。

三、临床应用

（一）静脉输液注意事项

（1）严格执行无菌操作和查对制度。

（2）根据病情需要，有计划地安排轮流顺序，如需加入药物，应合理安排，以尽快达到输液目的，注意配伍禁忌。

（3）需长期输液者，要注意保护和合理使用静脉，一般从远端小静脉开始。

（4）输液前应排尽输液管及针头内空气，药液滴尽前要按需及时更换溶液瓶或拔针，严防造成空气栓塞。

（5）输液过程中应加强巡视，耐心听取患者的主诉，严密观察注射部位皮肤有无肿胀，针头有无脱出、阻塞或移位，针头和输液器衔接是否紧密，输液管有无扭曲受压，输液滴速是否适宜及输液瓶内溶液量等，及时记录在输液卡或护理记录单上。

（6）需 24 小时连续输液者，应每天更换输液器。

（7）颈外静脉穿刺置管，如硅胶管内有回血，须及时用稀释肝素溶液冲注，以免硅胶管被血块堵塞；如遇输液不畅，须注意是否存在硅胶管弯曲或滑出血管外等情况。

（二）常见输液反应及防治

1.发热反应

（1）减慢滴注速度或停止输液，及时与医师联系。

（2）对症处理，寒战时适当增加盖被或用热水袋保暖，高热时给予物理降温。

（3）按医嘱给抗过敏药物或激素治疗。

（4）保留余液和输液器，必要时送检验室做细菌培养。

（5）严格检查药液质量、输液用具的包装及灭菌有效期等，防止致热物质进入体内。

2.循环负荷过重（肺水肿）

（1）立即停止输液，及时与医师联系，积极配合抢救，安慰患者，使患者有安全感和信任感。

（2）为患者安置端坐位，使其两腿下垂，以减少静脉回流，减轻心脏负担。

（3）加压给氧，可使肺泡内压力增高，减少肺泡内毛细血管渗出液的产生；同时给予 20%～30%乙醇湿化吸氧，因乙醇能降低肺泡内泡沫的表面张力，使泡沫破裂消散，从而改善肺部气体交换，迅速缓解缺氧症状。

（4）按医嘱给用镇静剂、扩血管药物和强心剂如洋地黄等。

（5）要时进行四肢轮流结扎，即用止血带或血压计袖带做适当加压，以阻断静脉血流，但动脉血流仍通畅。每隔 5～10 分钟轮流放松一侧肢体的止血带，可有效地减少静脉回心血量，待症状缓解后，逐步解除止血带。

（6）严格控制输液滴速和输液量，对心、肺疾病者及老年儿童尤应慎重。

3.静脉炎

（1）严格执行无菌操作，对血管壁有刺激性的药物应充分稀释后应用，并防止药物溢出血管外。同时，要有计划地更换注射部位，以保护静脉。

（2）患肢抬高并制动，局部用 95%乙醇或 50%硫酸镁溶液行热湿敷。

（3）理疗。

（4）如合并感染，根据医嘱给抗生素治疗。

4.空气栓塞

（1）立即停止输液，及时通知医师，积极配合抢救，安慰患者，以减轻恐惧感。

（2）立即为患者置左侧卧位和头低足高位（头低足高位在吸气时可增加胸内压力，以减少空气进入静脉；左侧位可使肺的位置低于右心室，气泡侧向上漂移到右心室，避开肺动脉口。由于心脏搏动将空气混成泡沫，分次小量进入肺动脉内）。

（3）氧气吸入。

（4）输液前排尽输液管内空气，输液过程中密切观察，加压输液或输血时应专人守护，以防止空气栓塞发生。

（王丽丽）

第七节 静 脉 输 血

静脉输血是将全血或成分血经静脉直接注入循环系统中，从而达到治疗的目的，是临床工作中常用的急救和治疗的重要手段。

一、血液及血液制品的种类

（一）全血

全血是指采集后未经任何改变而保存备用的血液，分为新鲜血和库存血两类。

1.新鲜血

新鲜血指在 4 ℃冰箱内冷藏，保存时间在 1 周内的血液，它基本上保留血液中原有的成分，可以补充各种细胞、凝血因子和血小板，适用于血液病患者。

2.库存血

在 4 ℃的冰箱内冷藏可保存 2～3 周。它保留血液的各种成分，但随着保存时间的延长，其有效成分会发生变化，保存时间越长血细胞、血小板、凝血酶原破坏越多。此外，血液酸性增高，钾离子的浓度上升，故大量输注库存血时，应注意发生酸中毒和高血钾。库存血适用于各种原因引起的大出血，用以补充血容量，维持血压。

（二）成分血

成分血是根据血液中各种成分的比重不同，将血液分离提纯，分别制成的高浓度的制品。临床治疗中根据患者需要选择相关的血液成分输入，其优点是纯度高、针对性强，比全血疗效好，不良反应小，可一血多用，达到节约用血的目的，是目前临床常用的输血类型。

成分血可分为：①有形成分，如红细胞、白细胞、血小板；②血浆成分，如血浆和血浆蛋白、凝血制品。

1.红细胞制品

红细胞制品包括浓缩红细胞、洗涤红细胞、冰冻红细胞、红细胞悬液。

（1）浓缩红细胞：也称压积红细胞，细胞体积占 70％～75％，只含少量血浆，主要用于血容量正常的贫血患者和携氧能力缺陷的患者。如长期慢性贫血，特别是老年人或合并有心功能不全的贫血患者,儿童慢性贫血。浓缩红细胞分离后应在 24 小时内使用。

(2)洗涤红细胞:红细胞经 0.9％氯化钠溶液离心洗涤数次,再加入适量生理盐水。其80％～90％的白细胞、血小板被洗除,抗体物质减少,适用于脏器移植术后患者、免疫性溶血性贫血、尿毒症及血液透析后高血钾的患者。应在 6 小时内使用,因故未能及时输用者只能在 4 ℃条件下保存 12 小时。

(3)冰冻红细胞:保存期较长,适用于为稀有血型者保存部分红细胞和已被致敏及需长期输血治疗的患者。

(4)红细胞悬液:提取血浆后的红细胞加入等量的红细胞保养液制成,适用于战地急救及中小手术的患者。

2.白细胞

新鲜全血经离心后取其白膜层的白细胞,于 4 ℃保存,48 小时内有效,适用于治疗粒细胞缺乏症的患者。主要制品有白细胞浓缩液、转移因子 IF、干扰素 IF。

3.血小板

新鲜全血经离心所得。主要制品有血小板血浆和血小板浓缩液、冰冻血小板。主要用于治疗严重的再生障碍性贫血、输大量库存血或体外循环心脏手术后血小板减少症,以及其他导致血小板减少所引起的出血。22 ℃保存,24 小时有效。输血小板时需先轻轻转动容器,使沉淀的血小板悬浮于血清中,不必过滤即可进行输注,输注速度宜快,80～100 滴/分。

4.血浆

血浆为全血经过分离后所得的液体部分。主要成分为血浆蛋白,不含血细胞,无凝集原,因此不出现凝集反应,单独输注时无须做血型鉴定和交叉配血试验。主要制品有新鲜液体血浆、新鲜冰冻血浆、普通冰冻血浆、冰冻干燥血浆。

5.血浆蛋白成分

以血浆为原料加工而成的制品。主要制品有清蛋白、免疫球蛋白和各种凝血制品。

二、输血的方法

输血主要有静脉输血与动脉输血,最常用的为静脉输血。动脉输血可直接迅速补充失血,特别有利于冠状动脉和脑动脉的灌注,升压效果明显,但近年来的研究表明中心静脉快速输血完全可以达到动脉输血的效果,因而现在动脉输血临床使用较少。

(一)输血的目的

1.补充血容量

增加有效循环血量,增加心排血量,改善心肌功能和全身血液灌流,提升血压。常用于急性大出血、休克患者。

2.纠正贫血

增加血红蛋白及其携氧的能力,改善全身状况。常用于因血液系统疾病而引起的严重贫血,以及某些慢性消耗性疾病的患者。

3.补充抗体、补体

新鲜血液含有多种抗体及白细胞、血小板,输血后可以增强机体免疫力。常用于严重感染、烧伤等患者。

4.补充血浆蛋白

纠正低蛋白血症,改善营养,维持胶体渗透压,减少组织渗出和水肿,保证循环血量。常用于低蛋白血症的患者。

5.补充凝血因子

输入新鲜血,可以补充各种凝血因子,改善凝血功能。常用于凝血机制障碍的患者。

6.促进骨髓系统和网状内皮系统功能

常用于再生障碍性贫血、白血病等。

7.改善组织缺氧

血红蛋白失去运氧能力和不能释放氧气供组织利用时,以改善组织器官的缺氧状况。用于苯酚、一氧化碳等中毒。

(二)输血适应证

1.各种原因引起的大出血

一般一次失血在 500 mL 以内,可由组织间液进入血液循环而起到代偿;失血 500～800 mL,可输入等渗盐水、平衡液、血浆代用品或全血;失血>1 000 mL 应及时输血。

2.纠正贫血或低蛋白血症

输入全血、浓缩或洗涤红细胞可纠正贫血;血浆、清蛋白液用于低蛋白血症。

3.严重感染

输血可提供抗体、补体等,以增强抗感染能力,一般采用少量多次输入新鲜血或成分血。切忌使用库存血。

4.凝血功能异常

对患有出血性疾病的患者,可输新鲜血或成分血,血小板、凝血因子、纤维蛋白原等。

(三)血型和相容性检查

1.血型

血型是指红细胞膜上特异性抗原的类型。根据红细胞所含有的凝集原,把人类的血液区分为若干类型。血型狭义来说是指红细胞抗原的差异,广义来说包括白细胞、血小板等血液各成分抗原的不同。临床上主要应用的是 ABO 血型系统和 Rh 血型系统。

(1)ABO 血型系统:ABO 血型是根据红细胞膜上是否存在凝集原 A 与凝集原 B 而将血液分为 A 型、B 型、AB 型、O 型 4 种血型(表 2-1)。

表 2-1　ABO 血型系统

血型(抗体)	红细胞上的凝集原(抗原)	血清中的凝集素
A	A	抗 B
B	B	抗 A
O	无	抗 A、抗 B
AB	A/B	无

(2)Rh 血型系统:人类红细胞除含 AB 抗原外,还有 C、c、D、d、E、e 6 种抗原。因 D 抗原的抗原性最强,故 Rh 血型是以 D 抗原存在与否来表示 Rh 阳性或阴性。汉族中 99% 的人为 Rh 阳性,Rh 阴性者不足 1%。Rh 阴性的人输入 Rh 阳性血液,或 Rh 阳性胎儿的红细胞从胎盘进入了 Rh 阴性的母体,就会使 Rh 阴性者产生抗 Rh 抗体,当再次输入 Rh 阳性血液或再次妊娠时,

就会出现不同程度的溶血反应或新生儿的溶血。

2.交叉相容配血试验

该试验的目的在于检查受血者与献血者之间有无不相容抗体。输血前虽已验明供血者与受血者的 ABO 血型相同,为保证输血安全,在确定输血前仍需再做交叉相容配血试验。

(1)直接交叉相容配血试验:用供血者红细胞和受血者血清进行配合试验,检查受血者血清中有无破坏供血者红细胞的抗体。

(2)间接交叉相容配血试验:用供血者血清和受血者红细胞交叉配合,检查输入血液的血浆中有无能破坏受血者红细胞的抗体。

无论直接还是间接交叉配血试验,只要有一项发生凝集就表示血型不合,不能输血。

(四)输血前准备

输血前应先取得患者的理解并征得患者的同意,签署知情同意书。

1.备血

根据医嘱抽取血标本 2 mL,与已填写的输血申请单一起送往血库,做血型鉴定和交叉配血试验。采血时不要同时采集两个人的血标本,以免发生混淆。

2.取血

输血当天凭取血单去血库取血,必须与血库人员共同做好"三查""八对"。"三查"即查血的有效期、血的质量和输血装置是否完好;"八对"即对床号、姓名、住院号、血袋号、血型、交叉配血试验结果、血液种类和剂量。超过保质期不能使用。检查血液质量如发现血浆颜色变红或浑浊有泡沫,红细胞与血浆界限不清等都证明有溶血现象均不能使用。查对无误,在交叉配血单上签名方可提取血液。

3.取血后

血液自血库取回后,切勿振荡,以免红细胞大量破坏引起溶血;取回的血液在室温下放置15 分钟后再输入,不能将血液加温,防止血浆蛋白凝固变性而引起反应,避免放置时间过长,造成污染。

4.输血前

输血前需与另一护士再次进行核对,以确保无误。

(五)静脉输血的方法

1.目的

见静脉输血目的。

2.评估

(1)患者及供血者的血型、交叉配血结果、输血史和过敏史。

(2)患者病情、治疗情况、心理状态、对输血的理解程度与合作程度。

(3)穿刺部位皮肤及血管情况。

3.操作前准备

(1)用物准备:①间接静脉输血法同密闭式输液,仅将输液器换为输血器(滴管内有滤网,9 号静脉穿刺针头)。另备手套。②直接静脉输血法同静脉注射,另备 50 mL 注射器数具(根据输血量多少而定)、3.8%枸橼酸钠溶液、手套。③0.9%生理盐水、血液制品(根据医嘱准备)。

(2)患者准备:①了解输血的目的、方法、注意事项及配合要点;②在输血同意书上签字;③根据需要排尿或排便,取舒适卧位。

（3）护士准备：着装整洁，修剪指甲，洗手、戴口罩。

（4）环境准备：清洁、宽敞，光线明亮，方便操作，避免清扫等使尘埃飞扬的操作。

4.操作步骤

（1）间接输血法。①再次检查核对：将用物携至患者床旁，与另一位护士一起再次核对和检查。解释操作目的和方法。②建立静脉通道：按密闭式输液法先输入少量生理盐水。③连接血袋进行输血：戴手套，打开储血袋封口，常规消毒开口处塑料管，将输血器针头插入塑料管内，缓慢将储血袋倒挂于输液架上。④控制和调节滴速：开始输入血液速度宜慢，观察15分钟，如无不良反应，根据病情调节滴速。⑤操作后处理：协助卧位，交待患者或家属有关注意事项，将呼叫器置于易取处。整理用物，洗手，记录。⑥输血完毕后的处理：再继续滴入生理盐水，直到将输血器内的血液全部输入体内再拔针。整理床单位，清理用物，做好输血记录。

（2）直接输血法：①向供血者和患者做解释。②洗手，戴口罩，将备好的注射器内加入抗凝剂。③请供血者和患者分别卧于床上，露出一侧上臂。④认真核对受血者和供血者姓名、血型、交叉配血结果。⑤将血压计袖带缠于供血者上臂并充气。⑥选择粗大静脉（一般为时正中静脉）。戴手套，常规消毒皮肤，抽取血液，立即行静脉注射输给受血者。⑦输血完毕，拔出针头，用小纱布按压穿刺点片刻至无出血。⑧清理用物，洗手，记录。

5.注意事项

（1）严格执行无菌操作和查对制度，避免事故差错和输血反应的发生。

（2）血库中的血液取出后，30分钟内给患者输入，避免久置使血液变质或被污染。

（3）在输血前后均应输入少量生理盐水，冲洗输血器管道，输注两个以上供血者的血液时，两者之间应输入少量生理盐水，血液内不得随意加入其他药品，并避免和其他溶液相混，以防血液在酸、碱、高、低渗的环境中发生凝集和溶解。

（4）静脉输血开始时速度宜慢，观察15分钟后如无反应，可根据情况调节至合适的滴速。大出血、休克时尽快补充血容量，可加压、快速输血。

（5）输血过程中要加强巡视，注意观察患者的局部是否有疼痛，有无输血反应，一旦发生输血反应，应立即停止输血并按照输血反应给予处理。加压输血时必须有护士监测，以避免空气进入体内，发生空气栓塞。

（6）多次输血或输入多个人的血时，输血前按医嘱酌情给抗过敏药。大量输库存血时应注意补充钙剂。

（7）同时输多种血液时一般应先输成分血再输全血，以保证成分血新鲜。

（8）输完血的血袋应保留24小时备查。如发生输血反应还应保留余血以备检查分析，查找原因。

（9）采用直接输血法从供血者血管内抽血不可过急过快，并注意观察其面色、血压等变化，询问有无不适。连续抽血时，只需更换注射器，不必拔出针头，但要放松袖带，并用手指压迫穿刺部位前端静脉，以减少出血。给受血者推注速度不可过快。

三、自体输血

自体输血通常指采集患者体内血液或于手术中收集自体失血再回输给同一患者的方法，即输回自己的血。自体输血的优点是无须做血型鉴定及交叉配血试验，不会产生免疫反应，扩容迅速、安全、可靠，开展自体输血将有利于开拓血源，减少储存血量，既节省血源又防止发生输血反应,同时有效地避免了因输血而引起的疾病(如肝炎、艾滋病)的传播。

自体输血有 3 种形式,包括术前预存自体血、术前稀释血液回输和术中失血回输。

(一)术前预存自体血

选择符合条件的患者于术前抽取患者的血液,在血库低温下保存,待手术时再输还给患者。一般于术前 3 周开始,每周或隔周采血 1 次。注意最后一次采血应在手术前 3 天,以利机体恢复正常的血浆蛋白水平。

(二)术前稀释血液回输

于手术开始后采血并同时自静脉给晶体或胶体溶液,借此降低血细胞比容而同时维持血容量,目的是稀释血液,使术中失血时实际丢失的红细胞及其他成分相应减少,所采集的血在手术中或手术后补还自体。

(三)术中失血回输

术中失血回输适用于腹腔或胸腔钝性损伤(如脾破裂)、异位妊娠破裂、估计有大出血的手术(肝脏手术)等,血液流入腹腔 16 小时内无污染、无凝血者。自体输血的方法采用流动或离心装置自体输血器,将血液进行回收、抗凝、滤过、洗涤等处理再回输给患者。

下列情况不能使用回收血:血液已被污染者,血液可能受癌细胞污染者,血细胞严重破坏,合并心功能不全,心力衰竭,阻塞性肺部疾病,肝、肾功能不全或原有贫血者均不能采用此法。自体输血量应控制在 3 500 mL 以内。大量回输自体血时,应适当补充新鲜血浆和血小板。

(朱　霞)

第三章

体检科护理

第一节　健康体检的重要性

影响国民的常见慢性病主要有心脑血管疾病、糖尿病、恶性肿瘤、慢性呼吸系统疾病等,慢性病发生和流行与生态环境、生活方式、饮食习惯等因素密切相关。近年来我国居民慢性病患病率逐年增长,流行现状日益严峻,已经发展成重大的公共卫生问题和社会经济问题。目前估计慢性病患者已超过 3 亿,而且在现有的医疗技术条件下绝大部分慢性病均是不可治愈的。慢性病死亡人数占中国居民总死亡的构成已上升至 85%。慢性病已经呈现年轻化发展趋势,开始侵袭四五十岁的中年人。所以,如何预防慢性病或推迟慢性病的发生发展,成为越来越多的民众关注的健康话题。而健康体检作为一种早期发现身体异常状况的有效手段,受到了广大国民的欢迎。

一、健康体检的意义

健康体检是一种医疗行为,是通过医学手段和方法对受检者进行身体检查,了解受检者健康状况,早期发现疾病线索和健康隐患的诊疗行为。其目的是对疾病进行提前预防、早期发现、及时诊断、积极治疗。通过体检查据观察身体多项功能反应,适时给予干预,改变不良的生活习惯,建立健康生活方式。

健康是人生的第一大财富。从预防医学角度讲,所有健康人群至少应每年参加一次健康体检。尤其是 35 岁以上的人更应每年进行一次健康体检。这样做的好处是及时消除健康隐患,有助于重症疾病的防治。

世界卫生组织曾经提出一个口号:"千万不要死于无知。"很多人由于无知,将小病熬成大病,最终发展成不治之症。要改变这种状况,最好的办法就是体检。通过定期健康体检,可以明确了解自己身体处于何种状态。

(一)健康人群

热爱健康的群体已认识到健康的重要性,但由于健康知识不足,希望得到科学的、专业的、系统的、个性化的健康教育与指导,这类人需要的是促进健康。

(二)亚健康人群

处于四肢无力、心力交瘁、睡眠不好等症状人群,身体中存在某些致病因素,需要管理健康,消除致病隐患,向健康转归。

(三)疾病者群

发现了早期疾病或各种慢性病,需要前往医院就医,在治疗的同时希望积极参与自身健康改善的群体。需要对生活环境和行为方面进行全面改善,从而监控危险因素,降低风险水平,延缓疾病的进程,提高生命质量。

疾病特别是慢性非传染性疾病的发生、发展过程及其危险因素具有可干预性。一般来说,从健康到疾病的发展过程,是从健康到低危险状态,再到高危险状态,然后发生早期病变,出现临床症状,最后形成疾病。这个过程可以很长,往往需要几年到十几年,甚至几十年的时间。其间变化的过程多也不易被察觉。但是,健康体检通过系统检测和评估可能发生疾病的危险因素,帮助人们在疾病形成之前进行有针对性的预防性干预,可以成功地阻断、延缓、甚至逆转疾病的发生和发展进程,实现维护健康的目的。

二、健康体检的作用

(1)可早期发现身体潜在的疾病。对社会人群进行定期健康体检使受检人员在没有主观症状的情况下,发现身体潜在的疾病。以早期发现、早期诊断、早期治疗,从而达到预防保健的目的。

(2)健康体检是制定疾病预防措施和卫生政策的重要依据。利用健康体检的大量体检资料数据,通过卫生统计、医学科研方法,对某地区、某群体的健康状况及疾病的发病情况和流行趋势进行统计分析,为制定卫生政策法规等提供科学依据。

(3)社会性体检是发现某些职业禁忌证或某些人群的传染病、遗传病、保证正常工作和生活的重要手段。

(4)招生、招工、招聘公务员、征兵等体检是必不可少的工作。健康体检是对他们适应环境、保障工作能力的基本评估,也是培养合格人才的重要条件。

(5)对从事出入境、食品和公共场所的工作人员进行体检。能及时发现他们中的传染病,是控制传染源、切断传播途径的重要措施,从而使社会人群免受传染,同时也能保证被检者身体健康。

(6)对从事或接触有职业危害因素的人员进行上岗前的职业性和定期性的健康体检。可以早期发现职业病和就业禁忌证,尽快采取有效预防措施,降低或消灭职业病的发生,早期治疗职业病或阻止病态发展,以保证职工健康和改善职工工作环境。

(7)婚前健康检查可以发现配偶双方中的遗传病、传染病及其他暂缓或放弃婚姻的疾病,是保证婚后家庭幸福、婚姻美满、减少和预防后代遗传性疾病发生以及提高人口素质的重要手段。

通过体检,可以随时掌握自己身体的状况,建立起自己的健康档案,若有病症,提早发现并及时采取对策;能够在疾病的早期进行预防和治疗,大大降低了发病率、致残率、死亡率。健康体检的目的就是让大家合理地恢复健康、拥有健康、促进健康,有效地降低医疗费用的开支,更好地提高我们的生活质量和工作效率,使我们保持健康状态。

三、单位职工健康体检的意义

(一)提高工作效率

通过健康体检,单位可以了解员工身体状况,更加有效合理地安排员工的工作任务和计划,减少因生病缺勤等产生的工作不协调影响工作进度;对员工健康关心,提高员工企业归属感和工作热情,提高工作效率。

（二）节约人才损失

通过健康体检，单位可以及时对员工进行健康干预来降低发病率，避免因身体状况出现的人才损失和精英的流失，更能对于员工体检所检查出的疾病，采取及时的医疗手段，让员工早日康复，回归工作岗位。

（三）提升单位福利

定期的健康体检，可作为提升员工福利的一种手段，将单位对员工的关怀落到实处。关心员工的身体健康，为员工安排健康体检，也能起到激励员工士气的作用。

四、健康体检的价值

（1）健康是"1"，智慧、财富、地位、荣誉等都是"0"。只有拥有健康这个1，其他所有的0才能十倍、百倍的呈现价值；而一旦失去了健康这个1，所有的智慧、财富、荣誉、地位都将失去意义。健康是人生最大的财富，是一切生命意义的基础。

（2）从医学角度讲，疾病的发生可分为5个阶段：易感染期、临床前期、临床期、残障期、死亡。这是一个进行性的过程，对健康的忽视将导致疾病逐渐深入，向前发展，直至终止人的生命。遗憾的是，一般人总是要等到疾病出现症状时才会被动地去寻求治疗。治疗疾病的最好方法，就是提前预防。如果在疾病的易感染期或者临床前期就通过体检的手段发现疾病隐患，并采取相应的措施，那么疾病就会被扼制在最初阶段，通过保健或者治疗轻松消除疾病，大大减轻了患者的身体和经济负担，也避免了疾病对身体的损害。

（3）建立健康档案：系统完整的健康档案可为医师提供患者全面的基础资料，是医师全面了解患者情况、做出正确临床决策的重要基础。健康档案记录为解决健康问题提供资料。通过对受检者疾病谱等资料进行统计分析，全面了解受检者的主要健康问题，制订出切实可行的卫生服务规划。健康档案是评价体检中心服务质量和医疗技术水平的重要工具之一。

进入21世纪以来，人类寿命在延长，但是亚健康状态人群的大量存在。随着人们生活水平的不断提高，保健意识的不断增强，人们对健康也有了更为深刻的理解和认识，并形成了需求，健康体检越来越受到社会和政府的普遍关注和重视。在自我感觉身体健康时，每年进行全面的身体检查，通过专业的医疗仪器的检查和专家的诊断，对自己的健康状况有了一个更详细的了解，做到"未雨绸缪""防患于未然"，这种关注自己健康的行为已被大多数人所接受，并把健康体检成为现代人生活水平提升的重要标志。因此，要重视和按时进行健康体检，定期健康体检是社会发展的必然趋势。

（朱　霞）

第二节　健康体检的质量控制

体检作为早期发现疾病、全面了解身体状况的重要手段，严格质量管理非常关键。随着体检机构的不断增加，社会公众对体检服务与质量要求越来越高。为顺应体检市场的发展，满足不同层次体检人群的需要，取得良好的经济与社会效益，各体检机构应按照岗位特点制定各岗位工作职责和工作流程，规范操作程序，把握好体检的每个环节，使体检的服务和质量达到优质标准。

一、健康体检机构管理

(一)机构执业资质

(1)健康体检机构是专门从事成人健康体检服务的独立或附设医疗机构,应具有合法有效的《医疗机构执业许可证》。

(2)执行国家卫生计生委制定的《健康体检基本项目目录》。

(3)体检收费标准应执行当地物价相关部门关于各级医疗机构的收费标准。体检项目、价格等应在公共区域公示。

(二)医护人员资质及配置

(1)至少具有 2 名内科或外科副主任医师及以上专业技术职务任职资格的执业医师,每个诊查科室至少有 1 名中级及以上专业技术职务任职资格的执业医师。

(2)主检医师由主治医师及以上专业技术职务任职资格的执业医师担任。

(3)医技人员具有专业技术任职、资格,医师按照《医师执业证书》规定的执业范围和职业类别执业。专业技术人员必须具有相应的专业执业资质证书和上岗证。

(三)健康体检场所要求

(1)有相对独立的健康体检场所及候检场所,应与医疗机构门诊、急诊场所分开,体检人员与就医人员分离。

(2)健康体检区域的建筑总面积不小于 400 m^2,环境清洁、整齐。

(3)体检区域布局和流程合理,符合医院感染控制要求及医院消毒卫生标准。

(4)具有候诊区域,体检秩序有序、连贯、良好。

(5)备有抢救车或箱、急救设备和必要的抢救药品,专人管理,良好备用。

(6)备有便民服务设施,如轮椅、饮水设施、残疾人卫生间等设施。

(7)设有健康教育宣传栏、健康宣传册等多种形式的健康教育宣传方式。

(四)诊室要求

(1)设有独立诊查室,每个诊查室面积不小于 6 m^2。

(2)X 射线检查室及使用分区符合国家相关标准的规定。

(3)有清楚、明确的诊室标识。

(4)相应检查有公示告知。

(5)诊室有保护体检人员隐私设施。

(6)诊室清洁整齐,布局规范、合理,配备有效、便捷的手卫生设施及设备。

(五)消防安全

(1)环境布局、建筑符合消防规范。

(2)有消防安全管理制度、应急预案及安全员。

(3)根据消防安全要求,认真开展消防安全检查,有完整的检查记录。

(4)保持消防通道畅通、防护器材完好,在有效期内。

二、健康体检质量控制管理

各体检机构有完整的科室管理制度、各岗位工作职责、工作流程和操作规程。体检机构各岗位工作人员上岗工作,均需佩戴有本人相关信息的标牌。

(一)各岗位工作职责

1.诊室体检医师岗位职责

(1)主动热情接待每位受检者,耐心细致沟通。

(2)检查前认真核对受检者个人信息,包括姓名、年龄、性别、身份证号。

(3)严格按照体检的技术指标和操作规范,确保体检质量和体检结果的准确性,努力做到不漏诊、不误诊。

(4)如在体检过程中受检者出现急危重症情况,应及时上报领导,并建议到相关科室进一步诊治。

(5)体检医师应具有对体检中的疑难病、少见病的独立诊断能力,不能解决时与上级领导沟通。

(6)体检医师均为该诊室"危急值"第一责任人。

2.体检报告主检医师工作职责

(1)熟悉各种临床多发病及常见病的诊断标准及治疗原则,具备一定的沟通能力及技巧,做好体检报告书修改的沟通事宜。

(2)主检医师应熟悉并掌握各诊室阳性体征与科室小结所提供的不同临床意义。

(3)综合受检者的全面资料,包括疾病史、一般检查、各科室查体结论、实验室结果、辅助检查结果,做出全面合理的诊断及健康体检建议,并提交总检医师审核,对该报告负有相应的临床责任。

3.体检报告总检医师工作职责

(1)熟悉各种临床多发病及常见病的诊断标准及治疗原则,具备一定的沟通能力及技巧,做好体检报告书修改的沟通事宜,指导下级医师工作。

(2)综合受检者的全面资料,包括疾病史、一般检查、各科室查体结论、实验室结果、辅助检查结果,对主检医师审核的报告书进行评价审核、修改,为体检报告书的整体质量把关。

(3)对主检医师报告中可能出现的漏诊、误诊及时判断、更改,并指导主检医师提高工作。

(4)认真学习新技术的应用,提出相应的体检意见,不断提高体检报告书水平。

4.检查室护士工作职责

(1)严格执行消毒隔离制度及无菌技术操作原则。

(2)主动热情接待每位受检者,并做好检前解释工作,维持良好体检秩序。

(3)协助体检医师诊查,随时清理诊台,保持良好的诊室环境卫生。

(4)妇科检查前与受检者核对好个人婚姻情况,讲解妇科检查注意事项,并指导受检者如何配合医师完成体检,做好解释工作。

(5)掌握各诊室治疗椅、治疗台、诊疗器械的使用情况,保证正常使用。

5.采血室护士工作职责

(1)严格执行消毒隔离制度及无菌技术操作原则。

(2)主动热情接待每位受检者,并做好解释工作。

(3)静脉采血认真执行一人一针一管一巾一带制度。

(4)严格执行核对制度:认真与受检者核对个人信息,做好化验项目的核对工作。

(5)熟练掌握静脉取血操作技术。

(6)掌握晕针、晕血人员的救护方案,做好紧急救护,必要时卧位取血。

6.技师工作职责

(1)熟练掌握仪器正常操作规程,严格按仪器操作流程进行检查。

（2）认真做好仪器日常维护及使用记录,保证机器正常使用。

（3）体检前认真做好受检者信息、项目核对及病史询问等工作。

（4）检查时注意保护受检者的隐私。

（5）严格掌握各项检查禁忌证,并做好解释工作。

（6）检查完成后,认真核对检查报告单内容,检查无误交于诊断医师出最终报告。

7.导检员工作职责

（1）具有主动热情的服务意识,耐心解释受检者提出的疑问。

（2）正确引导及指导受检者进入体检流程。

（3）维持导检区域内的候检秩序,做到有序、安静、噪音小。

（4）熟练掌握体检内容及体检流程,合理安排体检流程,避免体检项目漏检、误检。

8.预约接待员工作职责

（1）随时热情接待体检咨询,耐心介绍体检项目、答疑。

（2）与体检客户确定体检项目及体检日期,协助咨询受检者准确无误办理各项体检手续。

（3）向体检受检者讲解体检注意事项,做好体检前准备工作。

（4）单位体检结束后根据需要提供体检统计分析报告。

（5）体检项目确定后联系体检单位提供受检者名单,认真核对单位体检项目内容并对名单进行初步分类后交登录室。

（二）设备管理

（1）体检机构应具有开展健康体检项目要求的仪器设备及相关许可证书,如《医疗器械生产企业许可证》《中华人民共和国医疗器械注册证》《中华人民共和国医疗器械经营企业许可证》,医疗器械的购置和使用符合国家相关规定。

（2）设备计量管理符合相关要求,每项设备都应具有计量合格证书。

（3）根据医学设备情况建立相应的设备管理制度。

（4）有设备管理员岗位职责。

（5）有医用设备使用安全监测制度,定期对设备进行安全考核和评估。

（三）医院感染管理

（1）依据《医院感染管理办法》制定相应的规章制度和工作流程。

（2）配备专职或兼职人员,负责院内感染管理工作。

（3）能按照制度和流程要求,监测《医院感染监测规范》要求的全部项目,并有记录。

（4）有医院感染暴发报告流程与处置预案,并按要求上报医院感染暴发事件。

（5）体检机构手卫生设施种类、数量、安置位置、手卫生用品等符合《医护人员手卫生规范》要求。重点科室(检验科、妇科、外科、采血室)的手卫生设施,如非接触式水龙头、流动水、洗手液、干手器或纸巾、速干手消毒剂等要求更严格。

（6）体检机构医务工作人员手卫生依从性与正确性应符合《手卫生规范》。

（7）体检机构应为医务工作人员提供必要合格的防护用品,如在采血室、清洗消毒间、医疗废物暂存处等必备防护用品。

（8）体检机构医疗用品重复使用的消毒工作应符合《医院消毒技术规范》《医院消毒供应中心清洗消毒及灭菌技术操作规范》《医院消毒供应中心清洗消毒及灭菌效果监测标准》的要求。

（9）一次性使用医疗用品管理,如医疗用品的资质、验收、储存条件、使用前检查、使用后处置等参照《一次性使用无菌医疗器械监督管理办法》。

（10）体检机构医疗废物的管理应执行《医院废物管理条例》，加强医院感染的预防与控制，做好健康体检医疗废物的处理工作。定期进行医疗废物知识培训，并做好医疗废物处理流程、环节记录、转运合同等明细。损伤性废物处理应使用利器盒。

（11）体检机构应为受检者提供必要的合格的清洁消毒隔离设施，包括眼罩、采血用品（一人一巾一带一针）、妇科、腔内超声等供受检者使用的隔离单等一次性用物。

（四）体检信息管理

（1）依据国家卫生行政部门相关卫生信息标准和规范，制定体检报告管理制度及信息保密管理制度，保护体检人员隐私。

（2）体检机构有独立的"健康体检计算机管理信息系统"，体检信息系统操作权限分级管理。

（3）体检信息系统应配备专职或兼职信息系统专业维护人员。

（4）有体检信息安全监管制度及记录，专人管理。

（五）实验室管理

（1）按照《医疗机构临床实验室管理办法》开展临床实验室项目检测。

（2）检验项目符合卫生计生委《医疗机构临床检验项目目录（2013年版）》范围。

（3）检验试剂、仪器设备应三证齐全（仪器注册证、经营许可证、生产许可证），符合国家有关部门标准和准入范围，检验设备应有标识并定期校准、保养、维修等维护制度和相关记录。

（4）有实验室安全流程，制度和相应的标准操作流程。

（5）具有相关资质人员负责检验全程的质量控制工作。

（6）执行实验室室间质控相关制度，有室间质控和室间质评程序文件。

（7）委托其他实验室检验的应符合《委托医学检验管理规范》，体检机构应有"委托检验服务协议书"，协议书应规定双方的职责、委托服务应达到的标准，协议书须有法人或法人制定的委托人签署，并有单位公章。受托实验室应具有执业许可证，具有通过认可、认证或权威评审的证明材料、质量保证文件、作业指导书、标本交接记录和报告单交接发送纸质或电子记录等。

（六）医学影像学质量控制管理

（1）医学影像检查应通过医疗机构执业诊疗科目许可登记，符合《放射诊疗管理规定》，取得《放射诊疗许可证》。

（2）有放射安全管理相关制度与落实措施。

（3）有专职人员负责对设备进行定期校正和维护，并有记录。

（4）诊断报告书写规范，有审核制度与流程。

（5）放射检查室门口设有电离辐射警告标志，并通过环境评估。

（6）有完整的放射防护器材与个人防护用品，保障医患防护需求，具有放射防护技术服务机构出具的设备及场所的年度《检测报告》。

（7）放射检查项目设置合理。

三、健康体检医疗安全管理

（一）一医疗安全制度及应急流程

（1）制定严格的医疗安全工作制度及意外应急处理流程及预案。

（2）在诊查活动中，要严格执行"查对制度"，确保对受检者实施正确的操作。

（3）对受检者实施唯一标识（体检号或身份证号）管理。

（4）定期进行质量检查，召开质量管理会议，有分析、有整改、有落实、有记录。

（5）体检区域内应设有安全器材及设施（如应急灯、消防器材、无障碍通道等），安全类警示牌（如小心碰头、当心滑到、当心触电等）和消防类警示牌（如安全逃生图、紧急出口、禁止吸烟、灭火器等）。

（二）体检结果危急值紧急处理制度和流程

（1）制定适合本单位的"危急值"报告制度与流程。

（2）根据工作需要制定"危急值"项目和范围。

（3）专人管理，有完整的"危急值"报告登记资料。

（4）对高危异常结果做到及时通知、登记，并有随访记录。

（5）传染病上报符合国家相关规定，做到及时上报。

（三）投诉管理相关制度

（1）具有投诉管理部门处理投诉，设立有效的投诉电话或投诉岗位。

（2）具有明确的投诉管理制度和处理流程，以及投诉处理记录、改进措施。

（3）具有明确的投诉电话、意见箱和投诉处理时限。

（4）在显要位置公布投诉管理部门、地点、投诉电话。

（5）有完整、明确的投诉登记记录，体现投诉处理全过程。

（四）服务管理相关制度

（1）体检机构应设有体检流程相关指引或指示，体检科室标识准确，公告设施牌，如洗手间、电梯、公用电话、楼梯灯等标识应明显独立。

（2）体检机构应在体检场所公共区域进行明显展示有关体检项目公示内容如基础体检项目、价格、项目意义介绍等；以及委托公示项目如体检项目外送单位名称和资质。

（3）体检区域内应设立方便受检者看到的体检相关情况的指导或告知，如具体工作时间、体检须知、体检流程。

（4）妇科检查和腔内超声检查针对女性（未婚者）应设有告知栏和知情同意书。

（5）体检时有身体暴露检查的科室（如内科、外科、妇科、B超等），应做到一受检者一室，检查时关门或有遮挡。

（朱　霞）

第三节　健康体检流程的设计与要求

一、健康体检流程的概念与组成要素

（一）流程的概念和组成要素

所谓流程，是指一系列连续有规律的活动以某种确定的方式进行，并导致特定结果的程序。流程的两大标志是环节和时序。一个完整的流程包含了以下 6 个要素：输入资源、活动、活动的相互作用（即结构）、输出结果、顾客和价值。输入资源是指流程运作必须投入人力、物力、财力、技术及信息等资源;活动是指流程运作的各个环节;活动的相互作用是指把流程从头至尾串起来的各个环节之间的相互关系;输出结果是指承载着流程价值的流程运作结果;顾客是流程服务的对象;价值即是通过流程运作为顾客带来的益处。

(二)健康体检流程的概念

通俗地说,健康体检流程是为了完成预定的体检任务所设置的一系列与体检相关活动的组合。根据时间顺序和流程内容的不同,可以将健康体检流程划分为体检之前(简称检前)流程、体检之中(简称检中)流程和体检之后(简称检后)流程三个部分,各部分既相对独立,又互相关联,都是完成体检任务不可分割的重要组成部分。

(三)健康体检流程的组成要素

在健康体检流程中,输入资源是指为了完成体检任务所投入的人力、物力、财力、技术及信息等资源,如为体检中心配备各类管理人员和技术人员,添置各种基础设施和医疗设备,引进各项适宜技术和诊断项目,搭建不同数字化平台等都是资源投入的实际举措。活动是指围绕体检流程所设置的各个工作环节,如预约、咨询、导检、检查、随访等均是活动的具体内容。活动的相互关系是指每一个工作环节之间的相互作用,各环节按一定的时间顺序和内在规律彼此关联,既互相承接、互相依赖又互相制约,如采血和就餐的关系,决定了必须先采血后就餐。输出结果是指体检流程运作的实际结果,如形成体检报告、揭示健康风险、明确疾病诊断、出具健康风险评估报告等都是体检流程运作的最终结果。顾客就是所有来体检中心接受体检的客人。价值是体检流程给体检客人带来的所有益处,如温馨的服务、优雅的环境、对自身健康的了解、知晓如何矫正不健康的生活方式等都是体检流程给客人带来价值的具体体现。

二、健康体检与门诊就医的区别

健康体检中心大多是从门诊逐渐发展起来的,因而其流程与门诊流程有许多相似之处,但由于健康体检在服务对象、服务时间、服务内容及服务模式上有别于门诊就诊,因而健康体检流程与门诊就诊流程相比具有其自身的特点,主要表现在以下几个方面。

(一)就诊人群与受检人群的区别

首先,两者需求不同。就诊人群的需求侧重于明确疾病诊断、追求疾病治愈,而受检人群的需求主要侧重于对自身健康有一个全面和准确的了解,对发现的疾病或疾病风险因素寻求相应的对策和办法。其次,两者的心态不同。就诊人群是处在患病中的人群,由于长期以来形成的习惯和疾病折磨,就诊人群在医务人员面前总是处于被动和服从的位置,因而在服务层面上要求相对较低;而受检人群大部分是健康或亚健康人群,即使已患某些疾病,该疾病也是处于相对的稳定阶段,因而在服务层面上要求较高,且在接受服务的过程中有强烈的维权意识和参与意识。第三,两者的关注点不同。就诊人群主要关注医务人员技术水平、疾病诊断的准确性及最终的治疗效果,受检人群则不仅要了解自己的健康状况,而且要求在不影响工作和生活质量的前提下,更关注如何维护自己的健康。

(二)患者就诊与受检人群体检时间分布的区别

患者就诊的时间分布没有任何规律可循且无法随意控制和自由调整,基本上是处于被动状态。受检者在安排体检的时间上既具有极大的主动性、计划性和灵活性,又受到所在单位和体检机构的制约。就一个年度而言,个人体检可以根据自己的时间自由确定,团队体检则需要由单位与体检机构根据参检人员职业特点、职业要求和人均费用等因素,共同协商确定每年在相对固定的时间段进行。就一天而言,无论是个人体检还是团队体检,受检人群必须按照体检机构的要求在早晨或上午进行体检,绝大部分检查项目上午都能完成。

(三)患者就诊专科检查与受检者体检的区别

专科检查的主要目的是确定检查部位是否具有与患者当前症状相关的疾病或异常发现,以便进一步明确诊断,而受检者体检的主要目的是确定检查部位是否存在阳性发现,并找出与该检查部位相关的危险因素。目的不同,检查的侧重点也就不一样。

三、体检流程设计要求

(一)检前流程设计要求

检前流程设计需要考虑的相关因素很多,除了诸如人力、物力、财力、信息等各类资源的必要配置外,重点应该把握以下几个环节。

1.对受检者体检需求的了解

受检者体检需求是检前流程设计时最重要的影响因素之一,必须充分了解,准确把握。影响需求的因素很多,主要与受检者性别、年龄、职业特征、生活方式、近期健康状况、既往史、遗传史、经济承受能力等有关。

2.受检者对体检中心的了解

受检者对体检中心的了解越全面深入,就越容易交流沟通,就越能够最大限度地配合体检中心流程要求,能够显著地提高效率。这就要求体检中心在设计检前流程时与受检者充分交流和沟通,最大限度地使受检者了解体检中心的人员、技术、项目、设备、服务、环境、特色、优势甚至不足等,让受检者对体检中心有一个全面的了解。

3.检前注意事项的告知

检前注意事项的告知是检前流程中不可或缺的重要组成部分,是确保体检质量,减少体检失误必不可少的环节,应给予高度重视。告知的注意事项很多,但主要的是要告知是否空腹、是否憋尿、是否按时服用药物、是否做胃肠道准备,告知受检者颈胸不要有影响 X 线检查的饰物、女性经期及妊娠期不能做妇科常规检查、自采自带标本(尿便)的注意事项等。对有严重疾病的受检者,可要求受检者或陪检人在告知书上签字,表示理解和认可告知书中的所有内容。

(二)检中流程设计要求

检中流程是健康体检流程的核心组成部分,各个环节的设置和时序的安排都应该体现提升质量、提高效率和确保效果的总体要求。

1.空腹与餐后项目的设计

由于进餐可以对部分检查项目的结果造成一定的干扰,故在检中流程设计时将所有检查项目分为空腹项目和餐后项目两大类。主要的空腹项目有绝大部分血液检查、腹部超声、消化道 X 线检查、胃肠镜检查和^{13}C 尿素呼气试验等。其他项目为餐后项目,部分餐后项目可以在空腹状态下检查。空腹是指禁食 8 小时以上,PET-CT 检查、胃肠镜检查和^{13}C 尿素呼气试验均要求空腹,以减少进食对检查的干扰和影响。有些检查又必须在餐后进行,如经颅多普勒检查、平板运动试验等。

2.常规项目与特殊项目的关系

鉴于部分常规项目与特殊项目之间有一定的关联,因此应合理设计检查流程,确保互不干扰。如腹部超声检查时应尽可能减少胃肠道气体,而胃肠镜检查时会导致胃肠道大量气体充盈,不宜将胃肠镜检查安排在腹部超声之前进行。糖耐量试验和 PET-CT 检查均需要受检者相对安静,以减少对糖的消耗,因而不宜交叉安排其他活动量大的检查项目。

3.检中风险防范

在体检过程中,有几类人群属于风险人群,对他们应给予重点关注。如老年人容易发生摔倒,心脑血管疾病患者容易发生心脑血管事件,糖尿病患者容易发生低血糖反应,个别人采血时容易发生晕血、晕针等。因此,在流程设计时,应该设置应急预案,明确启动条件、救治场所、救治设施、施救人员、救治程序、后送渠道等。

4.有序快速完成检查

如何确保有序快速完成检查是检中流程设计最基本的要求,必须在流程设计时充分考虑各环节设置和时序安排的科学性、实效性和便捷性,如分时段进入体检区,餐前项目和餐后项目的合理设置。

5.重大阳性发现的后续医疗

体检中心对受检者出现严重异常情况的,应该协助安排后续医疗,帮助其专家会诊、深度检查等,为疾病的诊治赢得时间。

(三)检后流程设计要求

检后流程看似简单,但如果检后流程设计不到位,受检者对体检中心的心理体验将会大打折扣,满意度自然也会受到影响。因此,体检中心在设计检后流程时一定要充分考虑受检者在此阶段的各种需求,重点把握以下几个方面。

1.需要尽快知晓自己的健康状况

体检中心能否在短时间内出具体检报告是受检者的期待。由于出具体检报告的速度受体检中心的规模、工作量、信息化程度及内部管理等多种因素的影响,因而不同的体检中心规定出具报告的时间不同,但一般不应该超过一周。目前,部分体检中心,将检后随访时间,从报告解读、生活方式矫正督导、复查提醒,向检后报告尚未完成时扩展,及时向受检者通报重要的阳性发现。

2.需要注重体检报告解读

体检中心应对体检报告的内容进行综合解读,以便受检者了解自己在健康方面存在的问题、原因、危害以及应采取的措施,为健康评估、健康教育、健康干预等后续服务的实施奠定基础。综合分析体检查据,阐述生活方式与中间风险因素及慢性病的关系,有针对性地制定干预措施,告知注意事项及复查时间。总之,综合解读报告、剖析因果关系,力求形象生动、易于理解执行,争取同伴教育、获得群体动力。

(1)所有的分析、判断和建议都应建立在综合分析的基础上,特别是将问卷内容与本次体检所获取的其他数据相结合,切忌针对单一阳性数据或指标作出结论。

(2)应尽可能让受检者了解健康问题产生的原因、危害、风险因素及其与生活方式的关系,以提高受检者对健康干预的依从性。

(3)解读报告应尽可能采取通俗易懂的语言,结合挂图、检查结果图片报告、临床实例和生活实例,使受检者容易理解和接受。

(4)对于个别受检者,也可以借助同事、家属、身边工作人员等参加解读,为受检者建立社会支持系统,提高健康干预效果。

3.需要检后医疗协助

检后医疗协助是健康体检后,对被发现患有某种疾病且需要进一步检查或住院诊治的受检者所提供的一种后续服务。体检中心的健康管理师需要根据自己的专业知识,及时识别受检者的就医需求,并指导受检者在那家医院、什么专科、甚至哪位专家能最有效地实现诊疗过程。

(朱 霞)

第四节 健康体检服务流程对体检质量的影响

一、检前流程设计对体检查据质量的影响

受检者检前的生活状态对体检查据质量影响很大。当受检者处在常态生活状态时,其饮食起居、工作负荷、精神压力和身体内环境等均处于相对稳定的状态,这种状态下的体检结果比较符合受检者的真实情况。反之,会使其检查结果被恶化或优化,掩盖了原有不健康生活方式对身体的不利影响,给受检者以假象。

对于患高血压病、冠心病、慢性肺气肿等慢性病的患者,应嘱咐其按时用药,避免体检时发生高血压危象等风险。检前用 100 mL 温水送服药物,对血液检测指标影响极其微小;体检不是确定上述疾病是否存在,而是对上述疾病的治疗效果作出评价。

二、检中流程设计对体检质量的影响

检中流程设计对体检质量的影响因素较多,影响程度也较大,特别是场地设置是否合理、医务人员技术是否过硬、医疗仪器设备是否先进、数据采集是否准确等均可从不同侧面影响体检质量,这些都是检中流程最重要的环节,也是影响体检质量关键的要素,因此在设计检中流程时必须予以重点把握。此外,还有一些影响体检质量的因素虽容易被忽略,但仍应该在检中流程设计中予以明确。

(一)体检流程对问卷完成质量的影响

问卷调查是了解受检者健康状况和风险因素的重要手段,其质量的高低直接影响对受检者健康状况和风险因素的评估,因此在检中流程设计时应有效地控制影响问卷质量的相关因素。首先,问卷的问题设计不但要全面简洁涵盖调查所需要的全部信息,同时也要通俗易懂,清晰明了,便于受检者准确选择。其次,应该让受检者充分认识到问卷调查的意义和价值,并为受检者提供足够的时间填写问卷,防止由于重视不够或急于进行体检而草率填写问卷。再次,实施问卷调查前应对相关工作人员进行必要的培训,要求问卷调查员不但要掌握问卷中所有问题的确切含义,而且也要掌握向受检者提问的正确方法和基本技巧,引导受检者作出正确选择。

(二)进餐及憋尿对体检查据质量的影响

诸如血压、体重、化验及心电图等项目检查,其餐前与餐后结果对比、憋尿前与憋尿后结果对比都有显著差异。

有研究表明,进餐后与进餐前比较,男女受检者收缩压平均下降 $0.5 \sim 0.8$ kPa($4 \sim 6$ mmHg);舒张压平均下降 $0.3 \sim 0.4$ kPa($2 \sim 3$ mmHg);BMI 平均增加 $0.2 \sim 0.3$;腰围平均增加 $1.2 \sim 1.6$ cm。年龄在 39 岁以下的受检者进餐后血压变化不大,40 岁以上者餐后血压下降明显,

随着年龄的增长,血压下降幅度加大。

经腹进行前列腺/子宫附件超声检查时,需受检者膀胱充盈。憋尿对男性受检者影响很小,但对女性受检者影响明显。经憋尿的女性受检者,排尿前与排尿后比较,收缩压和舒张压平均增加 0.3 kPa(2 mmHg),腰围增加 1.1 cm,BMI 增加 0.45。憋尿可引起血压升高,是由于随着膀胱的充盈,回心血量增加;同时,为满足经腹子宫附件超声条件,女性受检者膀胱尿量平均达到 410 mL,需大量饮水、长时间等待,焦虑紧张使交感神经兴奋性增强。在体检憋尿的过程中,40 岁以上女性受检者紧张、焦虑更突出,因此血压升高幅度较大。而男性为观察前列腺的形态结构,无须大量憋尿,膀胱尿量平均 67 mL 就可满足检查条件,故血压变化不大。排尿后,由于紧张的情绪得以缓解,交感神经张力下降,外周血管扩张,使血压下降。

餐后或排尿后引起的血压下降,使部分高血压者的血压,在餐后或排尿后变为正常或正常高值,使高血压检出率下降 2%。进餐、憋尿均使体重、腰围增加,超重、肥胖、中心性肥胖的检出率分别上升 1.35、0.97 和 1.93 个百分点。

目前,体检中心的管理者和受检者大都忽视这些影响,没有对这些项目的检查流程作出明确的规定。这种状况对于以辨病为主要目的的传统体检也许影响不大,但在当前,健康体检不仅要发现受检者的疾病,更重要的是发现其健康风险,为健康评估等其他健康管理环节奠定基础,因此需要所采集的数据准确并具有可比性,如对这些项目的检查流程不加以统一规范,不但影响体检结果的正确判断,而且也会影响健康干预效果的正确评价,更影响不同体检机构间的数据汇总。因此,体检测量血压、身高、体重、腰围时,应在空腹、排空膀胱状态下进行。

(三)体检流程与受检者情绪对体检查据的影响

体检流程与受检者情绪均可对体检查据产生直接的影响。受检者焦虑紧张可使交感神经兴奋性增强,肾上腺皮质激素分泌增加,从而引起心率加快、血压升高、血糖升高等一系列生理反应,此时体检所获得的血压、血糖、心电图数据都会产生偏差。

(四)标本的采集保存和运送对检验数据质量的影响

检验数据是体检中心了解受检者健康状况和风险因素极为重要的参考资料,其全程质量控制包括实验前、实验中和实验后三个阶段,而标本的采集、保存及运送是实验前质量控制的重要环节。

三、检后流程设计对体检质量的影响

检后流程设计看似简单易行,但一旦发生差错,形成体检报告,对体检质量的影响却是决定性的,因而切不可马虎草率。

(一)体检查据分析

体检查据分析对于确保体检质量至关重要,体检后所获得的数据非常多,既有问卷调查所获得的历史数据,也有体检所采集的实时数据,在处理这些相对孤立的数据时,如果不善于将相关数据归类分析,找出数据之间的内在联系,必然会对体检的最终结果产生严重影响。

(二)体检报告编制

体检报告是体检查据分析结果的最终体现,体检报告的编制从形式到内容都要符合规定的要求。体检报告的编制一定要包含与受检者健康相关的全部信息,对个人而言,体检报告要包括问卷调查结果、受检者生理信息、体检阳性发现、疾病诊断、体检建议等要素,对团体而言,体检报告应包括体检计划的实施情况、群体主要健康问题、健康问题与职业特征的关系、健康教育与健康干预的重点内容、下年度健康体检的注意事项等内容。

(朱　霞)

第五节　健康体检项目及其临床意义

如今健康体检越来越普及,想保证自身健康指数的大多数朋友都会选择每年定期体检,但是大家清楚某些健康体检的项目和意义吗?了解了每个体检项目的具体内容及意义,才能让每次的健康体检更有意义,下面对于健康体检的项目和意义做全面的介绍。

一、一般情况

(一)身高

正常人体的身高随年龄变化也会有不同,从出生开始,男性到 25 岁左右,女性到 23 岁左右停止长高,从 40 岁开始男性的身高平均要降低 2.25%,女性平均要降低 2.5%,甚至一天中也会有 1~3 cm 的改变。影响身高的因素有很多,遗传因素较为普遍但也不是绝对,一个人后天的生活习惯,运动方式,都会影响到身高。国际上也有不同年龄段身高的计算方法,可适用于大多数人群。一般在常规检查中用身高增长来评定生长发育、健康状况和疲劳程度。

(二)体重

体重是反映和衡量一个人健康状况的重要标志之一。

(三)体质指数(BMI)

BMI＝体重(kg)/[身高(m)]²。

正常体重:18.5≤BMI<24。

超重:24≤BMI<28。

肥胖:BMI≥28。

(四)血压

血管内的血液对于单位面积血管壁的侧压力。通常所说的血压是指动脉血压。

(1)理想血压:收缩压<16.0 kPa(120 mmHg)、舒张压<10.7 kPa(80 mmHg)。

(2)正常血压:收缩压<17.3 kPa(130 mmHg)、舒张压<11.3 kPa(85 mmHg)。

(3)血压升高:血压测值受多种因素的影响,如情绪激动、紧张、运动等;若在安静、清醒的条件下采用标准测量方法,至少 3 次非同日血压值达到或超过收缩压 18.7 kPa(140 mmHg)和/或舒张压 12.0 kPa(90 mmHg),即可认为有高血压,如果仅收缩压达到标准则称为单纯收缩期高血压。高血压绝大多数是原发性高血压,约 5% 继发于其他疾病,称为继发性或症状性高血压,如慢性肾炎等。高血压是动脉粥样硬化和冠心病的重要危险因素,也是心力衰竭的重要原因。

(4)血压降低:凡血压低于 12.0/8.0 kPa(90/60 mmHg)时称低血压。低血压也可有体质的原因,患者自诉一贯血压偏低,患者口唇黏膜,使局部发白,当心脏收缩和舒张时则发白的局部边缘发生有规律的红、白交替改变即为毛细血管搏动征。

二、体格检查

(一)内科检查

1.脉搏

脉搏是心脏搏动节律在外周动脉血管的表现,检查的常用部位有桡动脉、颞动脉、足背动脉。其节律同心律。

2.胸廓

检查胸廓的前后、左右径,是否对称,有无扁平胸、桶状胸、鸡胸,有无胸椎后凸(驼背)、侧弯,有无呼吸困难所致"三凹征"等。

3.肺部

肺部主要检查气管是否居中,呼吸动度、呼吸音是否正常,有无过清音、实音,有无干湿啰音、胸膜摩擦音,并叩诊肺下界,初步诊断肺炎、慢性支气管炎、肺气肿、气胸、胸腔积液等。

4.心率

心脏搏动频率,正常 60～100 次/分;＞100 次/分为心动过速;＜60 次/分为心动过缓。

5.心界

用叩诊法在前胸体表显示出的心脏实音区,初步判断心脏大小及是否存在左、右心室肥大。

6.心律

心脏搏动节律。正常为窦性心律,节律规整,强弱一致,且心率在正常范围。否则为心律不齐,常见异常心律有期前收缩、二或三联律、房颤等。

7.杂音

血流在通过异常心脏瓣膜时发出的在第一、二心音以外的声音。根据杂音发生时限可分为收缩期或舒张期杂音;根据杂音强弱可分为 6 级杂音;根据杂音所在听诊区可确定某处瓣膜病变。正常心脏无杂音或仅闻及一到二级收缩期杂音。三级以上收缩期或舒张期杂音均视为异常。瓣膜病变的确诊须行心脏彩超检查。

8.腹部压痛

正常腹部触诊为柔软、无压痛、无反跳痛、无包块。如有压痛应考虑所在部位病变。腹部以九分法分区,腹部分区相对应的器官如下。①右上腹:肝、胆、十二指肠、结肠肝曲。②上腹部:胃、横结肠、胰。③左上腹:脾、胰尾,结肠脾曲。④右侧腹:右肾、右输尿管、升结肠。⑤中腹部:小肠。⑥左侧腹:左肾、左输尿管、降结肠。⑦右下腹:回盲部(阑尾)、右输尿管。⑧下腹部:膀胱。⑨左下腹:左输尿管、乙状结肠。

9.肝脏

肝脏呈楔形位于右上腹,上界为右锁骨中线第 5 肋间,下界于剑突下小于 3 cm,右肋缘下不能触及质地柔软,边缘锐,无结节,无压痛。肝脏主要功能为糖、蛋白、脂肪代谢场所;分泌胆汁;并有防御及解毒功能。肝脏疾病时其上下限可发生改变。

10.脾脏

脾脏位于左上腹,正常于左肋下不能触及。其主要功能为处理衰老红细胞及血小板,并能储存血液。如脾大常为肝脏、血液、免疫系统疾病。

11.肾脏

肾脏呈半圆形,左右各一,位于腰椎两侧肋脊角。主要功能是产生尿液,调节体液,排泄代谢废物。如有病变常表现肾区叩痛。

12.肿块

医师可通过视触叩听的检查方法初步判断有无腹部包块,并提出进一步检查的建议。

(二)外科检查

1.淋巴结

人体皮下有许多表浅淋巴结群,其主要分布在头颈部、腋下、腹股沟,这些淋巴结汇集相应皮肤表层淋巴液。淋巴结是人体防御器官,将淋巴液中有害物质吞噬清除。当淋巴结肿大压痛时常表示相应区域有病变。

2.甲状腺

甲状腺呈蝶形位于颈前气管甲状软骨两侧,其分泌的甲状腺素对人体新陈代谢起重要作用。正常甲状腺外观不明显,不可触及,无血管杂音,无结节。甲状腺常见病变有单纯性肿大、甲状腺炎、甲亢、甲减、腺瘤、囊腺瘤,极少数有癌症。

3.脊椎

人体脊柱由 32 个椎体相互连接从头后枕骨大孔直至臀部尾骨,其中颈椎 7 个,胸椎 12 个,腰椎 5 个,骶椎 5 个,尾椎 3 个。正常脊柱无侧弯,有 4 个生理弯曲:颈、腰椎稍前凸;胸、骶椎稍后凸。胸椎和骶椎无活动度,颈椎和腰椎具有一定的活动度,不注意保护易造成损伤如颈椎病、腰椎间盘突出等。组成人体脊柱的 32 个椎体的椎弓相连形成椎管,穿行其内的脊髓是神经传导的重要组成部分,自椎间孔发出外周神经控制躯干及四肢的运动和感觉。故脊椎病变还可表现外周神经损伤的症状。

4.四肢

注意患者步态,检查上下肢有无畸形、外伤、感染、活动障碍及水肿等。

5.关节

检查有无关节畸形、红、肿、热、痛及活动障碍等。

6.皮肤

检查皮肤颜色:苍白、发红、发绀、黄染及色素;有无皮疹:斑疹、丘疹、荨麻疹等;有无脱屑;有无皮肤出血:瘀点、瘀斑;有无肝掌及蜘蛛痣、水肿、皮下结节及瘢痕等。

7.外周血管

有无下肢静脉曲张、有无动脉血管搏动减弱或消失。

(三)眼科检查

1.视力

常使用远视力表(在距离视力表 5 m 处)及近视力表(在距离视力表 33 cm 处),两表均能看清 1.0 视标者为正常视力。近视力检查能了解眼的调节功能,配合远视力检查可初步诊断屈光不正(包括散光、近视、远视)、老视或器质性病变(如白内障、眼底病变)。

2.辨色力

辨色力可分为色弱和色盲两种。可分为先天性和后天性。先天性以红绿色盲最常见;后天性多由视网膜病变、视神经萎缩、和球后神经炎引起。

3.外眼

外眼包括眼睑、泪器、结膜、眼球位置和眼压的检查。

4.内眼

内眼包括角膜、前房、虹膜、瞳孔、晶状体、玻璃体和眼底的检查。常见疾病有角膜炎、青光眼、白内障、视网膜病变等。

(四)耳鼻喉科检查

1.耳

检查外耳(耳郭、外耳道)、中耳(鼓膜)、乳突、听力。常见疾病有外耳道疖肿、中耳炎、鼓膜穿孔、胆脂瘤和听力减退等。

2.鼻

检查鼻外形、鼻腔(鼻甲、鼻黏膜、鼻中隔、鼻腔分泌物)、鼻窦(上颌窦、额窦、筛窦等)。常见疾病有鼻中隔偏曲、鼻炎、鼻出血、鼻息肉、鼻甲肥大及萎缩和鼻窦炎等。

3.咽

咽分为鼻咽、口咽及喉咽部。常见疾病有咽炎、扁桃体炎、扁桃体肿大和鼻咽癌等。

4.喉

检查声带和会厌。常见疾病有喉炎、声带小结、会厌囊肿、声带麻痹和喉癌等。

(五)口腔科检查

1.牙齿

牙齿主要是检查有无龋齿、残根、缺齿等。

2.黏膜

口腔黏膜及腺体有无异常。

3.牙周

牙龈、牙周及下颌关节有无异常。

(六)妇科检查

1.外阴部

已婚妇女处女膜有陈旧性裂痕,已产妇处女膜及会阴处均有陈旧性裂痕或会阴部可有倒切伤痕。必要时有时医师会嘱患者向下屏气,观察有无阴道前后壁膨出、子宫脱垂或尿失禁等。

2.阴道

阴道壁黏膜色泽淡粉,有皱襞,无溃疡、赘生物、囊肿、阴道隔及双阴道等先天畸形。

3.子宫颈

子宫颈糜烂的分度(轻、中、无),宫颈肥大的程度,以及赘生物的大小、位置等。

4.子宫及附件

子宫位置,有无肌瘤。卵巢及输卵管合称"附件",有无囊肿。

三、实验室检查

(一)糖尿病筛查

1.空腹血糖

空腹血糖即空腹时血液中的葡萄糖浓度,葡萄糖是供给人体能量最重要的物质,它在血中的浓度受肝脏、胰岛素及神经系统等的调节,保持在正常范围内。参考范围:$3.8\sim6.1$ mmol/L,若$\geqslant7.0$ mmol/L(126 mg/dL)应考虑为糖尿病,如血糖超过肾糖阈(9 mmol/L)即可出现尿糖。如果长时间的糖尿病未治疗,可能引起心脏血管、脑血管、神经系统、眼底病变及肾脏功能障碍等并发症。此外血糖增高还可见于内分泌疾病(肢端肥大症、皮质醇增多症、甲亢、嗜铬细胞瘤、胰高血糖素瘤),应激性高血糖(如颅脑损伤、脑卒中、心肌梗死),药物影响(口服避孕药等)。亦可见于生理性增高(如饱食后、高糖饮食、剧烈运动、情绪紧张)。

2.餐后 2 小时血糖

当空腹血糖稍有升高时,需做餐后 2 小时血糖测定,它是简化的葡萄糖耐量实验,可以进一步明确有无糖尿病。若餐后 2 小时血糖值界于 7.8~11.1 mmol/L(140~200 mg/dL),应考虑为糖耐量降低,表示体内葡萄糖代谢不佳,可能存在胰岛 β 细胞分泌胰岛素功能减退,或胰岛素抵抗,应予以饮食和运动治疗。若≥11.1 mmol/L(200 mg/dL),就可诊断为糖尿病,应进一步咨询糖尿病专科医师。

3.糖化血红蛋白

糖化血红蛋白是血糖与血红蛋白的结合产物,由于糖化过程非常缓慢,一旦形成不易解离,故反映的是在检测前 120 天内的平均血糖水平,而与抽血时间、患者是否空腹、是否使用胰岛素等因素无关,不受血糖浓度暂时波动的影响。对高血糖、特别是血糖、尿糖波动较大的患者有独特的诊断意义,也是判定糖尿病各种治疗是否有效的良好指标。糖化血红蛋白的测定结果以百分率表示,指的是和葡萄糖结合的血红蛋白占全部血红蛋白的比例。

糖化血红蛋白正常值为 4%~6%。①<4%:控制偏低,患者容易出现低血糖;②6%~7%:控制理想;③7%~8%:可以接受;④8%~9%:控制不好;⑤>9%:控制很差,是糖尿病并发症发生发展的危险因素。慢性并发症包括糖尿病性肾病、动脉硬化、白内障等,并有可能出现酮症酸中毒等急性并发症。

4.糖尿病风险评估

通过汗腺离子密度的测定来分析自主神经病变的程度,检测出胰岛素抵抗的病变程度,判断出糖尿病并发症罹病风险。

(二)血流变检测

血液流变学是研究血液中各种成分的流变规律。当血液的流动性和黏滞性(即黏稠度)发生异常时,可出现血流缓慢、停滞和阻断,可致血液循环障碍,组织缺血缺氧,引起一系列的病理变化。临床常见的与血黏度增高有关的疾病有高脂血症、冠心病、高血压病、糖尿病、动脉硬化、脑血栓、心力衰竭、急性肾炎、肾病综合征、慢性肾衰竭、急性肾衰竭等。例如,血液中脂蛋白和胆固醇增加,可使血液黏稠度增加,血流速度减慢,血管内皮损害,血管壁内膜粗糙,形成粥样硬化,造成血管弹性变差,易导致血栓形成。此外吸烟、超重(肥胖)也是血栓性疾病的发病因素。因此检测全血黏度、血浆黏度、红细胞变性的临床意义,要结合患者具体情况综合判断。

(三)血常规

血常规检查项目及临床意义见表 3-1。

(四)冠心病危险因素检测指标

同型半胱氨酸(HCY):HCY 水平升高与遗传因素和营养因素有关。现认为 HCY 反应性的增高是引起血管壁损伤的重要因素之一,它与心肌梗死和心绞痛的发生率和死亡增高有关,目前国内外逐渐把它作为心血管疾病临床常规检查指标。

超敏 C 反应蛋白(hs-CRP):hs-CRP 是用高灵敏度的方法检测的血浆 C 反应蛋白水平,大量研究证实,hs-CRP 可能是比 LDL-C 更有效的独立的心血管疾病预测指标。个体 hs-CRP 的观测值应取两次(最好间隔 2 周)检测的平均值。hs-CRP 可对表观健康的人群预示未来发生脉管综合征的可能性,对急性冠脉综合征(ACS)患者则是预后指标。心肌梗死后的 hs-CRP 水平预示未来冠心病的复发率和死亡率,和梗死面积无关。

表 3-1　血常规检查项目及临床意义

项目	参考值	临床意义
红细胞(RBC)	男:(4.0~5.5)×10¹²/L 女:(3.0~5.5)×10¹²/L	升高:生理性增高见于禁(脱)水、重体力劳动、妊娠、高原居住。病理性增高见于真性红细胞增多症,各种先天性心脏病、慢性肺疾病、异常血红蛋白病 降低:各种贫血,如再障、营养不良、阵发性睡眠性血红蛋白尿、溶血、失血如消化道出血、功能子宫出血、痔疮、外伤
血细胞比容(Hct)	0.37~0.49	升高:可能有脱水或红细胞增多症 降低:可能有贫血,但贫血程度与红细胞数不一定平行,有助于贫血分型
平均红细胞体积(MCV)	80~100 fl	升高:见于缺乏维生素 B₁₂ 和叶酸的贫血,如巨幼红细胞性贫血、口服避孕药、停经妇女及老人。 降低:见于缺铁性贫血,地中海性贫血以及慢性疾病造成的贫血
血红蛋白(Hb)	男:120~165 g/L 女:110~160 g/L	同红细胞计数。但不同性质的贫血,红细胞数量与血红蛋白数量不一定平行
血小板(PLT)	(100~300)×10⁹/L	升高:骨髓增生异常综合征、脾切除后、急性大出血、血小板增多症等 降低:骨髓生成障碍和体内消耗过多。常见于再障、放射病、骨髓原发和转移性肿瘤、急性白血病、DIC、血小板减少性紫癜、脾亢及药物等
白细胞计数(WBC)	(4.0~10.0)×10⁹/L	升高:急性细菌感染,极度增高则可能存在白血病 降低:病毒感染、射线照射,药物化疗,再障、脾亢等

(五)胃蛋白酶原检测

胃蛋白酶原(PG)分为Ⅰ、Ⅱ两个亚型。目前普遍认为萎缩性胃炎是很重要的癌前病变,在癌症的发病机制中起着至关重要的作用。PGⅠ/PGⅡ可作为萎缩性胃炎的标志物,实现对于胃癌高风险人群的识别。PGⅠ降低对检出胃癌相对不够敏感,但如果与 PGⅠ/PGⅡ比值相结合,则检出胃癌的灵敏度(64%~80%)和特异性(70%~84%)都大大提高,可用于胃癌普查。目前日本专家一般建议用 PGI≤70 ng/mL 和 PGⅠ/PGⅡ≤3.0 作为入选标准。

(六)骨代谢指标

1.甲状旁腺激素

甲状旁腺激素是由甲状旁腺主细胞分泌而来。其生理作用主要是升高血钙、降低血磷,调节钙离子水平。通常,血浆钙离子水平与血浆甲状旁腺激素水平成反比。测定甲状旁腺激素对鉴别高钙血症和低钙血症上具有一定的价值,同时对甲状旁腺疾病的诊断及血液透析的监测都有重要意义。

参考值范围:RIA 法,0.1~1.8 μg/L。

升高见于:①原发性甲状旁腺功能亢进症、假性特发性甲状旁腺功能低下;②继发性甲状旁腺功能亢进症、慢性肾衰竭、单纯甲状腺肿;③甲状腺功能亢进、老年人、糖尿病性骨质疏松、异位甲状旁腺激素分泌综合征;④药物或化学性,如磷酸盐、降钙素、氯中毒等。

降低见于:①特发性甲状旁腺功能减退症、低镁血症性甲状旁腺功能减退症,由于甲状旁腺激素分泌减少引起低钙血症;②非甲状腺功能亢进性高钙血症如恶性肿瘤、结节病、维生素 D 中毒、甲状腺功能亢进症及其他由于高钙血症抑制甲状旁腺激素分泌。

2.25-羟基维生素 D

维生素 D 又称抗佝偻病维生素,是类固醇衍生物,属脂溶性维生素。维生素 D 主要包括维生素 D_2(又称麦角钙化醇)及维生素 D_3,在体内主要的储存形式为 25-羟基维生素 D,其在血液中的含量是具有活性的 1,25-双羟基维生素 D 的 1 000 倍。其生物学作用主要包括:①促进小肠钙吸收;②促进肾小管对钙、磷的重吸收;③调节血钙平衡;④对骨细胞呈现多种作用;⑤调节基团转录作用。

参考值范围:47.7～144 nmol/L(酶联免疫法)。

维生素 D 缺乏常见于以下几种。①骨质软化症:表现为骨质软化,腰腿部骨疼痛、易变形等;②骨质疏松症:常见于老人,由于其肾功能降低,胃肠吸收欠佳,户外活动减少,影响骨钙化可发生自发性骨折;③佝偻病。

维生素 D 过多常由于过量摄入维生素 D 引起。其主要毒副作用是血钙过多,早期征兆主要包括痢疾或者便秘、头痛、无食欲、头昏眼花、走路困难、肌肉骨头疼痛,以及心律不齐等。晚期症状包括发痒、骨质疏松症、体重下降、肌肉和软组织石灰化等。严重可引起肾、脑、肺、胰腺等脏器有异位钙化灶和肾结石。

(七)尿常规

检查项目包括尿糖、尿酮体、尿胆原、尿比重、尿蛋白、尿红细胞、尿白细胞、尿酸碱度、尿胆红素、尿亚硝酸盐。

(八)大便常规

检查项目包括大便的颜色、形态、细胞、潜血,粪胆素,粪胆红素。

四、影像学检查

(一)心电图

心电图是诊断心血管疾病最常用的辅助手段。分析各波形出现的顺序及基线水平的变化可为诊断各种心脏疾病或全身性疾病提供线索。P 波为心房兴奋产生;QRS 波为心室所形成;T 波为心室激动恢复(复极)的结果;P-R 间期代表激动由心房传到心室时所需的时间,正常值为 0.12～0.20 秒,当 P-R 间期延长时提示房室间传导障碍;QRS 间期为心室除极时间,正常应在 0.08 秒以内,Q-T 间期代表心室复极的时间,在某些疾病时 Q-T 间期可明显延长。

可用心电图诊断的疾病包括以下几种。①心律失常:如房性及室性期前收缩、室性及室上性心动过速、病窦综合征、房室及室内传导阻滞。其主要表现为 P、QRS 波群出现的顺序及形态、节律的异常,以及 P-R 段的延长或 P、QRS 波无固定关系。②心肌梗死:主要表现为异常 Q 波及 ST 段的上移,T 波倒置等。③冠心病心绞痛:主要表现为 S-T 段下移和 T 波倒置或低平。④药物中毒或电解质紊乱:可表现为 QRS 波增宽,Q-T 间期延长及巨大 U 波等。⑤心包积液:表现为肢体导联低电压。

心电图与运动试验相结合称为运动心电图,主要用于诊断冠心病及某些心律失常如窦性心动过缓及室性心动过速。平时心电图正常者,若运动后出现 S-T 段压低则为冠心病的临床诊断提供了重要依据。

(二)胸部 X 线

1.如何数肋骨

数肋骨是看片的基础,看片时常常是以肋骨作为标志。正常胸部 X 线片肋骨从后上向前下数,第1肋与锁骨围成一个类圆形的透亮区,这一部分也是肺尖所在的区域,两侧对比有利于发现肺尖的病灶。

2.如何判断肺纹理是否正常

一侧肺野从肺门到肺的外周分为三等份,分别称为肺的内、中、外带,正常情况下肺内中带有肺纹理,外带无,如果外带出现了肺纹理则有肺纹理的增多,反之内中带透亮度增加则肺纹理减少。对肺内、中、外带的区分还有一个意义,那就是对肺气肿时肺压缩的判断,一般来说肺内、中、外带占肺的量分别为 60%、30%、10%。

3.纵隔与肺门

肺门前方平第 2~4 肋间隙,后平对第 4~6 胸椎棘突高度,在后正中线与肩胛骨内侧缘连线中点的垂直线上。关于纵隔主要是判断是否有移位。

4.心脏

心脏后对第 5~8 胸椎,前对第 2~6 肋骨,心胸比<0.5。主动脉结是主动脉弓由右转向左出突出于胸骨左缘的地方,它平对左胸第 2 肋软骨。肺动脉段位于主动脉结下方,对判断肺动脉高压很有意义。

5.膈肌和肋膈角

一般右肋膈顶在第 5 肋前端至第 6 肋前间水平,由于右侧有肝脏的存在,右膈顶通常要比左侧高 1~2 cm。意义:胸腔或腹腔压力的改变可以改变膈肌的位置,如气胸时膈位置可以压低;膈神经麻痹出现矛盾呼吸。正常的肋膈角是锐利的,如果肋膈角变钝则有胸腔有积液或积血存在,一般地说肋膈角变钝,积液 300 mL;肋膈角闭锁,500 mL。

6.乳头位置

男性乳头一般位于第 4 肋前间,女性乳头位置可较低,两侧不对称的乳头阴影易误诊为结节病灶。

7.如何判断病灶是来自肺内还是来自胸膜腔

一般来说如果病灶大部分在肺内则病灶来自肺内;可以结合侧位 X 线片来判断,同时 CT 可以精确鉴别。

(三)骨密度检查

检测部位为腰椎 L_1~L_4、髋关节及股骨颈。骨密度测定是目前诊断早期骨质疏松最敏感的特异指标。

(四)经颅多普勒

经颅多普勒是检测颅内、外血管病变的无创伤性新技术,是目前诊断脑血管疾病的必备设备。经颅多普勒在临床上主要应用于高血压病;此外尚可用于脑血管疾病,包括脑动脉硬化症、脑供血不足、脑血管狭窄及闭塞等;以及椎动脉及基底动脉系统疾病等。还可应用于临床疾病的病因学诊断,包括头痛、头晕、眩晕、血管性头痛、功能性头痛、神经症、偏头痛等,并可用于脑血管疾病治疗前后的疗效评价等方面。

五、特殊检查

(一)呼气试验

1.^{13}C 尿素呼气试验

它是敏感性和特异性都较高的无创性检测方法;能方便、快捷地反映出胃内幽门螺杆菌感染的情况,且无放射性,广泛适用于各种人群,尤其是老年人及患高血压、心脏病等不能耐受胃镜检查者。并能监测幽门螺杆菌经治疗后的效果。

2.^{14}C 检测

^{14}C 呼气试验对上消化道疾病中胃幽门螺杆菌感染的检出率及胃幽门螺杆菌感染对上消化道疾病具有诊治意义。

(二)女性 TCT 检查

TCT 是液基薄层细胞检测的简称,TCT 检查是采用液基薄层细胞检测系统检测宫颈细胞并进行细胞学分类诊断,它是目前国际上最先进的一种子宫颈癌细胞学检查技术,与传统的宫颈刮片巴氏涂片检查相比明显提高了标本的满意度及宫颈异常细胞检出率。

(三)人乳头瘤病毒(human papillomavirus,HPV)检查

HPV 检查主要检测是否携带有 HPV 病毒的。HPV 某些分型具有高度致子宫颈癌危险。HPV 包括 HPV6、11、42、43、44 等型别,常引起外生殖器湿疣等良性病变包括宫颈上皮内低度病变(CIN Ⅰ),高危险型 HPV 包括 HPV16、18、31、33、35、39、45、51、52、56、58、59、68 等型别,与子宫颈癌及宫颈上皮内高度病变(CIN Ⅱ/Ⅲ)的发生相关,尤其是 HPV16 和 HPV18 型。不属于此范围,都属于正常。妇女感染 HPV 后,有 30%～50% 的妇女出现宫颈上皮细胞的轻度病变,但大部分妇女会在清除病毒后 3～4 个月时间内转为正常,所以如果在这段时间内同时检查 HPV 和细胞学,会出现 HPV 阴性而细胞学为异常的现象。

(四)动脉硬化检测

脉搏波传播速度、踝臂血压指数。

1.意义

通过脉搏波传播速度、踝臂血压指异常,诊断下肢动脉疾病,常提示可能存在全身动脉粥样硬化疾病。及时进一步检查、通过改变不良生活习惯及药物治疗等方式进行干预,避免将来重大心脑血管疾病的发生。

2.适用人群

(1)年满 20 周岁以上。

(2)已被诊断为高血压(包括临界高血压)、高脂血症、糖尿病(包括空腹血糖升高和糖耐量异常)、代谢综合征、冠心病和脑卒中者。

(3)有早发心脑血管疾病家族史、肥胖、长期吸烟、高脂饮食、缺乏体育运动、精神紧张或精神压力大等心脑血管疾病高危因素者。

(4)有长期头晕不适等症状尚未明确诊断者;有活动后或静息状态下胸闷、心悸等心前区不适症状尚未明确诊断者。

3.不适于检查的人群

(1)外周循环不足(有急性低血压、低温)。

(2)频发心律失常。

（3）绑袖捆绑位置局部表皮破损、外伤。

（4）正在静脉注射、输血、血液透析行动静脉分流的患者。

（五）人体成分分析

对身体脂肪比例和脂肪分布进行测定可以对身体进行健康检查及老年病,如高血压、动脉硬化和高血脂的筛查诊断。另外,它还可以广泛应用于肥胖的诊断、营养状态评估、康复治疗后肌肉物质的变化、身体平衡、物理治疗、透析后体内水分改变和激素治疗后身体成分的改变。通过人体成分分析仪的分析检测,可以找到身体状况改善的轨迹;查找健康隐患,为体检者提供保持健康的建议和知识。对细胞内外液的质量以及比例进行分析尤其适合儿童青少年生长发育过程中的监控。

（朱　霞）

第六节　健康体检超声诊断相关知识

一、发展现状

近半个世纪以来,随着超声医学迅速发展及超声新技术的不断出现,超声医学作为影像医学的重要组成部分在临床应用中发挥着重要作用。回顾超声诊断发展历程,从 20 世纪 50 年代的 A 超、M 超发展到如今的二维（B 超）、三维超声;从静态的灰阶超声成像发展到实时二维、实时三维超声成像;由黑白超声显像发展到彩色多普勒血流显像;随着超声造影技术的应用,超声诊断开始从解剖成像向功能成像迈进;超声技术与其他技术结合应用,相得益彰,开辟了超声检查的新途径,如内镜超声、腹腔镜超声、术中超声、介入超声等。超声显像技术已经与 X 线、CT、MR、放射性核素并驾齐驱,成为诊断信息丰富、临床使用最多、最方便、无创和安全的医学影像诊断方法之一。

二、基本特性

超声波是指超过人耳听力范围的高频率的声波（>20 000 Hz）。诊断常用的超声频率为2～10 MHz（兆赫）。超声具有不同于 X 线的重要物理特性,其中与临床检测和诊断密切相关的特性如下。

（一）方向性

超声在介质（如人体软组织和水）中可以类似光线一样成束发射（声束）,直线传播,方向性很强。

（二）声阻抗

超声在介质传播过程中会遇到声阻抗。超声垂直通过两个不同介质构成的交界面上,产生最大的界面反射——回声。

（三）声衰减

超声在人体组织中传播,能量逐渐降低,这种现象称作声衰减。

（四）频移

超声遇到运动中的物体，如血管内流动的大量红细胞，反射回来的声波频率发生改变即频移，称为多普勒效应。

三、超声诊断的优点和不足

（一）优点

（1）无创伤、无放射性。

（2）分辨力强，取得的信息丰富。

（3）可以实时、动态观察组织及器官。

（4）可以观察血流方向及流速。

（5）能多方位、多切面地进行扫查。

（6）检查浅表器官及组织不需空腹、憋尿及排便，随时可以检查。

（7）可在床旁、急症及手术中进行检查，不受条件限制。

（8）可以追踪、随访观察，并比较前后两次治疗的效果等。

（二）不足

（1）超声检查切面的随意性较大，对切面的认识和理解还没有形成完全统一的规范标准。

（2）现有的探头构造技术限制了一个切面的扫查范围，不能保证一幅图像具有如 CT、MRI 图像一样的完整性。

（3）图像质量受呼吸、心搏等生理活动，以及气体、骨骼等解剖因素的影响或干扰等。

四、临床应用

随着影像医学的飞速发展，超声影像学已经成为一门具有临床特色的独立学科，其临床应用的领域得到了不断的拓展。超声波属纵波，即机械振动波。它在不同的介质中，传播速度不相同，反射的声波亦不相同。超声对人体软组织、脏器（如膀胱、胆囊）内液体有良好的分辨力，有利于诊断及鉴别微小病变。

（一）检查内容

（1）形态学检查：体积大小、形态改变、有无占位等。

（2）功能检查：心脏功能、血流动力学、胆囊收缩功能等。

（3）介入性诊断和治疗：在超声引导下，将穿刺针刺入病灶，进行细胞学及组织学的诊断，同时也可以对某些部位的积液、积脓、囊肿等进行抽液并注入药物治疗。

（二）应用范围

（1）腹腔脏器：腹部疾病种类繁多，病情复杂，高敏感度彩色多普勒血流显像技术在腹部疾病的应用研究进展迅速，显示了极为重要的临床应用价值，更拓宽了超声在腹部领域的诊断范围，使超声诊断为腹部外科临床解决了大量的难题，在临床医学中占有举足轻重的地位，已成为各级医疗机构不可缺少的重要诊断手段之一。在肝脏、胆囊、胰腺、脾脏、肾脏、输尿管、膀胱、肾上腺、前列腺、胃肠道等领域可为临床提供丰富且有价值的影像诊断信息。

（2）盆腔脏器：妇产科是超声应用的一个非常广阔的领域。自 20 世纪 70 年代超声诊断应用于妇产科临床后，使妇产科疾病的诊断水平有了大幅度的提高。

（3）心血管：作为重要的心血管影像学技术，超声心动图的最大优势是能够为临床医师提供心血管系统结构、心内血流和压力以及心脏功能等重要信息。超声心动图对一些心血管疾病起着决定性的诊断作用,例如结构性心脏病、心肌疾病、心腔内肿瘤、心包积液、主动脉夹层、急性心肌梗死后机械并发症等。

(4)浅表器官:随着高频探头(10～20 MHz)的出现,使皮肤及皮下等浅表组织的超声探测,不仅成为可能,而且有了迅速发展。应用范围包括眼部、甲状腺、甲状旁腺、颌面与颈部、乳腺、浅表淋巴结、肌肉与肌腱、骨与关节等。

(5)颅脑与外周血管:20世纪90年代随着超声血流成像多普勒技术的使用,使超声诊断颅脑与外周血管疾病从形态学与血流动力学结合,得到客观图像特征及血流动力学的参数表达。应用范围包括脑血管、颈部血管、腹腔血管、上肢血管、下肢血管等。

(6)介入性超声:采用超声影像引导经皮穿刺抽吸、活检和引流等介入技术,实现对病灶的诊断和治疗目的。主要优点是实时监护,无放射损伤,操作重复性强。对人体内微量积液、微小肿物和微细管腔的穿刺准确率高。经体腔超声显像技术如经食管、经膀胱、经血管和术中超声检查等也归纳于介入超声的范畴。

(7)超声造影:随着超声成像技术的不断发展,新型声学造影技术成功地运用于临床诊断。超声造影剂是一类能够显著增强超声检测信号的诊断用药,在人体微循环和组织灌注检验与成像方面用超声造影剂进行超声检测,简便、实时、无创、无辐射,具有其他影像学检查方法如CT、MRI等无法比拟的优点。应用新型造影增强超声成像技术,可清楚显示微细血管和组织血流灌注,增加图像的对比分辨率,显著提高病变组织在微循环灌注水平的检测水平,进一步开拓了临床应用范围,是超声医学发展历程中新的里程碑。

五、超声诊断在体检预防医学中的重要价值

(一)脂肪性肝病

1.临床病理

体检中脂肪性肝病发生率高居榜首。脂肪在组织细胞内贮积量超过肝重量的5%,或在组织学上有30%肝细胞出现脂肪变性时,称为脂肪肝。脂肪肝是一种常见的肝脏异常现象,而不是一个独立的疾病。常见的原因有过量饮酒、肥胖、糖尿病、妊娠和药物毒性作用等引起的肝细胞内脂肪堆积。与脂肪性肝病肝脏不同程度的脂肪浸润及肝细胞变性有关。肝外组织的甘油三酯主要由高密度脂蛋白携带通过高密度脂蛋白(HDL)受体途径进入肝脏代谢。当高血脂导致肝组织被脂肪堆积、浸润变性时,会使血脂代谢和脂蛋白合成障碍,尤其是HDL合成减少。肝细胞被浸润变性,同样使肝脏生成极低密度脂蛋白障碍,导致肝内的脂类不能以脂蛋白形式运出肝脏,造成甘油三酯在肝内堆积,形成和加重脂肪肝。由于腹部周围的脂肪细胞对刺激敏感,脂肪易沉积于腹部内脏,将大量脂肪酸输送到肝脏导致脂肪肝。按肝细胞脂肪贮积量的多少,分为轻、中、重度:轻度时脂肪量超过肝重5%～10%;中度在10%～25%;重度者25%～50%。根据脂肪在肝内的分布情况,分为均匀性和非均匀性脂肪肝两大类,前者居多。

2.超声诊断标准

(1)肝脏呈弥漫性肿大,轮廓较整齐,表面平滑,肝边缘膨胀变钝。

(2)肝实质回声增强,呈点状高回声(肝回声强度＞脾、肾回声)。

(3)肝深部回声衰减,＋～＋＋。

(4)肝内血管显示不清。

（5）不规则脂肪肝可表现为节段型（地图型）、局灶型（图3-1）。

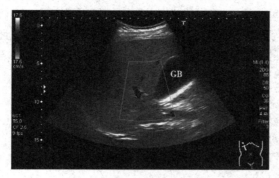

图 3-1　脂肪性肝病超声诊断

（二）肝硬化

1.临床病理

肝硬化由多种原因引起肝细胞变性、坏死、继而出现纤维组织增生和肝细胞的结节状再生。这三种改变反复交替进行，结果导致肝脏的小叶结构和血液循环系统逐渐改变，形成假小叶，随之肝脏质地变硬。肝硬化是一种常见的慢性疾病，根据病因、病变和临床表现的不同有多种临床分型。常见的有门脉性肝硬化、坏死性肝硬化、胆汁性肝硬化、淤血性肝硬化和寄生虫性肝硬化，其致病因素有肝炎病毒、饮酒、胆道闭锁、淤血等。

2.超声诊断标准

（1）肝脏改变：①形态：右叶萎缩，左叶肿大；②表面：不光滑，凹凸不平或波浪状；③边缘：边缘显著变钝；④回声：增粗、增强；⑤肝静脉：管腔狭窄，粗细不等。

（2）门脉改变：门静脉、脾静脉扩张、脾大、侧支循环。

（3）其他改变：胆囊壁水肿、腹水（图3-2）。

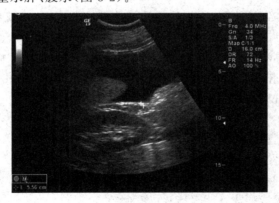

图 3-2　肝硬化超声诊断

（三）肝囊肿

1.临床病理

肝囊肿病因不明确，有先天性和后天性之分。先天性肝囊肿多认为起源于肝内迷走的胆管，或因肝内胆管和淋巴管在胚胎期的发育障碍所致，或胎儿时期患胆管炎导致肝内小胆管闭塞，引起近端胆管呈囊性扩张。部分患者出生时可能已存在类似的囊肿基础，所以年轻人群中也有很小一部分肝囊肿发现。而后天性肝囊肿则由于肝内胆管退化而逐渐形成,为生理性退行性变,与年龄关系密切。因此肝囊肿检出率随年龄增长而增加,但囊肿的大小与数目发展与年龄的增长无相关。超声检查肝囊肿具有敏感性高、无创伤、简便易行等优点,而且能肯定囊肿的性质、部位、大小、数目和累及肝脏的范围,也易与其他囊性病变鉴别。超声为本病的首选检查方法。

2.超声诊断标准

(1)囊肿形态呈类圆形或椭圆形,大小不一。

(2)囊壁薄,轮廓平滑、整齐。

(3)内部回声呈无回声区。

(4)两侧壁处可出现声影。

(5)后方回声明显增强(图3-3)。

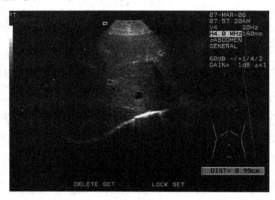

图3-3　肝囊肿超声诊断

(四)肝血管瘤

1.临床病理

肝脏血管瘤属先天性发育异常,是肝脏最常见的良性肿瘤,分为海绵状血管瘤和毛细血管瘤。切面为蜂窝状的血窦腔,由纤维组织分隔,大的纤维隔内有小血管,血窦壁有内皮细胞覆盖。一般质地柔软有弹性,边界清晰,可呈分叶状或较平整,有纤维性包膜。血窦腔内可有血栓形成,血栓及间隔可发生钙化。肝脏血管瘤一般生长缓慢,较小者无症状,常由体检中发现,多为单发,多发的可并发身体其他部位(如皮肤)血管瘤。

2.超声诊断标准

(1)呈类圆形或不规则形。

(2)常为单个,亦可多发,大小不一。

(3)典型呈高回声,不典型呈混合回声或低回声。

(4)与周围肝组织境界清晰或无明显境界(图3-4)。

(五)胆囊结石

1.临床病理

胆囊结石是最常见的胆囊疾病。女性胆囊结石发病率明显高于男性与两方面因素相关:①女性妊娠、多孕、产次可引起胆囊排空功能降低,致使胆汁淤积形成胆结石;②雌酮是绝经期女性体内的主要雌激素,可提高胆汁中胆固醇的饱和度,促使胆石的形成。并且绝经期前的中年妇女因为内分泌改变的关系,常影响胆汁的分泌和调节。研究发现,年轻女性易患胆囊结石,与饮食不规律有关,不吃早餐、喜吃甜食等。其原因是空腹时间延长,控制饮食减轻体重等导致胆酸的分泌下降,胆固醇过饱和,从而成石指数升高。年龄增长,胆囊收缩能力呈下降趋势,胆囊中胆汁排泄不畅易造成结石的形成;另外,生活水平提高,高蛋白、高胆固醇、高热量类饮食摄入导致胆汁成分和理化性质发生了改变,胆汁中的胆固醇处于过饱和状态,易于形成结石。超声对胆囊结石的诊断有很高的敏感性和特异性,准确率在95%以上。使用高分辨力超声仪在胆汁充盈状态下可发现直径小至1 mm的结石,被公认为是诊断胆囊结石的最好方法,是影像诊断的首选方法。

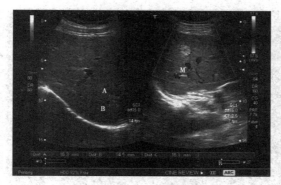

图 3-4　肝血管瘤超声诊断

2.超声诊断标准

国内常用 Crade 分类。①典型结石:胆囊形态完整,有一个或多个结石强回声光团,其后方有清晰声影。②充满型结石:胆囊轮廓前半部呈半圆形或弧形强回声带,其后方有较宽的声影,胆囊后半部和胆囊后壁不显示,呈"WES"征。③泥沙型结石:胆囊内有多个小的强回声光团,呈细砂样随体位移动,其后有或无声影(图 3-5)。

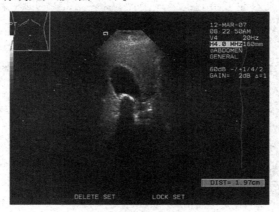

图 3-5　胆囊结石超声诊断

(六)胆囊息肉

1.临床病理

胆囊息肉为一种非炎症性慢性胆囊疾病。因胆囊黏膜固有层的巨噬细胞吞噬胆固醇,逐渐形成向黏膜表面突出的黄色小突起,有弥漫型和局限型,以后者多见,呈息肉样,故又称胆固醇息肉。随着高分辨力实时超声仪的广泛应用,发病率逐年增加。发病率男女均等,原因不明,似与肥胖、血脂升高、胆固醇结石、胆汁中胆固醇过多积聚等有关。

2.超声诊断标准

(1)形态多呈颗粒状或乳头状,有蒂或基底较窄。

(2)内部呈强回声或中等回声,后方无声影。

(3)体积小,最大直径多小于 10 mm。

(4)一般为多发性,以胆囊体部较多见(图 3-6)。

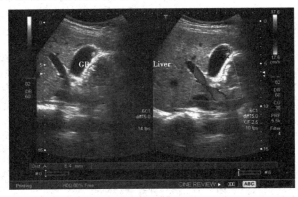

图 3-6　胆囊息肉超声诊断

(七)前列腺增生

1.临床病理

发病年龄多在 50 岁以上,并随年龄的增长,发病率逐渐增高,是老年人最常见的前列腺疾病。发病原因尚不清楚,可能与人体雄性激素-雌性激素的平衡失调有关。增生常发生于前列腺移行带和尿道周围腺,即内腺。增生的前列腺由腺体、平滑肌和间质组成,形成纤维细胞性、肌纤维性、肌性、腺体增生性和肌腺性等不同的病理类型,较多见的是肌腺增生,向各个方向发展,呈分叶状或结节状增大,形成体积较大的肌腺瘤。

2.超声诊断标准

(1)前列腺形态异常:各径线不同程度增大,通常左右对称,外形规整;少数局限性增生者,外形可不规则。

(2)内腺结节状增大:多数呈分叶状或结节状(结节型),少数为非结节状(弥散型)、内部回声多数呈均匀低回声,少数呈等回声或高回声、外腺被挤压萎缩。

(3)包膜回声平滑、连续、无中断现象。

(4)常有钙质沉着或结石:沿交界处形成弧形排列的散在强回声点或强回声团。

(5)精囊可能受压变形,但无浸润破坏征象(图 3-7)。

(八)子宫肌瘤

1.临床病理

子宫肌瘤为女性生殖系统最常见的良性肿瘤,受多种因素的影响。雌激素是子宫肌瘤发生与发展的重要促进因素。研究显示 40 岁组发病率最高,低于或高于此年龄段发病率逐渐下降。此年龄段女性生殖功能旺盛,体内雌激素水平较高,同时社会压力、琐碎家庭事务导致中年妇女机体内分泌紊乱。摄取含有激素的食物、药物等,促进子宫肌瘤发生发展。肌瘤增长速度与年龄增加无相关性,肌瘤好发于生育年龄,绝经后肌瘤停止生长,甚至萎缩,受女性激素水平调节。

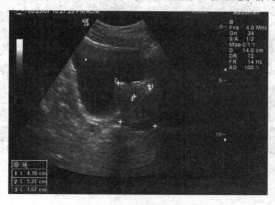

图 3-7 前列腺增生超声诊断

2.超声诊断标准

(1)壁间肌瘤:最多见,子宫正常或增大;肌壁可见结节状低回声或旋涡状混合回声,伴后壁回声衰减;如肌瘤压迫子宫腔,可见宫腔线状反射偏移或消失。

(2)浆膜下肌瘤:宫体表面有低回声或中等回声的结节状凸起;子宫形体不规则;常与壁间肌瘤同时存在。

(3)黏膜下肌瘤:宫腔分离征,其间有中等或低回声团块(图 3-8)。

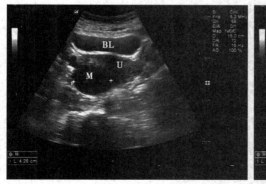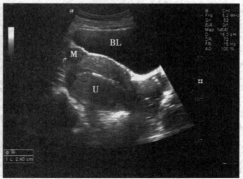

图 3-8 子宫肌瘤超声诊断

(九)卵巢囊肿

1.临床病理

卵巢囊性肿瘤分为非赘生性囊肿和赘生性囊肿两大类。非赘生性囊肿包括滤泡囊肿、黄体囊肿、黄素囊肿、多囊卵巢;赘生性囊肿包括浆液性囊腺瘤(癌)、黏液性囊腺瘤(癌)、皮样囊肿。

2.超声诊断标准

(1)形态呈圆形或椭圆形无回声区,可单个或多个,可伴线状或粗细不均的分隔光带。

(2)无回声区内可有细小或粗大光点,壁上可有局限性光团突向囊内或囊外。

(3)无回声区内可有规则或不规则的实性回声(图 3-9)。

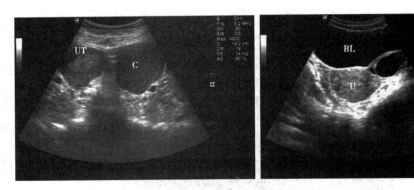

图 3-9　卵巢囊肿超声诊断

(十)甲状腺结节

1.临床病理

为代谢障碍引起甲状腺组织增生或腺体增大,过去认为是由于腺垂体分泌促甲状腺素过多所致,现在认为是与原发性免疫疾病有关。年轻女性多见,与精神因素有关。随着高频超声技术的普及,超声体检时可发现越来越多的甲状腺结节,超声不仅对鉴别甲状腺良恶性结节有重要价值,还可以发现有无局部及远处转移,高频超声检查已经成为甲状腺疾病的首选影像学检查方法。

2.甲状腺影像报告和数据系统分级(TI-RADS)

(1)0 级影像学评估不完全,需要进一步评估。

(2)1 级阴性发现。

(3)2 级阳性发现。

(4)3 级可能良性发现(恶性可能<5%)。

(5)4 级 4a 低度可疑恶性(恶性可能 5%～45%)。

(6)4b 中度可疑恶性(恶性可能 45%～75%);

(7)4c 高度可疑恶性(恶性可能 75%～95%)。

(8)5 级典型恶性征象(恶性可能≥95%)。

(9)6 级已行活检证实的恶性肿瘤。

目前在国内许多医院已应用甲状腺影像报告和数据系统分级。超声科医师应在甲状腺影像报告和数据系统分级方面统一认识(改良甲状腺影像报告和数据系统分级,同时为进一步明确诊断,可采取超声引导下细针穿刺活检,必要时辅助分子标志物检测,可使甲状腺微小乳头状癌术前诊断的准确率得到进一步的提高。超声造影及超声弹性成像对于高分辨率超声影像检查诊断困难的患者,可作为补充手段,但不建议常规使用(图 3-10)。

(十一)乳腺增生

1.临床病理

乳腺增生好发于育龄妇女。研究发现 30～40 岁乳腺增生发病率高,余各年龄段呈逐渐下降趋势,20～30 岁发病率上升较快。调查分析显示人们工作、生活条件、人际关系、压力所致精神紧张,内分泌紊乱导致体内性激素失衡,使乳腺导管、腺泡和间质增生和复旧变化同时存在,导致乳腺的组织结构发生紊乱,乳腺导管上皮和纤维组织不同程度增生。国内外学者研究证实,口服避孕药增加年轻女性乳腺增生症的患病风险。50 岁以上乳腺增生的发病率逐渐降低,该年龄段绝经期卵巢功能逐渐衰退,雌激素水平相对下降,降低了乳腺增生的发病风险。大量流行病学、病理研究也证实,部分乳腺良性疾病癌变是乳腺癌发生的重要原因。因此,定期检查乳腺非常必要,对降低乳腺癌发病率具有重要意义。

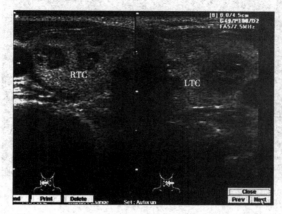

图 3-10　甲状腺结节超声诊断

2.超声诊断标准

(1)两侧乳房增大,但边界光滑、完整。

(2)内部质地及结构紊乱,回声分布不均,呈粗大强回声点及强回声斑。

(3)如有囊性扩张,乳房内可见大小不等的无回声区,其后壁回声稍强(图 3-11)。

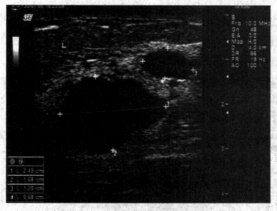

图 3-11　乳腺增生超声诊断

(十二)恶性肿瘤

恶性肿瘤是威胁人类生命的一大杀手,恶性肿瘤筛查是肿瘤早发现、早诊断、早治疗,获得较好的预后和生活质量的先决条件。体检中以肝癌、肾癌、卵巢肿瘤、甲状腺癌、乳腺癌、胰腺癌、膀胱癌、前列腺癌居多,往往都无明显症状和临床体征。因此超声诊断在肿瘤早期筛查中具有重要意义,早期发现,早期治疗,降低恶化风险(图 3-12)。

(十三)颈动脉硬化

1.临床病理

动脉粥样硬化为脑卒中最重要的原因,是散在分布于动脉血管壁的一种慢性发展的一系列病理变化,包括脂质沉积、平滑肌增殖、纤维增殖、斑块形成。动脉粥样硬化斑块又可以发生钙化、坏死、出血、溃疡、附壁血栓形成等,使血管狭窄、闭塞或破裂,以及斑块脱落堵塞远端血管,导致脑血管病的发生。

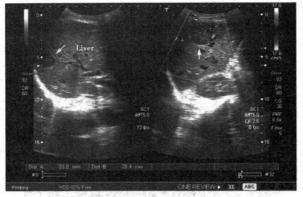

图 3-12　肝脏恶性肿瘤超声诊断

2.超声诊断标准

(1)颈动脉内膜增厚:颈动脉 IMT≥1.0 mm,颈动脉分叉处≥1.2 mm 作为内-中膜增厚的标准,是动脉粥样硬化的早期改变。

(2)颈动脉粥样硬化斑块:IMT 局限性增厚≥1.5 mm 时,称为斑块,斑块的大小、质地、形态变化,可造成不同程度的血管狭窄和血流动力学的改变。

(3)颈动脉狭窄:颈动脉狭窄在 60% 以上,就应积极采取有效的治疗手段。颈内动脉狭窄>70%,可引起缺血性脑血管病的发生,外科治疗效果明显高于药物治疗。

(4)颈动脉闭塞:是在颈动脉狭窄的基础上发生的,颈内动脉或颈总动脉闭塞可造成一侧脑供血中断,产生一系列病理变化和临床改变(图 3-13)。

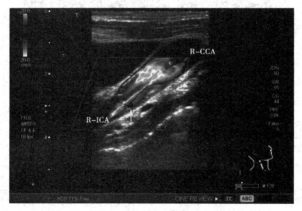

图 3-13　颈动脉硬化超声诊断

(十四)冠心病

1.临床病理

冠心病全称为冠状动脉粥样硬化性心脏病,又称缺血性心脏病,是指冠状动脉粥样硬化或功能性痉挛使血管腔阻塞导致心肌缺血、缺氧而引起的心脏病。

2.超声诊断标准

(1)内膜增厚:左冠状动脉主干及右冠状动脉近端管腔内径为 3~6 mm,当管腔内径<3 mm或>6 mm者均为异常,而内膜增厚、回声增强且不均匀是冠状动脉粥样硬化的证据。

(2)节段性室壁运动异常:伴随着冠状动脉缺血的心肌缺血常导致左心室壁某个部位发生局限性的运动异常,它是切面超声心动图诊断冠心病的较特异性指标。

(3)心肌梗死:是指冠状动脉血供急剧减少或中断,使相应的发生心肌严重而持久的缺血、坏死,表现为室壁运动减弱、消失或矛盾运动;室壁变薄、室壁瘤形成、心功能不全等(图 3-14)。

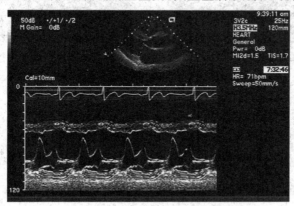

图 3-14　冠心病超声诊断

(十五)下肢动脉硬化性闭塞症

1.临床病理

动脉硬化的病因至今仍无定论。目前认为高脂血症、高血压、糖尿病、吸烟及肥胖等通过引起血液中低密度脂蛋白水平增高,损伤内膜,将胆固醇带入动脉壁的平滑肌细胞内,使细胞增殖,形成泡沫细胞和斑块。同时,高血压使内膜对低密度脂蛋白的通透性增加、糖尿病引起高脂血症并伴有不明刺激使动脉中膜细胞增殖、吸烟主要使血液中一氧化碳增加,血小板聚集损伤动脉壁的细胞使动脉壁中脂质增加、肥胖为产生胰岛素抵抗的重要因素,在 2 型糖尿病,肥胖参与胰岛素抵抗机制,或独立地引起,或与糖尿病协同加重 2 型糖尿病的胰岛素抵抗。

2.超声诊断标准

(1)病变部位的动脉内中膜增厚,回声增强,局部亦可弥漫性增厚;有斑块者可呈低回声或强回声团块伴声影,部位可局部亦可多处;如动脉闭塞,则灰阶超声显示管腔消失,腔内被中等不均匀回声所占据。

(2)如引起管腔变窄,则彩色多普勒显示彩色流道变细,流道边界不平整;如严重狭窄,则明显变细,迂曲,或呈断续状,血流颜色呈多彩镶嵌状;如动脉闭塞,彩色多普勒不能显示血流流道,而狭窄远段血流颜色变暗。

(3)管腔轻度狭窄,收缩峰值流速(PSV)可不同程度增加,脉冲多普勒频谱形态仍呈三相波,曲线增宽;严重狭窄,可导致血流动力学明显改变,频谱形态呈单峰,反向血流消失,频窗减小或消失;动脉近乎闭塞,频谱形态显示单相低速波形,即收缩峰值流速降低,加速时间延长,反向血流消失(图 3-15、图 3-16)。

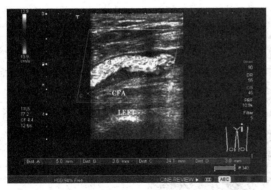

图 3-15　下肢动脉硬化性闭塞症超声诊断(一)

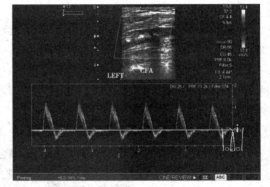

图 3-16　下肢动脉硬化性闭塞症超声诊断(二)

(朱　霞)

第七节　护理体检的准备和基本方法

一、检查前准备

(一)用物准备

治疗盘内备有体温计、血压计、手电筒、压舌板、叩诊锤、听诊器、棉签、弯盘,记录用纸、笔等。并对每件用物逐一进行检查,保证用物的完好性。

(二)环境准备

体检环境应安静、温暖、光线适宜,必要时可用屏风遮挡。

(三)患者准备

检查前应对患者做好说明、解释工作,以免引起患者惊慌不安。患者应取舒适的体位。

二、基本方法

护理体检的基本方法有视诊、触诊、叩诊、听诊和嗅诊,操作时可互相配合运用。护士要熟练掌握和运用这些方法并使检查结果准确可靠,必须要有丰富的医学基础知识和护理专业知识,加上反复练习和临床实践才能做到。

(一)视诊

护士用视觉来观察患者全身或局部状态的一种检查方法。视诊适用范围广,简单易行,是护士观察病情的一种基本和重要的方法。视诊的内容如下。

(1)全身一般状态,如年龄、性别、发育、营养、面容、表情等。

(2)局部状态,如皮肤颜色、心尖冲动、骨骼、关节外形等。

多数情况下,视诊可通过护士的眼睛直接观察进行,但某些不便直接观察的特殊部位(如耳膜、眼底),亦可借助某些简便仪器(如耳镜、检眼镜)帮助观察。在判定患者特异征象及病情变化方面,也需运用视诊,如通过观察患者的呼吸频率、节律和深度,以判断有无呼吸困难和呼吸困难的性质等。视诊时,被观察的部位一定要充分暴露,应在适宜的自然光线下进行,观察搏动、蠕动及肿块轮廓等时,应在侧面来的光线下观察。

(二)触诊

护士通过手的感觉来判断患者器官或组织物理特征的一种检查方法。触诊适用于身体各部位的检查,尤其以腹部检查更为重要。触诊可以进一步确定视诊所不能肯定的体征,并补充视诊所不能观察到的情况,如温度、湿度、震颤、波动感、摩擦感以及肿块的位置、大小、移动度、压痛、表面性质、硬度等。手的感觉以指腹和掌指关节的掌面皮肤最为敏感,因此触诊时多用这两个部位。

触诊前护士应向患者讲清检查的目的和配合动作,触诊时要注意:①触诊的手要温暖轻柔,避免引起患者精神和肌肉紧张。②护士站在患者的右侧。面向患者,密切观察患者的面部表情。③采取适宜的位置,如检查腹部时,患者取仰卧位,两腿屈膝,以使腹肌放松;检查脾脏、肾脏也可嘱患者取侧卧位;检查下腹部时应嘱患者先排尿或排便,避免将充盈的膀胱或肠腔内粪便误认为腹内肿块。④触诊时应从健侧开始,渐及疑有病变处,动作由浅入深。触诊时,由于目的不同而施加的压力有轻有重,因而可分为浅部触诊法和深部触诊法两种。

1.浅部触诊法

护士将右手平放在被检查的部位上,利用掌指关节和腕关节的协同动作轻柔地进行滑动触摸。适用于检查体表浅在病变,如浅部包块、皮肤温度、脉搏、心尖冲动、阴囊和精索等。

2.深部触诊法

护士用一手或两手重叠,由浅入深,逐渐加压,以达深部。适用于检查腹腔脏器等。根据检查目的和手法不同,又可分为深部滑行触诊法、双手触诊法、深压触诊法及冲击触诊法。

(1)深部滑行触诊法:检查者用稍弯曲并拢的第二、三、四指末端,逐渐触向腹腔的脏器或包块,在被触及的脏器或包块上做上下左右的滑动触摸,以了解其形状、大小、硬度、活动度、有无压痛和表面情况等。适用于腹腔和盆腔的深部检查。

(2)双手触诊法:用左手置于被检查脏器或包块后部,并将被检查部位推向右手方向,达到固定作用。适用于肝、脾、肾及腹部肿块等检查。

(3)深压触诊法:用一两个手指逐渐深压,以探测腹腔深部病变的压痛点,如阑尾压痛点、胆囊压痛点等。检查反跳痛时,则是在深压的基础上迅速将手抬起,询问患者有无疼痛加剧或观察面部是否出现痛苦表情。

(三)叩诊

叩诊是用手指叩击或手掌拍击被检查部位体表,使之震动而产生音响,并根据其震动和音响特点来判断被检查部位脏器状态有无异常的一种检查方法。适用于检查脏器的位置、大小、形状和密度,如确定肺下界、胸膜的病变及胸膜腔中有无液体和气体及其量的多少、肺部病变大小与性质、心界的大小、肝脾的边界、腹水的有无与量、膀胱有无充盈等。

1.叩诊方法

由于叩诊的目的和手法不同,叩诊方法可分为以下两种。

(1)直接叩诊法:护士用右手中间三指的掌面直接拍击被检查部位,借拍击的音响和指下的振动感觉来判断病变情况。适用于检查胸部或腹部面积较广泛的病变,如胸膜粘连或增厚、大量胸腔积液或腹水等。

(2)间接叩诊法:护士用左手中指第二节指骨紧贴于被叩诊部位,其余手指稍微抬起,勿与体表接触;右手手指自然弯曲,以中指指端叩击左手中指第二节指骨前端;叩击方向应与被叩部位的体表垂直,叩诊时应以腕关节与掌指关节的活动为主,避免肘关节及肩关节参与活动;叩击动作要灵活、短促又富有弹性;叩击后右手中指应立即抬起,在一个部位叩诊时,每次只需连续叩击2~3下,不明确时,可再叩击2~3下;时间间隔均匀,用力大小相同。叩诊时要随时注意与对称部位的比较;要注意听取叩诊所产生的音响,以便正确判断叩诊音的变化。

2.叩诊音

被叩击部位的组织或器官因密度、弹性、含气量及与体表间距离不同,故在叩击时可产生不同的音响。根据音调高低、音响的强弱、振动时间长短的不同,叩诊音可分为清音、鼓音、过清音、浊音和实音。

(1)清音:是一种音调低、音响较大、振动持续时间较长的叩诊音。为正常肺部的叩诊音,提示肺组织弹性、含气量、密度正常。

(2)鼓音:是一种和谐的低音、与清音相比音响更强、振动持续时间也较长的叩诊音。在叩击含大量气体的空腔器官时产生,如正常的胃泡区及腹部。病理情况下,可见于气胸、肺内大空洞、气腹等。

(3)过清音:是属于鼓音范畴的一种变音,介于清音和鼓音之间,与清音相比音调较低、音响较强的叩诊音。临床上主要见于肺组织含气量增多、弹性减弱时,如肺气肿。

(4)浊音:是一种音调较高、音响较弱、振动持续时间较短的叩诊音。在叩击被少量含气组织覆盖的实质性脏器时产生,如心脏的左、右缘或肝脏上部被肺边缘所覆盖的部位。病理状态下,可见于肺炎,由肺组织含气量减少所致。

(5)实音:亦称绝对浊音,较浊音音调更高、音响更弱、振动持续时间更短的叩诊音。在叩击未被含气组织覆盖的实质件脏器时产生,如心、肝等。病理情况下,可见于大量胸腔积液、肺实变等。

3.叩诊注意事项

(1)环境应安静,注意保暖。

(2)充分暴露被检查部位,肌肉放松。

(3)根据叩诊部位的不同,选择适当的叩诊方法和体位,并注意对称部位的比较。

(4)除注意辨别叩诊音的变化外,还要注意指下振动感的差异。

(四)听诊

听诊是直接用耳或借助听诊器听取患者体内某些脏器活动时发出的声音而判断正常与否的一种检查方法,在呼吸、循环系统的疾病诊断中十分重要。听诊方法可分直接听诊法和间接听诊法两种。

1.直接听诊法

直接听诊法是用耳直接贴附在患者体表进行听诊,仅用于特殊或紧急情况下。

2.间接听诊法

间接听诊法是借助听诊器进行听诊的方法,此法方便,可在任何体位使用,对听诊部位的声音还有一定的放大作用。应用范围很广,除可用于心、肺、腹部听诊外,还可听血管音、骨摩擦音等。

听诊器由耳件、体件和软管三部分组成。体件常用的有钟型和膜型两种,钟型适用于听取低音调的声音,如二尖瓣的雷鸣样舒张期杂音;鼓型适用于听取高音调的声音,如主动脉瓣关闭不全的叹气样舒张期杂音、呼吸音、肠鸣音等。

听诊的注意事项:①听诊前应注意听诊器耳件方向是否正确及管腔是否通畅。②听诊时,环境要安静、温暖、避风,寒冷可引起患者肌束颤动而产生附加音。③听诊器的体件要紧贴于被检查部位,避免太紧、太松或与皮肤摩擦而产生附加音。④听诊时注意力要集中,听诊肺部时要摒除心音的干扰,听心音时要摒除呼吸音的干扰。

(五)嗅诊

嗅诊是用嗅觉来辨别发自患者的各种气味及与其健康状况关系的检查方法。这些气味可来自皮肤、黏膜、呼吸道、胃肠道、分泌物、呕吐物、排泄物、脓液或血液等。通过嗅诊可为临床护理提供有价值的资料。

1.痰液味

正常痰液无特殊气味。血腥味见于大量咯血者,恶臭味提示厌氧菌感染。

2.脓液味

脓液恶臭者提示有气性坏疽或厌氧菌感染的可能。

3.呕吐物

酸臭味提示食物在胃内滞留时间过长,见于幽门梗阻患者。

4.呼气味

浓烈的酒味见于酒后;大蒜味见于有机磷中毒患者;烂苹果味见于糖尿病酮症酸中毒患者;氨味见于尿毒症患者;肝腥味(肝臭)见于肝性脑病患者。

5.粪便味

腐败性粪臭味多因消化不良而引起;腥臭味见于细菌性痢疾患者。

6.尿液味

浓烈的氨味见于膀胱炎,因尿液在膀胱内被细菌发酵所致。

(朱　霞)

第八节　体检科护士的职责

一、体检科护士长职责

体检科护士长在体检科主任的领导下,履行下列职责。

(1)全面负责体检科护理部的日常管理工作。

(2)组织拟制体检科护理工作计划和管理制度。

(3)安排体检科护理人员的日常管理、培训、排班、考勤等各项工作。

(4)组织领导体检科护理教学、科研、业务训练、技术考核工作。

(5)组织落实各项护理规章制度和技术操作常规,并监督检查。

(6)组织体检科护理交班和护理巡查,分析体检科护理、心理服务工作质量和安全情况。

(7)负责安排各岗位护士的具体工作,根据需要进行适当调整,提出本科室护理人员调整的建议。

(8)做好与各部门协调工作,加强医护配合。

(9)掌握每天预约的参检人数、人员组成和具体要求,合理安排人员。

(10)负责体检体检科消毒隔离制度的修订和组织实施。

(11)负责对体检科的内部环境的全面管理。

(12)做好护理相关部门每月的物耗预算上报及日报、月报统计工作。

(13)指导体检科护理人员开展新业务、新技术和信息化项目的应用。

(14)完成体检科主任交办其他工作。

二、前台护士职责

(1)在护士长的领导下进行工作。

(2)提前15分钟到岗,做好体检前准备工作。

(3)负责制作、发放受检客人的《体检指引单》,嘱客人填写个人资料。

(4)负责向受检客人发放标本管(尿、便、尿 TCT 等标本),并负责说明标本管使用方法及注意事项。

(5)熟悉各检测项目、目的、价格等内容,做到熟练掌握。

(6)负责体检客人临时加减项目的录入与确认。

(7)体检结束后,负责收集《体检指引单》并进行认真仔细的查对,防止体检表遗失或体检漏项,一旦发现立即联系相关部门予以弥补。

(8)负责每天体检统计工作,与财务核对个检、团检收费和体检单项收费总额,填写体检日报表。

(9)负责为个检客人开具收费单。

(10)负责做好《体检指引单》在前台期的临时管理与交接工作。

(11)负责做好体检客人的相关咨询与解释工作。

(12)负责做好待查、漏查项目的统计,并在规定时间向外联人员上报及时通知客人补检。

三、导检护士职责

(1)在护士长和主管护士的领导下进行工作。

(2)负责迎接与指引体检客人。

(3)负责协助客人办理存包手续。

(4)负责体检客人体检顺序的组织,根据客人的多少,合理安排体检顺序(餐前餐后)。

(5)对空腹项目检查完毕的客人,引导其用餐。

(6)随时根据体检流程情况合理安排检测项目,防止科室忙闲不均,减少客人等候时间。

(7)维持现场秩序,做好客人的疏导工作。

(8)熟悉各检查项目、目的、价格等内容,耐心回答受检客人提出的问题。

(9)对检查完毕的客人嘱其将《体检指引单》交到前台。

(10)负责指导、监督保洁人员将体检客户的尿、便标本及时收集送至检验科。

(11)负责及时收集妇科检查标本,并及时送至检验科。

(12)负责更换体检公共场所的饮用水。

(13)协助相关人员做好客户投诉的处理工作。

四、测量血压、身高、体重室护士职责

（1）在护士长的领导下进行工作。

（2）负责体检客人的身高、体重、血压的测量。

（3）负责体检前的准备工作，检查测量仪器是否正常，确保检测数据准确无误。

（4）熟练掌握测量方法、步骤及注意事项，准确记录测量结果。

（5）认真核对受检者姓名、性别及检测项目，防止测量或记录错误。

（6）对异常血压要进行复测并与相关科室联系。

（7）负责测量仪器的使用与保管，需要维修时，要提前申报，不得影响体检工作。

五、采血室护士职责

（1）在护士长的领导下进行工作。

（2）负责体检客人的血液采集工作。

（3）严格执行无菌技术操作规程，熟练掌握静脉穿刺技术。

（4）认真执行"三查七对"制度，核对化验单与客人的名字并与客人确认，一旦发现有误，须速与前台核对。

（5）严格执行一次性医疗用品的使用管理有关规定，做到一人、一针、一管、一巾、一条止血带。

（6）按照医疗废物管理规定，负责对使用过的棉签和一次性注射器的处理，并及时送交收集地点集中管理。

（7）做好当日工作量的核对、登记、统计工作（体检表、化验单、外送标本等）。

（8）负责采血物品的请领和保管，并做好使用消耗登记。

（9）负责采血室内的消毒工作。

（10）负责收集整理各科检查报告。

（朱　霞）

第四章

神经内科护理

第一节 癫　痫

一、疾病概述

癫痫是由不同病因导致脑部神经元高度同步化异常放电所引起的,以短暂性中枢神经系统功能失常为特征的慢性脑部疾病。癫痫是发作性意识丧失的常见原因。因异常放电神经元的位置和异常放电波及的范围不同,患者可表现为感觉、运动、意识、精神、行为、自主神经功能障碍。每次发作或每种发作的过程称为痫性发作。

癫痫是一种常见病,流行病学调查显示其发病率为 $5‰\sim7‰$,全国有 650 万~910 万患者。癫痫可见于各个年龄组,青少年和老年是癫痫发病的两个高峰年龄段。

(一)相关病理生理

癫痫的病理改变呈现多样化,我们通常将癫痫病理改变分为两类,即引起癫痫发作的病理改变和癫痫发作引起的病理改变,这对于明确癫痫的致病机制及寻求外科手术治疗具有十分重要的意义。

海马硬化肉眼可见海马萎缩、坚硬,组织学表现为双侧海马硬化病变多呈现不对称性,往往发病一侧有明显的海马硬化表现,而另一侧海马仅有轻度的神经元脱失。镜下典型表现是神经元脱失和胶质细胞增生,且神经元的脱失在癫痫易损区更为明显。

(二)发病机制

神经系统具有复杂的调节兴奋和抑制的机制,通过反馈活动,使任何一组神经元的放电频率不会过高,也不会无限制的影响其他部位,以维持神经细胞膜电位的稳定。无论是何种原因引起的癫痫,其电生理改变是一致的,即发作时大脑神经元出现异常的、过度的同步性放电。其原因为兴奋过程的过盛、抑制过程的衰减和/或神经膜本身的变化。脑内最重要的兴奋性递质为谷氨酸和天门冬氨酸,其作用是使钠离子和钙离子进入神经元,发作前,病灶中这两种递质显著增加。不同类型癫痫的发作机制可能与异常放电的传播有关:异常放电被局限于某一脑区,表现为局灶性发作;异常放电波及双侧脑部,则出现全面性癫痫;异常放电在边缘系统扩散,引起复杂部分性发作,异常放电传至丘脑神经元被抑制,则出现失神发作。

(三)病因与诱因

癫痫病根据其发病原因的不同通常分原发性(也称特发性)癫痫、继发性(也称症状性)癫痫,以及隐源性癫痫。

原发性癫痫病指病因不清楚的癫痫，目前临床上倾向于由基因突变和某些先天因素所致，有明显遗传倾向。继发性癫痫病是由多种脑部器质性病变或代谢障碍所致，这种癫痫病比较常见。

影响癫痫诱因评估如下。

1.年龄

特发性癫痫与年龄密切相关。婴儿痉挛症在1岁内起病，6～7岁为儿童失神发作的发病高峰期，肌阵挛发作在青春期前后起病。

2.遗传因素

在特发性和症状性癫痫的近亲中，癫痫的患病率分别为1%～6%和1.5%，高于普通人群。

3.睡眠

癫痫发作与睡眠-觉醒周期关系密切，全面强直-阵挛发作常发生于晨醒后，婴儿痉挛症多于醒后和睡前发作。

4.环境因素

睡眠不足、疲劳、饥饿、便秘、饮酒、情绪激动等均可诱发癫痫发作，内分泌失调、电解质紊乱和代谢异常均可影响神经元放电阈值而导致癫痫发作。

（四）临床表现

癫痫的临床发作有2个主要特征。

1.共性

所有癫痫发作都有的共同特征，包括发作性、短暂性、重复性、刻板性。

2.个性

不同类型癫痫所具有的特征，如全身强直-阵挛性发作的特征是意识丧失、全身强直性收缩后有阵挛的序列活动；失神发作的特征是突然发生、迅速终止的意识丧失；自动症的特征是伴有意识障碍的，看似有目的，实际无目的的行动，发作后遗忘是自动症的重要特征。

评估癫痫的临床表现时，需了解癫痫整个发作过程如发作方式、发病频率、发作持续时间，包括当时环境，发作时姿态、面色、声音、有无阵挛性抽搐和喷沫，有无自主神经症状、自动症或行为、精神失常及发作持续时间等。

癫痫每次发作及每种发作的短暂过程称为痫性发作。依据发作时的临床表现和脑电图特征可将痫性发作分为不同临床类型。

（五）癫痫发作分类

1.部分性发作

部分性发作包括单纯部分性发作、复杂部分性发作、部分性继发全身性发作三类。

（1）单纯部分性发作：除具有癫痫的共性外，发作时意识始终存在，发作后能复述发作的生动细节是单纯部分性发作的主要特征。①运动性发作：身体某一局部发生不自主抽动，多见于一侧眼睑、口角、手指或足趾也可波及一侧面部肢体。②感觉性发作：一侧肢体麻木感和针刺感，多发生于口角、手指、足趾等部位，特殊感觉性发作可表现为视觉性（闪光、黑矇）、听觉性、嗅觉性和味觉性发作。③自主神经性发作：全身潮红、多汗、呕吐、腹痛、面色苍白、瞳孔散大等。④精神性发作：各种类型的记忆障碍（似曾相识、强迫思维）、情感障碍（无名恐惧、忧郁、愤怒等）、错觉（视物变形、声音变强或变弱）、复杂幻觉等。

（2）复杂部分性发作：占成人癫痫发作的50%以上，有意识障碍，发作时对外界刺激无反应，以精神症状及自动症为特征，病灶多在颞叶，故又称颞叶癫痫。①自动症：指在癫痫发作过程中或发作后意识模糊状态下出现的具有一定协调性和适应性的无意识活动。自动症均在意识障碍的基础上发生,表现为反复咀嚼、舔唇、或反复搓手、不断穿衣、解衣扣,也可表现为游走、奔跑、乘车上船,还可以出现自言自语、唱歌、或机械重复原来的动作。②仅有意识障碍。③先有单纯部分性发作,继之出现意识障碍。④先有单纯部分性发作,后出现自动症。

(3)部分性继发全身性发作:先出现部分性发作,随之出现全身性发作。

2.全面性发作

最初的症状学和脑电图提示发作起源于双侧脑部者,这种类型的发作多在发作初期就有意识丧失。

(1)强直-阵挛发作:意识丧失和全身抽搐为特征,表现全身骨骼肌持续性收缩,四肢强烈伸直,眼球上翻,呼吸暂停,喉部痉挛,发出叫声,牙关紧闭,意识丧失。持续10秒后出现细微的震颤,继而出现连续、短促、猛烈的全身屈曲性痉挛,阵挛的频率达到高峰后逐渐减慢至停止,一般持续30秒左右。阵挛停止后有5～8秒的肌肉弛缓期,呼吸先恢复,心率、血压、瞳孔等恢复正常,可发现大小便失禁,5～10分钟意识才完全恢复。

(2)强直性发作:表现为与强直-阵挛性发作中强直期的表现,常伴有明显的自主神经症状如面色苍白等。

(3)阵挛性发作:类似全身强直-阵挛性发作中阵挛期的表现。

(4)失神发作:儿童期起病,青春期前停止发作。发作时患者意识短暂丧失,停止正在进行的活动,呼之不应,两眼凝视不动,可伴咀嚼、吞咽等简单的不自主动作,或伴失张力如手中持物坠落等。发作过程持续5～10秒,清醒后无明显不适,继续原来的活动,对发作无记忆。每天发作数次至数百次。

(5)肌阵挛发作:头、颈、躯干和四肢突然短暂单次或反复肌肉抽动,累及一侧或两侧肢体的某一肌肉的一部分或整块肌肉,甚至肌群。发作常不伴有意识障碍,睡眠初醒或入睡过程易犯,还可呈成串发作。累及全身时常突然倒地或从椅子中弹出。

(6)失张力发作:部分或全身肌肉张力突然降低导致垂颈、张口、肢体下垂和跌倒。持续数秒至1分钟。

(六)辅助检查

脑电图、脑电地形图、动态脑电图监测:可见明确病理波、棘波、尖波、棘-慢波或尖-慢波。如为继发性癫痫应进一步行头颅 CT、头颅 MRI、MRA、DSA、PET 等检查评估,发现相应的病灶。

脑电生理检查是诊断癫痫的首选检查,脑电图检查(EEG)是将脑细胞微弱的电活动放大10^6倍而记录下来,癫痫波常为高波幅的尖波、棘波、尖慢波或棘慢综合波。

应用视频脑电图系统可进行较长时间的脑电图记录和患者的临床状态记录,使医师能直接观察到脑电图上棘波发放的情况及患者临床发作的情况,可记录到多次睡眠 EEG,尤其是在浅睡状态下发现异常波较清醒状态可提高80%,为癫痫的诊断、致痫灶的定位及癫痫的分型提供可靠的依据。

影像学检查是癫痫定位诊断的最佳手段。CT 和 MRI 检查可以了解脑组织形态结构的变化,进而作出病变部位和性质的诊断。

(七)治疗原则

(1)药物治疗为主,达到控制发作或最大限度地减少发作次数;没有或只有轻微的不良反应;尽可能不影响患者的生活质量。

（2）病因治疗：有明确病因者首先进行病因治疗，如手术切除颅内肿瘤、药物治疗寄生虫感染、纠正低血糖、低血钙等。

（3）发作时治疗：立即让患者就地平卧；保持呼吸道通畅，吸氧；防止外伤及其他并发症；应用地西泮或苯妥英钠预防再次发生。

（4）发作间歇期治疗：服用抗癫痫药物。

二、护理评估

（一）一般评估

1.生命体征

癫痫发作时心率增快，血压升高。由于患者意识障碍，牙关紧闭，呼吸道分泌物增多等因素影响，很可能导致呼吸减慢甚至暂停，引起缺氧。

2.患者主诉

（1）诱因：发病前有无疲劳、饥饿、便秘、经期、饮酒、感情冲动、一过性代谢紊乱和变态反应等因素影响；过去是否患者什么重要疾病，如颅脑外伤、脑炎、脑膜炎、心脏疾病；家族成员是否有癫痫患者或与之相关疾病者。

（2）发作症状：发作时有无意识障碍、时间和地点的定向障碍、记忆丧失，身体或局部的不自主抽动程度及持续时间。

（3）发病形式：发作的频率，持续时间及复发的时间，症状的部位、范围、性质、严重程度等。

（4）既往检查、治疗经过及效果，是否有遵医嘱治疗。目前情况包括使用药物的名称、剂量、用法和有无不良反应。

3.相关记录

患者年龄、性别、体重、体位、饮食、睡眠、皮肤、出入量、NIHSS 评分、GCS 评分、Norton 评分、吞咽功能障碍评定、癫痫发作评估表等记录结果。

（二）身体评估

1.头颈部

患者意识是否清楚，是否存在感觉异常和幻觉现象。眼睑是否抬起，眼球是否上窜或向一侧偏转，两侧瞳孔是否散大、瞳孔对光反射是否消失；角膜反射是否正常。面部表情是否淡漠、颜色是否发绀，有无面肌抽动。有无牙关紧闭、口舌咬伤，吞咽困难、饮水呛咳，有无声音嘶哑或其他语言障碍。咽反射是否存在或消失。

2.胸部

肺部听诊是否异常，防止舌后缀或口鼻分泌物阻塞呼吸道。

3.腹部

患者有无腹胀，有无大、小便失禁，并观察大小便的颜色、量和性质，听诊肠鸣音有无减弱。

4.四肢

四肢有无震颤、抽搐、肌阵挛等不自主运动或瘫痪，四肢有无外伤等。四肢肌力及肌张力，痛刺激有无反应。抽搐后肢体有无脱臼。

（三）心理-社会评估

癫痫是一种慢性疾病，且顽固性癫痫长期反复发作，严重影响日常工作学习，降低生活质量，加之担心随时可能发作，患者不但忍受着躯体的痛苦，还受着家庭的歧视、社会的偏见，而这一切深深地影响患者的身心健康,患者有时会感到恐惧、焦虑、紧张、情绪不稳等,因此对癫痫患者进行社会心理评估,进行思想上的疏导,使其生活在一个良好的生活环境里,从而保持愉快的心情、良好的情绪以积极的态度面对疾病。

目前癫痫患者社会心理评估主要包括语言能力测试、记忆能力测试、智力水平测试,以及生活质量评估。

(四)用药评估

癫痫患者用药评估包含以下几个方面:用药依从性(包括漏服情况和按时用药情况)、对药品知识的知晓程度、患者用药的合理性(包括平均用药品种数和按等间隔用药情况)、癫痫症状的控制情况,以治疗前3个月内患者的各种发作类型发作频度记录为基线,与治疗后6个月的发作频度进行比较,以发作频度减少50%为有效标准、患者用药的安全性(包括出现药品不良反应和血药浓度监测)情况、患者的复诊率及对用药教育的满意度。

三、护理诊断

(一)有窒息的危险

有窒息的危险与癫痫发作时意识丧失、喉痉挛、口腔和气道分泌物增多有关。

(二)有受伤的危险

有受伤的危险与癫痫发作时意识突然丧失,判断力失常有关。

(三)知识缺乏

缺乏长期、正确服药的知识。

(四)气体交换受损

气体交换受损与癫痫持续状态、喉头痉挛所致呼吸困难或肺部感染有关。

(五)潜在并发症

脑水肿、酸中毒、水及电解质紊乱。

四、护理措施

(一)保持呼吸道通畅

置患者于头低侧卧位或平卧位头偏向一侧;松开领带和衣扣,解开腰带;取下活动性义齿,及时清除口腔和鼻腔分泌物;立即放置压舌板,必要时用舌钳将舌拖出,防止舌后坠阻塞呼吸道;癫痫持续状态者插胃管鼻饲,防止误吸,必要时备好床旁吸引器和气管切开包。

(二)病情观察

密切观察生命体征及意识、瞳孔变化,注意发作过程中有无心率增快、血压升高、呼吸减慢或暂停、瞳孔散大、牙关紧闭、大小便失禁等;观察并记录发作的类型、发作频率与发作持续时间;观察发作停止后患者意识完全恢复的时间,有无头痛、疲乏及行为异常。

(三)发作期安全护理

告知患者有前驱症状时立即平卧;活动状态时发作,陪伴者应立即将患者缓慢置于平卧位,防止外伤,切忌用力按压患者抽搐肢体,以防骨折和脱臼;将压舌板或筷子、纱布、手绢、小布卷等置于患者口腔一侧上下臼齿之间,防止舌、口唇和颊部咬伤;用棉垫或软垫对跌倒时易擦伤的关节加以保护;癫痫持续状态、极度躁动或发作停止后意识恢复过程中有短时躁动的患者,应由专人守护,加保护性床栏,必要时用约束带适当约束。遵医嘱立即缓慢静脉注射地西泮,快速静脉滴注甘露醇,注意观察用药效果和有无出现呼吸抑制,肾脏损害等不良反应。

(四)发作间期安全护理

给患者创造安全、安静的休息环境,保持室内光线柔和,无刺激;床两侧均安装带床栏套的床栏;床旁桌上不放置热水瓶,玻璃杯等危险物品。对于有癫痫发作病史并有外伤病史的患者,在病室内显著位置放置"谨防跌倒,小心舌咬伤"的警示牌,随时提醒患者、家属及医护人员做好防止发生意外的准备。

(五)心理护理

对癫痫患者心理问题疏导应从其原因入手,建立良好的沟通技巧,通过鼓励、疏导的方式解除其精神负担,进行情感交流,提高自尊和自信,以积极配合治疗。同时消除患者家属的偏见和歧视,使患者得到家庭的支持,以提高治疗效果。

(六)健康教育

1.服药指导

讲解按医嘱规范用药的重要意义,特别强调按期限、按时间、按用量服药对病情控制的重要性,擅自停、换药物和私自减量对机体的危害,强化患者或家属重视疾病及服药,积极配合治疗,如有漏服,一般在下一次服药时补上。定期检测血药浓度,并调整药物剂量。

2.生活指导

对患者和家属进行癫痫知识的宣教,如疾病的病因、发病机制、症状、治疗等,宣教中与患者建立良好的护患关系,进行全程健康教育、个体化教育。癫痫患者生活中要注意生活规律、注意休息、保持充足的睡眠、适当运动、增强机体抵抗力,避免剧烈运动,尽量避免疲劳和减少参加一些带电磁辐射的娱乐活动。不宜从事高空、水上作业、驾驶等带有危险性的工作。饮食宜清淡,不吃辛辣刺激性食物和兴奋性食品如可乐、浓茶等,戒烟酒,保持大便通畅。告知患者外出时随身携带写有姓名、年龄、所患疾病、住址、家人联系方式的信息卡。在病情未得到良好控制时,室外活动或外出就诊时应有家属陪伴,佩戴安全帽。特发性癫痫且有家族史的女患者,婚后不宜生育,双方均有癫痫,或一方有癫痫,另一方有家族史者不宜结婚。

3.就诊指标

患者出现意识障碍,精神障碍,某一局部如眼睑、口唇、面部甚至四肢肌肉不自主抽动,口吐白沫等症状时应立即就诊;服药期间应定期复诊,查血常规、肝功能和血药浓度,监控药物疗效及不良反应,调整用药。

五、护理效果评价

(1)患者呼吸道通畅,无窒息发生。

(2)患者无跌倒、无损伤发生。

(3)患者癫痫控制良好,且无药物不良反应发生。

(王丽丽)

第二节 三叉神经痛

一、疾病概述

三叉神经痛是一种原因未明的三叉神经分布区内闪电样反复发作的剧痛,不伴三叉神经功能破坏的症状,又称为原发性三叉神经痛。

(一)相关病理生理

三叉神经感觉根切断术活检可见神经节细胞消失、炎症细胞浸润,神经鞘膜不规则增厚、髓鞘瓦解,轴索节段性蜕变、裸露、扭曲、变形等。

(二)病因与诱因

原发性三叉神经痛病因尚未完全明了,周围学说认为病变位于半月神经节到脑桥间部分,是由于多种原因引起的压迫所致;中枢学说认为三叉神经痛为一种感觉性癫痫样发作,异常放电部位可能在三叉神经脊束核或脑干。

发病机制迄今仍在探讨之中。较多学者认为是各种原因引起三叉神经局部脱髓鞘产生异位冲动,相邻轴索纤维伪突触形成或产生短路,轻微痛觉刺激通过短路传入中枢,中枢传出冲动亦通过短路传入,如此叠加造成三叉神经痛发作。

(三)临床表现

(1)70%～80%的病例发生在40岁以上,女性稍多于男性,多为一侧发病。

(2)以面部三叉神经分布区内突发的剧痛为特点,似触电、刀割、火烫样疼痛,以面颊部、上下颌或舌疼痛最明显;口角、鼻翼、颊部和舌等处最敏感,轻触、轻叩即可诱发,故有"触发点"或"扳机点"之称。严重者洗牙、刷牙、谈话、咀嚼都可以诱发,以致不敢做这些动作。发作时患者常常双手紧握拳或握物、或用力按压痛部,或用手擦痛部,以减轻疼痛。因此,患者多出现面部皮肤粗糙,色素沉着、眉毛脱落等现象。

(3)每次发作从数秒至2分钟。其发作来去突然,间歇期完全正常。

(4)疼痛可固定累及三叉神经的某一分支,尤其以第二、三支多见,也可以同时累及两支,同时三支受累者少见。

(5)病程可呈周期性,开始发作次数较少,间歇期长,随着病程进展使发作逐渐频繁,间歇期缩短,甚至整日疼痛不止。本病可以缓解,但极少自愈。

(6)原发性三叉神经痛者神经系统检查无阳性体征。继发性三叉神经疼痛,多伴有其他脑神经及脑干受损的症状及体征。

(四)辅助检查

1.螺旋CT检查

螺旋CT检查能更好地显示颅底三孔区正常和病理的颅脑组织结构和骨质结构。对于发现和鉴别继发性三叉神经痛的原因及病变范围尤为有效。

2.MRI综合成像

快速梯度回波(FFE)加时间飞跃法即TOF法技术。它可以同时兼得三叉神经和其周围血管的影像,已作为 MRI 对于三叉神经痛诊断和鉴别诊断的首选检查。

(五)治疗原则

1.药物治疗

卡马西平首选,开始为 0.1 g,2 次/天,以后每天增加 0.1 g,最大剂量不超过 1.0 g/d。直到疼痛消失,然后再逐渐减量,最小有效维持剂量常为 0.6～0.8 g/d。如卡马西平无效可考虑苯妥英钠 0.1 g 口服3 次/天。如两药无效时可试用氯硝西泮6～8 mg/d 口服。40％～50％病例可有效控制发作,25％疼痛明显缓解。可同时服用大剂量维生素 B$_{12}$,1 000～2 000 μg,肌内注射,2～3 次/周,4～8 周为 1 个疗程,部分患者可缓解疼痛。

2.经皮半月神经节射频电凝治疗法

采用射频电凝治疗对大多数患者有效,可缓解疼痛数月至数年。但可致面部感觉异常、角膜炎、复视、咀嚼无力等并发症。

3.封闭治疗

药物治疗无效者可行三叉神经纯乙醇或甘油封闭治疗。

4.手术治疗

以上治疗长达数年无效且又能耐受开颅手术者可考虑三叉神经终末支或半月神经节内感觉支切断术,或行微血管减压术。手术治疗虽然止痛疗效良好,但也有可能失败,或产生严重的并发症,术后复发,甚至有生命危险等。因此,只有经过上述几种治疗后仍无效且剧痛难忍者才考虑手术治疗。

二、护理评估

(一)一般评估

1.生命体征

一般无特殊。

2.患者的主诉

有无三叉神经痛的临床表现。

3.相关记录

患者神志、年龄、性别、体重、体位、饮食、睡眠、皮肤等记录结果。尤其疼痛的评估包括对疼痛程度、疼痛控制及疼痛不良作用的评估。主要包括以下 3 个方面。

(1)疼痛强度的单维测量。

(2)疼痛分成感觉强度和不愉快两个维度来测量。

(3)对疼痛经历的感觉、情感及认知评估方面的多维评估。

(二)身体评估

1.头颈部

(1)角膜反射:患者向一侧注视,用捻成细束的棉絮由外向内轻触角膜,反射动作为双侧直接和间接的闭眼活动。角膜反射可以受多种病变的影响。如一侧三叉神经受损造成角膜麻木时,刺激患侧角膜则双侧均无反应,而在做健侧角膜反射时,仍可引起双侧反应。

(2)腭反射:用探针或棉签轻刺软腭弓、咽腭弓边缘,正常时可引起腭帆上提,伴恶心或呕吐反应。当一侧反射消失,表明检查侧三叉神经、舌咽神经和迷走神经损害。

(3)眉间反射:用叩诊锤轻轻叩击两眉之间的部位,可出现两眼轮匝肌收缩和两眼睑闭合。

一侧三叉神经及面神经损害,均可使该侧眉间反射减弱或消失。

(4)运动功能的评估:检查时,首先应注意观察患者两侧颞部及颌部是否对称,有无肌萎缩,然后让患者用力反复咬住磨牙,检查时双手掌按触两侧咬肌和颞肌,如肌肉无收缩,或一侧有明显肌收缩减弱,即有判断价值。另外,可嘱患者张大口,观察下颌骨是否有偏斜,如有偏斜证明三叉神经运动支受损。

(5)感觉功能的评估:检查时,可用探针轻划(测触感)与轻刺(测痛感)患侧的三叉神经各分布区的皮肤与黏膜,并与健侧相比较。如果痛觉丧失时,需再做温度觉检查,以试管盛冷热水试之。可用两支玻璃管分盛 $0\sim10\ ℃$ 的冷水和 $40\sim50\ ℃$ 温水交替地接触患者的皮肤,请其报出"冷"和"热"。

2.胸部

无特殊。

3.腹部

无特殊。

4.四肢

无特殊。

(三)心理-社会评估

1.疾病知识

患者对疾病的性质、过程、防治及预后知识的了解程度。

2.心理状况

了解疾病对其日常生活、学习和工作的影响,患者能否面对现实、适应角色转变,有无人格改变、反应迟钝、记忆力及计算力下降或丧失等精神症状。

3.社会支持系统

了解家庭的组成、经济状况、文化教育背景;家属对患者的关心、支持,以及对患者所患疾病的认识程度;了解患者的工作单位或医疗保险机构所能承担的帮助和支持情况;患者出院后的继续就医条件,居住地的社区保健资源或继续康复治疗的可能性。

(四)辅助检查结果的评估

1.常规检查

一般无特殊,注意监测肝、肾功能有无异常。

2.头颅 CT

颅底三孔区的颅脑组织结构和骨质结构有无异常。

3.MRI 综合成像

三叉神经和其周围血管的影像有无异常。

(五)常用药物治疗效果的评估

1.卡马西平

(1)用药剂量、时间、方法的评估与记录。

(2)不良反应的评估:头晕、嗜睡、口干、恶心、消化不良等,多可消失。出现皮疹、共济失调、昏迷、肝功能受损、心绞痛、精神症状时需立即停药。

(3)血液系统毒性反应的评估:本药最严重的不良反应,但较少见,可产生持续性白细胞减少、单纯血小板减少及再生障碍性贫血。

2.苯妥英钠

（1）服用药物的具体情况：是否餐后服用，主要剂型、剂量与持续用药时间。

（2）不良反应的评估：本品不良反应小，长期服药后常见眩晕、嗜睡、头晕、恶心、呕吐、厌食、失眠、便秘、皮疹等反应，亦可有变态反应。有时有牙龈增生（儿童多见，并用钙盐可减轻），偶有共济失调、白细胞减少、巨细胞贫血、神经性震颤；严重时有视力障碍及精神错乱、紫癜等。长期服用可引起骨质疏松，孕妇服用有可能致胎儿畸形。

3.氯硝西泮

（1）服用药物的具体情况：是否按时服用，主要剂型、剂量与持续用药时间。

（2）不良反应的评估：最常见的不良反应为嗜睡和步态不稳及行为紊乱，老年患者偶见短暂性精神错乱，停药后消失。偶有一过性头晕、全身瘙痒、复视等不良反应。对孕妇及闭角性青光眼患者禁用。对肝、肾功能有一定的损害，故对肝、肾功能不全者应慎用或禁用。

三、护理诊断

（一）疼痛
面颊、上下颌及舌疼痛与三叉神经受损（发作性放电）有关。

（二）焦虑
焦虑与疼痛反复、频繁发作有关。

四、护理措施

（一）避免发作诱因
由于本病为突然、反复发作的阵发性剧痛，患者非常痛苦，加之咀嚼、哈欠和讲话均可能诱发，患者常不敢洗脸、刷牙、进食和大声说话等，故表现为面色憔悴、精神抑郁和情绪低落，应指导患者保持心情愉快，生活有规律、合理休息、适度娱乐；选择清淡、无刺激的饮食，严重者可进食流质；帮助患者尽可能减少刺激因素，如保持周围环境安静、室内光线柔和，避免因周围环境刺激而产生焦虑情绪，以致诱发或加重疼痛。

（二）疼痛护理
观察患者疼痛的部位、性质，了解疼痛的原因与诱因；与患者讨论减轻疼痛的方法与技巧，鼓励患者运用指导式想象、听轻音乐、阅读报纸杂志等分散注意力，以达到精神放松、减轻疼痛。

（三）用药护理
指导患者遵医嘱正确服用止痛药，并告知药物可能出现的不良反应，如服用卡马西平应先行血常规检查以了解患者的基本情况，用药2个月内应2周检查血常规1次。如无异常情况，以后每3个月检查血常规1次。

（四）就诊指标
出现头晕、嗜睡、口干、恶心、步态不稳、肝功能损害、皮疹和白细胞减少及时就医；患者不要随意更换药物或自行停药。

五、护理效果评价
（1）患者疼痛程度得到有效控制，达到预定疼痛控制目标。

（2）患者能正确认识疼痛并主动参与疼痛治疗护理。

(3)患者不舒适被及时发现,并予以相应处理。

(4)患者掌握相关疾病知识,遵医行为好。

(5)患者对治疗效果满意。

(王丽丽)

第三节 脑 梗 死

一、疾病概述

脑梗死又称缺血性脑卒中,是由于脑组织局部供血动脉血流的突然减少或停止,造成该血管供血区的脑组织缺血、缺氧导致脑组织坏死、软化,并伴有相应部位的临床症状和体征,如偏瘫、失语等神经功能缺失的症候。

脑梗死发病率、患病率和病死率随年龄增加,45 岁后均呈明显增加,65 岁以上人群增加最明显,75 岁以上者发病率是 45～54 岁组的 5～8 倍。男性发病率高于女性,男女比为(1.3～1.7):1。

(一)相关病理生理

动脉内膜损伤、破裂,随后胆固醇沉积于内膜下,形成粥样斑块,管壁变性增厚,使管腔狭窄,动脉变硬弯曲,最终动脉完全闭塞,导致供血区形成缺血性梗死。梗死区伴有脑水肿及毛细血管周围点状出血,后期病变组织萎缩,坏死组织被格子细胞清除,留下瘢痕组织及空腔,通常称为缺血性坏死。脑栓塞引起的梗死发生快,可产生红色充血性梗死或白色缺血性或混合性梗死。红色充血性梗死,常由较大栓子阻塞血管所引起,在梗死基础上导致梗死区血管破裂和脑内出血。大脑的神经细胞对缺血的耐受性最低,3～4 分钟的缺血即引起梗死。

(二)病因与诱因

脑血管病是神经科最常见的疾病,病因复杂,受多种因素的影响,一般根据常规把脑血管病按病因分类分为血管壁病变,血液成分改变和血流动力学改变。

流行病学研究证实,高血脂和高血压是动脉粥样硬化的两个主要危险因素,吸烟、饮酒、糖尿病、肥胖、高密度脂蛋白胆固醇降低、甘油三酯增高、血清脂蛋白增高均为脑血管病的危险因素,尤其是缺血性脑血管病的危险因素。

(三)临床表现

临床表现因梗死的部位和梗死面积而有所不同,常见的临床表现如下。

(1)起病突然,常于安静休息或睡眠时发病。起病在数小时或 1～2 天达到高峰。

(2)头痛、眩晕、耳鸣、半身不遂,可以是单个肢体或一侧肢体,也可以是上肢比下肢重或下肢比上肢重,并出现吞咽困难,说话不清,伴有恶心、呕吐等多种情况,严重者很快昏迷不醒。

(3)腔隙性脑梗死患者可以无症状或症状轻微,因其他病而行脑 CT 检查发现此病,有的已属于陈旧性病灶。这种情况以老年人多见,患者常伴有高血压、动脉硬化、高脂血症、冠心病、糖尿病等慢性病。腔隙性脑梗死可以反复发作,有的患者最终发展为有症状的脑梗死,有的患者病情稳定,多年不变。故对老年人"无症状性脑卒中"应引起重视,在预防上持积极态度。

(四)治疗原则

1.急性期治疗

(1)溶栓治疗:发病后 6 小时之内,常用药物有尿激酶、链激酶、重组组织型纤溶酶原激活剂等。

(2)脱水剂:对较大面积的梗死应及时应用脱水治疗。

(3)抗血小板聚集药:右旋糖酐-40,有心、肾疾病者慎用。此外,可口服小剂量阿司匹林,有出血倾向或溃疡病患者禁用。

(4)钙通道阻滞剂:可选用桂利嗪、盐酸氟桂利嗪(西比灵)。

(5)血管扩张剂。

2.恢复期治疗

继续口服抗血小板聚集药、钙通道阻滞剂等,但主要应加强功能锻炼,进行康复治疗,经过3～6 个月即可生活自理。

3.手术治疗

大面积梗死引起急性颅内压增高,除用脱水药以外,必要时可进行外科手术减压,以缓解症状。

二、护理评估

(一)一般评估

1.生命体征

监测患者的血压、脉搏、呼吸、体温有无异常。脑梗死的患者一般会出现血压升高。

2.患者主诉

询问患者发病时间及发病前有无头晕、头痛、恶心、呕吐等症状出现。

3.相关记录

体重、身高、上臂围、皮肤、饮食、NIHSS 评分、GCS 评分、BI(Barthel Index)等记录结果。

(二)身体评估

1.头颈部

脑梗死的患者一般都会出现不同程度的意识障碍,要注意观察患者意识障碍的类型;注意有无眼球运动受限、结膜有无水肿及眼睑闭合不全;观察瞳孔的大小及对光反射情况;观察有无口角㖞斜及鼻唇沟有无变浅,评估患者吞咽功能(洼田饮水试验结果)。

2.胸部

评估患者肺部呼吸音情况(肺部感染是脑梗死患者一个重要并发症)。

3.腹部

上腹部有无疼痛、饱胀,肠鸣音是否正常。有无大、小便失禁,并观察大小便的颜色、量和性质。

4.四肢

评估患者四肢肌力,腱反射情况,以及有无出现病例反射(如巴宾斯基征)、脑膜刺激征(如颈强直、凯尔尼格征和布鲁津斯基征)。

(三)心理-社会评估

评估患者及其照顾者对疾病的认知程度,心理反应与需求,家庭及社会支持情况,正确引导患者及家属配合治疗与护理。

(四)辅助检查评估

(1)血液检查:血脂、血糖、血流动力学和凝血功能有无异常。

(2)头部 CT 及 MRI 有无异常。

(3)DSA、MRA 及 TCD 检查结果有无异常。

三、护理诊断

(一)脑血流灌注不足

脑血流灌注不足与脑血流不足、颅内压增高、组织缺血缺氧有关。

(二)躯体移动障碍

躯体移动障碍与意识障碍、肌力异常有关。

(三)言语沟通障碍

言语沟通障碍与意识障碍或相应言语功能区受损有关。

(四)焦虑

焦虑与担心疾病预后差有关。

(五)有发生压疮的可能

有发生压疮的可能与长期卧床有关。

(六)有误吸的危险

有误吸的危险与吞咽功能差有关。

(七)潜在并发症

肺部感染、泌尿系统感染。

四、护理措施

(一)一般护理

(1)严密观察病情,监测生命体征。备齐各种急救药品、仪器。

(2)保持呼吸道通畅,及时吸痰,防止窒息。

(3)多功能监护,氧气吸入。

(4)躁动的患者给予安全措施,必要时用约束带。

(5)保证呼吸机正常工作,观察血氧、血气结果,遵医嘱对症处理。

(6)保持各种管道通畅,并妥善固定,观察引流液的色、量、性状,做好记录。

(7)做好鼻饲喂养的护理。口腔护理 2 次/天。

(8)尿管护理 2 次/天。

(9)保持肢体功能位,按时翻身,叩背,预防压疮发生。

(10)准确测量 24 小时出入量并记录。

(11)护理记录客观、及时、准确、真实、完整。严格按计划实施护理措施。

(12)患者病情变化时,及时报告医师。

(13)脑血管造影术后,穿刺侧肢体制动,观察足背动脉、血压,有病情变化及时报告医师。

(14)做好晨晚间护理,做到"两短六洁"。

（二）健康教育

1.疾病知识指导

脑梗死患者康复时间比较长,患者出院后要教会患者及家属必要的护理方法。教会患者药物的名称、用法、疗效及不良反应。介绍脑梗死的症状及体征,并与患者及其家属共同制定包括饮食、锻炼在内的康复计划,告知其危险因素。

2.就诊指标

出现肢体麻木、无力、头痛、头晕、视物模糊等症状及时就诊,定期门诊复查,积极治疗高血压、高血脂、糖尿病等疾病。

五、护理效果评价

（1）患者脑血流得到改善。

（2）患者呼吸顺畅,无误吸发生。

（3）患者躯体活动得到显著提高。

（4）患者言语功能恢复或部分恢复。

（5）患者无压疮发生。

（6）患者生活基本能够自理。

（7）患者无肺部及尿路感染或发生感染后得到及时处理。

（张景莉）

第四节　脑　出　血

一、疾病概述

脑出血(intracerebral hemorrhage,ICH)又称出血性脑卒中,是指原发性非外伤性脑实质内出血,是发病率和病死率都很高的疾病。脑出血分为继发性和原发性脑出血。继发性脑出血是由于某种原发性血管病变如血液病、结缔组织病、脑肿瘤、脑血管畸形等引发的脑出血。原发性脑出血是指在动脉硬化的基础上,脑动脉破裂出血。

（一）相关病理生理

绝大多数高血压性脑出血发生在基底节区的壳核和内囊区,约占ICH的70%。脑叶、脑干及小脑齿状核出血各占约10%。壳核出血常侵入内囊,如出血量大也可破入侧脑室,使血液充满脑室系统和蛛网膜下腔;丘脑出血常破入第三脑室或侧脑室,向外也可损伤内囊;脑桥或小脑出血则可直接破入蛛网膜下腔或第四脑室。脑出血血肿较大时,可使脑组织和脑室变形移位,形成脑疝;幕上的半球出血,可出现小脑幕疝;小脑大量出血可发生枕大孔疝。

（二）病因与诱因

最常见的病因为高血压合并细小动脉硬化,其他病因包括脑动脉粥样硬化、颅内动脉瘤和动静脉畸形、脑动脉炎、血液病(再生障碍性贫血、白血病、特发性血小板减少性紫癜、血友病等)、梗死后出血、脑淀粉样血管病、脑底异常血管网病、抗凝及溶栓治疗等。

(三)临床表现

1.一般表现

脑出血好发年龄为 50～70 岁,男性稍多于女性,冬春季发病率较高,多有高血压病史。情绪激动或活动时突然发病,症状常于数分钟至数小时达到高峰。

2.不同部位出血的表现

(1)壳核出血:最常见,占脑出血的 50%～60%,由豆纹动脉破裂所致,分为局限型(血肿局限于壳核内)和扩延型(血肿向内扩展波及内囊外侧)。患者常有病灶对侧偏瘫、偏身感觉缺失和同向性偏盲,还可出现眼球向病灶对侧同向凝视不能,优势半球受累可有失语。

(2)丘脑出血:约占脑出血的 20%,由丘脑穿通动脉或丘脑膝状体动脉破裂所致,分为局限型(血肿局限于丘脑)和扩延型(出血侵及内囊内侧)。患者常有"三偏征",通常感觉障碍重于运动障碍,深浅感觉均受累,但深感觉障碍更明显。可有特征性眼征,如上视不能或凝视鼻尖、眼球偏斜或分离性斜视等。优势侧出血可出现丘脑性失语(言语缓慢不清、重复语言、发音困难等);也可出现丘脑性痴呆(记忆力减退、计算力下降、情感障碍和人格改变等)。

(3)脑干出血:约占脑出血的 10%,绝大多数为脑桥出血,由基底动脉的脑桥分支破裂所致。偶见中脑出血,延髓出血罕见。脑桥出血患者常表现为突发头痛、呕吐、眩晕、复视、交叉性瘫痪或偏瘫、四肢瘫等。大量出血(血肿＞5 mL)者,患者立即昏迷、双侧瞳孔缩小如针尖样、呕吐咖啡色胃内容物、中枢性高热、呼吸衰竭和四肢瘫痪,多于 48 小时内死亡。出血量小可无意识障碍。中枢性高热由于下丘脑散热中枢受损所致,表现为体温迅速升高,达 40 ℃以上,解热镇痛剂无效,物理降温有效。

(4)小脑出血:约占脑出血的 10%,多由小脑上动脉破裂所致。小量出血主要表现为小脑症状,如眼球震颤、病变侧共济失调、站立和步态不稳等,无肢体瘫痪。出血量较大者,发病 12～24 小时颅内压迅速升高、昏迷、双侧瞳孔缩小如针尖样、呼吸节律不规则、枕骨大孔疝形成而死亡。

(5)脑室出血:占脑出血的 3%～5%,分为原发性和继发性。原发性脑室出血由脉络丛血管或室管膜下动脉破裂所致,继发性脑室出血为脑实质内出血破入脑室。出血量较少时,仅表现为头痛、呕吐、脑膜刺激征阳性。出血量较大时,很快昏迷、双侧针尖样瞳孔、四肢肌张力增高。

(6)脑叶出血:占脑出血的 5%～10%,常由淀粉样脑血管疾病、脑动脉畸形、高血压、血液病等所致。出血以顶叶最为常见,其次为颞叶、枕叶及额叶。临床表现为头痛、呕吐等,肢体瘫痪较轻,昏迷少见。额叶出血可有前额痛、呕吐、对侧偏瘫和精神障碍,优势半球出血可出现运动性失语。顶叶出血偏瘫较轻,而偏侧感觉障碍显著,优势半球出血可出现混合型失语。颞叶出血表现为对侧中枢性面舌瘫及以上肢为主的瘫痪,优势半球出血可出现感觉性或混合性失语。枕叶出血表现为对侧同向性偏盲,可有一过性黑矇和视物变形,多无肢体瘫痪。

(四)辅助检查

1.头颅 CT

头颅 CT 是确诊脑出血的首选检查方法,可清晰、准确的显示出血的部位、出血量、血肿形态、脑水肿情况及是否破入脑室等。发病后立即出现边界清楚的高密度影像。

2.头颅 MRI

对检出脑干、小脑的出血灶和监测脑出血的演进过程优于 CT。

3.脑脊液

脑出血患者需谨慎进行腰椎穿刺检查,以免诱发脑疝。

4.DSA

脑出血患者一般不需要进行 DSA 检查,除非疑有血管畸形、血管炎或烟雾病有需要外科手术或介入手术时才考虑进行。

5.其他检查

包括血常规、血液生化、凝血功能、心电图检查。

(五)治疗原则

治疗原则为脱水降颅内压、调整血压、防止继续出血、减轻血肿所致继发性损害、促进神经功能恢复、加强护理防治并发症。

1.一般治疗

卧床休息,密切观察生命体征,保持呼吸道通畅,吸氧,保持肢体功能位,鼻饲,预防感染,维持水、电解质平衡等。

2.脱水降颅内压

积极控制脑水肿、降低颅内压是脑出血急性期治疗的重要环节。可选用:20%甘露醇125～250 mL,快速静脉滴注,1 次用时 6～8 小时;呋塞米(速尿)20～40 mg 静脉推注,2～4 次/天;甘油果糖 500 mL 静脉滴注,3～6 小时滴完,1～2 次/天。

3.调控血压

脑出血患者血压过高时,可增加再出血的风险,应及时控制血压,常用的药物有苯磺酸氨氯地平、硝普钠等。血压过低时,应进行升压治疗以维持足够的脑灌注,常用的药物有多巴胺、去甲肾上腺素等。

4.止血和凝血治疗

仅用于并发消化道出血或有凝血障碍时,对高血压性脑出血无效。常用的药物有 6-氨基己酸、对羧基苄酸、氨甲环酸等。应激性溃疡导致消化道出血时,可应用西咪替丁、奥美拉唑等药物。

5.外科治疗

有开颅血肿清除、脑室穿刺引流、经皮钻孔血肿穿刺抽吸等手术治疗。

6.亚低温治疗

脑出血的新型辅助治疗方法,越早应用越好。

7.康复治疗

早期将患肢置于功能位,病情稳定时,尽早行肢体、语言、心理康复治疗。

二、护理评估

(一)一般评估

1.生命体征

脑出血患者可有发热,评估是否为中枢性高热;脉率可加快、减慢或有心律不齐;注意观察呼吸频率、深度和节律(潮式、间停、抽泣样呼吸等)的异常;血压过高易致再出血,诱发脑疝,血压过低常提示病情危重,也可能是失血性休克表现。

2.患者主诉

询问患者既往有无高血压、动脉粥样硬化、血液病和家族性脑卒中史;是否遵医嘱进行降压、抗凝等治疗和治疗效果及目前用药情况;了解患者的性格特点、生活习惯与饮食结构。了解患者是在活动还是安静状态下起病,起病前有无情绪激动、活动过度、疲劳、用力排便等诱因和头晕、头痛、肢体麻木等前驱症状;发病时间及病情进展速度。

3.相关记录

生命体征、体重、体位、饮食、皮肤、出入量、GCS 评分、NIHSS 评分等记录结果。

(二)身体评估

1.头颈部

患者意识是否清楚,睁眼运动是否正常。两侧瞳孔是否等大等圆、瞳孔对光反射是否灵敏,角膜反射是否正常。是否存在剧烈头痛、喷射性呕吐、视盘水肿等颅内压增高的表现。有无面色苍白、口唇发绀、皮肤湿冷、烦躁不安,是否存在吞咽困难和饮水呛咳,有无声音嘶哑或其他语言障碍。注意头颅有无局部肿块或压痛,咽反射是否存在或消失。有无头部活动受限、不自主活动及抬头无力。颈动脉听诊是否闻及血管杂音。

2.胸部

脊柱有无畸形,心脏及肺部听诊是否异常。

3.腹部

上腹部有无疼痛、饱胀,肠鸣音是否正常。有无大、小便失禁,并观察大小便的颜色、量和性质。

4.四肢

四肢肌肉有无萎缩,皮肤是否干燥。脑膜刺激征是否阳性,颈椎、脊柱、肌肉有无压痛。肢体有无瘫痪及其类型、性质和程度。肱二、肱三头肌反射、桡反射、膝腱反射、跟腱反射是否阳性。

(三)心理-社会评估

了解患者是否存在因突发肢体残疾或瘫痪卧床,生活需要依赖他人而产生的焦虑、恐惧、绝望等心理反应;患者及家属对疾病的病因和诱因、治疗护理经过、防治知识及预后的了解程度;家庭成员组成、家庭环境及经济状况和家属对患者的关心和支持程度等。

(四)辅助检查结果评估

1.头颅 CT

有无高密度影响及其出现时间。

2.头颅 MRI 及 DSA

有无血管畸形、肿瘤及血管瘤等病变的相应表现。

3.脑脊液

颜色和压力变化。

4.血液检查

有无白细胞、血糖和血尿素氮增高及其程度等。

(五)常用药物治疗效果的评估

1.应用脱水药的评估

(1)用药剂量、方法、时间、疗程的评估与记录。

(2)观察患者瞳孔的变化,询问患者头痛、恶心等症状的变化。

（3）准确记录 24 小时出入量,用药期间监测水、电解质、酸碱平衡,注意补充氯化钠和氯化钾,以免造成低钠、低氯、低钾血症。

（4）观察局部皮肤情况,药物不能外渗入皮下,以免引起皮下组织坏死。

2.应用血管活性药物的评估

（1）脑出血患者密切监测血压变化,血压≥26.7/14.7 kPa(200/110 mmHg)时,应采取降压治疗,使血压维持在 24.0/14.0 kPa(180/105 mmHg)左右。收缩压在 24.0～26.7 kPa(180～200 mmHg)或舒张压在 13.3～14.7 kPa(100～110 mmHg)时暂不应用降压药物。

（2）脑出血患者血压降低速度和幅度不宜过快、过大,以免造成脑低灌注;血压过低时,应进行升压治疗以维持脑足够的脑灌注。急性期血压骤降提示病情危重,脑出血恢复期应将血压维持在正常范围。

3.应用止血和凝血药物的评估

（1）高血压性脑出血应用止血药物无效。

（2）并发上消化道出血时和凝血功能有障碍时,应用止血和抗凝药物。

三、护理诊断

（一）有受伤的危险
有受伤的危险与脑出血导致脑功能损害、意识障碍有关。

（二）自理缺陷
自理缺陷与脑出血所致偏瘫、共济失调或医源性限制(绝对卧床)有关。

（三）有失用综合征的危险
有失用综合征的危险与脑出血所致意识障碍、运动障碍或长期卧床有关。

（四）潜在并发症
脑疝、上消化道出血。

四、护理措施

（一）休息与运动
绝对卧床休息 2～4 周,抬高床头 15°～30°,减轻脑水肿。病室安静,减少探视,操作集中进行,减少刺激。躁动患者适当约束,必要时应用镇静剂,便秘患者应用缓泻剂。

（二）饮食护理
给予高蛋白、高维生素、清淡、易消化、营养丰富的流质或半流质饮食,补充足够的水分和热量。昏迷或有吞咽功能障碍的患者发病第 2～3 天遵医嘱予鼻饲饮食。食物应无刺激性,温度适宜,少量多餐,并加强口腔护理,保持口腔清洁。

（三）用药护理
脑出血患者抢救时,遵医嘱快速静脉滴注甘露醇或静脉注射呋塞米,甘露醇应在 15～30 分钟滴完,避免药物外渗。观察尿液的颜色、量和性质,定期复查电解质。上消化道出血患者用药,应观察药物疗效和不良反应,如奥美拉唑可致转氨酶升高、枸橼酸铋钾引起大便发黑等。

（四）心理护理
详细告诉患者本病的原因、常见症状、预防、治疗知识及自我护理方法。帮助患者了解本病的危害性,帮助患者寻找和去除自身的危险因素,积极治疗相关疾病。安慰患者,消除其紧张情绪,创造安静舒适的环境,保证患者休息。

(五)皮肤护理

加强皮肤护理和大小便护理,每天床上擦浴 1～2 次,每 2～3 小时应协助患者变换体位 1 次,变换体位时,尽量减少头部摆动幅度,以免加重脑出血。注意保持床单整洁和干燥,应用气垫床或自动减压床,预防压疮。将患者瘫痪侧肢体置于功能位,指导和协助患者进行肢体的被动运动,预防关节僵硬和肢体挛缩畸形。

(六)健康教育

1.疾病预防指导

指导高血压患者避免情绪激动,保持心态平和;建立健康的生活方式,保证充足的睡眠,适当的运动,避免体力或脑力过度劳累和突然用力;低盐、低脂、高蛋白、高维生素饮食;戒烟限酒,养成定时排便的习惯,保持大便通畅。

2.用药指导与病情监测

告知患者和家属疾病的基本病因、主要危险因素和防治原则,遵医嘱服用降压药等。教会患者测量血压、血糖,并会鉴别早期疾病表现,发现剧烈头痛、头晕、恶心、肢体麻木、乏力、语言障碍等症状时,应及时就医。

3.康复指导

教会患者和家属自我护理方法和康复训练技巧,并使其认识到坚持主动或被动康复训练的意义。

4.就诊指标

出现肢体麻木、无力、头痛、头晕、视物模糊等症状及时就诊,定期门诊复查,积极治疗高血压、高血脂、糖尿病等疾病。

五、护理效果评价

(1)患者意识障碍无加重或意识清楚。

(2)患者没有发生因意识障碍而并发的误吸、窒息、压疮和感染。

(3)患者未发生脑疝、上消化道出血或脑疝抢救成功、上消化道出血得到有效控制。

(4)患者能适应长期卧床的状态,生活需要得到满足。

(张景莉)

第五节 短暂性脑缺血发作

一、疾病概述

短暂性脑缺血发作(transient ischemic attack,TIA)是指因脑血管病变引起的短暂性、局限性脑功能缺失或视网膜功能障碍,临床症状一般持续 10～20 分钟,多在 1 小时内缓解,最长不超过 24 小时,不遗留神经功能缺损症状。凡临床症状持续超过 1 小时且神经影像学检查有明确病灶者不宜称为 TIA。

我国 TIA 的人群患病率为每年 180/10 万,男女比为 3:1。TIA 的发病率随年龄的增加而增加。

(一)相关病理生理

发生缺血部位的脑组织常无病理改变。主动脉弓发出的大动脉、颈动脉可见动脉粥样硬化改变、狭窄或闭塞。颅内动脉亦可有动脉硬化改变,或可见动脉炎性浸润。还可有颈动脉或椎动脉过长或扭曲。

(二)病因与诱因

1.血流动力学改变

各种原因如动脉炎和动脉硬化等所致的颈内动脉系统或椎-基底动脉系统的动脉严重狭窄,在此基础上血压的急剧波动导致原来靠侧支循环维持的脑区发生一过性缺血。

2.微栓子形成

微栓子主要来源于动脉粥样硬化的不稳定斑块或附壁血栓的破碎脱落、瓣膜性或非瓣膜性心源性栓子及胆固醇结晶等。

3.其他因素

如锁骨下动脉盗血综合征,某些血液系统疾病,如真性红细胞增多症、血小板增多、各种原因所致的严重贫血和高凝状态等,也可参与 TIA 的发病。

(三)临床表现

1.一般特点

TIA 好发于 50~70 岁中老年人,男性多于女性,患者多伴有高血压、动脉粥样硬化、糖尿病、高血脂和心脏病等脑血管疾病危险因素。突发局灶性脑或视网膜功能障碍,持续时间短暂,多在 1 小时内恢复,最长不超过 24 小时,恢复完全,不留后遗症状,可反复发作,且每次发作症状基本相似。

2.颈内动脉系统 TIA

大脑中动脉供血区的 TIA,病灶对侧肢体单瘫、偏瘫、面瘫和舌瘫,可伴有偏身感觉障碍和对侧同向偏盲,优势半球受累可有失语;大脑前动脉供血区的 TIA,病灶对侧下肢无力,可伴有人格和情感障碍;颈内动脉主干 TIA,病灶侧 Horner 征、单眼一过性黑矇或失明、对侧偏瘫及感觉障碍。

3.椎-基底动脉系统 TIA

最常见的症状是眩晕、恶心、呕吐、平衡失调、眼球运动异常和复视。可能出现的症状是吞咽功能障碍、构音障碍、共济失调(小脑缺血)、交叉性瘫痪(脑干缺血)。

(四)辅助检查

1.影像学

CT 或 MRI 检查大多正常,部分病例(发作时间>60 分钟者)于弥散加权 MRI 和正电子发射体层成像(PET)可见片状缺血灶。CT 血管成像(CTA)、磁共振血管造影(MRA)检查可见血管狭窄、动脉粥样硬化斑,数字减影血管造影(DSA)可明确颅内外动脉的狭窄程度。

2.彩色经颅多普勒(TCD)

可见颅内动脉狭窄、粥样硬化斑等,并可进行血流状况评估和微栓子监测。

3.其他

血常规、血流变、血脂、血糖和同型半胱氨酸等。

(五)治疗原则

消除病因、减少及预防复发、保护脑功能。

1.病因治疗

高血压患者应控制高血压,使血压<18.7/12.0 kPa(140/90 mmHg),有效地治疗糖尿病、高脂血症、血液系统疾病、心律失常等。

2.预防性药物治疗

(1)抗血小板聚集药物:常用的药物有阿司匹林、双嘧达莫、噻氯匹定、氯吡格雷和奥扎格雷等。

(2)抗凝药物:临床伴有心房颤动、频发 TIA 且无出血倾向、严重高血压、肝肾疾病和消化性溃疡患者,可行抗凝治疗。常用药物有肝素、低分子肝素和华法林。

(3)钙通道阻滞剂:防止血管痉挛,增加血流量,改善循环。常用的药物有尼莫地平和盐酸氟桂利嗪等。

3.手术和介入治疗

对有颈动脉或椎-基底动脉严重狭窄(>70%)的 TIA 患者,经药物治疗效果不佳或病情有恶化趋势者,可酌情选择动脉血管成形术(PTA)和颈动脉内膜切除术(CEA)。

二、护理评估

(一)一般评估

1.生命体征

体温升高常见于继发感染、下丘脑或脑干受损引起的中枢性高热。合并有心脏疾病时常有脉搏的改变。患者多伴有高血压,在脑动脉粥样硬化或管腔狭窄的基础上,当测得患者血压偏低或波动较大时,脑部一过性缺血极易诱发 TIA。

2.患者主诉

(1)诱因:发病前有无剧烈运动或情绪激动。

(2)发作症状:发作时有无意识障碍、时间和地点的定向障碍、记忆丧失,有无眩晕、恶心、呕吐、平衡失调,有无吞咽、语言、视觉、运动功能障碍。

(3)发病形式:是否急性发病,持续时间及复发的时间,症状的部位、范围、性质、严重程度等。

(4)既往检查、治疗经过及效果,是否有遵医嘱治疗。目前情况包括使用药物的名称、剂量、用法和有无不良反应。

3.相关记录

患者年龄、性别、体重、体位、饮食、睡眠、皮肤、出入量、NIHSS 评分、GCS 评分、Norton 评分、吞咽功能障碍评定等记录结果。

(二)身体评估

1.头颈部

患者意识是否清楚,睁眼运动是否正常。两侧瞳孔是否等大、等圆、瞳孔对光反射是否灵敏;角膜反射是否正常。头颅大小、形状,注意有无头颅畸形。面部表情是否淡漠、颜色是否正常,有无畸形、面肌抽动、眼睑水肿、眼球突出、眼球震颤、巩膜黄染、结膜充血,额纹及鼻唇沟是否对称或变浅,鼓腮、示齿动作能否完成,伸舌是否居中,舌肌有无萎缩。有无吞咽困难、饮水呛咳,有无声音嘶哑或其他语言障碍。注意头颅有无局部肿块或压痛。咽反射是否存在或消失。有无头部活动受限、不自主活动及抬头无力;颈动脉搏动是否对称。脑膜刺激征是否阳性,颈椎、脊柱、肌肉有无压痛。颈动脉听诊是否闻及血管杂音。

2.胸部

脊柱有无畸形,心脏及肺部听诊是否异常。

3.腹部

腹壁反射、提睾反射是否存在,病理反射是否阳性。

4.四肢

四肢有无震颤、抽搐、肌阵挛等不自主运动或瘫痪,患者站立和行走时步态是否正常。肱二、三头肌反射,桡反射、膝腱反射、跟腱反射是否阳性。

(三)心理-社会评估

1.疾病知识

患者对疾病的性质、过程、防治及预后知识的了解程度。

2.心理状况

了解疾病对其日常生活、学习和工作的影响,患者能否面对现实、适应角色转变,有无焦虑、恐惧、抑郁、孤僻、自卑等心理反应及其程度;性格特点如何,人际关系和环境的适应能力如何。

3.社会支持系统

了解家庭的组成、经济状况、文化教育背景;家属对患者的关心、支持,以及对患者所患疾病的认识程度;了解患者的工作单位或医疗保险机构所能承担的帮助和支持情况;患者出院后的继续就医条件,居住地的社区保健资源或继续康复治疗的可能性。

(四)辅助检查结果评估

部分病例(发作时间>60分钟者)于弥散加权 MRI 可见片状缺血灶。CTA、MRA 及 DSA 检查可见血管狭窄,动脉粥样硬化斑。DSA 检查可明确颅内外动脉的狭窄程度,TCD 检查可发现颅内动脉狭窄,并可进行血流状况评估和微栓子监测。血常规和血生化等也是必要的,神经心理学检查可能发现轻微的脑功能损害。

(五)常用药物治疗效果的评估

1.应用抗血小板聚集剂评估

(1)用药剂量、时间、方法的评估与记录。

(2)胃肠道反应评估:观察并询问患者有无恶心、呕吐、上腹部不适或疼痛。

(3)出血评估:抗血小板药物可致胃肠溃疡和出血。患者服药期间,应定期检测血常规和异常出血的情况,对肾功能明显障碍者应定期检查肾功能。

2.应用抗凝药物评估

(1)详细询问患者的过敏史和疾病史,有无严重肝、肾功能不全,急性胃十二指肠溃疡,脑出血,严重凝血系统疾病等。

(2)凝血功能监测:用药过程中,抽血检查患者血小板计数,凝血功能,观察局部皮肤有无出血及全身各系统有无出血倾向及其他不良反应,观察患者牙龈及大小便有无出血。皮下注射抗凝药物,应观察注射部位皮肤有无瘀斑、硬结及其大小,询问患者有无疼痛。

3.应用钙通道阻滞剂评估

观察患者有无低血压表现,严密监测患者血压变化。注意观察患者有无一过性黑矇、头痛、面色潮红、呕吐等。

4.应用中药评估

(1)注意用药制剂、剂量、用药方法、疗程的评估和记录。

(2)观察中药对患者的不良反应。

三、护理诊断

(一)跌倒的危险

跌倒的危险与突发眩晕、平衡失调和一过性失明有关。

(二)知识缺乏

缺乏疾病的防治知识。

(三)潜在并发症

脑卒中。

四、护理措施

(一)休息与运动

指导患者卧床休息,枕头不宜太高(以 15°～20°为宜),以免影响头部供血。仰头或摇头幅度不要过大,注意观察有无频繁发作,记录每次发作的持续时间、间隔时间和伴随症状。避免重体力劳动,进行散步、慢跑等适当的体育锻炼,以改善心脏功能,增加脑部血流量,改善脑循环。

(二)合理饮食

指导患者进低盐、低脂、低糖、充足蛋白质和丰富维生素的饮食,多吃蔬菜水果,戒烟酒,忌辛辣油炸食物和暴饮暴食,避免过分饥饿。

(三)用药护理

指导患者正确服药,不可自行调整、更换或停用药物。注意观察药物不良反应,如抗凝治疗时密切观察有无出血倾向,使用抗血小板聚集剂治疗时,可出现可逆性白细胞和血小板减少,应定期查血常规。

(四)心理护理

详细告诉患者本病的病因、常见症状、预防、治疗知识及自我护理方法。帮助患者了解本病的危害性,帮助患者寻找和去除自身的危险因素,积极治疗相关疾病,改变不良生活方式,建立良好的生活习惯。

(五)皮肤护理

观察患者肢体无力或麻木等症状有无减轻或加重,有无头痛、头晕等表现,给予肢体按摩、被动运动,长时间卧床时,给予功能卧位,加强翻身拍背,避免压疮的发生。

(六)健康教育

1.疾病预防指导

向患者和家属说明肥胖、吸烟、酗酒及不合理饮食与疾病发生的关系。指导患者选择低盐、低脂、足量蛋白质和丰富维生素的饮食。多食入谷类和鱼类、新鲜蔬菜、水果、豆类、坚果等,限制钠盐摄入量每天不超过 6 g。少摄入糖类和甜食,忌辛辣、油炸食物和暴饮暴食;戒烟、限酒。告知患者心理因素与疾病的关系,使患者保持愉快心情,注意劳逸结合,培养自己的兴趣爱好,多参加有益于身心的社交活动。

2.疾病知识指导

告知患者和家属本病是脑卒中的一种先兆和警示,未经正确和及时治疗,约1/3患者数年内可发展为脑卒中。应评估患者和家属对疾病的认知程度。

3.就诊指标

出现肢体麻木、无力、眩晕、复视等症状及时就诊;定期门诊复查,积极治疗高血压、高血脂、糖尿病等疾病。

五、护理效果评价

(1)患者眩晕、恶心、呕吐、肢体单瘫、偏瘫和面瘫、单肢或偏身麻木等症状好转。

(2)患者一过性黑矇或失明症状消失,视力恢复。

(3)患者记忆力恢复,对时间、地点定向力均无任何障碍。

(4)患者症状无反复发作。

(5)患者对疾病知识、自身病情有一定了解,无焦虑、抑郁等心理情绪。

（王丽丽）

第六节　视神经脊髓炎

视神经脊髓炎(neuro myelitis optica,NMO)是免疫介导的主要累及视神经和脊髓的原发性中枢神经系统炎性脱髓鞘病。Devic(1849年)首次描述了单相病程的NMO,称为Devic病。视神经脊髓炎在中国、日本等亚洲人群的中枢神经系统脱髓鞘病中较多见,而在欧美西方人群中较少见。

一、病因及发病机制

NMO的病因及发病机制尚不清楚。长期以来关于NMO是独立的疾病实体,还是MS的亚型一直存在争议。近年研究发现CNS水通道蛋白4(aquaporin-4,AQP4)抗体,是NMO较为特异的免疫标志物,被称为NMO-IgG。与MS不同,NMO是以体液免疫为主,细胞免疫为辅的CNS炎性脱髓鞘病。由于NMO在免疫机制、病理改变、临床和影像改变、治疗和预后等方面均与MS有差异,故大部分学者认为NMO是不同于MS的疾病实体。

二、临床表现

(1)任何年龄均可发病,平均年龄39岁,女男比为(5~10)∶1。

(2)单侧或双侧视神经炎(optic neuritis,ON)以及急性脊髓炎是本病主要表现,其初期可为单纯的视神经炎或脊髓炎,亦可两者同时出现,但多数先后出现,间隔时间不定。

(3)视神经炎可单眼、双眼间隔或同时发病。多起病急,进展快,视力下降可至失明,伴眶内疼痛,眼球运动或按压时明显。眼底可见视盘水肿,晚期可见视神经萎缩,多遗留显著视力障碍。

(4)脊髓炎可为横贯性或播散性,症状常在几天内加重或达到高峰,表现为双下肢瘫痪、双侧感觉障碍和尿潴留,且程度较重。累及脑干时可出现眩晕、眼震、复视、顽固性呃逆和呕吐、饮水呛咳和吞咽困难。根性神经痛、痛性肌痉挛和内侧纵束综合征也较为常见。

（5）部分 NMO 患者可伴有其他自身免疫性疾病,如系统性红斑狼疮、干燥综合征、混合结缔组织病、重症肌无力、甲状腺功能亢进症、桥本甲状腺炎、结节性多动脉炎等,血清亦可检出抗核抗体、抗 SSA/SSB 抗体、抗心磷脂抗体等。

（6）经典 Devic 病为单时相病程,在西方多见。80%～90% 的 NMO 患者呈现反复发作病程,称为复发型 NMO,常见于亚洲人群。

三、辅助检查

(一)脑脊液

细胞数增多显著,约 1/3 的单相病程及复发型患者 MNC$>50\times10^6$/L;复发型患者 CSF 蛋白含量增高明显,脑脊液蛋白电泳可检出寡克隆区带,但检出率较 MS 低。

(二)血清 NMO-IgG(AQP4 抗体)

NMO 血清 AQP4 抗体多为阳性,而 MS 多为阴性,为鉴别 NMO 与 MS 的依据之一。

(三)MRI 检查

NMO 患者脊髓 MRI 的特征性表现为脊髓长节段炎性脱髓鞘病灶,连续长度一般≥3 个椎体节段,轴位像上病灶多位于脊髓中央,累及大部分灰质和部分白质。病灶主要见于颈段、胸段,急性期病灶处脊髓肿胀,严重者可见空洞样改变,增强扫描后病灶可强化。

(四)视觉诱发电位

P100 潜伏期显著延长,有的波幅降低或引不出波形。在少数无视力障碍患者中也可见 P100 延长。

(五)血清其他自身免疫抗体

NMO 患者可出现血清 ANAs 阳性,包括 ANA、抗 dsDNA、抗着丝粒抗体(ACA)、抗 SSB 抗体等。

四、治疗原则

视神经脊髓炎的治疗包括急性发作期治疗、缓解期治疗和对症治疗。

(一)急性发作期治疗

首选大剂量甲泼尼龙琥珀酸钠(甲强龙)冲击疗法,能加速 NMO 病情缓解。从 1 g/d 开始,静脉滴注 3～4 小时,共 3 天,剂量阶梯依次减半,甲强龙停用后改为口服泼尼松 1 mg/(kg·d),逐渐减量。对激素有依赖性患者,激素减量过程要慢,每周减 5 mg,至维持量 15～20 mg/d,小剂量激素维持时间应较 MS 长一些。对甲强龙冲击疗法反应差的患者,应用血浆置换疗法可能有一定效果。一般建议置换 3～5 次,每次用血浆 2～3 L,多数置换 1～2 次后见效。无血浆置换条件者,使用静脉滴注免疫球蛋白(IVIG)可能有效,用量为 0.4 g/(kg·d),一般连续用 5 天为 1 个疗程。对合并其他自身免疫性疾病的患者,可选择激素联合其他免疫抑制剂如环磷酰胺治疗。

(二)缓解期治疗

主要通过抑制免疫达到降低复发率、延缓残疾的目的,需长期治疗。一线药物方案包括硫唑嘌呤联用泼尼松或者利妥昔单抗。二线药物可选用环磷酰胺、米托蒽醌、吗替麦考酚酯等,定期使用 IVIG 或间断血浆交换也可用于 NMO 治疗。

(三)对症治疗

1.疲劳

药物治疗常用金刚烷胺或莫达非尼,用量均为 $100\sim200$ mg/d,早晨服用。职业治疗、物理治疗、心理干预及睡眠调节可能有一定作用。

2.行走困难

中枢性钾通道阻滞剂达方吡啶,是一种能阻断神经纤维表面的钾离子通道的缓释制剂,2010 年被美国 FDA 批准用来改善各种类型 MS 患者的行走能力。推荐剂量为 10 mg(一片)口服,2 次/天,间隔 12 小时服用,24 小时剂量不应超过 2 片。常见不良反应包括泌尿道感染、失眠、头痛、恶心、灼热感、消化不良、鼻部及喉部刺痛等。

3.膀胱功能障碍

可使用抗胆碱药物解除尿道痉挛、改善储尿功能,如索利那新、托特罗定、非索罗定、奥昔布宁,此外,行为干预亦有一定效果。尿液排空功能障碍患者,可间断导尿,3~4 次/天。混合型膀胱功能障碍患者,除间断导尿外,可联合抗胆碱药物或抗痉挛药物治疗,如巴氯芬、多沙唑嗪、坦索罗辛等。

4.疼痛

对急性疼痛如内侧纵束综合征,卡马西平或苯妥英钠可能有效。度洛西汀和普瑞巴林治疗。加巴喷丁和阿米替林对感觉异常如烧灼感、紧束感、瘙痒感可能有效。配穿加压长袜或手套对缓解感觉异常可能也有一定效果。

5.认知障碍

目前仍缺乏疗效肯定的治疗方法。可应用胆碱酯酶抑制剂如多奈哌齐。

6.抑郁

可应用选择性 5-羟色胺再摄取抑制剂(SSRI)类药物。心理治疗也有一定效果。

7.其他症状

如男性患者勃起功能障碍可选用西地那非治疗。眩晕症状可选择美克洛嗪、昂丹司琼或东莨菪碱治疗。

五、护理评估

(一)健康史

有无感染史(消化道、呼吸道),有无其他自身免疫性疾病如系统性红斑狼疮、干燥综合征、混合结缔组织病、重症肌无力、甲状腺功能亢进症、桥本甲状腺炎、结节性多动脉炎等。

(二)症状

1.视神经损害

视力下降伴眼球胀痛,在眼部活动时明显。急性起病患者受累眼几小时或几天内部分或完全视力丧失。视野改变主要表现为中心暗点及视野向心性缩小,也可出现偏盲或象限盲;以视神经炎形式发病者,眼底早期有视盘水肿,晚期出现视神经萎缩。以球后视神经炎发病者早期眼底正常,晚期出现原发性视神经萎缩。

2.脊髓损害

为脊髓完全横贯性损害,症状常在几天内加重或达到高峰,表现为双下肢瘫痪、双侧感觉障碍和尿潴留,且程度较重。累及脑干时可出现眩晕、眼震、复视、顽固性呃逆和呕吐,饮水呛咳和吞咽困难。根性神经痛、痛性肌痉挛也较为常见。

(三)身体状况

1.生命体征

生命体征有无异常。

2.肢体活动障碍

受累部位肢体肌力、肌张力,有无感觉障碍。

3.吞咽困难

有无饮水呛咳,吞咽困难,洼田饮水试验分级。

4.二便障碍

有无尿失禁、尿潴留,便秘。

5.视力障碍

有无视力丧失、下降,视野缺损,偏盲,复视等。

(四)心理状况

(1)有无焦虑、恐惧、抑郁等情绪。

(2)疾病对生活、工作有无影响。

六、护理诊断/问题

(一)生活自理能力缺陷

生活自理能力缺陷与肢体无力有关。

(二)躯体移动障碍

躯体移动障碍与脊髓受损有关。

(三)有受伤的危险

有受伤的危险与视神经受损有关。

(四)有皮肤完整性受损的危险

有皮肤完整性受损的危险与瘫痪及大小便失禁有关。

(五)便秘

便秘与脊髓受累有关。

(六)潜在的并发症

感染与长期应用激素导致机体抵抗力下降有关。

(七)有泌尿系统感染的危险

有泌尿系统感染的危险与长期留置尿管及卧床有关。

(八)知识缺乏

知识缺乏与疾病相关知识缺乏有关。

(九)焦虑

焦虑与担心疾病预后及复发有关。

七、护理措施

(一)环境与休息

保持病室安静舒适,病房内空气清新,温湿度适宜。病情危重的患者应卧床休息。病情平稳时鼓励患者下床活动,注意预防跌倒、坠床等不良事件的发生。

(二)饮食护理

指导患者进高热量、高蛋白质、高维生素食物,少食多餐,多吃新鲜蔬菜和水果。出现吞咽困难等症状时,进食应抬高床头,速度宜慢,并观察进食情况,避免呛咳。必要时遵医嘱留置胃管,并进行吞咽康复锻炼。

(三)安全护理

(1)密切观察病情变化,视力、肌力如有下降,及时通知医师。视力下降、视野缺损的患者要注意用眼卫生,不用手揉眼,保持室内光线良好,环境简洁整齐。将呼叫器、水杯等必需品放在患者视力范围内,暖瓶等危险物品远离患者。复视患者活动时建议戴眼罩遮挡一侧眼部,以减轻头晕症状。

(2)感觉异常的患者,指导其选择宽松、棉质衣裤,以减轻束带感。洗漱时,以温水为宜,可以缓解疲劳。禁止给予患者使用热水袋,避免泡热水澡。避免因过热而导致症状波动。

(四)肠道护理

排泄异常的患者嘱其养成良好的排便习惯,定时排便。每天做腹部按摩,促进肠蠕动,排便困难时可使用开塞露等缓泻药物。平时多食含粗纤维食物,以保证大便通畅。留置尿管的患者,保持会阴部清洁、干燥。定时夹闭尿管,协助患者每天做膀胱、盆底肌肉训练,增强患者控制膀胱功能的能力。

(五)基础护理

保持床单清洁、干燥,保证患者"六洁四无"。定时翻身、拍背、吸痰,保持呼吸道通畅,保持皮肤完好。肢体处于功能位,每天进行肢体的被动活动及伸展运动训练。能行走的患者,鼓励其进行主动锻炼。锻炼要适度,并保证患者安全,避免外伤。

(六)用药护理

使用糖皮质激素应注意观察药物的不良反应及并发症,及时有效遵医嘱给予处理。注意观察生命体征、血糖变化。保护胃黏膜,避免进食坚硬、有刺激的食物。长期应用者,要注意避免感染。并向患者及家属进行药物宣教,以取得其配合。使用免疫抑制剂应向患者及家属做好药物知识宣教,使其了解药物的使用注意事项及不良反应,注意观察药物不良反应,预防感染,定期抽血,监测血常规及肝、肾功能。

(七)心理护理

要做好患者心理护理,介绍有关疾病知识,鼓励患者配合医护人员的治疗,做好长期治疗的准备,树立战胜疾病的信心,减轻恐惧、焦虑、抑郁等不良情绪,以促进疾病康复。

八、健康指导

(1)合理安排工作、学习,生活有规律。

(2)保证充足睡眠,保持积极乐观的精神状态,增加自我照顾能力和应对疾病的信心。

(3)避免紧张和焦虑的情绪。

(4)进行康复锻炼,以保持活动能力,强度要适度。

(5)正确用药,合理饮食。

(左芳蕾)

第七节 急性脊髓炎

一、概念和特点

急性脊髓炎是非特异性炎症引起脊髓白质脱髓鞘病变或坏死所致的急性横贯性脊髓损害。也称为急性横贯性脊髓炎，以胸3～5节段受累最为常见，其次是颈段和腰段。主要表现为病变水平以下肢体瘫痪、各种感觉缺失和自主神经功能障碍。本病可发生于任何年龄，但以青壮年较常见。

二、病因与发病机制

过度疲劳和外伤、受寒可能为其发病诱因。发病前1～2周常有病毒感染（如EB病毒），疱疹、流感、风疹、流行性腮腺炎、水痘等常为其前驱症状，人类免疫缺陷病毒（HIV）感染也可伴脊髓炎。本病的可能发病机制为细胞介导的免疫反应、病毒直接侵犯脊髓及自身免疫性脉管炎。病理证实急性脊髓炎可累及脊髓的任何节段，以胸段最常见。

三、临床表现

（一）前驱症状

病前数天或1～2周常有上呼吸道感染、发热、腹泻等症状，或有疫苗接种史。伴或不伴有发热，少数患者可在数小时内发展为完全性横贯性脊髓损害。

（二）典型表现

起病急，多在数小时至3天内发展至高峰。首发症状多为双下肢麻木、无力，并可出现病变相应部位的背痛，病变节段有束带感，病损平面以下的运动障碍、感觉障碍和自主神经功能障碍。早期为双下肢弛缓性截瘫、肌张力降低、腱反射减弱或消失，感觉缺失，病理反射阴性，大、小便潴留。病变节段以下的皮肤干燥、不出汗，颈段脊髓受损可出现霍纳综合征。常见并发症有压疮、泌尿道感染和坠积性肺炎。2周后随着脊髓休克期的恢复，瘫痪肢体出现腱反射、病理反射阳性，肌张力逐渐增高，肌力逐渐恢复，感觉恢复较慢。

（三）特殊类型

上升性脊髓炎是本病的一种特殊类型，是病变迅速上升并波及高位颈段脊髓甚至延髓的结果。起病急骤，感觉障碍平面常于1～2天甚至数小时内上升至延髓，瘫痪也由下肢迅速波及上肢甚至延髓支配的肌群，出现吞咽困难，构音不清，呼吸肌瘫痪，常可引起死亡。

四、辅助检查

急性期周围血中白细胞数增多；脑脊液中白细胞数增多，蛋白含量明显增高。脊髓造影或MRI检查有助于脊髓水肿和脊髓腔不完全梗阻的判断。早期行MRI检查是较为可靠手段之一，但其病变范围与临床不完全一致，可能是由于MRI检查对反应脊髓内水分改变非常敏感。

五、治疗

本病无特效治疗,主要减轻脊髓损害、防治并发症、加强功能训练及促进功能恢复。治疗要点主要有以下两点。①药物治疗:急性脊髓炎急性期药物治疗应以糖皮质激素为主,糖皮质激素具有抗炎、抗水肿及免疫抑制作用。选用抗生素控制感染。②功能训练:促进功能恢复,减少并发症。早期康复训练,被动运动及主动运动。

六、护理评估

(一)一般评估

1.生命体征

患者因感染可引起体温升高和心率加快。疾病波及高段颈髓和延髓时,易致呼吸肌瘫痪,注意观察呼吸的频率和节律。延髓心血管中枢受影响时,患者心率和血压波动较大。

2.患者主诉

发病前数天或1~2周有无发热、全身不适或上呼吸道感染症状、促发脊髓炎的主要原因及诱因等。询问其首发症状和典型表现,肌无力的部位,感觉障碍的部位和性质,大、小便失禁或潴留等。

(二)身体评估

1.头颈部

评估患者的意识状态和面容、营养状态。面部表情是否淡漠、颜色是否正常,有无畸形、面肌抽动、眼睑水肿、眼球突出、眼球震颤、巩膜黄染、结膜充血。有无张口呼吸或鼻翼翕动,有无咳嗽无力。头颅大小、形状,注意有无头颅畸形。注意头颈部有无局部肿块或压痛;颈动脉搏动是否对称。有无头部活动受限、不自主活动及抬头无力。角膜反射、咽反射是否存在或消失,有无构音障碍或吞咽困难。脑膜刺激征是否阳性。

2.胸部

患者胸廓、脊柱有无畸形,有无呼吸困难。肺部感染者,可触及语音震颤。心脏及肺部叩诊和听诊是否异常,注意两侧对比。皮肤干燥和多汗的部位。注意感觉障碍的部位、性质、范围、感觉变化的平面及双侧对称性等。

(1)浅感觉。①痛觉:用针尖轻刺皮肤,确定痛觉减退、消失或过敏区域。检查时应掌握刺激强度,可从无痛觉区向正常区检查,自上而下,两侧对比。②温度觉:以盛有冷水(5~10 ℃)和热水(40~45 ℃)的两试管,分别接触患者皮肤,询问其感觉。③触觉:以棉花、棉签轻触患者皮肤,询问其感觉。

(2)深感觉。①位置觉:嘱患者闭目,检查者用手指从两侧轻轻夹住患者的手指或足趾,进行伸屈动作,询问其被夹手指/足趾的名称和活动的方向。②震动觉:将音叉震动后,放在患者的骨突起部的皮肤上,询问其有无震动、震动持续时间及对称情况。③实体感觉:嘱患者闭目,用手触摸分辨物体的大小、方圆、硬度。④两点分辨觉:以圆规的两个尖端,触及身体不同部位,测定患者分辨两点距离的能力。

3.腹部

患者腹部和膀胱区外形和膀胱区是否正常,触诊有无局部压痛、反跳痛,双侧感觉是否存在、对称,记录感觉变化的部位。腹壁反射、提睾反射是否存在、对称。肠鸣音是否减弱或消失,大便是否失禁或秘结。小便是否失禁或潴留。留置尿管者,观察尿道口有无发红、脓性分泌物,尿液的性质。

4.四肢

患者四肢外形有无畸形,判断四肢的肌力和肌张力。感觉障碍的部位和性质。四肢腱反射的强弱,是否存在病理反射等。

根据肌力的情况,一般均将肌力分为以下0～5级,共6个级别。

0级:完全瘫痪,测不到肌肉收缩。

1级:仅测到肌肉收缩,但不能产生动作。

2级:肢体能在床上平行移动,但不能抵抗自身重力,即不能抬离床面。

3级:肢体可以克服地心吸收力,能抬离床面,但不能抵抗阻力。

4级:肢体能做对抗外界阻力的运动,但不完全。

5级:肌力正常。

(三)心理-社会评估

主要了解患者患病后的情绪反应,及其学习、工作与家庭生活等情况,家庭成员的支持程度,家庭经济能力和社会支持资源。

(四)辅助检查结果评估

(1)实验室检查:急性期血常规可见白细胞计数升高,脑脊液白细胞计数增多,蛋白含量明显增高。

(2)MRI检查:MRI检查可在早期明确脊髓病变的性质、范围、程度,是确诊急性脊髓炎最可靠的措施。早期,脊髓病变段呈弥漫肿胀、增粗。病变脊髓和正常脊髓无明显界限。MRI增强检查多数病例无强化,少数可呈弥漫性、周边性或斑片状强化。后期,脊髓不再肿胀,少部分患者出现脊髓萎缩。

(五)常用药物治疗效果的评估

严格按医嘱用药,严禁骤然停药,否则会加重病情。急性期大剂量应用糖皮质激素,注意观察患者症状是否改善及其不良反应。长期大量应用糖皮质激素还可引起物质代谢和水盐代谢紊乱,出现类肾上腺皮质功能亢进综合征,如水肿、低血钾、高血压、糖尿病、皮肤变薄、满月脸、水牛背、向心性肥胖、多毛、痤疮、肌无力和肌萎缩等症状,一般不需特殊治疗,停药后可自行消退。但肌无力恢复慢且不完全。低盐、低糖、高蛋白饮食及加用氯化钾等措施可减轻这些症状。骨质疏松及椎骨压迫性骨折是各种年龄患者应用糖皮质激素治疗中严重的并发症。

七、主要护理诊断/问题

(1)躯体移动障碍:与脊髓病变有关。

(2)低效性呼吸形态:与呼吸肌麻痹有关。

(3)尿潴留:与膀胱自主神经功能障碍有关。

(4)生活自理缺陷:与肢体瘫痪有关。

(5)潜在并发症:压疮、坠积性肺炎、泌尿道感染。

八、护理措施

(一)病情观察

监测生命体征,应严密观察有无呼吸困难、心率加快、血压升高、体温升高,有无发绀、吞咽及言语障碍等。定期监测血生化指标。判断瘫痪和感觉平面有无上升,疾病有无进展。上升性脊髓炎:应迅速吸氧,准备气管插管、气管切开、呼吸机等抢救物品。

(二)一般护理

1.休息与活动

急性期特别是并发心肌炎时应卧床休息。如有呼吸肌麻痹应取平卧位,头偏向一侧。恢复期可适当活动,但避免过度劳累。

2.吸氧

给予低流量吸氧。如出现呼吸无力、呼吸困难应及时通知医师,必要时给予气管插管或气管切开、呼吸机辅助呼吸。

3.合理饮食

保证机体足够的营养,进食高蛋白、高热量、高维生素、易消化、含钾丰富(如橘子、香蕉等)的食物。吞咽困难进食呛咳者,应给予鼻饲,切勿勉强进食,以免引起吸入性肺炎及窒息。口腔护理一天 2 次,根据患者的情况选择合适的漱口液,可以自理的患者尽量鼓励患者自己洗漱。

(三)皮肤护理

大小便失禁、腹泻、发热、出汗、自主神经功能紊乱等都会使皮肤处于潮湿环境中,易致失禁性皮炎的发生,同时也可增加发生压疮的风险,须加强皮肤护理。具体措施为:每次交接班时,检查全身皮肤,观察有无局部发红等情况,每天清洁皮肤,保持床单平整、清洁、干燥;对排便异常的患者及时清理排泄物,保持会阴、肛门周围皮肤清洁、干燥;每1~2 小时翻身 1 次,对骨隆突或受压部位,如脚踝、足跟、骶尾部等部位常检查,并加强营养;使用一些护理用品和用具,如给予垫气垫床、涂抹润肤霜或用敷料、海绵垫保护等。但任何方法都不能替代定时翻身。输液以健侧、上肢为原则,输液前认真观察准备输液肢体一侧的皮肤情况,输液后随时观察输液肢体局部及皮肤情况,以免液体外渗造成皮肤红肿;给予洗漱、浸泡时水温勿过热以免造成烫伤,冰袋降温时间长可引起冻伤;自主神经功能障碍可致无外因肢体局部水肿,应注意对皮肤的观察及保护。

(四)康复训练

在脊髓受损初期,就应与康复师根据患者情况制订康复计划,康复的目的是保持各关节的正常功能位,每次翻身后将肢体位置摆放正确,做关节的被动或主动运动。给予日常生活活动训练,使患者能自行穿脱衣服、进食、盥洗、大小便、淋浴及开关门窗、电灯、水龙头等,增进患者的自我照顾能力。

(五)排泄异常的护理

1.尿失禁患者

护理人员要根据给患者输液或饮水的时间,给予排便用品,协助其排便,同时在患者小腹部加压,增加膀胱内压,锻炼恢复自主排尿功能。

2.尿潴留患者

应给予留置导尿管,根据入量(输液、饮水)时间,适时、规律地夹闭、开放尿管,以维持膀胱充盈、收缩功能;同时在排放尿液时可采用一些方法刺激诱导膀胱收缩,如轻敲患者下腹部、听流水声和热敷膀胱区。留置导尿管的患者应每天清洗、消毒尿道口,观察尿液的色、量是否正常,是否有沉淀,尿道口有无分泌物;患者病情允许的情况下,尽早拔除尿管。

3.大便秘结的患者

应保持适当的高纤维饮食与水分的摄取。餐后胃肠蠕动增强,当患者有便意感时,指导并协助患者增加腹压来引发排便。每天固定时间进行排便训练,养成排便规律。必要时肛门塞入开塞露,无效时可给予不保留灌肠。

4.大便失禁的患者

选择易消化、吸收的高营养、低排泄的要素饮食,同时指导患者练习腹肌加压与肛门括约肌收缩,掌握进食后的排便时间规律,协助放置排便用品(便盆、尿垫);随时清洁排便后肛门周围皮肤。

(六)心理护理

患者均为突然发病且伴有肢体瘫痪、排泄异常等,严重影响其正常生活,加之对疾病知识、治疗效果不了解容易产生恐惧感。本病病程较长,患者可出现不同程度的情绪低落,对治疗和康复缺乏信心,护理人员应及时向患者介绍疾病相关知识,动员和指导家人和朋友在各个方面关心、支持、帮助患者,减轻其思想负担,去除紧张情绪,鼓励患者表达自己的感受,倾听患者的诉说。帮助患者做肢体活动,给予精神上的鼓励及生活支持,树立战胜疾病的信心。

(七)健康教育

(1)瘫痪肢体应早期作被动运动、按摩,以改善血液循环,促进瘫痪肢体的恢复。保持肢体的功能位置,预防足下垂及畸形。同时可配合物理治疗、针灸治疗。

(2)训练患者正确的咳嗽、咳痰方法,变换体位方法。

(3)提出治疗与护理的配合及要求,包括休息与活动、饮食、类固醇皮质激素的应用及其注意事项。

(4)增加营养,增强体质,预防感冒。

(5)带尿管出院者,应指导留置尿管的护理及膀胱功能的训练。

(6)长期卧床者,应每2小时翻身、拍背1次,预防压疮及坠积性肺炎。

(7)就诊指标:出现生命体征改变、肢体感觉障碍、潜在并发症及时就诊。

九、护理效果评估

(1)自觉症状逐渐好转,生活基本自理。

(2)大、小便失禁逐渐控制。

(3)无泌尿道感染发生。

(4)皮肤完好,无压疮。

(5)大便秘结、小便潴留逐渐解除,大、小便通畅。

(王丽丽)

第八节 脊髓压迫症

一、概念和特点

脊髓压迫症是一组椎管内占位性病变引起的脊髓受压综合征,随着病变进展出现脊髓半切和横贯性损害及椎管梗阻,脊神经根和血管可不同程度受累。

二、病因

脊髓是含水分丰富的柔软组织,对外来机械压力及缺血缺氧的耐受能力差,脊髓压迫症与机械压迫、血供障碍及占位病变直接浸润破坏有关。急性压迫型:多由急性硬膜外血肿、外伤后椎管内血肿、椎管内出血等引起,病变发展快,在较短时间内(1~3天)迅速压迫脊髓,使脊髓动脉血供减少,静脉回流受阻,受损区神经细胞、胶质细胞及神经轴突水肿、变性,若不能及时解除病因,可出现脊髓坏死。慢性压迫型:常由先天性脊柱畸形和椎管内良性肿瘤引起,病变发展速度较慢,可在一定的时间内不表现出相应的临床症状。发病后期出现失代偿症状,机械压迫表现为神经根脊髓半切或横贯性损害。

三、临床表现

(一)急性脊髓压迫症

发病及进展迅速,常于数小时至数天内脊髓功能完全丧失,多表现为脊髓横贯性损害,出现脊髓休克,病变以下呈弛缓性瘫,各种反射消失。

(二)慢性脊髓压迫症

病情缓慢进展,早期症状体征可不明显。可分为3期。

1.根痛期(神经根刺激期)

出现神经根痛及脊膜刺激症状。晚间症状加重,白天减轻;咳嗽、排便和用力等加腹压动作可使疼痛加剧,改变体位也使症状减轻或加重。

2.脊髓部分受压期

表现脊髓半切综合征,同侧损害节段以下上运动神经元性瘫痪,腱反射亢进、病理征阳性,同侧深感觉障碍及病变对侧损害节段以下痛温觉减退或丧失,而触觉良好,病变侧损害节段以下血管舒缩功能障碍。

3.脊髓完全受压期

出现脊髓完全横贯性损害,表现的运动、感觉与自主神经功能障碍和急性脊髓炎一致。

四、辅助检查

(1)脑脊液检查:常规、生化检查及动力学变化对确定脊髓压迫症和程度很有价值。

(2)影像学检查:脊柱X线检查、CT及MRI检查、脊髓造影等也可以确定病变的节段、性质及压迫程度。

五、治疗

(1)早期诊断,及早手术,尽快祛除病因。恶性肿瘤或转移瘤可酌情手术、放疗或化疗。

(2)急性脊髓压迫症需在6小时内减压,如硬脊膜外脓肿应紧急手术并给予足量抗生素,脊柱结核在根治术同时抗结核治疗。

(3)瘫痪肢体应积极进行康复治疗及功能训练,预防并发症。

六、护理评估

(一)病因和机制分析

1.病因

(1)肿瘤最常见,约占 1/3,起源于脊髓组织及邻近结构者占绝大多数,其次为来自肺、乳房、肾脏和胃肠道等的转移瘤,多为恶性肿瘤、淋巴瘤和白血病等。

(2)炎症化脓性、结核和寄生虫血行播散,邻近组织蔓延及直接种植(医源性)引起椎管或脊柱急性脓肿、慢性肉芽肿、脊髓蛛网膜炎及蛛网膜囊肿等。

(3)脊柱外伤如骨折、脱位及椎管内血肿形成。

(4)脊柱退行性变如椎间盘脱出症、后纵韧带钙化和黄韧带肥厚等。

(5)先天性疾病如颅底凹陷症、寰椎枕化、颈椎融合畸形等,脊髓血管畸形可造成硬膜外及硬膜下血肿。

2.发病机制

脊髓压迫症可由机械压迫、血供障碍及占位性病变直接浸润破坏所引起。机械压迫是指由于肿瘤或其他占位性结构或慢性压迫脊髓血管所致。急性病变如急性硬脊膜外血肿、外伤后椎管内血肿、椎管内出血等,在短时间内增加占位并直接压迫脊髓,使脊髓水肿,其代偿机制不能充分发挥,血供障碍,神经细胞严重缺氧、软化。慢性压迫如椎管内良性肿瘤和先天性脊椎畸形等,早期表现为神经根受压的症状,发展缓慢,脊髓可获代偿或建立侧支循环以及局部骨质吸收,脂肪组织消失使椎管扩大以减少压迫,增加血氧供应等,所以早期脊髓损害的症状轻、体征不明显,后期失代偿时出现脊髓半侧或横贯性损害的表现。脊髓受压后脊髓表面静脉怒张,血液中蛋白渗出,脑脊液蛋白含量增高。脊髓受压的病因和速度影响其代偿机制的发挥,急性压迫通常无充分代偿的时机,静脉受压淤血引起脊髓水肿。

(二)临床观察

1.神经根症状

表现为根痛或局限性运动障碍。病变刺激引起后根分布区自发性疼痛,常如电击、烧灼、刀割或撕裂样;用力咳嗽、排便等增加胸、腹腔压力的动作可触发或加剧疼痛,体位改变可使症状减轻或加重,有时可表现为相应节段的"束带感",神经根症状可随病情进展由一侧性、间歇性变为两侧性、持续性。检查可发现感觉过敏带,后期为节段性感觉障碍。脊髓腹侧病变使前根受压,早期出现运动神经根刺激症状,表现为其支配肌群肌束颤动,以后出现肌无力或肌萎缩。

2.感觉障碍

脊髓丘脑束受压,产生对侧较病变水平低 2~3 个节段以下躯体的痛、温度觉减退或缺失,由于脊髓各节段感觉传导纤维在髓内有一定的排列顺序,故髓内、外病变感觉障碍的水平及发生次序不同,髓内病变早期为病变节段支配区分离性感觉障碍,累及脊髓丘脑束时感觉障碍自病变节段向下发展,鞍区感觉保留至最后才受累,称为"鞍区回避";髓外病变感觉障碍常自下肢远端开始向上发展至受压节段,此特征有助于髓内、外病变的鉴别。后索受压可产生病变水平以下同侧深感觉缺失。晚期出现脊髓横贯性损害,病变水平以下各种感觉缺失。

3.运动障碍

一侧或双侧锥体束受压引起病变以下同侧或双侧肢体痉挛性瘫痪,表现为肌张力增高、腱反射亢进及病理征阳性。初期双下肢呈伸展性瘫痪,晚期多呈屈曲样瘫痪。脊髓前角及前根受压可引起病变节段支配的肌肉弛缓性瘫痪,伴有肌束颤动、肌萎缩。急性脊髓受压致横贯性损害,早期表现为脊髓休克,病变水平以下肢体呈弛缓性瘫痪,以后变为痉挛性瘫痪。

4.反射异常

受压节段因后根、前根或前角受累而出现病变节段腱反射减弱或消失,锥体束受损则损害水平以下同侧腱反射亢进,病理反射阳性,腹壁反射和提睾反射消失。脊髓休克时各种反射均不能引出。

5.自主神经症状

髓内病变较早出现括约肌功能障碍,病变在圆锥以上早期出现尿潴留和便秘,晚期出现反射性膀胱;马尾、圆锥病变出现尿、便失禁。病变水平以下因血管运动和泌汗功能障碍,可见少汗、无汗、皮肤干燥及脱屑。

6.脊膜刺激症状

多由硬膜外病变引起,表现为脊柱局部自发痛、叩击痛,活动受限如颈部抵抗和直腿抬高试验阳性等。

(三)辅助检查

脊髓蛛网膜下腔梗阻时,在阻塞水平以下压力降低甚至测不出,部分性阻塞者一般压力正常。椎管严重梗阻时,脑脊液中蛋白含量明显增高而细胞数正常(即蛋白-细胞分离);脊柱 X 线检查对于椎管内良性肿瘤可见椎弓根间距增宽、椎弓根变形、椎间孔扩大;恶性肿瘤可见椎弓根和椎体骨质破坏。脊髓造影可显示脊髓梗阻界面,当完全梗阻时,上行造影只显示压迫性病变的下界;下行造影只显示病变的上界。脊髓 MRI 或 CT 检查能清晰地显示脊髓压迫的影像,尤其是 MRI 检查能很好地提供脊髓病变部位、上下界线等信息。

七、主要护理诊断/问题

(1)躯体移动障碍:与脊髓病变有关。

(2)低效性呼吸形态:与呼吸肌麻痹有关。

(3)尿潴留:与膀胱自主神经功能障碍有关。

(4)生活自理缺陷:与肢体瘫痪有关。

(5)潜在并发症:压疮、坠积性肺炎、尿路感染。

八、护理措施

(一)保持呼吸道通畅

(1)观察呼吸的频率、深度,判断呼吸无效的原因如是否有呼吸困难、咳嗽是否有力、听诊气管、肺部有无痰鸣音、血氧饱和度指标等,及胸部 X 线检查示肺部感染情况。

(2)脊髓高位损伤或出现呼吸困难时,可给予低流量吸氧(鼻导管、吸氧面罩)。

(3)呼吸道痰鸣音明显时,应鼓励、指导患者有效咳痰。如咳痰无力,可予以吸痰管吸痰,清除痰液。每天按时给予雾化吸入以稀释痰液,减轻或消除肺部感染,利于排痰,同时雾化后及时有效吸痰,减少痰液坠积、结痂。

(4)对于舌后坠者,给予口咽通气道固定后予以吸痰管吸痰,同时注意口腔清洁。

(5)患者出现呼吸困难且呼吸无效时准备好气管插管、呼吸机,并及时通知医师。

（二）排泄异常的护理

根据异常情况及程度，可予以不同的护理、指导。

（1）尿失禁：护理者要根据给患者输液或饮水的时间，给予排便用品（尿盆、尿壶、尿不湿）协助排便，并及时撤换，同时在患者小腹部加压，增加膀胱内压，锻炼恢复自主排尿功能。

（2）尿潴留：给予留置导尿管，根据入量（输液、饮水）时间，适时、规律地夹闭、开放尿管，以维持膀胱充盈、收缩功能；同时在排放尿液时可采用一些方法刺激诱导膀胱收缩，如轻敲患者下腹部和听流水声。

（3）对留置导尿管的患者，应每天清洁尿道口、更换尿袋，观察尿液的色、量是否正常；当尿常规化验有感染时，可予 0.9% 生理盐水 500 mL 膀胱冲洗或遵医嘱，再留取化验至正常，注意操作时保持无菌规范。

（4）对大便秘结的患者，应保证适当的高纤维饮食与水分的摄取，依照患者的排便习惯，选择一天中的一餐前给缓泻剂，饭后因有胃结肠反射，当患者有便意感时，指导并协助患者增加腹压来引发排便，必要时肛门入开塞露 1～2 支，无效时可予不保留灌肠，每天固定时间进行，养成排便规律。同样，开塞露、不保留灌肠适用于便秘者。

（5）大便失禁：选择易消化、吸收的高营养、低排泄的要素饮食，同时指导患者练习腹肌加压与肛门括约肌收缩，掌握进食后的排便时间规律，协助放置排便用品（便盆、尿垫）；随时清洁排便后肛门周围皮肤。

（三）做好皮肤护理，预防压疮、烫伤、冻伤，避免输液肿胀

（1）每次换班时认真床头交接、检查皮肤，观察有无发红等情况；每天清洁皮肤，随时保持床单位平整、干净、干燥。

（2）对排便异常患者，及时清理排泄物，温水擦洗，维持会阴、肛门周围皮肤清洁、干燥，观察皮肤有无淹红、破溃。出现臀红、肛门周围皮肤浸渍者，可予赛肤润喷涂后轻轻按摩一分钟。

（3）每 1～2 小时翻身一次，对骨凸或受压部位，如脚踝、足跟、膝部、股关节处、肘部等最易受压的部位常检查，予以按摩，促进皮肤的血液循环。

（4）使用一些护理用具，如给予气垫床、通过电动气泵自动交替充气、改变全身受压点、减少压力集中于局部而造成的皮肤受损（注意气垫床并不能替代定时翻身）；保护敷贴平敷于骨凸或受压发红部位或皮肤表浅破溃处，于 7～10 天更换一次，可防止局部摩擦、减少受压，保护外周皮肤；小垫圈置于骨隆突部位，使骨凸处半悬不受压（自制充气橡胶手套也可）；大垫圈放置于臀部下方。

（5）了解患者是一侧痛、温度觉障碍，或病变节段以下感觉障碍或自主神经功能障碍。根据感觉障碍情况正确护理：输液以健侧、上肢原则，输液前认真观察准备输液肢体一侧的皮肤情况，输液后随时观察输液肢体局部及皮肤情况，以免输液外渗感觉减退造成损伤严重、自主神经功能障碍而皮肤红肿；给予洗漱、浸泡时，水温勿过热而造成烫伤（要比正常人感觉的温度低一些），冰袋降温时间长可引起冻伤。自主神经功能障碍可无外因肢体局部水肿，应注意对皮肤的观察、保护。

（四）帮助瘫痪肢体的功能恢复

急性脊髓炎休克期过后，肌力恢复常自远端开始。屈曲性痉挛预后不佳，伸性痉挛性截瘫预后较好。在脊髓受损初期，就应与物理治疗师根据患者情况制订康复计划。

（1）每次翻身后将肢体位置摆放正确，做关节的被动或主动运动。

(2)物理治疗师施行物理治疗,以加强未麻痹肌肉的力量。指导训练仰卧时抬高臀部,以便在床上取放大、小便器。给予日常生活活动训练,使患者能自行穿脱衣服、进食、盥洗、大小便、淋浴及开关门窗、电灯、水龙头等,增进患者自我照顾的能力。

(3)当患者第一次坐起时,尤其是半身瘫痪者,应在起身之前穿着弹性袜,以增加静脉血回流,逐渐增加坐位的角度,以防产生低血压。

(4)鼓励患者持之以恒,循序渐进。

(五)用药护理

(1)类固醇皮质激素:急性期可采用大剂量甲泼尼龙短程冲击疗法,500～1 000 mg 静脉滴注,每天 1 次,连用 3～5 次,有可能控制病情发展,临床明显改善通常出现在 3 个月之后;也可用地塞米松 10～20 mg 静脉滴注,每天 1 次,10 天左右为 1 个疗程;使用上述两药之后可改用泼尼松口服,每天 40～60 mg,随病情好转可于 1 个月后逐步减量停用。

(2)免疫球蛋白:成人每次用量 15～20 g,静脉滴注,每天 1 次,连用 3～5 次为 1 个疗程。

(3)抗生素:可预防和治疗泌尿道或呼吸道感染。B 族维生素有助于神经功能恢复,血管扩张剂如烟酸、尼莫地平、丹参,神经营养药如三磷酸腺苷、细胞色素 C,可能对促进恢复有益。

(4)甲基酪氨酸(AMT)可对抗酪氨酸羟化酶,减少去甲肾上腺素(NE)的合成,预防出血性坏死的发生。

(5)了解患者使用激素治疗的时间,并观察应用激素治疗后原症状是否好转或加重,及时反馈给医师。用激素期间应注意补钾。

(6)将患者临床症状变化与脊髓损伤所致的症状进行比较、区分,激素大剂量、长时间治疗会出现相应的不良临床症状,如面色潮红、情绪激动、入睡困难甚至心率增快等,患者对此不能正确认识且不能耐受,对药物需要详细的指导以及通知医师给予必要的对症处理。向患者讲明原因是药物所致,而且随着药物减量症状也会减轻,停药后症状消失。药物必须按时使用,严禁骤然停药,否则会引发病情加重。

(六)健康教育

(1)告知患者和照顾者膀胱充盈及尿路感染的表现、感觉;鼓励患者多饮水,保持会阴部清洁。

(2)加强营养,适当进行体育锻炼,增强体质。

(3)加强肢体功能锻炼和日常生活动作训练,做力所能及的家务和工作。

(4)注意安全,防止受伤,避免受凉、疲劳等诱因。

急性脊髓炎如无重要并发症,3～4 周进入恢复期,通常在发病后 3～6 个月可基本恢复,少数病例留有不同程度的后遗症。非横贯性损害、症状较轻、肢体瘫痪不完全者恢复较快;上升性脊髓炎起病急骤,感觉障碍平面于 1～2 天甚至数小时上升至高颈髓,常于短期内死于呼吸、循环衰竭。

九、护理效果评估

(1)患者自觉症状(肌力增强、感觉障碍减退)逐渐好转,生活基本自理。

(2)患者大、小便失禁,逐渐控制。

(3)患者无尿路感染。

(4)患者皮肤完好,无压疮。

(5)患者大、小便潴留逐渐解除,大、小便通畅。

(高　洁)

第九节　吉兰-巴雷综合征

一、概述

吉兰-巴雷综合征(GBS)又称急性感染性脱髓鞘性多发性神经病,是可能与感染有关和免疫机制参与的急性特发性多发性神经病。临床上表现为四肢弛缓性瘫痪,末梢型感觉障碍和脑脊液蛋白细胞分离等。本病确切病因不清,可能与空肠弯曲菌感染有关;或是机体免疫发生紊乱,产生针对周围神经的免疫应答,引起周围神经脱髓鞘。本病年发病率为(0.6～1.9)/10 万,我国尚无系统的流行病学资料。

二、诊断步骤

(一)病史采集要点

1.起病情况

以儿童或青少年多见,急性或亚急性起病,数天或 2 周内达高峰。需要耐心分析,争取掌握比较确切的起病时间,了解病情进展情况。

2.主要临床表现

主要临床表现为运动、感觉和自主神经损害。肢体弛缓性瘫痪,从下肢远端向上发展,至上肢并累及脑神经(也可以首发症状为双侧周围性面瘫)。感觉异常如烧灼感、麻木、疼痛等,以远端为主。自主神经紊乱症状明显,如心律失常、皮肤营养障碍等,但尿便障碍绝大多数患者不出现,严重患者可有。

3.既往史

若发现可能致病的原因有较大意义。如起病前1～4 周有无胃肠或呼吸道感染症状,有无疫苗接种史,或者外科手术史,有无明显诱因。

(二)体格检查要点

1.一般情况

精神疲乏,若感染严重者,可有不同程度的发热。窦性心动过速,血压不稳定,出汗多,皮肤红肿及营养障碍。

2.神经系统检查

神志清,高级神经活动正常。脑神经以双侧周围性面瘫、延髓性麻痹为主,四肢呈弛缓性瘫痪,末梢型感觉障碍,大、小便功能障碍多不明显。

(三)门诊资料分析

1.血常规

白细胞数量轻度升高或正常。

2.生化

血钾含量正常。

3.病史和检查

可见患者有运动、感觉和自主神经障碍，因此，定位在周围神经病变。起病前有感染等病史，考虑为感染性或自身免疫性疾病，应进一步检查感染和免疫相关指标以确诊。

（四）进一步检查项目

1.腰穿

脑脊液蛋白细胞分离是本病特征性表现，蛋白含量增高而细胞数正常，出现在起病后 2～3 周，但在第 1 周正常。

2.肌电图

发现运动和感觉神经传导速度明显减慢，有失神经或轴索变性的肌电改变。脱髓鞘病变呈节段性和斑点状特点，可能某一神经感觉传导速度正常，另一神经异常，因此，早期要检查多根神经。发病早期可能只有 F 波或 H 反射延迟或消失。

三、诊断对策

（一）诊断要点

根据起病前有感染史，急性或亚急性起病，四肢对称性下运动神经元瘫痪，末梢型感觉减退及脑神经损害，脑脊液蛋白细胞分离，结合肌电图可以确诊。Asbury 等的诊断标准：①多有病前感染或自身免疫反应。②急性或亚急性起病，进展不超过 4 周。③四肢瘫痪常自下肢开始，近端较明显。④可有呼吸肌麻痹。⑤可有脑神经受损。⑥可有末梢型感觉障碍或疼痛。⑦脑脊液蛋白细胞分离。⑧肌电图早期 F 波或 H 反射延迟，运动神经传导速度明显减慢。

（二）鉴别诊断要点

1.低血钾型周期性瘫痪

本病一般有甲状腺功能亢进症、低血钾病史。起病快（数小时～1 天），恢复也快（2～3 天）。四肢弛缓性瘫痪，无呼吸肌麻痹和脑神经受损，无感觉障碍。脑脊液没有蛋白细胞分离。血钾低，补钾有效。既往有发作史。

2.脊髓灰质炎

本病为脊髓前角病变，没有感觉障碍和脑神经受损。多在发热数天后，体温未恢复正常时出现瘫痪，通常只累及一个肢体。但本病起病后 3 周也可见脑脊液蛋白细胞分离。

3.重症肌无力

本病为神经肌肉接头病变，主要累及骨骼肌，因此，没有感觉障碍和自主神经症状。症状呈波动性，晨轻暮重。疲劳试验和肌电图有助于诊断。

（三）吉兰-巴雷综合征

变异型根据临床、病理及电生理表现可分为以下类型。

1.急性运动轴索型神经病

其为纯运动型，特点是病情中多有呼吸肌受累，24～48 小时迅速出现四肢瘫痪，肌萎缩出现早，病残率高，预后差。

2.急性运动感觉轴索型神经病发病

此型与前者相似，但病情更重，预后差。

3.弗希尔综合征

其表现为眼外肌麻痹、共济失调和腱反射消失三联征。

4.不能分类的吉兰-巴雷综合征

这包括"全自主神经功能不全"和极少数复发型吉兰-巴雷综合征。

四、治疗对策

(一)治疗原则

(1)尽早明确诊断,及时治疗。

(2)根据病情的严重情况进行分型,制订合理的治疗方案。

(3)治疗过程中应密切观察病情,注重药物毒副作用。

(4)积极预防和控制感染及消化道出血等。

(5)早期康复训练对功能恢复有重要意义,同时可提高患者自信心,观察效果。

(二)治疗计划

1.基础治疗(对症支持治疗)

(1)辅助呼吸:患者气促,血氧饱和度降低,动脉血氧分压下降至 9.3 kPa(70 mmHg)以下,可进行气管插管,呼吸机辅助呼吸,必要时气管切开。加强护理,保持呼吸道通畅,定时翻身、拍背,雾化吸入,吸痰等。

(2)重症患者持续心电监护,窦性心动过速通常无须处理。血压高时可予小剂量降压药,血压低时可予扩容等。

(3)穿长弹力袜预防深静脉血栓。

(4)保持床单平整,勤翻身,预防压疮。

(5)吞咽困难者可予鼻饲,以免食物误入气管窒息。

(6)尿潴留可加压按压腹部,无效时可留置尿管。便秘可用大黄苏打片、番泻叶等。出现肠梗阻时应禁食并请外科协助治疗。

(7)出现疼痛,可予非阿片类镇痛药或试用卡马西平。

(8)早期开始康复治疗,包括肢体被动和主动运动,防止挛缩,用夹板防止足下垂畸形,以及针灸、按压、理疗和步态训练等。

2.特异治疗(病因治疗)

(1)血浆置换:按每千克体重 40 mL 或 1~1.5 倍血浆容量计算每次交换血浆量,可用 5% 清蛋白复原血容量,减少使用血浆的并发症。轻、中、重患者每周应分别做 2 次、4 次和 6 次。主要禁忌证是严重感染、心律失常、心功能不全及凝血系统疾病等。

(2)免疫球蛋白静脉滴注(IVIG):成人按 0.4 g/(kg·d)剂量,连用 5 天,尽早使用或在呼吸肌麻痹之前使用。禁忌证是先天性 IgA 缺乏,因为免疫球蛋白制品含少量 IgA,此类患者使用后可导致 IgA 致敏,再次应用可发生变态反应。常见不良反应有发热、面红等,减慢输液速度即可减轻。引起肝功能损害者,停药 1 个月即可恢复。

(3)以上两种方法是治疗吉兰-巴雷综合征的首选方法,可消除外周血免疫活性细胞、细胞因子和抗体等,减轻神经损害。尽管两种治疗费用昂贵,但是严重病例或是进展快速病例,均应早期使用,可能减少辅助通气的费用和改变病程。

(4)激素通常认为对吉兰-巴雷综合征无效,并有不良反应。但是,在无经济能力或无血浆置换和 IVIG 医疗条件时,可试用甲泼尼龙 500 mg/d,静脉滴注,连用 5～7 天;或地塞米松 10 mg/d,静脉滴注,连用 7～10 天为 1 个疗程。

五、病程观察及处理

可以按照以下分型评估患者的临床状况。

(1)轻型:四肢肌力Ⅲ级以上,可独立行走。

(2)中型:四肢肌力Ⅲ级以下,不能独立行走。

(3)重型:四肢无力或瘫痪,伴Ⅸ、Ⅹ对颅神经和其他神经麻痹,不能吞咽,活动时有轻微呼吸困难,但不需要气管切开人工辅助呼吸。

(4)极重型:数小时或数天内发展为四肢瘫痪,吞咽不能,呼吸肌麻痹,需要气管切开人工辅助呼吸。

六、预后评估

本病为自限性,呈单相病程,多于发病后 4 周时症状和体征停止进展,经数周或数月恢复,恢复中可有短暂波动,极少复发。70％～75％的患者完全恢复,25％的患者遗留轻微神经功能缺损,5％的患者死亡,通常死于呼吸衰竭。前期有空肠弯曲菌感染证据者预后较差,病理以轴索变性为主者病程较迁延且恢复不完全。高龄、起病急骤或辅助通气者预后不良。早期有效治疗及支持疗法可降低重症病例的病死率。

七、护理

(一)主要护理问题

1.呼吸困难

呼吸困难与病变侵犯呼吸肌,引起呼吸肌麻痹有关。

2.有误吸的危险

有误吸的危险与病变侵犯脑神经,使得吞咽肌群无力有关。

3.生活自理能力缺陷

生活自理能力缺陷与运动神经脱髓鞘改变引起的四肢瘫痪有关。

4.有失用综合征的危险

有失用综合征的危险与运动神经脱髓鞘改变引起的四肢瘫痪有关。

5.皮肤完整性受损

皮肤完整性受损与运动神经脱髓鞘改变引起的四肢瘫痪有关。

6.便秘

便秘与自主神经功能障碍及长期卧床有关。

7.恐惧

恐惧与运动障碍引起的快速进展性四肢瘫,或呼吸肌麻痹引起呼吸困难带来的濒死感有关。

(二)护理措施

1.严密观察病情变化

患者因四肢瘫痪、躯干、肋间肌和膈肌麻痹而致呼吸困难,甚至呼吸肌麻痹。因此,应重点观察患者呼吸情况。如果出现呼吸肌群无力,表现为呼吸困难、咳痰无力、烦躁不安及口唇发绀等缺氧症状,应及时给予吸氧。必要时进行气管切开,使用人工呼吸机辅助呼吸。

2.保持呼吸道通畅和防止并发症的发生

(1)能否保持患者呼吸道通畅是关系患者生命安危的关键问题。对已气管切开使用人工呼吸机的患者应采取保护性隔离。病室温度保持在22～24 ℃,避免空气干燥,定时通风,保持室内空气新鲜。

(2)吸痰时要严格执行无菌操作,使用一次性吸痰管,操作前后洗手,防止交叉感染。

(3)每2～3小时翻身、叩背1次,气管内滴药,如2‰碳酸氢钠,促进痰液排出。预防发生肺不张。

(4)气管切开伤口每天换药,并观察伤口情况。

(5)减少探视。

3.防止压疮的发生

本病发病急骤,瘫痪肢体恢复缓慢,因此,久卧患者要每天擦洗1～2次,保持皮肤清洁干净。患者床褥整齐、干净、平整。每2～3小时翻身更换体位,以免局部受压过久。按压骨突处,促进局部血液循环。

4.加强对瘫痪肢体的护理

GBS患者瘫痪特点为四肢对称性瘫痪,患病早期应保持侧卧、仰卧时的良肢位,恢复期做好患者主动、被动训练,步态训练,以利于肢体功能恢复。

5.生活护理

患者四肢瘫痪,气管切开不能讲话。因此,护理人员必须深入细致地了解患者的各项要求,做好患者口腔、皮肤、会阴部的护理。

6.鼻饲护理

患者应进食营养丰富和易消化的食物。吞咽困难者可行鼻饲,以保证营养。鼻饲时应注意以下几点。

(1)鼻饲前将床头抬高30°。

(2)每次鼻饲前应回抽胃液,观察有无胃潴留、胃液颜色,并观察胃管有无脱出。

(3)每次鼻饲量不宜过多,在200～300 mL。

(4)鼻饲物的温度不宜过热,在38～40 ℃。

(5)速度不宜过快,15～20分钟,以防止呃逆。

(6)鼻饲之后,注入20 mL清水,清洗胃管。

7.肠道护理

患者长期卧床肠蠕动减慢,常有便秘,应多饮水、多吃粗纤维的食物。可做腹部按压,按顺时针方向,必要时服用缓泻药,使患者保持排便通畅。

8.心理护理

要做好患者心理护理,介绍有关疾病的知识,鼓励患者配合医护人员的治疗,树立战胜疾病的信心,早日康复。

9.健康指导

(1)指导患者养成良好的生活习惯,注意休息,保证充足的睡眠。

(2)指导患者坚持每天定时服药,不可随意更改药物剂量,定期复查。

(3)指导患者坚持活动和肢体功能锻炼,克服依赖心理,逐步做一些力所能及的事情。

(张　丽)

第五章

心内科护理

第一节 高 血 压

一、疾病概述

(一)概念和特点

高血压是一种常见病、多发病,是心、脑血管病的重要病因和危险因素。根据病因常分为原发性高血压和继续发性高血压,95％以上的高血压患者属于原发性高血压,通常将原发性高血压简称为高血压。原发性高血压是以血压升高为主要临床表现伴或不伴有多种心血管危险因素的综合征。

高血压的标准是根据临床及流行病学资料界定的,目前我国高血压定义为收缩压≥18.7 kPa(140 mmHg)和/或舒张压≥12.0 kPa(90 mmHg),根据血压升高水平,又进一步将高血压分为1~3级。

高血压在世界各国都是常见病,其患病率与工业化程度、地区和种族有关。根据我国4次大规模高血压患病率的人群抽样调查结果显示我国人群50年以来高血压患病率明显上升。目前我国约有2亿多高血压患者,即每10个成年人中就有2个患高血压,约占全球高血压总人数的1/5。然而,我国高血压的总体情况是患病率高,知晓率、治疗率和控制率较低,其流行病学有两个显著特点,即从南方到北方高血压患病率递增,不同民族之间高血压患病率存在一些差异。

(二)相关病理生理

高血压的发病机制目前尚未形成统一认识,但其血流动力学特征主要是总外周血管阻力相对或绝对增高,从这一点考虑,高血压的发病机制主要存在于5个环节,即交感神经系统活性亢进、肾性水、钠潴留、肾素-血管紧张素-醛固酮系统(RAAS)激活、细胞膜离子转运异常以及胰岛素抵抗。

相关病理改变主要集中在对心、脑、肾、视网膜的变化。

1.心

左心室肥厚和扩张。

2.脑

脑血管缺血与变性、粥样硬化,形成微动脉瘤或闭塞性病变,从而引发脑出血、脑血栓、腔隙性脑梗死。

3.肾

肾小球纤维化、萎缩、肾动脉硬化,引起肾实质缺血和肾单位不断减少,导致肾衰竭。

4.视网膜

视网膜小动脉痉挛、硬化,甚至可能引起视网膜渗血和出血。

(三)主要病因与诱因

高血压的病因为多因素,主要包括遗传和环境因素两个方面,两者互为结果。

1.遗传因素

高血压具有明显的家庭聚集性,基因对血压的控制是肯定的,这些与高血压产生有关的基因被称为原发性高血压相关基因。在遗传表型上,不仅血压升高发生率体现遗传性,在血压高度、并发症发生以及其他相关因素方面,如肥胖等也具有遗传性。

2.环境因素

(1)饮食:血压水平和高血压的患病率与钠盐平均摄入量显著相关,摄盐越多,血压水平和患病率越高。摄盐过多导致血压升高主要见于对盐敏感的人群。另外,膳食中充足的钾、钙、镁和优质蛋白可防止血压升高,素食为主者血压常低于肉食者。长期饮咖啡、大量饮酒、饮食中缺钙、饱和脂肪酸过多,不饱和脂肪酸与饱和脂肪酸比值降低等均可引起血压升高。

(2)精神心理:社会因素包括职业、经济、劳动种类、文化程度、人际关系等,对血压的影响主要是通过精神和心理因素起作用。因此脑力劳动者高血压发病率高于体力劳动者,从事精神紧张度高的职业和长期生活在噪声环境者高血压也较多。

3.其他因素

肥胖者高血压患病率是体重正常者 2～3 倍,超重是血压升高的重要独立危险因素。一般采用体重指数(BMI)来衡量肥胖程度,腰围反映向心性肥胖程度,血压与 BMI 呈显著正相关,腹型肥胖者容易发生高血压。服用避孕药的妇女血压升高发生率及程度与服用药物时间长短有关,但这种高血压一般较轻,且停药后可逆转。睡眠呼吸暂停低通气综合征的患者 50% 有高血压,且血压的高度与睡眠呼吸暂停低通气综合征的病程有关。

(四)临床表现

大多数起病缓慢、渐进,缺乏特殊的临床表现。血压随着季节、昼夜、情绪等因素有较大波动。

1.一般表现

(1)症状:头痛是最常见的症状,较常见的还有头晕、头胀、耳鸣眼花、疲劳、注意力不集中、失眠等。这些症状在紧张或劳累后加重,典型的高血压头痛在血压下降后即可消失。

(2)体征:高血压的体征较少,血压升高时可闻及主动脉瓣区第二心音亢进及收缩期杂音。皮肤黏膜、四肢血压、周围血管搏动、血管杂音检查有助于继续性高血压的病因判断。

2.高血压急症和亚急症

高血压急症是指高血压患者在某些诱因作用下,血压急剧升高[一般超过 24.0/16.0 kPa (180/120 mmHg)],同时伴有进行性心、脑、肾等重要靶器官功能不全的表现。高血压急症的患者如不能及时降低血压,预后很差,常死于肾衰竭、脑卒中或心力衰竭。高血压亚急症是指血压显著升高但不伴靶器官损害,患者常有血压升高引起的症状。

(五)辅助检查

1.常规检查

尿常规、血糖、血脂、肾功能、血清电解质、心电图和 X 线胸片等检查,有助于发现相关危险因素和靶器官损害。必要时行超声心动图、眼底检查等。

2.特殊检查

为进一步了解患者血压节律和靶器官损害情况,可有选择地进行一些特殊检查。如24小时动态血压监测(ABPM),踝/臂血压比值,心率变异,颈动脉内膜中层厚度(IMT),动脉弹性功能测定,血浆肾素活性(PRA)等。

(六)治疗原则

1.治疗目标

高血压是一种以动脉血压持续升高为特征的进行性"心血管综合征",常伴有其他危险因素、靶器官损害或临床疾病,需要进行综合干预。常常采用药物治疗与非药物治疗,以及防治各种心血管病危险因素等相结合。因此,高血压的治疗目标是尽可能地降低心血管事件的发生率和病死率。

2.非药物治疗

(1)合理膳食:低盐饮食,限制钠盐摄入;限制乙醇摄入量。

(2)控制体重:体重指数如超过24则需要限制热量摄入和增加体力活动。

(3)适宜运动:增加有氧运动。

(4)其他:定期测量血压,规范治疗,改善治疗依从性,尽可能实现降压达标,坚持长期平稳有效地控制血压。保持健康心态,减少精神压力,戒烟等。

治疗时根据年龄、病程、血压水平、心血管病危险因素、靶器官损害程度、血流动力学状态以及并发症等来选择合适药物。

3.药物治疗

降压药物的选择一般应从一线药物、单一药物开始,疗效不佳时,才联合用药。若非血压较高,或高血压急症,降压时用药以小剂量开始,逐渐加量,使血压逐渐下降,老年患者更需如此。

(1)利尿剂:通过利钠排水、降低细胞外高血容量、减轻外周血管阻力发挥降压作用。作用较平稳、缓慢,持续时间相对较长,作用持久服药2周后作用达高峰,能增强其他降压的疗效,适用于轻、中度高血压。有噻嗪类、袢利尿剂和保钾利尿剂三类,以噻嗪类使用最多。

(2)β受体阻滞剂:通过抑制过度激活的交感神经活性、抑制心肌收缩力、减轻心率发挥降压作用。降压作用较迅速、强力,适用于不同严重程度的高血压,尤其是心率较快的中、青年患者或合并心绞痛的患者,对老年高血压疗效相对较差。二、三度心脏传导阻滞和哮喘患者禁用,慢性阻塞性肺病、运动员、周围血管病或糖耐量异常者慎用。有选择性($β_1$)、非选择性($β_1$和$β_2$)和兼有α受体阻滞3类,常用的有美托洛尔、阿替洛尔、比索洛尔、普萘洛尔等。

(3)钙通道阻滞剂:通过阻断血管平滑肌细胞上的钙离子通道,扩张血管降低血压。降压效果起效迅速,降压幅度相对较强,剂量和疗效呈正相关,除心力衰竭患者外较少有治疗禁忌证。分为二氢吡啶类和非三氢吡啶类,前者以硝苯地平为代表,后者有维拉帕米和地尔硫䓬。

(4)血管紧张素转换酶抑制剂:通过抑制血管紧张素转换酶阻断肾素血管紧张素系统,从而达到降压作用。降压起效缓慢,逐渐增强,在3~4周时达最大作用,限制摄入或联合使用利尿剂可使起效迅速和作用增强。常用的有卡托普利、依那普利、贝那普利等。

(5)血管紧张素Ⅱ受体阻滞剂:通过阻断血管紧张素Ⅱ受体发挥降压作用。起效缓慢,但持久而平稳,一般在6~8周达到最大作用,持续时间达24小时以上。常用的药物有氯沙坦、缬沙坦、厄贝沙坦、替米沙坦等。

（6）α 受体阻滞剂：不作为一般高血压的首选药，适用于高血压伴前列腺增生患者，也用于难治性高血压的治疗。如哌唑嗪。

二、护理评估

（一）一般评估

1.生命体征

体温、脉搏、呼吸可正常，但血压测量值升高。必要时可测量立、卧位血压和四肢血压，监测24 小时血压以判断血压节律变化情况。高血压诊断的主要依据是患者在静息状态下，坐位时上臂肱动脉部位血压的测量值。但必须是在未服用降压药的情况下，非同日 3 次测量血压，若收缩压≥18.7 kPa（140 mmHg）和/或舒张压≥12.0 kPa（90 mmHg）则诊断为高血压。患者既往有高血压史，目前正在使用降压药，血压虽然低于 18.7/12.0 kPa（140/90 mmHg），也诊断为高血压。

2.病史和病程

询问患者有无高血压、糖尿病、血脂异常、冠心病、脑卒中或肾脏病的家庭史；患高血压的时间，血压最高水平，是否接受过降压治疗及其疗效与不良反应；有无合并其他相关疾病；是否服用引起血压升高的药物，如口服避孕药、甘珀酸、麻黄碱滴鼻药、可卡因、类固醇等。

3.生活方式

膳食脂肪、盐、酒摄入量，吸烟支数，体力活动量以及体重变化等情况。

4.患者的主诉

约 1/5 患者无症状，常见的主诉有头痛、头晕、疲劳、心悸、耳鸣等症状，疲劳、激动或紧张、失眠时可加剧，休息后多可缓解。也可出现视力模糊、鼻出血等较重症状，患者主诉症状严重程度与血压水平有一定关联。有脏器受累的患者还会有胸闷、气短、心绞痛、多尿等主诉。

5.相关记录

身高、体重、腰围、臀围、饮食（摄盐量和饮酒量）、活动量、血压等记录结果。评估超重和肥胖最简便和常用的指标是体重指数（BMI）和腰围。BMI 反映全身肥胖程度，腰围反映中心型肥胖的程度。BMI 的计算公式为：BMI＝体重（kg）/身高的平方（m²），成年人正常 BMI 为 18.5～23.9 kg/m²，超重者 BMI 为 24～27.9 kg/m²，肥胖者 BMI≥28 kg/m²。成年人正常腰围＜90/84 cm（男/女），如腰围≥90/85 cm（男/女），提示需要控制体重。

（二）身体评估

1.头颈部

部分患者有甲亢突眼征，颈部可听诊到血管杂音提示颈部血管狭窄、不完全性阻塞或代偿性血流量增多、加快。

2.胸背部

结合 X 线结果综合考虑心界有无扩大，心脏听诊可在主动脉瓣区闻及第二心音亢进、收缩期杂音或收缩早期喀喇音。

3.腹部和腰背部

背部两侧肋脊角、上腹部脐两侧、腰部肋脊处有血管杂音，提示存在血管狭窄。肾动脉狭窄的血管杂音常向腹两侧传导，大多具有舒张期成分。

4.四肢和其他

观察有无神经纤维瘤性皮肤斑,库欣综合征时可有向心性肥胖、紫纹与多毛的现象,下肢可见凹陷性水肿,观察四肢动脉搏动情况。

(三)心理-社会评估

评估患者家庭情况、工作环境、文化程度及有无精神创伤史;患者在疾病治疗过程中的心理反应与需求,家庭及社会支持情况,引导患者正确配合疾病的治疗与护理。

(四)辅助检查结果评估

1.常规检查

有无血液生化(钾、空腹血糖、总胆固醇、甘油三酯、高密度脂蛋白胆固醇、低密度脂蛋白胆固醇和尿酸、肌酐)、全血细胞计数、血红蛋白和血细胞比容、尿蛋白、尿糖的异常;心电图检查有无异常;24 小时动脉血压监测检查 24 小时血压情况及其节律变化。

2.推荐检查

超声心动图和颈动脉超声、餐后血糖、尿蛋白定量、眼底、胸部 X 线检查、脉搏波传导速度以及踝臂血压指数等可帮助判断是否存在脏器受累。

3.选择检查项目

对怀疑继续性高血压患者可根据需要选择进行相应的脑功能、心功能和肾功能检查。

(五)血压水平分类和心血管风险分层评估

1.按血压水平分类

据血压升高水平,可将血压分为正常血压、正常高值、高血压(分为 1 级、2 级和 3 级)和单纯收缩期高血压(表 5-1)。

表 5-1　血压水平分类和定义

分类	收缩压(mmHg)		舒张压(mmHg)
正常血压	<120	和	<90
正常高值	120~139	和/或	89~90
高血压	≥140	和/或	≥90
1 级高血压(轻度)	140~159	和/或	90~99
2 级高血压(中度)	160~179	和/或	100~109
3 级高血压(重度)	≥180	和/或	≥110
单纯收缩期高血压	≥140	和	<90

注:1 mmHg=0.13 kPa。

2.心血管风险分层评估

虽然高血压及血压水平是影响心血管事件发生和预后的独立危险因素,但是并非唯一决定因素。大部分高血压患者还有血压升高以外的心血管危险因素。因此要准确确定降压治疗的时机和方案,实施危险因素的综合管理就应当对患者进行心血管风险的评估并分层。中国高血压防治指南的分层方法根据血压水平、心血管危险因素、靶器官损害、伴临床疾病,将高血压患者的心血管风险分为低危、中危、高危和很高危 4 个层次(表 5-2)。

表 5-2　高血压患者心血管风险水平分层

其他危险因素和病史	1 级高血压	2 级高血压	3 级高血压
无	低危	中危	高危
1~2 个其他危险因素	中危	中危	很高危
≥3 个其他危险因素或靶器官损害	高危	高危	很高危
临床并发症或合并糖尿病	很高危	很高危	很高危

(六)常用药物疗效的评估

1.利尿剂

(1)准确记录患者出入量(尤其是 24 小时尿量):大量利尿可引起血容量过度降低,心排血量下降,血尿素氮增高。患者皮肤弹性降低,出现直立性低血压和少尿。

(2)血生化检查的结果:长期使用噻嗪类利尿剂有可能导致水、电解质紊乱,出现低钠、低氯和低钾血症。

2.β 受体阻滞剂

(1)患者自觉症状:疲乏、肢体冷感、激动不安、胃肠不适等症状。

(2)心动过缓或传导阻滞:因药物可抑制心肌收缩力、减慢心率,引起心动过缓或传导阻滞。

(3)反跳现象:长期服用该药患者突然停药可发生反跳现象,即原有的症状加重或出现新的表现,较常见的有血压反跳性升高,伴头痛、焦虑等,称为撤药综合征。

(4)液体潴留:可表现为体重增加、凹陷性水肿。

3.钙通道阻滞剂

(1)监测心率和心律的变化:二氢吡啶类钙通道阻滞剂可反射性激活交感神经,导致心率增加,发生心动过速。而非二氢吡啶类钙通道阻滞剂具有抑制心脏收缩功能和传导功能,有导致传导阻滞的不良反应。

(2)其他体征:可引起面部潮红、脚踝部水肿、牙龈增生等。

4.血管紧张素转换酶抑制剂

(1)患者自觉症状:持续性干咳、头晕、皮疹、味觉障碍及血管神经性水肿等情况。

(2)高血钾:长期应用该类药物可能导致血钾升高,应定期监测血钾和血肌酐的水平。

(3)肾功能的损害:定期监测肾功能。

5.血管紧张素Ⅱ受体拮抗剂

(1)患者自觉症状:有无腹泻等症状。

(2)高血钾:长期应用该类药物可能导致血钾升高,应定期监测血钾和血肌酐的水平。

(3)肾功能的损害:定期监测肾功能。

6.α 受体阻滞剂

直立性低血压:服用该类药物的患者可出现直立性晕厥现象,测量坐、立位血压是否差异过大。

三、主要护理诊断/问题

(一)疼痛

头痛与血压升高有关。

（二）有受伤的危险

有受伤的危险与头晕、视力模糊、意识改变或发生直立性低血压有关。

（三）营养失调

高于机体需要量与摄入过多,缺少运动有关。

（四）焦虑

焦虑与血压控制不满意、已发生并发症有关。

（五）知识缺乏

缺乏疾病预防、保健知识和高血压用药知识。

（六）潜在并发症

1.高血压急症

高血压急症与血压突然/显著升高并伴有靶器官损害有关。

2.电解质紊乱

电解质紊乱与长期应用降压药有关。

四、护理措施

（一）控制体重

超重和肥胖是导致血压升高的重要原因之一,而以腹部脂肪堆积为典型特征的中心性肥胖还会进一步增加高血压等心血管与代谢性疾病的风险,适当控制体重,减少脂肪含量,可显著降低血压。最有效的减重措施是控制能量摄入和增加运动。减重的速度因人而异,通常以每周减重 0.5～1.0 kg 为宜。

（二）合理饮食

合理饮食是控制体重的重要手段。高血压患者饮食需遵循平衡膳食的原则,控制高热量食物的摄入,如高脂肪食物、含糖饮料和酒类等;适当控制碳水化合物的摄入;减少钠盐的摄入。

钠盐可显著升高血压,增加高血压发病的风险,而钾盐可对抗钠盐升高血压的作用。世界卫生组织推荐每天钠盐摄入量应少于 5 g。高血压患者应尽可能减少钠盐的摄入,增加食物中钾盐的含量。烹调高血压患者的食物尽可能减少用盐、味精和酱油等调味品,可使用定量的盐勺;少食或不食含钠盐高的各类加工食品,如咸菜、火腿和各类炒货等;增加蔬菜、水果的摄入量;肾功能良好者可使用含钾的烹调用盐。

（三）制订康复运动计划

合理的运动计划不但能控制体重,降低血压,还能改善糖代谢。在运动方面应采用有规律的、中等强度的有氧运动。建议每天体力活动 30 分钟左右,每周至少进行 3 次有氧锻炼,如步行、慢跑、骑车、游泳、跳舞和非比赛性划船等。运动强度指标为运动时最大心率达到(170－年龄),运动的强度、时间和频度以不出现不适反应为度。

典型的运动计划包括 3 个阶段:5～10 分钟的轻度热身活动;20～30 分钟的耐力活动或有氧运动;放松运动 5 分钟,逐渐减少用力,使心脑血管系统的反应和身体产热功能逐渐稳定下来。运动的形式和运动量均应根据个人的兴趣和身体状况而定。

（四）监测血压的变化

血压测量是评估血压水平、诊断高血压和观察降压疗效的主要手段。在临床工作中主要采用诊室血压和动态血压测量,家庭血压测量因为可以测量长期血压变异,避免白大衣效应等作用越来越受到大家的重视。

1.诊室血压监测

由医护人员在诊室按统一规范进行测量,是目前评估血压水平和临床诊断高血压并进行分级的标准方法和主要依据。具体方法和要求如下:①选择符合计量标准的水银柱血压计,或经过验证的电子血压计。②使用大小合适的气囊袖带。③测压前患者至少安静休息5分钟,30分钟内禁止吸烟、饮咖啡、茶,并排空膀胱。④测量时最好裸露上臂,上臂与心脏处于同一水平。怀疑有外周血管病者可测量四肢血压,老年人、糖尿病患者及有直立性低血压情况的应加测立、卧位血压。⑤袖带下缘在肘弯上2.5 cm,听诊器听件置于肱动脉搏动处。⑥使用水银柱血压计时,应快速充气,当桡动脉搏动消失后将气囊压力再升高4.0 kPa(30 mmHg),以每秒0.3~0.8 kPa(2~6 mmHg)的速度缓慢放气,获得舒张压后快速放气至零。⑦应间隔1~2分钟重复测量,取2次读数的平均值记录。如果2次读数相差0.7 kPa(5 mmHg)以上,应再次测量,取3次读数的平均值。

2.动态血压监测

通过自动的血压测量仪器完成,测量次数较多,无测量者误差,可避免白大衣效应,并可监测夜间睡眠期间的血压。因此,可评估血压短时变异和昼夜节律。

3.家庭血压监测

家庭血压监测又称自测血压或家庭自测血压,是由患者本人或家庭成员协助完成测量,可避免白大衣效应。家庭血压监测还可用于评估数天、数周甚至数月、数年血压的长期变异或降压治疗效应,而且有助于增强患者的参与意识,改善治疗依从性,但不适用于精神高度焦虑的患者。

(五)降压目标的确立

帮助患者确立降压目标。在患者能耐受的情况下,逐步降压达标。一般高血压患者血压控制目标值至少<18.7/12.0 kPa(140/90 mmHg);如合并稳定性冠心病、糖尿病或慢性肾病的患者宜确立个体化降压目标,一般可将血压降至17.3/10.7 kPa(130/80 mmHg)以下,脑卒中后高血压患者一般血压目标<18.7 kPa(140 mmHg);老年高血压降压目标收缩压<20.0 kPa(150 mmHg);对舒张压低于8.0 kPa(60 mmHg)的冠心病患者,应在密切监测血压的前提下逐渐实现收缩压达标。

(六)用药护理

需要使用降压药物的患者包括:高血压2级或以上患者;高血压合并糖尿病,或已有心、脑、肾靶器官损害和并发症患者;凡血压持续升高,改善生活行为后血压仍未获得有效控制者。从心血管危险分层的角度,高危和极高危患者必须使用降压药物强化治疗。

应严格按医嘱用药,并注意观察常用药的毒副作用,发现问题及时处理,控制输液速度等。

(七)高血压急症的护理

1.避免诱因

安抚患者,避免情绪激动,保持轻松、稳定心态,必要时使用镇静剂。指导其按医嘱服用降压药,不可擅自减量或停服,以免血压急剧升高。另外,避免过度劳累和寒冷刺激。

2.病情监测

监测血压变化,一旦发现有高血压急症的表现,如血压急剧升高、剧烈头痛、呕吐、大汗、视力模糊、面色及神志改变、肢体运动障碍等,应立即通知医师。

3.高血压急症的护理

绝对卧床,抬高床头,避免一切不良刺激和不必要活动,协助生活护理。保持呼吸道通畅,吸氧。进行心电、血压和呼吸监测,建立静脉通道并遵医嘱用药,用药过程中监测血压变化,避免血压骤降。应用硝普钠、硝酸甘油时采用静脉泵入方式,密切观察药物不良反应。

(八)心理护理

长期、过度的心理应激会显著增加心血管风险。应向患者阐述不良情绪可诱发血压升高,帮助患者预防和缓解精神压力以及纠正和治疗病态心理,必要时可寻求专业心理辅导或治疗。

(九)健康教育

1.疾病知识指导

让患者了解自身病情,包括血压水平、危险因素及合并疾病等。告知患者高血压的风险和有效治疗的益处。对患者及家属进行高血压相关知识指导,提高护患配合度。

2.饮食指导

宜清淡饮食,控制能量摄入。营养均衡,减少脂肪摄入,少吃或不吃肥肉和动物内脏。控制钠盐的摄入,增加钾盐的摄入,学会正确烹调食物的要领,并选用定量盐勺。

3.戒烟限酒

吸烟是心血管病的主要危险因素之一,可导致血管内皮损害,显著增加高血压患者发生动脉粥样硬化性疾病的风险。应强烈建议并督促高血压患者戒烟,并指导患者寻求药物辅助戒烟。长期大量饮酒可导致血压升,限制饮酒量可显著降低高血压的发病风险。所有高血压患者均应控制饮酒量,每天饮酒量白酒、葡萄酒、啤酒的量分别应少于 50 mL、100 mL 和 300 mL。

4.适当运动计划

学会制订适当的运动计划,并能自我监测最大运动心率,控制运动强度,按运动计划的 3 个阶段实施运动。

5.用药原则

按时、正确服用相关药物,让患者了解常用药物不良反应及自我观察要点。

6.家庭血压监测

教会患者出院后进行血压的自我监测,提倡进行家庭血压监测,每次就诊携带监测记录。家庭血压监测适用于:一般高血压患者的血压监测,白大衣高血压识别,难治性高血压的鉴别,评价长期血压变异,辅助降压疗效评价,以及预测心血管风险及评估预后等。

对患者进行家庭血压监测的相关知识和技能培训:①使用经过验证的上臂式全自动或半自动电子血压计。②每天早晚各测 1 次,每次 2～3 遍,取平均值;血压控制平稳者可每周只测 1 天,初诊高血压或血压不稳定的高血压患者,建立连续测血压 7 天,取后 6 天血压平均值作为参考值。③详细记录每次测量血压的日期、时间及所有血压读数,尽可能向医师提供完整的血压记录。

7.及时就诊的指标

(1)血压过高或过低。

(2)出现弥漫性严重头痛、呕吐、意识障碍、精神错乱,甚至昏迷、局灶性或全身性抽搐。

(3)高血压急症和亚急症。

(4)出现脑血管病、心力衰竭、肾衰竭的表现。

(5)突发剧烈而持续且不能耐受的胸痛,两侧肢体血压及脉搏明显不对称,严重怀疑主动脉夹层动脉瘤。

(6)随访时间:依据心血管风险分层,低危或仅服 1 种药物治疗者每 1～3 个月随诊 1 次;新发现的高危或较复杂病例、高危者至少每 2 周随诊 1 次;血压达标且稳定者每个月随诊 1 次。

五、护理效果评估

(1)患者头痛减轻或消失,食欲增加。

(2)患者情绪稳定,了解自身疾病,并能积极配合治疗。服药依从性好,血压控制在降压目标范围内。

(3)患者能主动养成良好生活方式。

(4)患者掌握家庭血压监测的方法,有效记录监测数据并提供给医护人员。

(5)患者未受伤。

(6)患者未发生相关并发症,或并发症发生后能得到及时治疗与护理。

(郑会敏)

第二节　风湿性心脏瓣膜病

风湿性心脏瓣膜病多见于 20～40 岁,女性多于男性,约 1/3 的患者无典型风湿热病史。二尖瓣病变最常见,发生率达 95%～98%;主动脉瓣病变次之,发生率为 20%～35%;三尖瓣病变为 5%;肺动脉瓣病变仅为 1%;联合瓣膜病变占 20%～30%。非风湿性心脏瓣膜病见于老年瓣膜病、二尖瓣脱垂综合征、先天性瓣膜异常、感染性心内膜炎、外伤等。

一、二尖瓣狭窄

(一)病因和发病机制

二尖瓣狭窄(MS)几乎均为风湿性,2/3 为女性,急性风湿热一般 10 年后(至少 2 年)才出现杂音,常于 25～30 岁时出现症状。先天性 MS 罕见,患儿的存活时间一般不超过 2 年。老年性二尖瓣狭窄患者并不罕见。占位性病变,如左心房黏液瘤或血栓形成很少导致 MS。

MS 是一种进行性损害性病变,狭窄程度随年龄增加而逐渐加重。无症状期为 10～20 年。多数患者在风湿热发作后 10 年内无狭窄的临床症状。在随后的 10 年内,多数患者可做出二尖瓣狭窄的诊断,但患者常无症状。正常二尖瓣瓣口面积为 $4～6\ cm^2$,当瓣口缩小到 $1.5～2.5\ cm^2$ 时,才出现明显的血流动力学障碍,患者可感到劳累时心悸气促,此时患者一般在 20～40 岁。再过 10 年,当瓣口缩小到 $1.1～1.5\ cm^2$ 时,就会出现明显的左心衰竭症状。当瓣口小于 $1.0\ cm^2$ 时,肺动脉压明显升高,患者出现右心衰竭的症状和体征,随后因反复发作心力衰竭而死亡。

(二)临床表现

1.症状

MS 的临床表现主要有呼吸困难、咯血、咳嗽、心悸,少数患者可有胸痛、晕厥。合并快速性心房颤动、肺部感染等,可发生急性左心衰竭。有胸痛者,常提示合并冠心病、严重主动脉瓣病变或肺动脉高压(致右心室缺血)等。出现晕厥者少见,如反复发生晕厥多提示合并主动脉瓣狭窄、左心房球形血栓、并发肺栓塞或左心房黏液瘤等。由于患者左心房扩大和肺动脉扩张而挤压左喉返神经而引起声音嘶哑,压迫食管可引起吞咽困难。肺水肿为重度二尖瓣狭窄的严重并发症,患者突然出现重度呼吸困难,不能平卧,咳粉红色泡沫样痰,双肺布满啰音,如不及时抢救,往往致死。长期的肺淤血可引起肺动脉高压、右心衰竭而使患者出现颈静脉怒张、肝大、直立性水肿和胸腔积液、腹水等;右心衰竭发生后患者的呼吸困难减轻,发生急性肺水肿和大咯血的危险性减少。

MS 常并发心房颤动(发生率为 20%~60%,平均为 50%),主要见于病程晚期;房颤发生后心排血量减少 20% 左右,可诱发、加重心功能不全,甚至引起急性肺水肿。房颤发生后平均存活年限为 5 年左右,但也有存活长达 25 年以上者。由于房颤后心房内血流缓慢及淤滞,故易促发心房内血栓形成,血栓脱落后可引起栓塞。其他并发症有感染性心内膜炎(8%)、肺部感染等。

2.体征

查体可有二尖瓣面容——双颧绀红色,心尖区第一心音(S_1)亢进和开瓣音(如瓣膜钙化僵硬则第一心音减弱、开瓣音消失),心尖区有低调的隆隆样舒张中晚期杂音,常伴舒张期震颤。肺动脉高压时可有肺动瓣第二音(P_2)亢进,也可有肺动脉扩张及三尖瓣关闭不全的杂音。心房颤动特别是伴有较快心室率时,心尖区舒张期杂音可发生改变或暂时消失,心率变慢后杂音又重新出现。所谓"哑型 MS"是指有 MS 存在,但临床上未能闻及心尖区舒张期杂音,这种情况可见于快速性心房颤动、合并重度二尖瓣反流或主动脉瓣病变、心脏重度转位、合并肺气肿、肥胖以及重度心功能不全等。

(三)诊断

1.辅助检查

(1)X 线:典型表现为二尖瓣型心脏,左心房大、右心室大、主动脉结小,食管下段后移,肺淤血,间质性肺水肿和含铁血黄素沉着等征象。

(2)心电图:可出现二尖瓣型 P 波,PTFV1(+),心电轴右偏和右心室肥厚。

(3)超声心动图:可确定狭窄瓣口面积及形态,M 型超声可见二尖瓣运动曲线呈典型"城垛样改变"。

2.诊断要点

查体发现心尖区隆隆样舒张期杂音、心尖区 S_1 亢进和开瓣音、P_2 亢进,可考虑 MS 的诊断。辅助检查可明确诊断。

依瓣口大小,将 MS 分为轻、中、重度;其瓣口面积分别为 1.5~2.0 cm²、1.0~1.5 cm²、小于 1.0 cm²。

3.鉴别诊断

临床上应与下列情况的心尖区舒张期杂音相鉴别,如功能性 MS、左心房黏液瘤或左心房球形血栓、扩张型或肥厚型心肌病、三尖瓣狭窄、Austin-Flint 杂音、Carey-Coombs 杂音,以及甲状腺功能亢进、贫血、二尖瓣关闭不全、室缺等流经二尖瓣口的血流增加时产生的舒张期杂音。

(四)治疗

MS 患者左心室并无压力负荷或容量负荷过重,因此没有任何特殊的内科治疗。内科治疗的重点是针对房颤和防止血栓栓塞并发症。对出现肺淤血或肺水肿的患者,可慎用利尿剂和静脉血管扩张药,以减轻心脏前负荷和肺淤血。洋地黄仅适用于控制快速性房颤时的心室率。β受体阻滞剂仅适用于心房颤动并快速心室率或有窦性心动过速时。MS 的主要治疗措施是手术。

二、二尖瓣关闭不全

(一)病因和发病机制

二尖瓣关闭(MR)包括急性和慢性2种类型。急性二尖瓣关闭不全起病急,病情重。急性MR多为腱索断裂或乳头肌断裂引起,此外,感染性心内膜炎所致的瓣膜穿孔、二尖瓣置换术后发生的瓣周漏、MS的闭式二尖瓣分离术或球囊扩张术的瓣膜撕裂等也可引起。慢性MR在我国以风湿性心脏瓣膜病(简称风心病)为其最常见原因,在西方国家则以二尖瓣脱垂为常见原因。其他原因有冠心病、老年瓣膜病、感染性心内膜炎、左心室显著扩大、先天畸形、特发性腱索断裂、系统性红斑狼疮、类风湿关节炎、肥厚型梗阻性心肌病、心内膜心肌纤维化和左心房黏液瘤等。

急性MR时,左心房压急速上升,进而导致肺淤血,甚至急性肺水肿,相继出现肺动脉高压及右心衰竭;而左心室的前向排血量明显减少。慢性MR时,左心房顺应性增加,左心房扩大。同时扩大的左心房、左心室在较长时间内适应容量负荷增加,使左心房室压不至于明显上升,故肺淤血出现较晚。持续的严重过度负荷,终致左心衰竭,肺淤血、肺动脉高压、右心衰竭相继出现。

(二)临床表现

1.症状

轻度MR患者,如无细菌性心内膜炎等并发症,可无症状。最早症状常为活动后易疲乏,或体力活动后心悸、呼吸困难。当出现左心衰竭时,可表现为活动后呼吸困难或端坐呼吸,但较少发生肺水肿及咯血。一旦出现左心衰竭,多呈进行性加重,病情多难以控制。急性MR时,起病急,病情重,肺淤血,甚至急性肺水肿,相继出现肺动脉高压及右心衰竭。

2.体征

查体于心尖区可闻及全收缩期吹风样高调一贯性杂音,可伴震颤;杂音一般向左腋下和左肩胛下区传导。心尖冲动呈高动力型;瓣叶缩短所致重度关闭不全者,第一心音常减弱。

二尖瓣脱垂者的收缩期非喷射性喀喇音和收缩晚期杂音为本病的特征。凡使左心室舒张末期容积减少的因素,如从平卧位到坐位或直立位、吸入亚硝酸异戊酯等都可以使喀喇音提前和收缩期杂音延长;凡使左心室舒张末期容积增加的因素,如下蹲、握拳、使用普萘洛尔(心得安)等均使喀喇音出现晚和收缩期杂音缩短。严重的二尖瓣脱垂产生全收缩期杂音。

(三)诊断

1.辅助检查

(1)左心室造影:为本病半定量反流严重程度的金标准。

(2)多普勒超声:诊断MR敏感性几乎达100%,一般将左心房内最大反流面积<4 cm² 为轻度反流,4~8 cm² 为中度反流,>8 cm² 为重度反流。

(3)超声心动图:可显示二尖瓣形态特征,并提供心腔大小、心功能及并发症等情况。

2.诊断要点

MR的主要诊断依据为心尖区响亮而粗糙的全收缩期杂音,伴左心房、左心室增大。确诊有赖于超声心动图等辅助检查。

3.鉴别诊断

因非风湿性MR占全部MR的55%,加之其他心脏疾病也可在心尖区闻及收缩期杂音,故应注意鉴别。非风湿性MR杂音可见于房缺合并MR、乳头肌功能不全或断裂、室间隔缺损、三尖瓣关闭不全、主动脉瓣狭窄及关闭不全、二尖瓣腱索断裂或瓣叶穿孔、二尖瓣脱垂、二尖瓣环钙化、扩张型心肌病、直背综合征等。

(四)治疗

1.二尖瓣关闭不全

无症状的慢性 MR、左心室功能正常时,并无公认的内科治疗。如无高血压,也无应用扩血管药或 ACEI 的指征。主要的治疗措施是手术。

2.二尖瓣脱垂

二尖瓣脱垂不伴有 MR 时,内科治疗主要是预防心内膜炎和防止栓塞。β受体阻滞剂可应用于二尖瓣脱垂患者伴有心悸、心动过速或伴交感神经兴奋增加的症状以及有胸痛、忧虑的患者。

三、主动脉瓣狭窄

(一)病因和发病机制

主动脉瓣狭窄(AS)的主要原因是风湿性、先天性和老年退行性瓣膜病变。风湿性 AS 约占慢性风湿性心脏瓣膜病的 25%,男性多见,几乎均伴发二尖瓣病变和主动脉瓣关闭不全。

正常瓣口面积为大于或等于 3.0 cm²。当瓣口面积减少一半时,收缩期无明显跨瓣压差;小于或等于 1.0 cm² 时,左心室收缩压明显增高,压差显著。左心室对慢性 AS 所致后负荷增加的代偿机制为进行性左心室壁向心性肥厚,顺应性降低,左心室舒张末期压力进行性增高;进而导致左心房代偿性肥厚,最终由于室壁应力增高、心肌缺血和纤维化而致左心衰竭。严重的 AS 致心肌缺血。

(二)临床表现

1.症状

AS 可多年无症状,一旦出现症状平均寿命仅 3 年。典型的 AS 三联症是晕厥、心绞痛和劳力性呼吸困难。呼吸困难是最常见的症状,约见于 90% 的患者,先是劳力性呼吸困难,进而发生端坐呼吸、阵发性夜间呼吸困难和急性肺水肿。心绞痛见于 60% 的有症状患者,多发生于劳累或卧床时,3%~5% 的患者可发生猝死。晕厥或晕厥先兆可见于 1/3 的有症状患者,可发生于用力或服用硝酸甘油时,表明 AS 严重。晕厥也可由心室纤颤引起。少部分患者可发生心律失常、感染性心内膜炎、体循环栓塞、胃肠道出血和猝死等。

2.体征

查体心尖部抬举性搏动十分有力且有滞留感,心尖部向左下方移位。80% 的患者于心底部主动脉瓣区可能触及收缩期震颤,反映跨膜压差>5.3 kPa(40 mmHg)。典型的 AS 收缩期杂音在 3/6 级以上,为喷射性,呈递增-递减型,菱峰位于收缩中期,在胸骨右缘第 2 肋间及胸骨左缘第 3~4 肋间最清楚。主动脉瓣区第二心音减弱或消失。收缩压显著降低,脉压小,脉搏弱。高度主动脉瓣狭窄时,杂音可不明显,而心尖部可闻及第四心音,提示狭窄严重,跨膜压差在 9.3 kPa(70 mmHg)以上。

(三)诊断

1.辅助检查

(1)心电图:可表现为左心室肥厚、伴 ST-T 改变和左心房增大。

(2)超声心动图:有助于确定瓣口狭窄的程度和病因诊断。

（3）心导管检查：可测出跨瓣压差并据此计算出瓣口面积，＞1.0 cm² 为轻度狭窄，0.75～1.0 cm² 为中度狭窄，＜0.75 cm² 为重度狭窄。根据压差判断，则平均压差＞6.7 kPa(50 mmHg)或峰压差＞9.3 kPa(70 mmHg)为重度狭窄。

2.诊断和鉴别诊断

根据病史、主动脉瓣区粗糙而响亮的喷射性收缩期杂音和收缩期震颤，诊断多无困难。应鉴别是风湿性、先天性、老年钙化性 AS 或特发性肥厚型主动脉瓣下狭窄(IHSS)。病史、超声心动图等可助鉴别。

（四）治疗

无症状的 AS 患者并无特殊内科治疗。有症状的 AS 则必须手术。有肺淤血的患者，可慎用利尿剂。ACEI 具有血管扩张作用，应慎用于瓣膜狭窄的患者，以免前负荷过度降低致心排血量减少，引起低血压、晕厥等。AS 患者亦应避免应用 β 受体阻滞剂等负性肌力药物。重度 AS 患者应选用瓣膜置换术。经皮主动脉球囊成形术尚不成熟，仅适用于不能手术患者的姑息治疗。

四、主动脉瓣关闭不全

（一）病因和发病机制

主动脉瓣关闭不全(AR)是由主动脉瓣和主动脉根部病变所引起，分急性与慢性两类。慢性 AR 的病因有风湿性、先天性畸形、主动脉瓣脱垂、老年瓣膜病变、主动脉瓣黏液变性、梅毒性 AR、升主动脉粥样硬化与扩张、马方综合征、强直性脊柱炎、特发性升主动脉扩张、严重高血压和/或动脉粥样硬化等，其中2/3的 AR 为风心病引起，单纯风湿性 AR 少见。

急性 AR 的原因有感染性心内膜炎、主动脉根部夹层或动脉瘤、由外伤或其他原因导致的主动脉瓣破裂或急性脱垂、AS 行球囊成形术或瓣膜置换术的并发症。

急性 AR 时，心室舒张期血流从主动脉反流入左心室，左心室同时接受左心房和主动脉反流的血液，左心室急性扩张以适应容量过度负荷的能力有限，故左心室舒张压急剧上升，随之左心房压升高、肺淤血、肺水肿。同时，AR 使心脏前向排血量减少。

慢性 AR 时，常缓慢发展、逐渐加重，故左心室有充足的时间进行代偿；使左心室能够在反流量达心排血量 80% 左右的情况下，多年不出现严重循环障碍的症状；晚期才出现心室收缩功能降低，左心衰竭。

（二）临床表现

1.症状

急性 AR，轻者可无症状，重者可出现急性左心衰竭和低血压。慢性 AR 可多年（5～10 年）无症状，首发症状可为心悸、胸壁冲撞感、心前区不适、头部强烈搏动感；随着左心功能减退，出现劳累后气急或呼吸困难，左心衰竭逐渐加重后，可随时发生阵发性夜间呼吸困难、肺水肿及端坐呼吸，随后发生右心衰竭。亦可发生心绞痛（较主动脉瓣狭窄少见）和晕厥。在出现左心衰竭后，病情呈进行性恶化，常于 1～2 年死亡。

2.体征

查体在胸骨左缘第 3～4 肋间或胸骨右缘第 2 肋间闻及哈气样递减型舒张期杂音。该杂音沿胸骨左缘向下传导，达心尖部及腋前线，取坐位、前倾、深呼气后屏气最清楚。主动脉瓣区第二心音减弱或消失。脉压升高，有水冲脉，周围血管征常见。

（三）诊断

1.辅助检查

（1）X线胸片：表现为左心室、左心房大，心胸比率增大，左心室段延长及隆突，心尖向下延伸，心腰凹陷，心脏呈主动脉型，主动脉继发性扩张。

（2）心电图：表现为左心室肥厚伴劳损。

（3）超声心动图：可见主动脉增宽，AR时存在裂隙或瓣膜撕裂、穿孔等，二尖瓣前叶舒张期纤细扑动或震颤（为AR的可靠征象，但敏感性只有43％），左心室扩大，室间隔活动增强并向右移动等。

（4）心脏多普勒超声心动图：可显示血液自主动脉反流入左心室。

（5）主动脉根部造影：是诊断本病的金标准，若注射造影剂后，造影剂反流到左心室，可确定AR的诊断，若左心室造影剂浓度低于主动脉内造影剂浓度，则提示为轻度AR；若两者浓度相近，则提示中度反流；若左心室浓度高于主动脉浓度，则提示重度反流。

2.诊断要点

如在胸骨左缘或主动脉瓣区有哈气样舒张期杂音，左心室明显增大，并有周围血管征，则AR之诊断不难确立。超声心动图、心脏多普勒超声心动和主动脉根部造影可明确诊断。风湿性AR常与AS并存，同时合并二尖瓣病变。

3.鉴别诊断

风湿性AR需与老年性和梅毒性AR、马方综合征及瓣膜松弛综合征、先天性主动脉瓣异常、细菌性心内膜炎、高血压和动脉粥样硬化性主动脉瓣病变、主动脉夹层、动脉瘤及外伤等所致的AR相鉴别。

（四）治疗

有症状的AR患者必须手术治疗，而不是长期内科治疗的对象。血管扩张药（包括ACEI）应用于慢性AR患者，目的是减轻后负荷，增加前向心排血量而减轻反流，但是否能有效降低左心室舒张末容量，增加LVEF尚不肯定。

五、护理措施

注意休息，劳逸结合，避免过重体力活动。但在心功能允许情况下，可进行适量的轻体力活动或轻体力的工作。预防感冒、防止扁桃体炎、牙龈炎等。如果发生感染可选用青霉素治疗。对青霉素过敏者可选用红霉素或林可霉素治疗。心功能不全者应控制水分的摄入，饮食中适量限制钠盐，每天以10g以下为宜，切忌食用盐腌制品。服用利尿剂者应吃些水果，如香蕉、橘子等。房颤的患者不宜做剧烈活动。应定期门诊随访；在适当时期要考虑行外科手术治疗，何时进行，应由医师根据具体情况定。如需拔牙或做其他小手术，术前应采用抗生素预防感染。

（郑会敏）

第三节　扩张型心肌病

扩张型心肌病也称为充血性心肌病，是心肌病中常见的临床类型，以心肌广泛纤维化、心肌收缩力减弱、心脏扩大、双侧心室扩张为基本病变的心肌病。

一、病因与病理

(一)病因

病因尚不明确,近年来心肌病有增加趋势,青年男性发病多,男女之比为 2.5：1,目前主要与以下因素有关。

(1)遗传与基因。

(2)持续病毒感染。

(3)细胞免疫。

(4)血管活性物质和心肌微血管痉挛。

(5)代谢异常、中毒等。

(二)病理

其主要以心腔扩张为主,室壁变薄,纤维瘢痕形成,常伴有附壁血栓形成。

二、临床表现

(一)无症状期

无明显临床症状,心脏轻度增大,射血分数 40%～50%。

(二)症状期

主要是疲劳乏力、气促、心悸等,舒张早期奔马律,射血分数 20%～40%。

(三)充血性心力衰竭期

出现劳力性呼吸困难,端坐呼吸,水肿和淤血性肝大等全心衰竭的表现。主要体征为心脏扩大,心律失常及肺循环淤血,常可听到奔马律。

三、辅助检查

(一)胸部 X 线片

肺淤血,心影增大,心胸比例＞50%。

(二)心电图

多种异常心电图改变,如心房颤动、传导阻滞、ST-T 改变、肢导低电压、R 波降低、病理性 Q 波等。

(三)超声心动图

心腔扩大以左心室为主。因心室扩大致二、三尖瓣的相对关闭不全,而瓣膜本身无病变;室壁运动普遍减弱,心肌收缩功能下降。

(四)放射性核素检查

核素血池显像可见左心室容积增大,左心室射血分数降低;心肌显像表现放射性分布不均匀或呈"条索样""花斑样"改变。

(五)心导管检查和心血管造影

心室舒张末压、肺毛细血管楔压增高;心室造影见心腔扩大、室壁运动减弱、射血分数下降。冠状动脉造影正常。

（六）心内膜心肌活检

心肌细胞肥大、变性,间质纤维化等。

四、治疗

本病原因未明,尚无特殊防治方法,主要是控制充血性心力衰竭和心律失常。

（一）一般治疗

限制体力活动,低盐饮食。

（二）抗心力衰竭治疗

长期应用 β 受体阻滞剂,可以控制心力衰竭、延长生存时间。其他药物包括血管紧张素转换酶抑制药、利尿剂、洋地黄药物和扩张血管药物。但本病易发生洋地黄中毒,故应慎重使用。

（三）抗栓治疗

本病易发生附壁血栓,对于合并心房颤动、深静脉血栓等有栓塞性疾病风险的患者,预防性口服阿司匹林;已经出现附壁血栓或发生血栓栓塞的患者,需长期口服华法林抗凝,保持国际标准化凝血酶原时间比值（INR）在 2～2.5。

（四）心脏再同步化治疗（CRT）

通过双心室起搏同步刺激左右心室,调整左右心室收缩程序,达到心脏收缩同步化,对改善心脏功能有一定疗效。需满足以下条件:左心室射血分数（LVEF）<35%,心功能 NYHA Ⅲ～Ⅳ级,QRS 增宽超过 120 毫秒,左右心室收缩不同步。

（五）植入性心脏电复律除颤器（ICD）

对于有严重的、危及生命的心律失常,药物治疗不能控制,LVEF<30%,伴轻至中度心力衰竭症状、预期临床预后尚好的患者可选择 ICD 预防猝死。

（六）其他治疗

中药黄芪、生脉散和牛磺酸等具有一定的抗病毒、调节免疫、改善心功能作用,可作为辅助治疗手段。此外,还可考虑左心机械辅助循环、左心室成形术、心脏移植。

五、护理评估

（一）病史评估

详细询问患者起病情况,了解有无感染,过度劳累、情绪激动等诱因;了解患者心律失常的类型,评估发生栓塞和猝死的风险;了解患者既往健康状况,评估有无其他心血管疾病,如冠心病、风湿性心脏瓣膜病等。

（二）身体状况

观察生命体征及意识状况,注意监测心律、心率、血压等变化。心脏扩大:听诊时常可闻及第三或第四心音,心率快时呈奔马律。肥厚性心肌病患者评估有无头晕、黑矇、心悸、胸痛、劳力性呼吸困难,了解肥厚梗阻情况评估猝死的风险。

（三）心理-社会状况评估

了解患者有无情绪低落、消沉、烦躁、焦虑、恐惧、绝望等心理;患者反复发作心力衰竭,经常住院治疗,了解患者亲属的心理压力和经济负担。

六、护理诊断

(一)心输出血量减少
心输出血量减少与心功能不全有关。

(二)气体交换受损
气体交换受损与充血性心力衰竭、肺水肿有关。

(三)焦虑
焦虑与病程长、疗效差、病情逐渐加重有关。

(四)潜在并发症
栓塞。

七、护理目标

(1)能维持良好的气体交换状态,活动后呼吸困难减轻或消失。

(2)胸痛减轻或消失。

(3)活动耐力逐渐增加。

(4)情绪稳定,焦虑程度减轻或消失。

八、护理措施

(一)一般护理
急性期保证患者充足睡眠、休息,限制探视,促进躯体和心理恢复。随着病情好转,逐渐增加活动量,尽量满足生活需要。给予清淡、营养、易消化、低盐饮食。防止辛辣、刺激性食物和饮料摄入,戒烟、戒酒。

(二)病情观察
监测血压及血流动力学参数变化,注意有无咳嗽加剧,气促明显等心力衰竭发作先兆,以及心排血量降低的早期表现,应随时观察有无偏瘫、失语、血尿、胸痛、咯血等症状,如有异常,马上报告医师,及时做出处理。

(三)对症护理
气促时需吸氧,保持鼻导管通畅。抬高床头 30°～60°,采用半坐位或端坐位利于呼吸。指导患者有效呼吸技巧,如腹式呼吸等。

(四)用药护理
遵医嘱给予洋地黄药物,药量要准确,密切观察有无洋地黄药物毒性反应;控制输液量及静脉输液速度,记录出水量;使用抗心律失常药时,要加强巡视,观察生命体征,必要时给予心电监护。

(五)心理护理
患者出现呼吸困难、胸闷不适时,守护在患者身旁,给予安全感;耐心解答患者提出的问题,进行健康教育;与患者和家属建立融洽关系,避免精神刺激,护理操作细致、耐心;尽量减少外界压力刺激、创造轻松和谐的气氛。

(六)健康宣教
1.指导患者合理安排休息与活动

应限制活动,督促其卧床休息。因休息可使轻度心力衰竭缓解,重度心力衰竭减轻。待心力衰竭控制后,仍需限制患者的活动量,使心脏大小恢复至正常。

2.合理饮食

宜低盐、高维生素及增加纤维食物饮食,少量多餐,避免高热量及刺激性食物。防止因饮食不当造成水、钠潴留,心肌耗氧量、便秘等,导致心脏负荷增加。

3.避免诱因

向患者及家属讲解预防感染的知识,如定时开窗通风,洗手;因避免劳累、乙醇中毒及其他毒素对心肌的损害。

4.坚持药物治疗

注意洋地黄素和抗心律失常等药物的毒性反应,并定期复查,以便随时调整药物剂量。

5.密切观察病情变化

如症状加重时应立即就医。

九、护理评价

(1)活动后呼吸困难症状有无减轻或消失。

(2)心前区疼痛发作的次数是否减少或已消失。发作时疼痛程度是否减轻。

(3)乏力和活动后心悸、气促症状有无减轻或消失,心律和心率是否恢复正常。

(4)情绪是否稳定,烦躁不安或悲伤失望心理是否减轻。

(郑会敏)

第四节　感染性心内膜炎

感染性心内膜炎为心脏内膜表面的微生物感染,伴赘生物形成。赘生物为大小不等、形状不一的血小板和纤维素团块,内含大量微生物和少量炎性细胞。瓣膜为最常受累部位,但感染也可发生在间隔缺损部位、腱索或心壁内膜。根据病程分为急性和亚急性:①急性感染性心内膜炎的特征为中毒症状明显;病程进展迅速,数天至数周引起瓣膜破坏;感染迁移多见;病原体主要为金黄色葡萄球菌;②亚急性感染性心内膜炎的特征为中毒症状轻;病程数周至数月;感染迁移少见;病原体以草绿色链球菌多见,其次为肠球菌。

感染性心内膜炎又可分为自体瓣膜、人工瓣膜和静脉药瘾者的心内膜炎。

一、自体瓣膜心内膜炎

(一)病因及发病机制

1.病因

链球菌和葡萄球菌分别占自体心内膜炎病原微生物的 65% 和 25%。急性自体瓣膜心内膜炎主要由金黄色葡萄球菌引起,少数由肺炎球菌、淋球菌、A 族链球菌和流感杆菌等所致。亚急性自体瓣膜心内膜炎最常见的致病菌是草绿色链球菌,其次为 D 族链球菌,表皮葡萄球菌,其他细菌较少见。

2.发病机制

(1)亚急性病例至少占 2/3,发病与下列因素有关。①血流动力学因素:亚急性者主要发生于器质性心脏病,首先为心脏瓣膜病,尤其是二尖瓣和主动脉瓣;其次为先天性心血管病,如室间隔缺损、动脉导管未闭、法洛四联症和主动脉瓣缩窄。赘生物常位于血流从高压腔经病变瓣口或先天缺损至低压腔产生高速射流和湍流的下游,可能与这些部位的压力下降和内膜灌注减少,有利于微生物沉积和生长有关。高速射流冲击心脏或大血管内膜处致局部损伤易于感染。②非细菌性血栓性心内膜炎病变:当心内膜的内皮受损暴露其下结缔组织的胶原纤维时,血小板在该处聚集,形成血小板微血栓和纤维蛋白沉着,成为结节样无菌性赘生物,称非细菌性血栓性心内膜病变,是细菌定居瓣膜表面的重要因素。③短暂性菌血症:各种感染或细菌寄居的皮肤黏膜的创伤常导致暂时性菌血症,循环中的细菌若定居在无菌性赘生物上,即可发生感染性心内膜炎。④细菌感染无菌赘生物:取决于发生菌血症之频度和循环中细菌的数量、细菌黏附于无菌性赘生物的能力。草绿色链球菌从口腔进入血流的机会频繁,黏附力强,因而成为亚急性感染性心内膜炎的最常见致病菌。

细菌定居后,迅速繁殖,促使血小板进一步聚集和纤维蛋白沉积,感染赘生物增大。当赘生物破裂时,细菌又被释放进入血流。

(2)急性自体瓣膜心内膜炎发病机制尚不清楚,主要累及正常心瓣膜,主动脉瓣常受累。病原菌来自皮肤、肌肉、骨骼或肺等部位的活动感染灶。循环中细菌量大,细菌毒力强,具有高度侵袭性和黏附于内膜的能力。

(二)临床表现

1.症状

从暂时的菌血症至出现症状的时间长短不一,多在 2 周以内。

(1)亚急性感染性心内膜炎起病隐匿,可有全身不适、乏力、食欲缺乏、面色苍白、体重减轻等非特异性症状,头痛、背痛和肌肉关节痛常见。发热是最常见的症状,多呈弛张热型,午后和夜间较高,伴寒战和盗汗。

(2)急性感染性心内膜炎以败血症为主要临床表现。起病急骤,进展迅速,患者出现高热、寒战、呼吸急促,伴有头痛、背痛、胸痛和四肢肌肉关节疼痛,突发心力衰竭者较为常见。

2.体征

(1)心脏杂音:80%~85%的患者可闻及心脏杂音,杂音性质的改变为本病特征性表现,急性者要比亚急性者更易出现杂音强度和性质的变化,可由基础心脏病和/或心内膜炎导致瓣膜损害所致,如赘生物的生长与破裂、脱落有关。腱索断裂或瓣叶穿孔是迅速出现新杂音的重要因素。

(2)周围体征:多为非特异性,近年已不多见。①瘀点,可出现于任何部位,以锁骨以上皮肤、口腔黏膜和睑结膜常见;②指和趾甲下线状出血;③Osler 结节,为指和趾垫出现的豌豆大的红或紫色痛性结节,略高出皮肤,亚急性者较常见;④Roth 斑,为视网膜的卵圆性出血斑块,其中心呈白色,亚急性者多见;⑤Janeway 损害,是位于手掌或足底直径 1~4 mm 无压痛出血红斑,急性者常见。

(3)动脉栓塞:多见于病程后期,但约 1/3 的患者是首发症状。赘生物引起动脉栓塞占20%~40%,栓塞可发生在机体的任何部位。脑、心脏、脾、肾、肠系膜、四肢和肺为临床常见的动脉栓塞部位。脑栓塞可出现神志和精神改变、视野缺损、失语、吞咽困难、瞳孔大小不对称、偏瘫、抽搐或昏迷等表现。肾栓塞常出现腰痛、血尿等,严重者可有肾功能不全。脾栓塞时,患者出现左上腹剧痛,呼吸或体位改变时加重。肺栓塞常发生突然胸痛、气急、发绀、咯血。

(4)其他:贫血,较常见,主要由于感染导致骨髓抑制而引起,多为轻、中度,晚期患者可重度贫血。15%～50%病程超过 6 周的患者可有脾大;部分患者可见杵状指(趾)。

(三)并发症

(1)心脏并发症:心力衰竭为最常见并发症,其次为心肌炎。

(2)动脉栓塞和血管损害多见于病程后期,急性较亚急性者多见,部分患者中也可为首发症状。①脑:约 1/3 患者有神经系统受累,表现为脑栓塞、脑细菌性动脉瘤、脑出血(细菌性动脉瘤破裂引起)和弥漫性脑膜炎。患者出现神志和精神改变、失语、视野缺损、轻偏瘫、抽搐或昏迷等表现。②肾:大多数患者有肾脏损害,包括肾动脉栓塞和肾梗死、肾小球肾炎和肾脓肿。迁移性脓肿多见于急性患者。肾栓塞常出现血尿、腰痛等,严重者可有肾功能不全。③脾:发生脾栓塞,患者出现左上腹剧痛,呼吸或体位改变时加重。④肺:肺栓塞常出现突然胸闷、气急、胸痛、发绀、咯血等。⑤动脉:肠系膜动脉损害可出现急腹症症状;肢体动脉损害出现受累肢体变白或发绀、发冷、疼痛、跛行,甚至动脉搏动消失。⑥其他:可有细菌性动脉瘤,引起细菌性动脉瘤占 3%～5%。迁移性脓肿多见于急性期患者。

二、人工瓣膜心内膜炎

发生于人工瓣膜置换术后 60 天以内者为早期人工瓣膜心内膜炎,60 天以后发生者为晚期人工瓣膜心内膜炎。早期者常为急性暴发性起病,约 1/2 的致病菌为葡萄球菌,表皮葡萄球菌多于金黄色葡萄球菌;其次为革兰阴性杆菌和真菌。晚期者以亚急性表现常见,致病菌以链球菌最常见,其次为葡萄球菌。除赘生物形成外,常致人工瓣膜部分破裂、瓣周漏、瓣环周围组织和心肌脓肿,最常累及主动脉瓣。术后发热、出现心杂音、脾大或周围栓塞征,血培养同一种细菌阳性结果至少 2 次,可诊断本病。预后不良,难以治愈。

三、静脉药瘾者心内膜炎

静脉药瘾者心内膜炎多见于年轻男性。致病菌最常来源于皮肤,药物污染所致者较少见,金黄色葡萄球菌为主要致病菌,其次为链球菌、革兰阴性杆菌和真菌。大多累及正常心瓣膜,三尖瓣受累占 50%以上,其次为主动脉瓣和二尖瓣。急性发病者多见,常伴有迁移性感染灶。亚急性表现多见于有感染性心内膜炎史者。年轻伴右心金黄色葡萄球菌感染者病死率在 5%以下,而左心革兰阴性杆菌和真菌感染者预后不良。

四、护理

(一)护理目标

患者体温恢复正常,心功能改善,活动耐力增加;营养改善,抵抗力增强;焦虑减轻,未发生并发症或发生后被及时控制。

(二)护理措施

1.一般护理

(1)休息与活动:急性感染性心内膜炎患者应卧床休息,限制活动,保持环境安静,空气新鲜,减少探视。亚急性者,可适当活动,但应避免剧烈运动及情绪激动。

(2)饮食:给予清淡、高热量、高蛋白、高维生素、低胆固醇、易消化的半流质或软食,补充营养和水分。有心力衰竭者,适当限制钠盐的摄入。注意变换饮食口味,鼓励患者多饮水,做好口腔护理,以增进食欲。

2.病情观察

(1)观察体温及皮肤黏膜变化:每 4～6 小时测量体温 1 次,准确绘制体温曲线,以反映体温动态变化,判断病情进展及治疗效果。评估患者有无皮肤瘀点、指(趾)甲下线状出血、Osler 结节等皮肤黏膜病损。

(2)栓塞的观察:注意观察脑、肾、肺、脾和肢体动脉等栓塞的表现,脑栓塞出现神志和精神改变、失语、偏瘫或抽搐等;肾栓塞出现腰痛、血尿等;肺栓塞发生突然胸痛、呼吸困难、发绀和咯血等;脾栓塞出现左上腹剧痛;肢体动脉栓塞表现为肢体变白或发绀、皮肤温度降低、动脉搏动减弱或消失等。有变化及时报告医师并协助处理。

3.发热护理

高热患者应卧床休息,注意病室的温度和相对湿度适宜。给予冰袋物理降温或温水擦浴等,准确记录体温变化。出汗较多时可在衣服和皮肤之间垫上柔软毛巾,便于潮湿后及时更换,增强舒适感,并防止因频繁更衣而导致患者受凉。保证被服干燥清洁,以增加舒适感。

4.用药护理

抗微生物药物治疗是最重要的治疗措施。遵医嘱给予抗生素治疗,观察用药效果。坚持大剂量全疗程长时间的抗生素治疗,严格按照时间点用药,以确保维持有效的血药浓度。注意保护静脉,可使用静脉留置针,避免多次穿刺而增加患者的痛苦。注意观察药物的不良反应。

5.正确采集血培养标本

告诉患者暂时停用抗生素和反复多次采血培养的必要性,以取得患者的理解与配合。本病的菌血症为持续性,无须在体温升高时采血。每次采血量 10～20 mL 做需氧和厌氧菌培养,至少应培养 3 周。

(1)未经治疗的亚急性患者,应在第一天每间隔 1 小时采血 1 次,共 3 次。如次日未见细菌生长,重复采血 3 次后,开始抗生素治疗。

(2)用过抗生素者,停药 2 天后采血。

(3)急性患者应在入院后立即安排采血,在 3 小时内每隔 1 小时采血 1 次,共取 3 次血标本后,按医嘱开始治疗。

6.心理护理

由于发热、感染不易控制,疗程长,甚至出现并发症,患者常出现情绪低落、恐惧心理,应加强与患者的沟通,耐心解释治疗目的与意义,安慰、鼓励患者,给予心理支持,使其积极配合治疗。

7.健康指导

告诉患者及家属有关本病的知识,坚持足够疗程的抗生素治疗的重要意义。患者在施行口腔手术、泌尿、生殖和消化道的侵入性检查或外科手术治疗前应预防性使用抗生素。嘱患者注意防寒保暖,保持口腔和皮肤清洁,少去公共场所,减少病原体入侵的机会。教会患者自我监测体温变化、有无栓塞表现,定期门诊随访。教育家属应给予患者以生活照顾,精神支持,鼓励患者积极治疗。

(三)护理评价

通过治疗和护理患者体温基本恢复正常,心功能得到改善,提高了活动耐力;营养状况改善,抵抗力增强;焦虑减轻,未发生并发症或发生后得到及时控制。

(郑会敏)

第五节 心 肌 炎

心肌炎常是全身性疾病在心肌上的炎症性表现,由于心肌病变范围大小及病变程度的不同,轻者可无临床症状,严重可致猝死,诊断及时并经适当治疗者,可完全治愈,迁延不愈者,可形成慢性心肌炎或导致心肌病。

一、病因病机

(一)病因

细菌性白喉杆菌、溶血性链球菌、肺炎双球菌、伤寒杆菌等。病毒如柯萨奇病毒、艾柯病毒、肝炎病毒、流行性出血热病毒、流感病毒、腺病毒等,其他如真菌、原虫等均可致心肌炎。但目前以病毒性心肌炎较常见。

致病条件因素如下。①过度运动:运动可致病毒在心肌内繁殖复制加剧,加重心肌炎症和坏死。②细菌感染:细菌和病毒混合感染时,可能起协同致病作用。③妊娠:妊娠可以增强病毒在心肌内的繁殖,所谓围产期心肌病可能是病毒感染所致。④其他:营养不良、高热寒冷、缺氧、过度饮酒等,均可诱发病毒性心肌炎。

(二)发病机制

从动物实验、临床与病毒学、病理观察,发现有以下2种机制。

1.病毒直接作用

实验中将病毒注入血循环后可致心肌炎。以在急性期,主要在起病9天以内,患者或动物的心肌中可分离出病毒,病毒荧光抗体检查结果阳性,或在电镜检查时发现病毒颗粒。病毒感染心肌细胞后产生溶细胞物质,使细胞溶解。

2.免疫反应

病毒性心肌炎起病9天后心肌内已不能再找到病毒,但心肌炎病变仍继续;有些患者病毒感染的其他症状轻微而心肌炎表现颇为严重;还有些患者心肌炎的症状在病毒感染其他症状开始一段时间以后方出现;有些患者的心肌中可能发现抗原抗体复合体。以上都提示免疫机制的存在。

(三)病理改变

病变范围大小不一,可为弥漫性或局限性。随病程发展可为急性或慢性。病变较重者肉眼见心肌非常松弛,呈灰色或黄色,心腔扩大。病变较轻者在大体检查时无发现,仅在显微镜下有所发现而赖以诊断,而病理学检查必须在多个部位切片,方使病变免于遗漏。在显微镜下,心肌纤维之间与血管四周的结缔组织中可发现细胞浸润,以单核细胞为主。心肌细胞可有变性、溶解或坏死。病变如在心包下区则可合并心包炎,成为病毒性心包心肌炎。病变可涉及心肌与间质,也可涉及心脏的起搏与传导系统如窦房结、房室结、房室束和束支,成为心律失常的发病基础。病毒的毒力越强,病变范围越广。在实验性心肌炎中,可见到心肌坏死之后由纤维组织替代。

二、临床表现

取决于病变的广泛程度与部位。重者可致猝死,轻者几乎无症状。老幼均可发病,但以年轻人较易发病。男多于女。

(一)症状

心肌炎的症状可能出现于原发的症状期或恢复期。如在原发病的症状期出现,其表现可被原发病掩盖。多数患者在发病前有发热、全身酸痛、咽痛、腹泻等症状,反映全身性病毒感染,但也有部分患者原发病症状轻而不显著,须仔细追问才被注意到,而心肌炎症状则比较显著。心肌炎患者常诉胸闷、心前区隐痛、心悸、乏力、恶心、头晕。临床上诊断的心肌炎中,90%左右以心律失常为主诉或首见症状,其中少数患者可由此而发生昏厥或阿-斯综合征。极少数患者起病后发展迅速,出现心力衰竭或心源性休克。

(二)体征

1.心脏扩大

轻者心脏不扩大,一般有暂时性扩大,不久即恢复。心脏扩大显著反映心肌炎广泛而严重。

2.心率改变

心率增速与体温不相称,或心率异常缓慢,均为心肌炎的可疑征象。

3.心音改变

心尖区第一音可降低或分裂。心音可呈胎心样。心包摩擦音的出现反映有心包炎存在。

4.杂音

心尖区可能有收缩期吹风样杂音或舒张期杂音,前者为发热、贫血、心腔扩大所致,后者因左心室扩大造成的相对性左心房室瓣狭窄。杂音响度都不超过三级。心肌炎好转后即消失。

5.心律失常

极常见,各种心律失常都可出现,以房性与室性期前收缩最常见,其次为房室传导阻滞,此外,心房颤动、病态窦房结综合征均可出现。心律失常是造成猝死的原因之一。

6.心力衰竭

重症弥漫性心肌炎患者可出现急性心力衰竭,属于心肌泵血功能衰竭,左右心同时发生衰竭,引起心排血量过低,故除一般心力衰竭表现外,易合并心源性休克。

三、辅助检查

(一)心电图

心电图异常的阳性率高,且为诊断的重要依据,起病后心电图由正常可突然变为异常,随感染的消退而消失。主要表现有 ST 段下移,T 波低平或倒置。

(二)X 线检查

由于病变范围及病变严重程度不同,放射线检查亦有较大差别,1/3～1/2 心脏扩大,多为轻中度扩大,明显扩大者多伴有心包积液,心影呈球形或烧瓶状,心搏动减弱,局限性心肌炎或病变较轻者,心界可完全正常。

(三)血液检查

白细胞计数在病毒性心肌炎可正常,偏高或降低,血沉大多正常,亦可稍增快,C 反应蛋白大多正常,GOT、GPT、LDH、CPK 正常或升高,慢性心肌炎多在正常范围。有条件者可做病毒分离或抗体测定。

四、诊断

病毒性心肌炎的诊断必须建立在有心肌炎的证据和病毒感染的证据基础上。胸闷、心悸常可提示心脏波及,心脏扩大、心律失常或心力衰竭为心脏明显受损的表现,心电图上 ST-T 改变与异位心律或传导障碍反映心肌病变的存在。病毒感染的证据有以下各点:①有发热、腹泻或流感症状,发生后不久出现心脏症状或心电图变化。②血清病毒中和抗体测定阳性结果,由于柯萨奇 B 病毒最为常见,通常检测此组病毒的中和抗体,在起病早期和 2~4 周各取血标本 1 次,如 2 次抗体效价示 4 倍上升或其中 1 次≥1:640,可作为近期感染该病毒的依据。③咽、肛拭病毒分离,如阳性有辅助意义,有些正常人也可阳性,其意义须与阳性中和抗体测定结果相结合。④用聚合酶链反应法从粪便、血清或心肌组织中检出病毒 RNA。⑤心肌活检,从取得的活组织做病毒检测,病毒学检查对心肌炎的诊断有帮助。

五、治疗

应卧床休息,以减轻组织损伤,病变加速恢复。伴有心律失常,应卧床休息 2~4 周,然后逐渐增加活动量,严重心肌炎伴有心脏扩大者,应休息 6 个月至 1 年,直到临床症状完全消失,心脏大小恢复正常。应用免疫抑制剂,激素的应用尚有争论,但重症心肌炎伴有房室传导阻滞,心源性休克心功能不全者均可应用激素。常用泼尼松,40~60 mg/d,病情好转后逐渐减量,6 周 1 个疗程。必要时亦可用氢化可的松或地塞米松,静脉给药。心力衰竭者可用强心、利尿、血管扩张剂。心律失常者同一般心律失常的治疗。

六、病情观察

(1)定时测量体温、脉搏,其体温与脉率增速不成正比。
(2)密切观察患者呼吸频率、节律的变化,及早发现是否心功能不全。
(3)定时测量血压,观察记录尿量,以及早判断有无心源性休克的发生。
(4)密切观察心率与心律,及早发现有无心律失常,如室性期前收缩、不同程度的房室传导阻滞等,严重者可出现急性心力衰竭、心律失常等。

七、对症护理

(一)心悸、胸闷
保证患者休息,急性期卧床。按医嘱及时使用改善心肌营养与代谢的药物。

(二)心律失常
当急性病毒性心肌炎患者引起四度房室传导阻滞或窦房结病变引起窦房传导阻滞、窦房停搏而致阿-斯综合征者,应就地进行心肺复苏,并积极配合医师进行药物治疗或紧急做临时心脏起搏处理。

(三)心力衰竭
按心力衰竭护理常规。

八、护理措施

(1)遵医嘱给予氧气吸入,给予药物治疗。注意心肌炎时心肌细胞对洋地黄的耐受性较差,应用洋地黄时应特别注意其毒性反应。

(2)休息与活动:反复向患者解释急性期卧床休息可减轻心脏负荷,减少心肌耗氧量,有利于心功能的恢复,防止病情恶化或转为慢性病程。患者常需卧床2～3周,待症状、体征和实验室检查恢复后,方可逐渐增加活动量。

(3)心理护理:告诉患者体力恢复需要一段时间,不要急于求成。当活动耐力有所增加时,应及时给予鼓励。对不愿意活动或害怕活动的患者,应给予心理疏导,督促患者完成范围内的活动量。

(4)病情观察:急性期严密监测患者的体温、心率、心律、血压的变化,发现心率突然变慢、血压偏低、频发期前收缩、房室传导阻滞及时报告。观察患者有无脉速、易疲劳、呼吸困难、烦躁及肺水肿的表现。

(5)活动中监测:病情稳定后,与患者及家属一起制订并实施每天活动计划,严密监测活动时心率、心律、血压变化,若活动后出现胸闷、心悸、呼吸困难、心律失常等,应停止活动,以此作为限制最大活动量的指征。

九、健康教育

(1)讲解充分休息的必要性及心肌营养药物的作用。指导患者进食高蛋白、高维生素、易消化饮食,尤其是补充富含维生素C的食物如新鲜蔬菜、水果,以促进心肌代谢与修复,戒烟酒。

(2)告诉患者经积极治疗后多数可以痊愈,少数可留有心律失常后遗症,极少数患者在急性期因严重心律失常、急性心力衰竭和心源性休克而死亡,有部分患者演变成慢性心肌炎。

(3)积极预防感冒,避免受凉及接触传染源,恢复期每天有一定时间的户外活动,以适应环境,增强体质。

(4)积极治疗和消除细菌感染灶,如慢性扁桃体炎、慢性鼻窦炎、中耳炎等。

(5)遵医嘱按时服药,定期复查。

(6)教会患者及家属测脉搏、节律,发现异常或有胸闷、心悸等不适应及时复诊。

(范作兰)

第六节　心　包　炎

心包炎是指心包因细菌、病毒、自身免疫、物理、化学等因素而发生急性炎性反应和渗液,以及心包粘连、增厚、缩窄、钙化等慢性病变。临床上主要有急性心包炎和慢性缩窄性心包炎。

一、急性心包炎

(一)病因和病理

1.病因

急性心包炎常继发于全身性疾病。可因感染、结缔组织异常、代谢异常、损伤心肌梗死或某些药物引起,或为非特异性,临床上以结核性、化脓性和风湿性心包炎多见。急性心包炎的病因,过去常见于风湿热、结核及细菌感染。近年来有了明显变化,病毒感染、肿瘤及心肌梗死性心包炎发病率明显增多。另外,自身免疫、代谢性疾病、物理因素等均可引起。

2.病理

急性心包炎的病理可分为纤维蛋白性和渗出性两种。

(1)纤维蛋白性:为急性心包炎的初级阶段,心包的脏层出现纤维蛋白,白细胞及少量内皮细胞组成的炎性渗出物,使心包壁呈绒毛状、不光滑、由于此期尚无明显液体积聚,心包的收缩和舒张功能不受限。

(2)渗出性:随着病情发展,心包腔渗出液增多,主要为浆液性纤维蛋白渗液。渗出液可呈血性、脓性,100~300 mL。积液一般数周至数月内吸收,可伴有壁层和脏层的粘连、增厚和缩窄。当短时间渗出液量增多,心包腔内压力迅速上升,限制心脏舒张期的血液充盈和收缩期的心排血量,超出心代偿能力时,可出现心脏压塞,发生休克。

(二)临床表现

1.纤维蛋白性心包炎

(1)症状:可由原发病引起,如结核可有午后潮热、盗汗。化脓性心包炎可有寒战、高热、大汗等。心包本身炎症,可见胸骨后疼痛、呼吸困难、咳嗽、声音嘶哑、吞咽困难等。由于炎症波及第5或6肋间水平以下的心包壁层,此阶段心前区疼痛为最主要症状。急性特异性心包炎及感染性心包炎等疼痛症状较明显,而缓慢发展的结核性或肿瘤性心包炎疼痛症状较轻。疼痛可为钝痛或尖锐痛,向颈部、斜方肌区(特别是左侧)或肩部放射,疼痛程度轻重不等,通常在胸部活动、咳嗽和呼吸时加重;坐起和前倾位缓解。冠脉缺血疼痛则不随胸部活动或卧位而加重,两者可鉴别。

(2)体征:心包摩擦音是纤维蛋白性心包炎的典型体征。由粗糙的壁层和脏层在心脏活动时相互摩擦而产生,呈刮抓样,与心音发生无相关性。典型的心包摩擦音以胸骨左缘第3、4肋间最清晰,常间歇出现并时间短暂,有时仅出现于收缩期,甚至仅在舒张期闻及。坐位时前倾和深吸气时听诊器加压更易听到。心包摩擦音可持续数小时到数天。当心包积液量增多将两层包膜分开时,摩擦音消失,如有粘连仍可闻及。

2.渗出性心包炎

(1)症状:呼吸困难是心包积液时最突出的症状,与支气管、肺受压及肺淤血有关。呼吸困难严重时,患者呈端坐呼吸,身体前倾、呼吸浅快、可有面色苍白、发绀等。急性心脏压塞时,出现烦躁不安、上腹部胀痛、水肿、头晕甚至休克。也可出现压迫症状:压迫支气管引起激惹性咳嗽;压迫食管引起吞咽困难;压迫喉返神经导致声音嘶哑。

(2)体征:具体如下。

1)心包积液体征:①心界向两侧增大,相对浊音界消失,患者由坐位变卧位时第2、3肋间心浊音界增宽。②心尖冲动弱,可在心浊音界左缘内侧处触及。③心音遥远、心率增快。④Ewart征,大量心包积液压迫左侧肺部,在左肩胛骨下区可出现浊音及支气管呼吸音。

2)心包叩击音:少数患者在胸骨左缘第3、4肋间可听到声音响亮呈拍击样的心包叩击音,因心脏舒张受到心包积液的限制,血流突然终止,形成漩涡和冲击心室壁产生震动所致。

3)心脏压塞体征:当心包积液聚集较慢时,可出现亚急性或慢性心包压塞,表现为体循环静脉淤血、奇脉等;快速的心包积液(仅100 mL)即可引起急性心脏压塞,表现为急性循环衰竭、休克等。其征象有:①体循环静脉淤血表现。颈静脉怒张,吸气时明显,静脉压升高、肝大伴压痛、腹水、皮下水肿等。②心排血量下降引起收缩压降低、脉压变小、脉搏细弱,重者心排血量降低发生休克。③奇脉指大量心包积液,触诊时桡动脉呈吸气性显著减弱或消失,呼气时声音复原的现象。

(三)辅助检查

1.实验室检查

原发病为感染性疾病可出现白细胞计数增加、红细胞沉降率增快。

2.X 线检查

渗出性心包炎心包积液量＞300 mL 时,心脏阴影向两侧扩大,上腔静脉影增宽及右心膈角呈锐角,心缘的正常轮廓消失,呈水滴状或烧瓶状,心脏随体位而移动。心脏搏动减弱或消失。

3.心电图检查

其改变取决于心包脏层下心肌受累的范围和程度。

(1)常规 12 导联(aVR 导联除外)有 ST 段弓背向下型抬高及 T 波增高,1 天至数天后回到等电位线。

(2)T 波低平、倒置,可持续数周至数月或长期存在。

(3)可有低电压,大量积液时见电交替。

(4)可出现心律失常,以窦性心动过速多见,部分发生房性心律失常,还可有不同程度的房室传导阻滞。

4.超声心动图检查

对诊断心包积液和观察心包积液量的变化有重要意义。M 型或二维超声心动图均可见液性暗区可确诊。

5.心包穿刺

对心包炎性质的鉴别、解除心脏压塞及治疗心包炎均有重要价值。

(1)心包积液测定腺苷脱氨酶活性,≥30 U/L 对结核性心包炎的诊断有高度的特异性。

(2)抽取定量的积液可解除心脏压塞症状。

(3)心包腔内注入抗生素或化疗药物可治疗感染性或肿瘤性心包炎。

6.心包活检

可明确病因。

(四)治疗

急性心包炎的治疗与预后取决于病因,所以诊治的开始应着眼于筛选能影响处理的特异性病因,检测心包积液和其他超声心动图异常,并给予对症治疗。胸痛可以服用布洛芬 600～800 mg,每天 3 次,如果疼痛消失可以停用,如果对非甾体抗炎药不敏感,可能需要给予糖皮质激素治疗,泼尼松 60 mg 口服,每天 1 次,1 周内逐渐减量至停服,也可以辅助性麻醉类止痛剂。急性非特异性心包炎和心脏损伤后综合征患者可有心包炎症反复发作成为复发性心包炎,可以给予秋水仙碱 0.5～1 mg,每天 1 次,至少 1 年,缓慢减量停药。如果是心包积液影响了血流动力学稳定,可以行心包穿刺。病因明确后应该针对病因进行治疗。

(五)护理评估

1.健康史

评估患者有无结核病史和近期有无纵隔、肺部或全身其他部位的感染史;有无风湿性疾病、心肾疾病及肿瘤、外伤、过敏、放射性损伤的病史。

2.身体状况

(1)全身症状:多由原发病或心包炎症本身引起,感染性心包炎常有畏寒、发热、肌肉酸痛、出汗等全身感染症状,结核性心包炎还有低热、盗汗、乏力等。

(2)心前区疼痛:为最初出现的症状,是纤维蛋白性心包炎的重要表现,多见于急性非特异心包炎和感染性心包炎(不包括结核性心包炎)。部位常在心前区或胸骨后,呈锐痛或刺痛,可放射至颈部、左肩、左臂、左肩胛区或左上腹部,于体位改变、深呼吸、咳嗽、吞咽、左侧卧位时明显。

(3)呼吸困难:渗出性心包炎最突出的症状。心脏压塞时,可有端坐呼吸、呼吸浅快、身体前倾和口唇发绀等。

(4)心包摩擦音:心包炎特征性体征,在胸骨左缘第3、4肋间听诊最清楚,呈抓刮样粗糙音,与心音的发生无相关性。部分患者可在胸壁触到心包摩擦感。

(5)心包积液征及心脏压塞征:心浊音界向两侧扩大,并随体位改变而变化,心尖冲动弱而弥散或消失,心率快,心音低而遥远。颈静脉怒张、肝大、腹水、下肢水肿。血压下降、脉压变小、奇脉,甚至出现休克征象。

(6)其他:气管、喉返神经、食管等受压,可出现刺激性咳嗽、声音嘶哑、吞咽困难等。

3.心理状况

患者常因住院影响工作和生活,及心前区疼痛、呼吸困难而紧张、烦躁,急性心脏压塞时可出现晕厥,患者更感到恐慌不安。

(六)护理诊断

1.疼痛

心前区疼痛与心包纤维蛋白性炎症有关。

2.气体交换受损

气体交换受损与肺淤血及肺组织受压有关。

3.心排血量减少

心排血量减少与大量心包积液妨碍心室舒张充盈有关。

4.体温过高

体温过高与感染有关。

5.焦虑

焦虑与住院影响工作、生活及病情重有关。

(七)护理目标

(1)疼痛减轻或消失。

(2)呼吸困难减轻或消失。

(3)心排血量能满足机体需要,心排血量减少症状和肺淤血症状减轻或消失。

(4)体温降至正常范围。

(5)焦虑感消失,情绪稳定。

(八)护理措施

1.一般护理

(1)保持病房环境安静、舒适、空气新鲜,温湿度适宜;安置患者取半卧位或前倾坐位休息,提供床头桌便于伏案休息,以减轻呼吸困难。

(2)给予低热量、低动物脂肪、低胆固醇、适量蛋白质和富含维生素的食物,少食多餐,避免饱餐及刺激性食物、烟酒;有肺淤血症状时给低盐饮食。

(3)出现呼吸困难或胸痛时立即给予氧气吸入,一般为 1～2 L/min 持续吸氧,嘱患者少说话,以减少耗氧。

(4)心前区疼痛时,遵医嘱适当给予镇静剂以减轻疼痛,嘱患者勿用力咳嗽或突然改变体位,以免诱发或加重心前区疼痛。

(5)畏寒或寒战时,注意保暖;高热时,给予物理降温或按医嘱给予小剂量退热剂,退热时需补充体液,以防虚脱,及时揩干汗液、更换衣服床单,防止受凉。

(6)鼓励患者说出内心的感受,向患者简要介绍病情和进行必要的解释,给予心理安慰,使患者产生信任、安全感。

2.病情观察

(1)定时监测和记录生命体征了解患者心前区疼痛的变化情况,密切观察心脏压塞的表现。

(2)患者呼吸困难,血压明显下降、口唇发绀、面色苍白、心动过速,甚至休克时,应及时向医师报告,并做好心包穿刺的准备工作。

(3)对水肿明显和应用利尿剂治疗患者,需准确记录出入量,观察水肿部位的皮肤及有无乏力、恶心、呕吐、腹胀、心律不齐等低血钾表现,并定期复查血清钾,出现低血钾症时遵医嘱及时补充氯化钾。

3.心包穿刺术护理

(1)术前:应备好心包穿刺包,急救药品及器械;向患者做好解释工作,将治疗的意义、过程、术中配合等情况告诉患者(如术中勿剧烈咳嗽或深呼吸),必要时遵医嘱给予少量镇静剂。

(2)术中:应陪伴患者,给予支持、安慰;熟练地配合医师进行穿刺治疗,配合医师观察心电图,如出现 ST 段抬高或室性期前收缩提示针尖触及心室壁,出现 PR 段抬高和房性期前收缩,则提示针尖触及心房,应提醒医师立即退针。

(3)术后:应记录抽液量和积液性质,按要求留标本送检;嘱患者绝对卧床 4 小时,可采取半卧位或平卧位;密切观察患者的血压、呼吸、脉搏、心率及心律的变化,并做好记录,发现异常及时进行处理;如患者因手术刺激出现胸痛或精神紧张影响休息时,可给予镇静剂。

4.健康指导

告知急性心包炎患者,经积极病因治疗,大多数可以痊愈,仅极少数会演变成慢性缩窄性心包炎。因此,必须坚持足够疗程的有效药物治疗,以预防缩窄性心包炎的发生。指导患者充分休息,摄取高热量、高蛋白、高维生素的易消化饮食,限制钠盐摄入。防寒保暖,防止呼吸道感染。

(九)护理评价

(1)心前区疼痛有无缓解,能否随意调整体位,深呼吸、咳嗽、吞咽是否受影响,心包摩擦音是否消失。

(2)呼吸的频率及深度是否已恢复正常,发绀有无消失。

(3)血压和脉压是否已恢复正常,水肿、肝大等心脏压塞征象是否好转或已消失。

(4)体温有无下降或已恢复正常,血白细胞计数是否正常。

(5)紧张、烦躁、恐慌不安等不良心理反应有无消失,情绪是否稳定。

二、慢性缩窄性心包炎

(一)病因与病理

1.病因

慢性缩窄性心包继发于急性炎症,其原因为结核或其他感染、新生物、日光或声音的辐射、创伤和心脏手术等。在我国以结核性为最常见,其次为化脓性或创伤性心包炎后演变而来。少数与心包肿瘤、急性非特异性心包炎及放射性心包炎等有关。

2.病理

缩窄性心包炎继发于急性心包炎。急性心包炎后,随着积液逐渐吸收,可有纤维组织增生、心包增厚粘连、壁层与脏层融合钙化。心包缩窄使心室舒张期扩展受阻,心室舒张期充盈减少,使心搏量下降,导致动脉系统供血不足,进一步发展会影响心脏收缩功能,使静脉回流受阻,出现静脉系统淤血。

(二)临床表现

1.症状

起病隐匿,常于急性心包炎后数月至数年发生心包缩窄。早期症状为劳力性呼吸困难,严重时不能平卧,呈端坐呼吸。常见食欲缺乏、腹部胀满或疼痛、头晕、乏力等症状。

2.体征

(1)心脏体征:①心尖冲动减弱或消失。②心浊音界正常或稍大,心音低而遥远。③部分患者在胸骨左缘第3、4肋间于舒张早期可听到心包叩击音。④可出现期前收缩与房颤等。

(2)心包腔缩窄和心腔受压的表现:①出现静脉回流受限的体征,如颈静脉怒张、肝大、胸腔积液、腹水、下肢水肿等。②少数患者出现 Friedreich 征(舒张早期颈静脉突然塌陷现象)和Kussmaul 征(吸气时颈静脉怒张明显,静脉压进一步上升),是因充盈压过高的右心房在三尖瓣开放时压力骤然下降所致。③收缩压降低,舒张压升高,脉压变小,脉搏细弱无力。由于心排血量减少,反射性引起周围小动脉痉挛。

(三)辅助检查

1.实验室检查

可有轻度贫血,肝淤血有肝功能损害血浆精蛋白生成减少,肾淤血可有蛋白尿、一过性尿素氮升高。

2.X 线检查

心搏减弱或消失,可出现心影增大,呈三角形,左、右心缘变直,主动脉弓小或难以辨认;上腔静脉扩张;心包钙化等征象。

3.心电图检查

常提示心肌受累的范围和程度。主要表现为 QRS 波群低电压和 T 波倒置或低平;T 波倒置越深,提示心肌损害越重。

4.超声心动图检查

可见心包增厚、钙化、室壁活动减弱等表现。

5.CT 及 MR 检查

CT 及 MR 检查是识别心包增厚和钙化可靠与敏感的方法,若见心室呈狭窄的管状畸形、心房增大和下腔静脉扩张,可提示心包缩窄。

6.右心导管检查

可见肺毛细血管压力、肺动脉舒张压力、右心室舒张末期压力及右心房压力均增高 [>33.3 kPa(250 mmHg)]等特征性表现。右心房压力曲线呈 M 型或 W 型,右心室压力曲线呈收缩压轻度升高、舒张早期下陷和舒张期的高原型曲线。

(四)治疗

慢性缩窄性心包炎是一个进展性疾病,其心包增厚、临床症状和血流动力学表现不会自动逆转,外科心包剥离术是唯一确切的治疗。内科治疗包括利尿、扩张静脉和限盐。窦性心动过速是一种代偿机制,所以β受体阻滞剂应该避免或谨慎使用。房颤伴快心室率,地高辛为首选,并应该在β受体阻滞剂和钙通道阻滞剂之前使用,心率控制在 80～90 次/分。

(五)护理评估

1.健康史

评估急性心包炎病史和治疗情况。

2.身体状况

起病缓慢,一般在急性心包炎后 2～8 个月逐渐出现明显的心脏压塞(体循环淤血和心排血量不足)征象。主要表现为不同程度的呼吸困难,头晕、乏力、衰弱、心悸、胸闷、咳嗽、腹胀、食欲缺乏、肝区疼痛等;体征主要有颈静脉怒张、肝大、腹水、下肢水肿等;心脏听诊有心音低钝,心包叩击音及期前收缩、心房颤动等心律失常;晚期可有收缩压下降,脉压变小等。

3.心理状况

患者因病程漫长、生活不能自理或需要做心包切开术等而焦虑不安。

(六)护理诊断

1.活动无耐力

活动无耐力与心排血量不足有关。

2.体液过多

体液过多与体循环淤血有关。

(七)护理目标

(1)活动耐力增强,能胜任正常体力活动。

(2)水肿减轻或消退。

(八)护理措施

1.一般护理

(1)患者需卧床休息至心慌、气短、水肿症状减轻后,方可起床轻微活动,并逐渐增加活动量。合理安排每天活动计划,以活动后不出现心慌、呼吸困难、水肿加重等为控制活动量的标准。

(2)给予高蛋白、高热量、高维生素饮食,适当限制钠盐摄入,防止因低蛋白血症及水、钠潴留而加重腹水及下肢水肿。

(3)因机体抵抗力低下及水肿部位循环不良、营养障碍,易形成压疮和继发感染,故应加强皮肤护理,以免产生压疮。

(4)加强与患者的心理沟通,体贴关怀患者,和家属共同做好思想疏导工作,消除患者的不良心理反应,使患者树立信心,以良好的精神状态配合各项治疗。

2.病情观察

定时监测和记录生命体征,准确记录出入量,密切观察心脏压塞症状的变化,发现病情变化尽快向医师报告,以便及时处理。

3.心包切开术的护理

心包切开引流术的目的是缓解压迫症状,防止心肌萎缩。

(1)术前向患者说明手术的意义和手术的必要性、可靠性,解除思想顾虑,使患者和家属增加对手术的心理适应性和对医护人员的信任感。

(2)术后做好引流管的护理,记录引流液的量和性质,并按要求留标本送检;同时严密观察患者的脉搏、心率、心律和血压变化,如有异常及时报告医师并协助处理。

4.健康指导

教育缩窄性心包炎患者应注意充分休息,加强营养,注意防寒保暖,防止呼吸道感染。指出应尽早接受手术治疗,以获得持久的血流动力学恢复和临床症状明显改善。

(九)护理评价

(1)活动后心慌、气短、乏力等症状有无减轻或缓解,日常生活能否自理。

(2)水肿有无减轻或已消失,颈静脉怒张、肝大、腹水等有无减轻或已恢复正常。

(范作兰)

第七节　心律失常

一、疾病概述

(一)概念和特点

心律失常是指心脏冲动频率、节律、起源部位、传导速度或激动次序的异常。按其发生原理可分为冲动形成异常和冲动传导异常两大类。按照心律失常发生时心率的快慢,可分为快速性与缓慢性心律失常两大类。

心律失常可发生在没有明确心脏病或其他原因的患者。心律失常的后果取决于其对血流动力学的影响,可从心律失常对心、脑、肾灌注的影响来判断。轻者患者可无症状,一般表现为心悸,但也可出现心绞痛、气短、晕厥等症状。心律失常持续时间不一,有时仅持续数秒、数分,有时可持续数天以上,如慢性心房颤动。

(二)相关病理生理

正常生理状态下,促成心搏的冲动起源于窦房结,并以一定的顺序传导于心房与心室,使心脏在一定频率范围内发生有规律的搏动。如果心脏内冲动的形成异常和/或传导异常,使整个心脏或其一部分的活动变为过快、过慢或不规则,或者各部分活动的程序发生紊乱,即形成心律失常。心律失常有多种不同的发生机制,如折返、自律性改变、触发活动和平行收缩等。然而,由于条件限制,目前能直接对人在体内心脏研究的仅限于折返机制,临床检查尚不能判断大多数心律失常的电生理机制。产生心律失常的电生理机制主要包括冲动发生异常、冲动传导异常及触发活动。

(三)主要病因与诱因

1.器质性心脏病

心律失常可见于各种器质性心脏病,其中以冠心病、心肌病、心肌炎和风湿性心脏瓣膜病为多见,尤其在发生心力衰竭或急性心肌梗死时。

2.非心源性疾病

几乎其他系统疾病均可引发心律失常,常见的有内分泌失调、麻醉、低温、胸腔或心脏手术、中枢神经系统疾病及自主神经功能失调等。

3.酸碱失衡和电解质紊乱

各种酸碱代谢失衡、电解质代谢紊乱可使传导系统或心肌细胞的兴奋性、传导性异常而引起心律失常。

4.理化因素和中毒

电击可直接引起心律失常甚至死亡,中暑、低温也可导致心律失常。某些药物可引起心律失常,其机制各不相同,洋地黄、奎尼丁、氨茶碱等直接作用于心肌,洋地黄、夹竹桃、蟾蜍等通过兴奋迷走神经,拟肾上腺素药、三环类抗抑郁药等通过兴奋交感神经,可溶性钡盐、棉酚、排钾性利尿剂等引起低钾血症,窒息性毒物则引起缺氧诱发心律失常。

5.其他

发生在健康者的心律失常也不少见,部分病因不明。

(四)临床表现

心律失常的诊断大多数要靠心电图,但相当一部分患者可根据病史和体征作出初步诊断。详细询问发作时的心率快慢,节律是否规整,发作起止与持续时间,发作时是否伴有低血压、昏厥、心绞痛或心力衰竭等表现及既往发作的诱因、频率和治疗经过,有助于心律失常的诊断,同时要对患者全身情况、既往治疗情况等进行全面的了解。

(五)辅助检查

1.心电图检查

心电图检查是诊断心律失常最重要的一项无创性检查技术。应记录 12 导联心电图,并记录清楚显示 P 波导联的心电图长条以备分析,通常选择 V_1 导联或 Ⅱ 导联。必要时采用动态心电图,连续记录患者 24 小时的心电图。

2.运动试验

患者在运动时出现心悸,可做运动试验协助诊断。运动试验诊断心律失常的敏感性不如动态心电图。

3.食管心电图

解剖上左心房后壁毗邻食管,因此,插入食管电极导管并置于心房水平时,能记录到清晰的心房电位,并能进行心房快速起搏或程序电刺激。

4.心腔内电生理检查

心腔内电生理检查是将几根多电极导管经静脉和/或动脉插入,放置在心腔内的不同部位辅以 8~12 通道以上多导生理仪,同步记录各部位电活动,包括右心房、右心室、希氏束、冠状静脉窦(反映左心房、左心室电活动)。其适应证包括:①窦房结功能测定;②房室与室内传导阻滞;③心动过速;④不明原因晕厥。

5.三维心脏电生理标测及导航系统

三维心脏电生理标测及导航系统(三维标测系统)是近年来出现的新的标测技术,能够减少X线曝光时间,提高消融成功率,加深对心律失常机制的理解。

(六)窦性心律失常治疗原则

(1)若患者无心动过缓有关的症状,不必治疗,仅定期随诊观察。对于有症状的病窦综合征患者,应接受起搏器治疗。

(2)心动过缓-心动过速综合征患者发作心动过速,单独应用抗心律失常药物治疗可能加重心动过缓。应用起搏治疗后,患者仍有心动过速发作,可同时应用抗心律失常药物。

(七)房性心律失常治疗原则

1.房性期前收缩

房性期前收缩无须治疗。当有明显症状或因房性期前收缩触发室上性心动过速时,应给予治疗。治疗药物包括普罗帕酮、莫雷西嗪或β受体阻滞剂。

2.房性心动过速

(1)积极寻找病因,针对病因治疗。

(2)抗凝治疗。

(3)控制心室率。

(4)转复窦性心律。

3.心房扑动

(1)药物治疗:减慢心室率的药物包括β受体阻滞剂、钙通道阻滞剂(维拉帕米、地尔硫草)或洋地黄制剂(地高辛、毛花苷 C)。转复心房扑动的药物包括ⅠA(如奎尼丁)或ⅠC(如普罗帕酮)类抗心律失常药,如心房扑动患者合并冠心病、充血性心力衰竭等时,不用ⅠA 或ⅠC 类药物,应选用胺碘酮。

(2)非药物治疗:直流电复律是终止心房扑动最有效的方法。其次食管调搏也是转复心房扑动的有效方法。射频消融可根治心房扑动。

(3)抗凝治疗:持续性心房扑动的患者,发生血栓栓塞的风险明显增高,应给予抗凝治疗。

4.心房颤动

应积极寻找心房颤动的原发病和诱发因素,进行相应处理。

治疗包括:①抗凝治疗;②转复并维持窦性心律;③控制心室率。

(八)房室交界区性心律失常治疗原则

1.房室交界区性期前收缩

通常无须治疗。

2.房室交界区性逸搏与心律

一般无须治疗,必要时可起搏治疗。

3.非阵发性房室交界区性心动过速

非阵发性房室交界区性心动过速主要针对病因治疗。洋地黄中毒引起者可停用洋地黄,可给予钾盐、利多卡因或β受体阻滞剂治疗。

4.与房室交界区相关的折返性心动过速

急性发作期应根据患者的基础心脏状况、既往发作的情况及对心动过速的耐受程度做出适当处理。主要药物治疗如下述。

(1)腺苷与钙通道阻滞剂:为首选。起效迅速,不良反应为胸部压迫感、呼吸困难、面部潮红、窦性心动过缓、房室传导阻滞等。

(2)洋地黄与β受体阻滞剂:静脉注射洋地黄可终止发作。对伴有心功能不全患者仍作为首选。β受体阻滞剂也能有效终止心动过速,选用短效β受体阻滞剂较合适如艾司洛尔。

(3)普罗帕酮 1～2 mg/kg 静脉注射。

(4)其他:食管心房调搏术、直流电复率等。

预防复发:是否需要给予患者长期药物预防,取决于发作的频繁程度及发作的严重性。药物的选择可依据临床经验或心内电生理试验结果。

5.预激综合征

对于无心动过速发作或偶有发作但症状轻微的预激综合征患者的治疗,目前仍存有争议。如心动过速发作频繁伴有明显症状,应给予治疗。治疗方法包括药物和导管消融。

(九)室性心律失常治疗原则

1.室性期前收缩

首先应对患者室性期前收缩的类型、症状及其原有心脏病变做全面的了解;然后,根据不同的临床状况决定是否给予治疗,采取何种方法治疗及确定治疗的终点。

2.室性心动过速

一般遵循的原则:有器质性心脏病或有明确诱因应首先给予针对性治疗;无器质性心脏病患者发生非持续性短暂室速,如无症状或无血流动力学影响,处理的原则与室性期前收缩相同;持续性室性发作,无论有无器质性心脏病,应给予治疗。

3.心室扑动与颤动

快速识别心搏骤停、高声呼救、进行心肺复苏,包括胸外按压、开放气道、人工呼吸、除颤、气管插管、吸氧、药物治疗等。

(十)心脏传导阻滞治疗原则

1.房室传导阻滞

应针对不同病因进行治疗。一度与二度Ⅰ型房室阻滞心室率不太慢者,无须特殊治疗。二度Ⅱ型与三度房室阻滞如心室率显著缓慢,伴有明显症状或血流动力学障碍,甚至 Adams-Strokes 综合征发作者,应给予起搏治疗。

2.室内传导阻滞

慢性单侧束支阻滞的患者如无症状,无须接受治疗。双分支与不完全性三分支阻滞有可能进展为完全性房室传导阻滞,但是否一定发生及何时发生均难以预料,不必常规预防性起搏器治疗。急性前壁心肌梗死发生双分支、三分支阻滞或慢性双分支、三分支阻滞,伴有晕厥或阿-斯综合征发作者,则应及早考虑心脏起搏器治疗。

二、护理评估

(一)一般评估

心律失常患者的生命体征,发作间歇期无异常表现。发作期则出现心悸、气短、不敢活动,心电图显示心率过快、过慢、不规则或暂时消失而形成窦性停搏。

(二)身体评估

发作时体格检查应着重于判断心律失常的性质及心律失常对血流动力学状态的影响。听诊心音了解心室搏动率的快、慢和规则与否,结合颈静脉搏动所反映的心房活动情况,有助于作出心律失常的初步鉴别诊断。缓慢(<60 次/分)而规则的心率为窦性心动过缓,快速(>100 次/分)而规则的心率常为窦性心动过速。窦性心动过速较少超过 160 次/分,心房扑动伴 2∶1 房室传导时心室率常固定在 150 次/分左右。不规则的心律中以期前收缩为最常见,快而不规则者以心房颤动或心房扑动、房速伴不规则房室传导阻滞为多。心律规则而第一心音强弱不等(大炮音),尤其是伴颈静脉搏动间断不规则增强(大炮波),提示房室分离,多见于完全性或室速。

(三)心理-社会评估

心律失常患者常有焦虑、恐惧等负性情绪,护理人员应做好以下几点:①帮助患者认识到自己的情绪反应,承认自己的感觉,指导患者使用放松术。②安慰患者,告诉患者较轻的心律失常通常不会威胁生命。有条件时安排单人房间,避免与其他焦虑患者接触。③经常巡视病房,了解患者的需要,帮助其解决问题,如主动给患者介绍环境,耐心解答有关疾病的问题等。

(四)辅助检查结果的评估

1.心电图

心律失常发作时的心电图记录是确诊心律失常的重要依据。应记录 12 导联心电图,包括较长的 Ⅱ 或 V_1 导联记录。注意 P 和 QRS 波形态、P-QRS 关系、P-P、P-R 与 R-R 间期,判断基本心律是窦性还是异位。通过逐个分析提早或延迟心搏的性质和来源,最后判断心律失常的性质。

2.动态心电图

动态心电图对心律失常的检出率明显高于常规心电图,尤其是对易引起猝死的恶性心律失常的检出尤为有意义。对心律失常的诊断优于普通心电图。

3.运动试验

运动试验可增加心律失常的诊断率和敏感性,是对心电图很好的补充,但运动试验有一定的危险性,需严格掌握禁忌证。

4.食管心电图

食管心电图是食管心房调搏最佳起搏点判定的可靠依据,更能在心律失常的诊断与鉴别诊断方面起到特殊而独到的作用。食管心电图与心内电生理检查具有高度的一致性,为导管射频消融术根治阵发性室上性心动过速(PSVT)提供可靠的分型及定位诊断。也有助于不典型的预激综合征患者确立诊断。

5.心腔内电生理检查

心腔内电生理检查为有创性电生理检查,除能确诊缓慢性和快速性心律失常的性质外,还能在心律失常发作间隙应用程序电刺激方法判断窦房结和房室传导系统功能,诱发室上性和室性快速性心律失常,确定心律失常起源部位,评价药物与非药物治疗效果,以及为手术、起搏或消融治疗提供必要的信息。

(五)常用药物治疗效果的评估

(1)治疗缓慢性心律失常:一般选用增强心肌自律性和/或加速传导的药物,如拟交感神经药、迷走神经抑制药或碱化剂(摩尔乳酸钠或碳酸氢钠)。护理评估:①服药后心悸、乏力、头晕、胸闷等临床症状有无改善;②有无不良反应发生。

(2)治疗快速性心律失常:选用减慢传导和延长不应期的药物,如迷走神经兴奋剂,拟交感神经药间接兴奋迷走神经或抗心律失常药物。护理评估:①用药后的疗效,有无严重不良反应发生;②药物疗效不佳时,考虑电转复或射频消融术治疗,并做好术前准备。

(3)临床上抗心律失常药物繁多,药物的分类主要基于其对心肌的电生理学作用。治疗缓慢性心律失常的药物,主要提高心脏起搏和传导功能,如肾上腺素类药物(肾上腺素、异丙肾上腺素),拟交感神经药如阿托品、山莨菪碱,β受体兴奋剂如多巴胺类、沙丁胺醇等。

（4）及时就诊的指标：①心动过速发作频繁伴有明显症状如低血压、休克、心绞痛、心力衰竭或晕厥等；②出现洋地黄中毒症状。

三、主要护理诊断/问题

(一)活动无耐力
活动无耐力与心律失常导致心悸或心排血量减少有关。

(二)焦虑
焦虑与心律失常反复发作，对治疗缺乏信心有关。

(三)有受伤的危险
有受伤的危险与心律失常引起的头晕、晕厥有关。

(四)潜在并发症
心力衰竭、脑栓塞、猝死。

四、护理措施

(一)体位与休息
当心律失常发作导致胸闷、心悸、头晕等不适时采取高枕卧位、半卧位或其他舒适体位，尽量避免左侧卧位，以防左侧卧位时感觉到心脏搏动而加重不适。有头晕、晕厥发作或曾有跌倒病史者应卧床休息。保证患者充分的休息与睡眠，必要时遵医嘱给予镇静剂。

(二)给氧
伴呼吸困难、发绀等缺氧表现时，给予氧气吸入，2～4 L/min。

(三)饮食
控制膳食总热量，以维持正常体重为度，40岁以上者尤应预防发胖。一般以 BMI 20～24 为正常体重。或以腰围为标准，一般以女性≥80 cm，男性≥85 cm 为超标。超重或肥胖者应减少每天进食的总热量，以低脂(30%/d)、低胆固醇(200 mg/d)膳食，并限制酒及糖类食物的摄入。严禁暴饮暴食。以免诱发心绞痛或心肌梗死。合并高血压或心力衰竭者，应同时限制钠盐。避免摄入刺激性食物如咖啡、浓茶等，保持大便通畅。

(四)病情观察
严密进行心电监测，出现异常心律变化，如3～5次/分的室性期前收缩或阵发性室性心动过速，窦性停搏、二度Ⅱ型或三度房室传导阻滞等，立即通知医师。应将急救药物备好，需争分夺秒地迅速给药。有无心悸、胸闷、胸痛、头晕、晕厥等。检测电解质变化，尤其是血钾。

(五)用药指导
接受各种抗心律失常药物治疗的患者，应在心电监测下用药，以便掌握心律的变化情况和观察药物疗效。密切观察用药反应，严密观察穿刺局部情况，谨防药物外渗。皮下注射给予抗凝溶栓及抗血小板药时，注意更换注射部位，避免按摩，应持续按压2～3分钟。严格按医嘱给药，避免食用影响药物疗效的食物。用药前、中、后注意心率、心律、P-R 间期、Q-T 间期等的变化，以判断疗效和有无不良反应。

(六)除颤的护理
持续性室性心动过速患者，应用药物效果不明显时，护士应密切配合医师将除颤器电源接好，检查仪器性能是否完好，备好电极板，以便及时顺利除颤。对于缓慢型心律失常患者，应用药物治疗后仍不能增加心率,且病情有所发展或反复发作阿-斯综合征时,应随时做好安装人工心脏起搏器的准备。

(七)心理护理

向患者说明心律失常的治疗原则、介绍介入治疗,如心导管射频消融术或心脏起搏器安置术的目的及方法,以消除患者的紧张心理,使患者主动配合治疗。

(八)健康教育

1.疾病知识指导

向患者及家属讲解心律失常的病因、诱因及防治知识。

2.生活指导

指导患者劳逸结合,生活规律,保证充足的休息与睡眠。无器质性心脏病者应积极参加体育锻炼。保持情绪稳定,避免精神紧张、激动。改变不良饮食习惯,戒烟、酒、避免浓茶、咖啡、可乐等刺激性食物。保持大便通畅,避免排便用力而加重心律失常。

3.用药指导

嘱患者严格按医嘱按时按量服药,说明所用药物的名称、剂量、用法、作用及不良反应,不可随意增减药物的剂量或种类。

4.制订活动计划

评估患者心律失常的类型及临床表现,与患者及家属共同制订活动计划。对无器质性心脏病的良性心律失常患者,鼓励其正常工作和生活,保持心情舒畅,避免过度劳累。窦性停搏、二度Ⅱ型或三度房室传导阻滞、持续性室速等严重心律失常患者或快速心室率引起血压下降者,应卧床休息,以减少心肌耗氧量。卧床期间加强生活护理。

5.自我监测指导

教会患者及家属测量脉搏的方法,心律失常发作时的应对措施及心肺复苏术,以便于自我检测病情和自救。对安置心脏起搏器的患者,讲解自我监测与家庭护理方法。

6.及时就诊的指标

(1)当出现头晕、气促、胸闷、胸痛等不适症状。

(2)复查心电图发现异常时。

五、护理效果评估

(1)患者及家属掌握自我监测脉搏的方法,能复述疾病发作时的应对措施及心肺复苏术。

(2)患者掌握发生疾病的诱因,能采取相应措施尽可能避免诱因的发生。

(3)患者心理状态稳定,养成正确的生活方式。

(4)患者未发生猝死或发生致命性心律失常时能得到及时发现和处理。

(高　娟)

第八节　急性心力衰竭

急性心力衰竭是指因急性心脏病变引起心排血量急剧降低而导致的组织器官灌注不足和急

性淤血综合征。临床上以急性左心衰竭较为常见,主要表现为肺水肿或心源性休克,是严重的急危重症,抢救是否及时合理与患者预后密切相关。急性右心衰竭即急性肺源性心脏病,主要由大面积肺梗死所致。

一、病因与发病机制

使心排血量急剧降低和肺静脉压突然升高的心脏结构或功能性突发异常,均可导致急性左心衰竭。

(一)急性弥漫性心肌损害

急性弥漫性心肌损害引起心肌收缩力急剧下降,如急性广泛心肌梗死、急性重症心肌炎等。

(二)急性机械性阻塞

急性机械性阻塞引起心脏压力负荷突然加重,排血受阻,如严重的心瓣膜狭窄、心室流出道梗阻、心房内血栓或黏液瘤嵌顿、动脉主干或大分支栓塞等。

(三)急性心脏容量负荷加重

如外伤、急性心肌梗死或感染性心内膜炎等引起的心瓣膜损害穿孔、腱索断裂致瓣膜急性反流、心室乳头肌功能不全、间隔穿孔,主动脉窦动脉瘤破裂入心腔,以及静脉输血或输液过多或过快等。

(四)急性心室舒张受限

如急性大量心包积液或积血、快速异位心律等。

(五)严重的心律失常

严重的心律失常使心脏暂停排血或排血量显著减少,如心室颤动和其他严重的室性心律失常、心室暂停、显著的心动过缓等。

上述原因导致心排血量急剧减少,左心室舒张末期压迅速升高,肺静脉回流不畅,肺静脉压快速升高,肺毛细血管压随之升高,使血管内液体渗入到肺间质和肺泡内,形成急性肺水肿。肺水肿早期,可因交感神经激活使血压升高,但随着病情的持续进展,血管反应性减弱,血压将逐步下降。

二、临床表现

根据心排血功能减退的程度、速度、持续时间以及代偿程度的不同,急性心力衰竭可表现为晕厥、休克、急性肺水肿和心搏骤停。主要为急性肺水肿,表现为突发严重的呼吸困难,呼吸频率常达30~40次/分,患者强迫坐位,面色灰白,发绀,大汗,烦躁,同时频繁咳嗽,咳粉红色泡沫状痰,极重者可因脑缺氧而致神志模糊。发病开始可有一过性血压升高,病情如不缓解,血压则持续下降直至休克;两肺满布湿啰音和哮鸣音,心率快,心尖部第一心音减弱,可同时伴有舒张早期第三心音奔马律,肺动脉瓣第二心音亢进。

三、治疗

急性左心衰竭病情危急,其高度呼吸困难和缺氧是致命性威胁,必须尽快使之缓解。

(一)体位

患者取坐位或半卧位,两腿下垂,以减少静脉回流,降低心脏前负荷。

（二）吸氧

立即高流量鼻导管给氧，对病情特别严重者应采用面罩呼吸机持续加压给氧，以增加肺泡内压，加强气体交换并对抗组织液向肺泡内渗透。在吸氧的同时使用抗泡沫剂，可使肺泡内泡沫消失，增加气体交换面积。一般可用 20%～30% 乙醇置于氧气滤瓶中随氧气吸入，若患者不能耐受，可降低乙醇浓度或间断给予。

（三）镇静

吗啡 3～5 mg 稀释后缓慢静脉注射，必要时每隔 15 分钟重复一次，共 2～3 次。吗啡既可迅速扩张体静脉，减少回心血量，降低左心房压力和心脏前负荷，又可减少躁动和呼吸困难，降低周围小血管阻力，减轻心脏后负荷，增加心排血量。但对老年患者尤其伴有阻塞性肺病、低血压或休克等患者，吗啡易致呼吸抑制，应慎用或禁用，需要时可酌减剂量或改为肌内注射或改用哌替啶。

（四）快速利尿

呋塞米 20～40 mg 于 2 分钟内静脉注射，10 分钟内可起效，15～30 分钟尿量开始增多，60 分钟药效达高峰，作用持续 3～4 小时，4 小时后可重复一次。除利尿作用外，本药还有静脉扩张作用，有利于肺水肿的缓解。

（五）血管扩张剂

1.硝普钠

动、静脉血管扩张剂，尤其用于高血压性心脏病引起的肺水肿，静脉用药后 2～5 分钟起效。一般初始剂量为 0.5 μg/min 静脉滴注，然后根据血压调整用量，一般每 5 分钟增加 5～10 μg/min，直至症状缓解或使收缩压维持在 13.3 kPa(100 mmHg) 左右。注意在调整用药剂量的最初阶段，更要密切观察血压变化，以免血压发生极端变化。对原有高血压者，血压降低幅度（绝对值）以不超过 4.0 kPa(30 mmHg) 为度。硝普钠含有氰化物，长期连续用药可致氰化物中毒，一般要求连续用药不宜超过 7 天。

2.硝酸甘油

硝酸甘油可扩张小静脉，降低回心血量，使左心室舒张期末压及肺血管压降低，大剂量还可扩张小动脉而具有降压作用。可先试用舌下含服，也可直接以 10 μg/min 开始静脉滴注，然后每 5～10 分钟增加 5～10 μg/min，直至症状缓解或血压达到上述水平。

（六）其他辅助治疗

1.氨茶碱

氨茶碱可解除支气管痉挛，并有一定的正性肌力、扩血管和利尿作用，对缓解症状起辅助作用。

2.洋地黄制剂

洋地黄制剂最适合用于室上性快速性心律失常引起的肺水肿。毛花苷 C 首剂 0.4～0.8 mg，稀释后静脉注射，2 小时后可酌情再给予 0.2～0.4 mg；地高辛 0.5～0.75 mg，稀释后静脉注射。注意洋地黄类药物对二尖瓣狭窄所致肺水肿无效，但对伴有心房颤动并快速心室率者，洋地黄可减慢心室率，有利于肺水肿的缓解。

3.α_1 受体阻滞剂

α_1 受体阻滞剂以扩张小动脉为主。酚妥拉明以 0.1～1 mg/min 开始静脉滴注，根据血压每 5～10 分钟调整一次剂量，最大剂量可增至 1.5～2 mg/min，注意监测血压。本药可引起心动过速,目前已较少应用。乌拉地尔 25 mg 静脉注射,如血压无明显降低,可重复用药,然后以 0.4～2 mg/min 的速度静脉滴注,并根据血压调整滴速。

4.低血压患者

伴有低血压者,宜先用多巴酚丁胺 2.88～14.4 mg/(kg·d)保持收缩压在 13.3 kPa(100 mmHg)以上,再用扩血管药物。

5.静脉穿刺

放血 300～500 mL,尤用于血容量负荷过重所致的肺水肿。

6.重症患者

重症患者应采用漂浮导管行床边血流动力学监测,以参考动脉血压及肺毛细血管压的变化调整用药。

7.其他

急性症状缓解后,应着手解除诱因和治疗基本病因。

四、护理

(1)立即协助患者取坐位,双腿下垂,减少回心血量而减轻肺水肿。

(2)高流量氧气吸入 6～8 L/min,并通过 20%～30% 的乙醇湿化,使肺泡内泡沫的表面张力降低而破裂,改善肺泡通气。吸氧时间不宜过长,以免引起乙醇中毒。

(3)严密观察病情变化,注意观察患者的生命体征,判断呼吸困难的程度,观察咳痰的情况、痰的性质和量,肺内啰音的变化,定时给患者叩背,协助患者咳嗽、排痰、保持呼吸道通畅。

(4)迅速建立静脉通道,遵医嘱正确使用药物,观察药物不良反应。使用利尿剂应严格记录尿量;使用血管扩张剂要注意输液速度和血压变化,防止低血压发生。硝普钠要现用现配,避光静脉滴注,防止低血压;洋地黄制剂静脉使用时要注意稀释,速度缓慢、均匀,并注意心率变化。

(5)注意监测尿量、血气分析结果、心电图的变化,对于安置气囊漂浮导管的患者应监测各项指标的变化。

(6)急性心功能不全患者常因严重呼吸困难而烦躁不安,当发生焦虑或恐惧时,应多陪伴患者,向其解释检查和治疗的目的,告诉患者医护人员正在积极采取措施,不适症状会逐渐控制。严重躁动的患者可遵医嘱给予吗啡镇静。

(陈仁穗)

第九节　慢性心力衰竭

慢性心力衰竭也称慢性充血性心力衰竭,是大多数心血管疾病的最终归宿,也是最主要的死亡原因。在西方国家心力衰竭的基础心脏病构成以高血压、冠心病为主,我国过去以心瓣膜病为主,但近年来高血压、冠心病所占比例呈明显上升趋势。

一、病因

(一)基本病因

几乎所有的心脏或大血管疾病最终均可引起心力衰竭。心力衰竭反映心脏的泵血功能发生障碍,即心肌的舒缩功能不全。引起心力衰竭的最常见病因是心肌本身的病变,也可以是心脏负荷过重,或是心脏舒张受限,或上述因素并存。

1.原发性心肌损害

(1)缺血性心肌损害:心肌缺血和心肌梗死是引起心力衰竭最常见原因之一。

(2)心肌炎和心肌病:心肌炎症、变性或坏死(如风湿性或病毒性心肌炎、白喉性心肌坏死等),以及各种类型的心肌病和结缔组织病心肌损害等,均可引起节段性或弥漫性心肌损害,导致心肌舒缩功能障碍,其中以病毒性心肌炎和原发性扩张型心肌病最为常见。

(3)心肌代谢障碍性疾病:可见于原发心肌病变如冠心病、肺心病等所致的心肌能量代谢障碍,也可见于继发性代谢障碍如糖尿病心肌病、高原病、休克、严重贫血,以及少见的维生素 B_1 缺乏和心肌淀粉样变性等。

2.心脏负荷过重

(1)压力负荷过重:压力负荷即后负荷,是指心脏在收缩时所承受的阻抗负荷。引起左、右心室压力负荷过重的常见疾病包括高血压、主动脉流出道受阻(如主动脉瓣狭窄、主动脉狭窄、梗阻性肥厚型心肌病)以及肺动脉血流受阻(如肺动脉高压、肺动脉瓣狭窄、肺动脉狭窄、阻塞性肺病、肺栓塞)等。

为了克服增高的射血阻力,保证射血量,心室肌早期会发生代偿性肥厚;而持久的负荷过重,会导致心肌发生结构和功能改变,心脏功能代偿失调,最终导致心力衰竭。

(2)容量负荷过重:容量负荷即前负荷,是指心脏在舒张期所承受的容量负荷。容量负荷过重见于以下情况:①心脏瓣膜关闭不全,引起血液反流,加重受血心腔负担,如主动脉瓣、二尖瓣、肺动脉瓣或三尖瓣的关闭不全。②先天性分流性心血管病,包括左向右或右向左分流,如房间隔缺损、室间隔缺损、动脉导管未闭和动-静脉瘘等,可加重供血心腔负担。③伴有全身血容量增多或循环血量增多的疾病,如慢性或严重贫血、甲状腺功能亢进症、脚气性心脏病等。

在容量负荷增加早期,心室腔代偿性扩大,心肌收缩功能尚能维持正常,但超过一定限度后,心肌结构和功能将发生改变,即出现心功能失代偿,最终导致心力衰竭。

3.心脏舒张受限

心脏舒张受限见于二尖瓣狭窄、心包缩窄、心脏压塞和原发性限制型心肌病等,可引起心室充盈受限,回心血量下降,导致肺循环或体循环充血。

(二)诱因

心力衰竭往往由一些增加心脏负荷的因素所诱发。常见诱发因素有以下几点。

1.感染

呼吸道感染最常见,其他感染如风湿活动、感染性心内膜炎、泌尿系统感染和各种变态反应性炎症等,也可诱发心力衰竭。感染可直接造成心肌损害,也可因其所致发热、代谢亢进和窦性心动过速等增加心脏负荷。

2.心律失常

各种类型的快速性心律失常可导致心排血量下降,增加心肌耗氧量,诱发或加重心肌缺血,其中心房颤动是器质性心脏病最常见的心律失常之一,也是心力衰竭最重要的诱发因素。严重的缓慢性心律失常可直接降低心排血量,诱发心力衰竭。

3.血容量增加

如饮食过度,摄入钠盐过多,输入液体过快,短期内输入液体过多等,均可诱发心力衰竭。

4.过度体力活动或情绪激动

体力活动、情绪激动和气候变化等,可增加心脏负荷,诱发心力衰竭。

5.贫血或出血

慢性贫血可致心排血量和心脏负荷增加,同时血红蛋白摄氧量减少,使心肌缺血缺氧甚至坏死,可导致贫血性心脏病。大量出血使血容量减少,回心血量和心排血量降低,并使心肌供血量减少和反射性心率加快,心肌耗氧量增加,导致心肌缺血缺氧,诱发心力衰竭。

6.其他因素

(1)妊娠和分娩。

(2)肺栓塞。

(3)治疗方法不当,如洋地黄过量或不足,不恰当停用降血压药等。

(4)原有心脏病变加重或并发其他疾病,如心肌缺血进展为心肌梗死、风湿性心脏瓣膜病风湿活动合并甲状腺功能亢进症等。

二、病理解剖和病理生理

慢性心力衰竭的病理解剖改变包括以下几种。①心脏改变:如心肌肥厚和心腔扩大等。②器官充血性改变:包括肺循环和体循环充血。③血栓形成:包括心房和心室附壁血栓、动脉或静脉血栓形成及器官梗死。心腔内附壁血栓是心力衰竭较特异的病理改变,常见于左、右心耳和左心室心尖部;左侧心腔附壁血栓脱落,可引起体循环动脉的栓塞,栓塞部位多见于腹主动脉分支和主动脉分叉处,可导致脑、肾、四肢、脾和肠系膜等梗死。静脉血栓形成大都由于长期卧床、血流迟缓引起,多见于下肢静脉,可导致肺栓塞和肺梗死。

心力衰竭时的病理生理改变十分复杂,当心肌舒缩功能发生障碍时,最根本的问题是出现心排血量下降和血流动力学障碍。此时机体可通过多种代偿机制使心功能在一定时期内维持相对正常,但这些代偿机制的作用有限,且过度代偿均有其负性效应,各种代偿机制相互作用,还会衍生出更多反应,因此,最终会发生心功能失代偿,出现心力衰竭。

(一)代偿机制

1.Frank-Starling 机制

正常情况下,心搏量或心排血量与其前负荷(即回心血量)的大小成正比,即增加心脏的前负荷,可使回心血量增多,心室舒张末期容积增加,从而在一定程度上增加心排血量,提高心脏做功,维持心脏功能。但前负荷的增加,同时意味着心室扩张和舒张末期压升高,于是心房压和静脉压也升高,当后者高达一定程度时,就会出现肺静脉或腔静脉系统的充血。因此,前负荷不足或增加过度,均可导致心搏量的减少。对左心室而言,使其心搏量达峰值的舒张末期压为 $2.0 \sim 2.4 \text{ kPa}(15 \sim 18 \text{ mmHg})$。

2.心肌肥厚

心肌肥厚常常是心脏后负荷增高时的主要代偿机制。心肌肥厚可增强心肌收缩力,克服后负荷阻力,使心排血量在相当长的时间内维持正常,患者可无心功能不全的症状。但肥厚的心肌顺应性差,舒张功能降低,心室舒张末期压升高,客观上已存在心功能障碍。心肌肥厚时,心肌细胞数并不增多,而是以心肌纤维增多为主,细胞核及作为供能物质的线粒体也增大、增多,但增大程度和速度均落后于心肌纤维的增多,故整体上表现为心肌能源的不足,最终会导致心肌细胞死亡。

3.神经体液的改变

当心排血量不足、心腔压力升高时,机体全面启动神经体液调节机制进行代偿。

(1)交感-肾上腺素能系统(SAS)活性增强:心力衰竭时心搏量和血压降低,通过动脉压力感受器反射性激活 SAS,使肾上腺儿茶酚胺分泌增多,产生一系列改变。①去甲肾上腺素作用于心肌细胞 β_1 肾上腺素能受体,增强心肌收缩力并提高心率,在一定程度上增加心排血量。②交感神经兴奋可使外周血管收缩,增加回心血量和提高动脉压,以保证重要脏器的血液供应。然而,交感神经张力的持续和过度增高,其一增加心脏后负荷,加快心率,增加心肌耗氧量;其二引起心脏 β 受体下调,使其介导的腺苷酸环化酶活性降低,并激活肾素-血管紧张素-醛固酮系统;其三去甲肾上腺素对心肌细胞有直接的毒性作用,可促使心肌细胞凋亡,参与心脏重构。③交感活性升高,使肾灌注压下降,刺激肾素释放,激活肾素-血管紧张素系统(RAS)。④兴奋心脏 α_1 和 β 受体,促进心肌细胞生长。

(2)肾素-血管紧张素-醛固酮系统(RAAS)活性增强:心排血量降低,肾血流量随之减少,RAAS因此被激活。RAAS激活后,一方面可使心肌收缩力增强,周围血管收缩,以维持血压,调节血液再分配,保证心、脑等重要脏器的血液供应;另一方面,醛固酮分泌增加,使钠、水潴留,增加总血容量和心脏前负荷,维持心排血量,改善心功能。但血容量的过度增加会加重心力衰竭。

(二)心肌损害和心室重构

原发性心肌损害和心脏负荷过重使心脏功能受损,导致上述心室扩大或心室肥厚等各种组织结构性变化,这一病理过程称为心室重构。心室重构包括心肌细胞、细胞外基质、胶原纤维网等一系列改变,临床表现为心肌重量和心室容量的增加,以及心室形态的改变(横径增加呈球形)。大量研究表明,心力衰竭发生和发展的基本机制是心室重构。由于基础心脏病的性质和进展速度不同,各种代偿机制复杂多样,心室扩大及肥厚的程度与心功能状态并不平行,如有些患者心脏扩大或肥厚已十分明显,但临床上可无心力衰竭表现。如果基础心脏病病因不能解除,即使没有新的心肌损害,但随着时间的推移,心室重构自身过程仍可不断发展,最终必然会出现心力衰竭。在心力衰竭发生过程中,除各种代偿机制的负面影响外,心肌细胞的能量供应相对或绝对不足,以及能量利用障碍导致心肌细胞坏死和纤维化,也是一个重要的因素。心肌细胞的减少使心肌整体收缩力下降,纤维化的增加又使心室的顺应性下降,重构更趋明显,心力衰竭更加严重。

(三)舒张功能不全

心脏舒张功能不全可分为两种,一种是主动舒张功能障碍,多因心肌细胞能量供应不足,Ca^{2+} 不能及时被肌浆网摄回和泵出胞外所致,如冠心病有明显心肌缺血时,在出现收缩功能障碍前即可出现舒张功能障碍;另一种是由心室肌的顺应性减退及充盈障碍所致,主要见于心室肥厚如高血压和肥厚性心肌病时,这一类病变可显著影响心室的充盈,当左心室舒张末期压过高时,肺循环出现高压和淤血,即舒张性心功能不全,此时心肌的收缩功能尚可保持较好,心排血量也可无明显降低,这种情况多见高血压和冠心病。但需要指出的是,当容量负荷增加、心室扩大时,心室的顺应性是增加的,此时即使有心室肥厚也不致出现此类舒张性心功能不全。

三、临床表现

临床上左心衰竭最为常见,单纯右心衰竭较少见。全心衰竭可由左心衰竭后继发右心衰竭而致,但更多见于严重广泛心肌病变而同时波及左心和右心者。

(一)左心衰竭

左心衰竭以肺循环淤血及心排血量降低为主要表现。

1.症状

(1)呼吸困难:是左心衰竭最主要的症状。①劳力性呼吸困难是左心衰竭最早出现的症状,是指劳力导致的呼吸困难。因为运动可使回心血量增加,左心房压力升高,从而加重肺淤血。引起呼吸困难的运动量随心力衰竭程度的加重而降低。②端坐呼吸:当肺淤血达到一定程度时,患者便不能平卧,而被迫坐位或半卧位呼吸。因平卧时回心血量增多且膈肌上抬,使呼吸更为困难,患者必须呈高枕卧位、半卧位甚至端坐位,方可使憋气减轻。③夜间阵发性呼吸困难又称"心源性哮喘",是左心衰竭早期的典型表现,患者表现为在入睡后突然因憋气、窒息或恐惧感而惊醒,并被迫迅速采取坐位,以期缓解喘憋症状。发作时可伴有呼吸深快,重者可有肺部哮鸣音。发生机制主要是平卧使血液重新分配,肺血量增加。夜间迷走神经张力增加、小支气管收缩、膈肌上抬和肺活量减少等也是促发因素。④急性肺水肿是"心源性哮喘"的进一步发展,是左心衰竭所致呼吸困难最严重的表现形式。

(2)咳嗽、咳痰、咯血:咳嗽、咳痰是肺泡和支气管黏膜淤血所致,开始常发生于夜间,以白色浆液性泡沫状痰为特点,偶可见痰中带血丝,坐位或立位可使咳嗽减轻。长期慢性淤血性肺静脉压力升高,可促发肺循环与支气管血液循环之间形成侧支,并在支气管黏膜下形成扩张的血管床,这种血管很容易破裂而引起大咯血。

(3)乏力、疲倦、头晕、心慌:这些症状是由心排血量不足致器官、组织灌注不足,以及代偿性心率加快所致。

(4)陈-施呼吸:见于严重心力衰竭患者,示预后不良。表现为呼吸有节律地由暂停逐渐加快、加深,再逐渐减慢、变浅,直至呼吸暂停,0.5~1分钟再呼吸,如此周而复始。发生机制:心力衰竭致脑部缺血缺氧,呼吸中枢敏感性降低,呼吸减弱,二氧化碳潴留;待二氧化碳潴留到一定量时兴奋呼吸中枢,使呼吸加快加深,排出二氧化碳;随着二氧化碳的排出,呼吸中枢又逐渐转入抑制状态,呼吸又减弱直至暂停。严重脑缺氧者,还可伴有嗜睡、烦躁和神智错乱等。

(5)泌尿系统症状:严重的左心衰竭使血液进行再分配时,首先是肾血流量的明显减少,患者可出现少尿。长期慢性肾血流量减少,可有肾功能不全的相应症状。

2.体征

除原有心脏病体征外,还可有以下体征。

(1)一般体征:重症者可出现发绀、黄疸、颧部潮红,以及脉快、脉压减小、收缩压降低等;外周血管收缩,可表现为四肢末梢苍白、发冷和指趾发绀等。

(2)心脏体征:慢性左心衰竭者,一般均有心脏扩大(单纯舒张性左心衰竭除外),肺动脉瓣区第二心音亢进,心尖区可闻及收缩期杂音和舒张期奔马律,可出现交替脉。

(3)肺部体征:肺底部湿啰音是左心衰竭肺部的主要和早期体征,是由肺毛细血管压增高使液体渗出到肺泡所致。随着病情由轻到重,湿啰音可从局限于肺底部逐渐扩展,直至全肺。此种湿啰音有别于炎症性啰音而成"移动性",即啰音较多出现在卧位时朝下一侧的胸部。间质性肺水肿时,肺部无干湿啰音,仅有呼吸音降低。约25%的患者出现胸腔积液。

(二)右心衰竭

右心衰竭以体静脉淤血为主要表现。

1.症状

(1)消化道症状:为右心衰竭最常见症状,包括腹胀、食欲减退、恶心、呕吐、便秘和上腹隐痛及右上腹不适、肝区疼痛等,系胃肠道和肝脏淤血所致。

(2)劳力性呼吸困难:无论是继发于左心衰竭的右心衰竭,还是分流性先天性心脏病或肺部疾病所致的单纯性右心衰竭,均可出现不同程度的呼吸困难。

(3)泌尿系统症状:肾淤血可引起肾功能减退,白天尿少,夜尿增多。

2.体征

除原有心脏病体征外,还可有以下体征。

(1)颈静脉征:颈静脉搏动增强、充盈、怒张是右心衰竭时的早期征象,为静脉压增高所致,常以右侧颈静脉较明显。表现为半卧位或坐位时在锁骨上方见颈外静脉充盈,或充盈最高点距胸骨角水平10 cm以上。肝-颈静脉反流征可呈阳性。

(2)肝大、压痛和腹水:是右心衰竭较早出现和最重要的体征之一。肝脏因淤血肿大常伴压痛,持续慢性右心衰竭可导致心源性肝硬化,晚期可出现黄疸、肝功能损害和大量腹水。

(3)水肿:发生于颈静脉充盈和肝大之后。体静脉压力升高使皮肤等软组织出现水肿,其特征为最先出现于身体最低垂的部位如踝部或骶部,并随病情的加重逐渐向上进展,直至延及全身;水肿发展缓慢,常为对称性和可压陷性。

(4)胸腔和心包积液:由体静脉压力增高所致,因胸膜静脉有一部分回流到肺静脉,故胸腔积液更多见于全心衰竭,以双侧多见,如为单侧则以右侧更为多见,这可能与右膈下肝淤血有关。有时出现少量心包积液,但不会引起心脏压塞。

(5)心脏体征:可因右心室显著扩大而出现相对性三尖瓣关闭不全的反流性杂音,有时在心前区听到舒张早期奔马律。

(三)全心衰竭

左心衰竭可继发右心衰竭而形成全心衰竭。当右心衰竭出现之后,右心排血量减少,此时由左心衰竭引起的阵发性呼吸困难等肺淤血症状反而有所减轻。扩张型心肌病等表现为左、右心同时衰竭者,肺淤血症状往往不很严重,左心衰竭的主要表现是心排血量减少的相关症状和体征。

(四)舒张性心力衰竭

舒张性心力衰竭是指在心室收缩功能正常的情况下,心室松弛性和顺应性降低使心室充盈量减少和充盈压升高,导致肺循环和体循环淤血的综合征。研究表明,20%～40%的心力衰竭患者左心室收缩功能正常(除外心瓣膜病)而存在心室舒张功能受损,并引起症状,其余为收缩性心力衰竭合并不同程度的舒张性心力衰竭,且后者往往早于前者出现。舒张性心力衰竭的临床表现可从无症状、运动耐力下降到气促、肺水肿。多普勒超声心动图可用于诊断舒张性心力衰竭。

(五)心功能的判断和分级

对心力衰竭患者进行心功能分级,可大体上反映病情的严重程度,有助于治疗措施的选择、劳动能力的评定以及患者预后的判断。

NYHA 分级即美国纽约心脏病学会（NYHA）提出的分级方案，该分级方法简便易行。主要是根据患者的自觉症状将心功能分为 4 级。

（1）Ⅰ级：患有心脏病，但体力活动不受限，日常活动不引起过度乏力、心悸、呼吸困难或心绞痛等症状。

（2）Ⅱ级：患有心脏病，体力活动轻度受限，休息时无症状，但日常活动可出现上述症状。也称Ⅰ度或轻度心力衰竭。

（3）Ⅲ级：患有心脏病，体力活动明显受限，轻于日常的活动即可引起上述症状。也称Ⅱ度或中度心力衰竭。

（4）Ⅳ级：患有心脏病，不能从事任何体力活动，休息状态下也可出现心力衰竭症状，并在任何体力活动后加重。也称Ⅲ度或重度心力衰竭。

四、辅助检查

(一)常规检查

1.末梢血液检查

检查结果可有贫血、白细胞增加及核左移等。

2.尿常规检查

检查结果可有蛋白尿、管型尿等。

3.水电解质检查

检查结果可有低钾血症、低钠血症和代谢性酸中毒等。

4.肝、肾功能检查

检查结果可有肝功能异常和血尿素氮、肌酐水平升高等。

(二)超声心动图检查

该检查比 X 线能更准确地提供心包、各心腔大小变化、心瓣膜结构及心功能等情况。

1.收缩功能

射血分数（EF）可以反映心室的收缩功能，以心室收缩末及舒张末的容量差值来计算 EF 值，虽不够精确，但方便实用。正常左心室射血分数（LVEF）值＞50％，运动时至少增加 5％。

2.舒张功能

超声多普勒是临床上最实用的判断心室舒张功能的方法。若心动周期中舒张早期心室充盈速度最大值为 E 峰，舒张晚期（心房收缩期）心室充盈最大值为 A 峰，则 E/A 值可反映心室舒张功能。正常人 E/A 值≥1.2，中青年应更大。心室舒张功能不全时，E 峰下降，A 峰增高，则 E/A 值降低。如同时记录心音图还可测定心室等容舒张期时间（C-D 值），该指标可反映心室的主动舒张功能。

(三)X 线检查

1.心脏扩大

心影的大小及外形不仅为心脏病的病因诊断提供重要的参考资料，还可根据心脏扩大的程度和动态改变间接地反映心脏功能状态。

2.肺淤血

肺淤血的有无及其程度直接反映心功能状态。早期肺静脉压增高时，主要表现为肺静脉扩张，肺门血管影增强，上肺血管影增多，甚至多于下肺。当肺静脉压力超过 3.3～4.0 kPa（25～

30 mmHg)时,出现间质性肺水肿,肺野模糊,在肺野外侧还可出现水平线状影 Kerley B 线,提示肺小叶间隔内积液,是慢性肺淤血的特征性表现,严重者可出现胸腔积液。急性肺泡性肺水肿时肺门呈蝴蝶状,肺野可见大片融合阴影。

(四)放射性核素心室造影及核素心肌灌注显像

核素心室造影可准确测定左心室容量、LVEF 及室壁运动情况;核素心肌灌注显像可诊断心肌缺血和心肌梗死,对鉴别扩张型心肌病和缺血性心肌病有一定帮助。

(五)心-肺吸氧运动试验

本试验仅适用于慢性稳定性心力衰竭患者。在运动状态下测定患者对运动的耐受量,更能说明心脏的功能状态。由于运动时肌肉的耗氧量增高,故所需心排血量也相应地增加。正常人耗氧量每增加100 mL/(min·m²),心排血量需增加 600 mL/(min·m²)。当患者的心排血量不能满足运动的需要时,肌肉组织就需要从流经自身的单位容积的血液中摄取更多的氧,结果使动-静脉血氧差值增大。此时当氧供应绝对不足时,就会出现无氧代谢,乳酸增加,呼气中二氧化碳含量增加。

1.最大耗氧量

该试验中的最大耗氧量($VO_{2\,max}$)是指即使运动量继续增加,耗氧量也不再增加(已达峰值)时的氧耗量,表明此时心排血量已不能按需要继续增加。心功能正常时,$VO_{2\,max}$>20 mL/(min·kg),轻至中度心功能受损时为 16~20 mL/(min·kg),中至重度损害时为10~15 mL/(min·kg),极重度损害时低于10 mL/(min·kg)。

2.无氧阈值

无氧阈值即呼气中二氧化碳的增长超过了氧耗量的增长,标志着无氧代谢的出现。通常用开始出现两者增加不成比例时的氧耗量作为代表值,此值越低,说明心功能越差。

(六)有创性血流动力学检查

床边漂浮导管仍然是常用的心功能有创检查方法。方法为经静脉插管直至肺小动脉,测定各部位的压力及血液含氧量,再计算心脏指数(CI)及肺小动脉楔压(PCWP),可直接反映左心功能。正常值:CI>2.5 L/(min·m²),PCWP<1.6 kPa(12 mmHg)。

五、治疗

(一)治疗原则和目的

慢性心力衰竭的短期治疗如纠正血流动力学异常、缓解症状等,并不能降低患者死亡率和改善长期预后。因此,治疗心力衰竭必须从长计议,采取综合措施,包括治疗病因,调节心力衰竭代偿机制,以及减少其负面效应如拮抗神经体液因子的过分激活等,既要改善症状,又要达到下列目的:①提高运动耐量,改善生活质量。②阻止或延缓心室重构,防止心肌损害进一步加重。③延长寿命,降低死亡率。

(二)治疗方法

1.病因治疗

(1)治疗基本病因:大多数心力衰竭的病因都有针对性治疗方法,如控制高血压、改善冠心病心肌缺血、手术治疗心瓣膜病以及纠治先天畸形等。但病因治疗的最大障碍是发现和治疗太晚,很多患者常满足于短期治疗缓解症状而拖延时日,最终发展为严重的心力衰竭而失去良好的治疗时机。

（2）消除诱因：最常见诱因为感染，特别是呼吸道感染，应积极选用适当的抗生素治疗；对于发热持续 1 周以上者应警惕感染性心内膜炎的可能。心律失常特别是心房颤动是诱发心力衰竭的常见原因，对于心室率很快的心房颤动，如不能及时复律则应尽快控制心室率。潜在的甲状腺功能亢进症、贫血等也可能是心力衰竭加重的原因，应注意诊断和纠正。

2.一般治疗

（1）休息和镇静：包括控制体力和心理活动，必要时可给予镇静剂以保障休息，但对严重心力衰竭患者应慎用镇静剂。休息可以减轻心脏负荷，减慢心率，增加冠状动脉供血，有利于改善心功能。但长期卧床易形成下肢静脉血栓，甚至导致肺栓塞，同时也使消化吸收功能减弱，肌肉萎缩。

（2）控制钠盐摄入：心力衰竭患者体内水、钠潴留，血容量增加，因此减少钠盐的摄入，有利于减轻水肿等症状，并降低心脏负荷，改善心功能。但应注意应用强效排钠利尿剂时，过分限盐会导致低钠血症。

3.药物治疗

（1）利尿剂的应用：利尿剂是治疗慢性心力衰竭的基本药物，对有液体潴留证据或原有液体潴留的所有心力衰竭患者，均应给予利尿剂。利尿剂可通过排钠排水减轻心脏容量负荷，改善心功能，对缓解淤血症状和减轻水肿有十分显著的效果。常用利尿剂的作用和剂量见表 5-3。

表 5-3　常用利尿剂的作用和剂量

种类	作用于肾脏位置	每天剂量（mg）
排钾类		
氢氯噻嗪（双克）	远曲小管	25～100，口服
呋塞米（速尿）	Henle 袢上升支	20～100，口服，静脉注射
保钾类		
螺内酯（安体通舒）	集合管醛固酮拮抗剂	25～100，口服
氨苯蝶啶	集合管	100～300，口服
阿米洛利	集合管	5～10，口服

（2）血管紧张素转换酶抑制剂的应用：血管紧张素转换酶（ACE）抑制剂是治疗慢性心力衰竭的基本药物，可用于所有左心功能不全者。其主要作用机制是抑制 RAS 系统，包括循环 RAS 和心脏组织中的 RAS，从而具有扩张血管、抑制交感神经活性以及改善和延缓心室重构等作用；同时，ACEI 抑制剂还可抑制缓激肽降解，使具有血管扩张作用的前列腺素生成增多，并有抗组织增生作用。ACEI 抑制剂也可以明显改善其远期预后，降低死亡率。因此，及早（如在心功能代偿期）开始应用 ACEI 抑制剂进行干预，是慢性心力衰竭药物治疗的重要进展。ACEI 抑制剂种类很多，临床常用 ACEI 抑制剂有卡托普利、依那普利等。

（3）增加心排血量的药物包括以下几种。①洋地黄制剂：通过抑制心肌细胞膜上的 Na^+-K^+-ATP 酶，使细胞内 Na^+ 浓度升高，K^+ 浓度降低；同时 Na^+ 与 Ca^{2+} 进行交换，又使细胞内 Ca^{2+} 浓度升高，从而使心肌收缩力增强，增加心脏每搏血量，从而使心脏收缩末期残余血量减少，舒张末期压力下降，有利于缓解各器官淤血，尿量增加。一般治疗剂量下，洋地黄可抑制心脏传导系统，对房室交界区的抑制最为明显，可以减慢窦性心律，减慢心房扑动或颤动时的心室率；但大剂量时可提高心房、交界区及心室的自律性，当血钾过低时，更易发生各种快速性心律失常。常用制剂地高辛是一种安全、有效、使用方便、价格低廉的心力衰竭辅助用药。本制剂0.25 mg/d,适用于中度心力衰竭的维持治疗,但对 70 岁以上或肾功能不良患者宜减量。毛花苷 C 为静脉注射用制剂,适用于急性心力衰竭或慢性心力衰竭加重时,特别适用于心力衰竭伴快速心房颤动者。注射后 10 分钟起效,1~2 小时达高峰。每次用量 0.2~0.4 mg,稀释后静脉注射。②非洋地黄类正性肌力药物:多巴胺和多巴酚丁胺只能短期静脉应用;米力农对改善心力衰竭的症状效果肯定,但大型前瞻性研究和其他相关研究均证明,长期应用该类药物治疗重症慢性心力衰竭,其死亡率较不用者更高。

(4)β受体阻滞剂的应用:β受体阻滞剂可对抗心力衰竭代偿机制中的"交感神经活性增强"这一重要环节,对心肌产生保护作用,可明显提高其运动耐量,降低死亡率。β受体阻滞剂应该用于 NYHA 心功能Ⅱ级或Ⅲ级、LVEF<40%且病情稳定的所有慢性收缩性心力衰竭患者,但应在 ACEI 抑制剂和利尿剂的基础上应用;同时,因其具有负性肌力作用,用药时仍应十分慎重。一般宜待病情稳定后,从小量开始用起,然后根据治疗反应每隔 2~4 周增加一次剂量,直达最大耐受量,并适量长期维持。症状改善常在用药后 2~3 个月出现。长期应用时避免突然停药。临床常用制剂有:①选择性 β_1 受体阻滞剂,无血管扩张作用,如美托洛尔初始剂量 12.5 mg/d,比索洛尔初始剂量 1.25 mg/d。②非选择性 β 受体阻滞剂,如卡维地洛属第三代 β 受体阻滞剂,可全面阻滞 α_1、β_1 和 β_2 受体,同时具有扩血管作用,初始剂量 3.125 mg,2 次/天。β受体阻滞剂的禁忌证为支气管痉挛性疾病、心动过缓以及二度或二度以上房室传导阻滞(安装心脏起搏器者除外)。

(5)血管扩张剂的应用:心力衰竭时,由于各种代偿机制的作用,使周围循环阻力增加,心脏的前负荷也增大。扩血管治疗,可以减轻心脏前、后负荷,改善心力衰竭症状。因此心力衰竭时,可考虑应用小静脉扩张剂如硝酸异山梨酯、阻断 α_1 受体的小动脉扩张剂如肼屈嗪以及均衡扩张小动脉和小静脉制剂如硝普钠等静脉滴注。

六、预防

(一)防止初始心肌损伤
冠状动脉性疾病和高血压已逐渐成为心力衰竭的主要病因,积极控制高血压、高血糖、高血脂和戒烟等,可减少发生心力衰竭的危险性;同时,积极控制 A 组 β 溶血性链球菌感染,预防风湿热和瓣膜性心脏病,以及戒除酗酒,防止乙醇中毒性心肌病等,亦是防止心肌损伤的重要措施。

(二)防止心肌进一步损伤
急性心肌梗死再灌注治疗,可以有效再灌注缺血心肌节段,防止缺血性损伤,降低死亡率和发生心力衰竭的危险性。对于近期心肌梗死恢复者,应用神经内分泌拮抗剂(如 ACEI 抑制剂或β受体阻滞剂),可降低再梗死或死亡的危险性,特别是对于心肌梗死伴有心力衰竭时。对于急性心肌梗死无心力衰竭患者,应用阿司匹林可降低再梗死危险,有利于防止心力衰竭的发生。

(三)防止心肌损伤后恶化
众多临床试验已经证实,对已有左心功能不全者,不论是否伴有症状,应用 ACEI 抑制剂均可降低其发展为严重心力衰竭的危险性。

七、护理

(一)一般护理

1.休息与活动

休息是减轻心脏负荷的重要方法,包括体力的休息、精神的放松和充足的睡眠。应根据患者心功能分级及患者基本状况决定活动量。

(1)Ⅰ级:不限制一般的体力活动,积极参加体育锻炼,但要避免剧烈运动和重体力劳动。

(2)Ⅱ级:适当限制体力活动,增加午休,强调下午多休息,可不影响轻体力工作和家务劳动。

(3)Ⅲ级:严格限制一般的体力活动,每天有充分的休息时间,但日常生活可以自理或在他人协助下自理。

(4)Ⅳ级:绝对卧床休息,生活由他人照顾。可在床上做肢体被动运动,轻微的屈伸运动和翻身,逐步过渡到坐或下床活动。鼓励患者不要延长卧床时间,当病情好转后,应尽早做适量的活动,因为长期卧床易导致血栓形成、肺栓塞、便秘、虚弱、直立性低血压的发生。

2.饮食

饮食给予低盐、低脂、低热量、高蛋白、高维生素、清淡易消化的饮食,少食多餐。

(1)限制食盐及含钠食物:Ⅰ度心力衰竭患者每天钠摄入量应限制在 2 g(相当于氯化钠 5 g)左右,Ⅱ度心力衰竭患者每天钠摄入量应限制在 1 g(相当于氯化钠 2.5 g)左右,Ⅲ度心力衰竭患者每天钠摄入量应限制在 0.4 g(相当于氯化钠 1 g)左右。但应注意在用强效利尿剂时,可放宽限制,以防发生电解质紊乱。

(2)限制饮水量,高度水肿或伴有腹水者,应限制饮水量,24 小时饮水量一般不超过 800 mL,应尽量安排在白天间歇饮水,避免大量饮水,以免增加心脏负担。

3.排便的护理

指导患者养成按时排便的习惯,预防便秘。排便时切忌过度用力,以免增加心脏负担,诱发严重心律失常。

(二)对症护理及病情观察护理

1.呼吸困难

(1)休息与体位:让患者取半卧位或端坐卧位安静休息,鼓励患者多翻身、咳嗽,尽量做缓慢的深呼吸。

(2)吸氧:根据缺氧程度及病情选择氧流量。

(3)遵医嘱给予强心、利尿、扩血管药物,注意观察药物作用及不良反应,如血管扩张剂可致头痛及血压下降等;血管紧张素转换酶抑制剂的不良反应有直立性低血压、咳嗽等。

(4)病情观察:应观察呼吸困难的程度、发绀情况、肺部啰音的变化、血气分析和血氧饱和度等,以判断药物疗效和病情进展。

2.水肿

(1)观察水肿的消长程度,每天测量体重,准确记录出入液量并适当控制液体摄入量。

(2)限制钠盐摄入,每天食盐摄入量少于 5 g,服利尿剂者可适当放宽。限制含钠高的食品、饮料和调味品如发酵面食、腌制品、味精、糖果、番茄酱、啤酒、汽水等。

(3)加强皮肤护理,协助患者经常更换体位,嘱患者穿质地柔软的衣服,经常按摩骨隆突处,预防压疮的发生。

(4)遵医嘱正确使用利尿剂,密切观察其不良反应,主要为水、电解质紊乱。利尿剂的应用时间选择早晨或日间为宜,避免夜间排尿过频而影响患者的休息。

(三)用药观察与护理

1.利尿剂

电解质紊乱是利尿剂最易出现的不良反应,应随时注意观察。氢氯噻嗪类排钾利尿剂,作用于肾远曲小管,抑制 Na^+ 的重吸收,并可通过 Na^+-K^+ 交换机制降低 K^+ 的吸收易出现低钾血症,应监测血钾浓度,给予含钾丰富的食物,遵医嘱及时补钾;氨苯蝶啶:直接作用于肾远曲小管远端,排钠保钾,利尿作用不强,常与排钾利尿剂合用,起保钾作用。出现高钾血症时,遵医嘱停用保钾利尿剂,嘱患者禁食含钾高的食物,严密观察心电监护变化,必要时予胰岛素等紧急降钾处理。

2.血管紧张素转换酶抑制剂

ACEI抑制剂的不良反应有低血压、肾功能一过性恶化、高钾血症、干咳、血管神经性水肿以及少见的皮疹、味觉异常等。对无尿性肾衰竭、妊娠哺乳期妇女和对该类药物过敏者禁止应用,双侧肾动脉狭窄、血肌酐水平明显升高(>225 $\mu mol/L$)、高钾血症(>5.5 $mmol/L$)、低血压(收缩压<12.0 kPa(90 $mmHg$))或不能耐受本药者也不宜应用本类药物。

3.洋地黄类药物

洋地黄类药物可以加强心肌收缩力,减慢心率,从而改善心功能不全患者的血流动力学变化。其用药安全范围小,易发生中毒反应。

(1)严格按医嘱给药,教会患者服地高辛时应自测脉搏,如脉搏<60 次/分或节律不规则应暂停服药并告诉医师;毛花苷C或毒毛花苷K静脉给药时须稀释后缓慢静脉注射,并同时监测心率、心律及心电图变化。

(2)密切观察洋地黄中毒表现。①心律失常:洋地黄中毒最重要的反应是出现各种类型的心律失常,是由心肌兴奋性过强和传导系统传导阻滞所致,最常见者为室性期前收缩(多表现为二联律)、非阵发性交界区心动过速、房性期前收缩、心房颤动以及房室传导阻滞;快速房性心律失常伴房室传导阻滞是洋地黄中毒的特征性表现。洋地黄可引起心电图ST-T改变,但不能据此诊断为洋地黄中毒。②消化道症状:食欲减退、恶心、呕吐等(需与心力衰竭本身或其他药物所引起的胃肠道反应相鉴别)。③神经系统症状:头痛、头昏、忧郁、嗜睡、精神改变等。④视觉改变:视力模糊、黄视、绿视等。测定血药浓度有助于洋地黄中毒的诊断。

(3)洋地黄中毒的处理:①发生中毒后应立即停用洋地黄药物及排钾利尿剂。②单发室性期前收缩、一度房室传导阻滞等在停药后常自行消失。③对于快速性心律失常患者,若血钾浓度低则静脉补钾,如血钾不低可用利多卡因或苯妥英钠;有传导阻滞及缓慢性心律失常者,可用阿托品$0.5\sim1$ mg 皮下或静脉注射,需要时安置临时心脏起搏器。

4.β受体阻滞剂

必须从极小剂量开始逐渐加大剂量,每次剂量增加的时间梯度不宜短于$5\sim7$ 天,同时严密监测血压、体重、脉搏及心率变化,防止出现传导阻滞和心力衰竭加重。

5.血管扩张剂

(1)硝普钠:用药过程中,要严密监测血压,根据血压调节滴速,一般剂量 $0.72\sim4.32$ $mg/(kg \cdot d)$,连续用药不超过7天,嘱患者不要自行调节滴速,体位改变时动作宜缓慢,防止直立性低血压发生;注意避光,现配现用,液体配制后无论是否用完需$6\sim8$ 小时更换;长期用药者,应监测血氰化物浓度,防止氰化物中毒,临床用药过程中发现老年人易出现精神方面的症状,应注意观察。

(2)硝酸甘油:用药过程中可出现头胀、头痛、面色潮红、心率加快等不良反应,改变体位时易出现直立性低血压。用药时从小剂量开始,严格控制输液速度,做好宣教工作,以取得配合。

(四)心理护理

(1)护士自身应具备良好的心理素质,沉着、冷静,用积极乐观的态度影响患者及家属,使患者增强战胜疾病的信心。

(2)建立良好的护患关系,关心体贴患者,简要解释使用监测设备的必要性及作用,得到患者的充分信任。

(3)对患者及家属进行适时的健康指导,强调严格遵医嘱服药、不随意增减或撤换药物的重要性,如出现中毒反应,应立即就诊。

(五)出院指导

1.活动指导

患有慢性心力衰竭的患者,往往过分依赖药物治疗,而忽略运动保健。指导患者合理休息与活动,活动应循序渐进,活动量以不出现心悸、气急为原则。适应一段时间后再逐渐缓慢增加活动量。病情好转,可到室外活动。漫步、练体操、打太极拳、练气功等都是适宜的保健方法。如活动不引起胸闷、气喘,表明活动量适度,以后根据各人的不同情况,逐渐增加活动时间。但必须以轻体力、小活动量、长期坚持为原则。

2.饮食指导

坚持合理饮食,进食低盐、低脂、低热量、高蛋白、高维生素、清淡易消化的饮食。适当限制钠盐的摄入,可减轻体液的潴留,减轻心脏负担。一般钠盐(食盐、酱油、黄酱、咸菜等)可限制到每天 5 g 以下,病情严重者限制在每天不超过 3 g。但服用强力利尿剂的患者钠盐的限制不必过严;在严格限制钠摄入时,一般可不必严格限制水分,液体摄入量以每天 1.5～2 L 为宜,但重症心力衰竭的患者应严格限制钠盐及水的摄入。少量多餐,避免过饱。

3.疾病知识指导

给患者讲解心力衰竭最常见的诱因有呼吸道感染、过重的体力劳动、心律失常、情绪激动、饮食不当等。因此一定要注意预防感冒,防止受凉,根据气温变化随时增减衣服;保持乐观情绪平时根据心功能情况适当参加体育锻炼,避免过度劳累。

4.用药指导

告诉患者及家属强心药、利尿剂等药物的名称、服用方法、剂量、不良反应及注意事项。定期复查,如有不适,及时复诊。

(陈仁穂)

第十节　急性心肌梗死

急性心肌梗死(acute myocardial infarction,AMI)是急性心肌缺血性坏死。是在冠状动脉病变的基础上,发生冠状动脉血供急剧减少或中断,使相应的心肌严重而持久地急性缺血所致。

原因通常是在冠状动脉粥样硬化病变的基础上继发血栓形成所致。非动脉粥样硬化所导致的心肌梗死可由感染性心内膜炎、血栓脱落、主动脉夹层形成、动脉炎等引起。

本病在欧美常见,20 世纪 50 年代美国本病死亡率＞300/10 万人口,70 年代以后降到＜200/10 万人口。美国 35～84 岁人群中年发病率男性为 71‰,女性为 22‰;每年约有 80 万人发生心肌梗死,45 万人再梗死。在我国本病远不如欧美多见,70 年代和 80 年代北京、河北、哈尔滨、黑龙江、上海、广州等省市年发病率仅 0.2‰～0.6‰,其中以华北地区最高。

一、病因和发病机制

急性心肌梗死绝大多数(90％以上)是由于冠状动脉粥样硬化所致。由于冠状动脉有弥漫而广泛的粥样硬化病变,使管腔有＞75％的狭窄,侧支循环尚未充分建立,在此基础上一旦由于管腔内血栓形成、劳力、情绪激动、休克、外科手术或血压剧升等诱因而导致血供进一步急剧减少或中断,使心肌严重而持久急性缺血达 1 小时以上,即可发生心肌梗死。

冠状动脉闭塞后约半小时,心肌开始坏死,1 小时后心肌凝固性坏死,心肌间质充血、水肿、炎性细胞浸润。以后坏死心肌逐渐溶解,形成肌溶灶,随后渐有肉芽组织形成,坏死组织有 1 周后开始吸收,逐渐纤维化,在 6～8 周形成瘢痕而愈合,即为陈旧性心肌梗死。坏死心肌波及心包可引起心包炎。心肌全层坏死,可产生心室壁破裂,游离壁破裂或室间隔穿孔,也可引起乳头肌断裂。若仅有心内膜下心肌坏死,在心室腔压力的冲击下,外膜下层向外膨出,形成室壁膨胀瘤,造成室壁运动障碍甚至矛盾运动,严重影响左心室射血功能。冠状动脉可有一支或几支闭塞而引起所供血区部位的梗死。

急性心肌梗死时,心脏收缩力减弱,顺应性降低,心肌收缩不协调,心排血量下降,严重时发生泵衰竭、心源性休克及各种心律失常,病死率高。

二、病理生理

主要出现左心室舒张和收缩功能障碍的一些血流动力学变化,其严重度和持续时间取决于梗死的部位、程度和范围。当心脏收缩力减弱、顺应性降低、心肌收缩不协调时,左心室压力曲线最大上升速度(dp/dt)降低,左心室舒张末期压增高、舒张和收缩末期容量增多。射血分数降低,心搏血量和心排血量下降,心率增快或有心律失常,血压下降,静脉血氧含量降低。心室重构出现心壁厚度改变、心脏扩大和心力衰竭(先左心衰竭然后全心衰竭),可发生心源性休克。右心室梗死在心肌梗死患者中少见,其主要病理生理改变是右心衰竭的血流动力学变化,右心房压力增高,高于左心室舒张末期压,心排血量降低,血压下降。

急性心肌梗死引起的心力衰竭称为泵衰竭,按 Killip 分级法可分为:Ⅰ级尚无明显心力衰竭;Ⅱ级有左心衰竭,肺部啰音＜50％肺野;Ⅲ级有急性肺水肿,全肺闻及大、小、干、湿、啰音;Ⅳ级有心源性休克等不同程度或阶段的血流动力学变化。心源性休克是泵衰竭的严重阶段。但如兼有肺水肿和心源性休克则情况最严重。

三、临床表现

(一)病史

发病前常有明显诱因,如精神紧张、情绪激动、过度体力活动、饱餐、高脂饮食、糖尿病未控制、感染、手术、大出血、休克等。少数在睡眠中发病。有半数以上的患者过去有高血压及心绞痛史。部分患者则无明确病史及先兆表现,首次发展即是急性心肌梗死。

(二)症状

1.先兆症状

急性心肌梗死多突然发病,少数患者起病症状轻微。1/2～2/3的患者起病前1～2天至1～2周或更长时间有先兆症状,其中最常见的是稳定型心绞痛转变为不稳定型;或既往无心绞痛,突然出现心绞痛,且发作频繁,程度较重,用硝酸甘油难以缓解,持续时间较长。伴恶心、呕吐、血压剧烈波动。心电图显示ST段一时性明显上升或降低,T波倒置或增高。这些先兆症状如诊断及时,治疗得当,约半数以上患者可免于发生心肌梗死;即使发生,症状也较轻,预后较好。

2.胸痛

胸痛为最早出现而突出的症状。其性质和部位多与心绞痛相似,但常发生于安静或睡眠时,程度更为剧烈,呈难以忍受的压榨、窒息,甚至"濒死感",伴有大汗淋漓及烦躁不安。持续时间可长达1～2小时甚至10小时以上,或时重时轻达数天之久。用硝酸甘油无效,需用麻醉性镇痛药才能减轻。疼痛部位多在胸骨后,但范围较为广泛,常波及整个心前区,约10%的病例波及剑突下及上腹部或颈、背部,偶尔到下颌、咽部及牙齿处。约25%病例无明显的疼痛,多见于老年、糖尿病(由于感觉迟钝)或神志不清患者,或有急性循环衰竭者,疼痛被其他严重症状所掩盖。15%～20%病例在急性期无症状。

3.心律失常

见于75%～95%的患者,多发生于起病后1～2天,而以24小时内最多见。经心电图观察可出现各种心律失常,可伴乏力、头晕、晕厥等症状,且为急性期引起死亡的主要原因之一。其中最严重的心律失常是室性异位心律(包括频发性期前收缩、阵发性心动过速和颤动)。频发(>5次/分),多源,成对出现,或R波落在T波上的室性期前收缩可能为心室颤动的先兆。房室传导阻滞和束支传导阻滞也较多见,严重者可出现完全性房室传导阻滞。室上性心律失常则较少见,多发生于心力衰竭患者。前壁心肌梗死易发生室性心律失常,下壁(膈面)梗死易发生房室传导阻滞。

4.心力衰竭

主要是急性左心衰竭,发病率为32%～48%,为心肌梗死后收缩力减弱或不协调所致,可出现呼吸困难、咳嗽、烦躁及发绀等症状。严重时两肺满布湿啰音,形成肺水肿,进一步则导致右心衰竭。右心室心肌梗死者可一开始就出现右心衰竭,并伴血压下降。

5.低血压和休克

仅于疼痛剧烈时血压下降,未必是休克。但如疼痛缓解而收缩压仍低于10.7 kPa(80 mmHg),伴有烦躁不安、大汗淋漓、脉搏细快、尿量减少(<20 mL/h)、神志恍惚甚至晕厥时,则为休克,主要为心源性,由于心肌广泛坏死、心排血量急剧下降所致。而神经反射引起的血管扩张尚属次要,有些患者还有血容量不足的因素参与。

6.胃肠道症状

疼痛剧烈时,伴有频繁的恶心呕吐、上腹胀痛、肠胀气等,与迷走神经张力增高有关。

7.全身症状

体征包括:主要是发热,一般在发病后1～3天出现,体温38℃左右,持续约1周。

(三)体征

体征包括:①约半数患者心浊音界轻度至中度增大,有心力衰竭时较显著。②心率多增快,少数可减慢。③心尖区第一心音减弱,有时伴有第三或第四心音奔马律。④10%～20%的患者在病后2～3天出现心包摩擦音,多数在几天内又消失,是坏死波及心包面引起的反应性纤维蛋白性心包炎所致。⑤心尖区可出现粗糙的收缩期杂音或收缩中晚期喀喇音,为二尖瓣乳头肌功能失调或断裂所致。⑥可听到各种心律失常的心音改变。⑦常见到血压下降到正常以下(病前高血压者血压可降至正常),且可能不再恢复到起病前水平。⑧还可伴有休克、心力衰竭的相应体征。

(四)并发症

心肌梗死除可并发心力衰竭及心律失常外,还可有下列并发症。

1.动脉栓塞

主要为左心室壁血栓脱落所引起。根据栓塞的部位,可能产生脑部或其他部位的相应症状,常在起病后1～2周发生。

2.心室壁瘤

梗死部位在心脏内压的作用下,显著膨出。心电图常示持久的ST段持续抬高。

3.心肌破裂

少见。常在发病1周内出现,患者常突然心力衰竭甚至休克造成死亡。

4.乳头肌功能不全

乳头肌功能不全的病变可分为坏死性与纤维性二种,在发生心肌梗死后,心尖区突然出现响亮的全收缩期杂音,第一心音降低。

5.心肌梗死后综合征

发病率约为10%,于心肌梗死后数周至数月内出现,可反复发生,表现为发热、胸痛、心包炎、胸膜炎或肺炎等症状、体征,可能为机体对坏死物质的变态反应。

四、诊断要点

(一)诊断标准

诊断AMI必须至少具备以下标准中的两条。

(1)缺血性胸痛的临床病史,疼痛常持续30分钟以上。

(2)心电图的特征性改变和动态演变。

(3)心肌坏死的血清心肌标志物浓度升高和动态变化。

(二)诊断步骤

对疑为AMI的患者,应争取在10分钟内完成。

(1)临床检查(问清缺血性胸痛病史,如疼痛性质、部位、持续时间、缓解方式、伴随症状;查明心、肺、血管等的体征)。

(2)描记18导联心电图(常规12导联加V_7～V_9,V_{3R}～V_{5R}),并立即进行分析、判断。

(3)迅速进行简明的临床鉴别诊断后作出初步诊断(老年人突发原因不明的休克、心力衰竭、上腹部疼痛伴胃肠道症状、严重心律失常或较重而持续性胸痛或胸闷,应慎重考虑有无本病的可能)。

(4)对病情作出基本评价并确定即刻处理方案。

(5)继之尽快进行相关的诊断性检查和监测,如血清心肌标志物浓度的检测,结合缺血性胸痛的临床病史、心电图的特征性改变,作出AMI的最终诊断。此外,尚应进行血常规、血脂、血糖、凝血时间、电解质等检测,二维超声心动图检查,床旁心电监护等。

(三)危险性评估

(1)伴下列任一项者,如高龄(>70岁)、既往有心肌梗死史、心房颤动、前壁心肌梗死、心源性休克、急性肺水肿或持续低血压等可确定为高危患者。

(2)病死率随心电图 ST 段抬高的导联数的增加而增加。

(3)血清心肌标志物浓度与心肌损害范围呈正相关,可助估计梗死面积和患者预后。

五、鉴别诊断

(一)不稳定型心绞痛

疼痛的性质、部位与心肌梗死相似,但发作持续时间短、次数频繁、含服硝酸甘油有效。心电图的改变及酶学检查是与心肌梗死鉴别的主要依据。

(二)急性肺动脉栓塞

大块的栓塞可引起胸痛、呼吸困难、咯血、休克,但多出现右心负荷急剧增加的表现如有心室增大,P_2 亢进、分裂和有心力衰竭体征。无心肌梗死时的典型心电图改变和血清心肌酶的变化。

(三)主动脉夹层

该病也具有剧烈的胸痛,有时出现休克,其疼痛常为撕裂样,一开始即达高峰,多放射至背部、腹部、腰部及下肢。两上肢的血压和脉搏常不一致是本病的重要体征。可出现主动脉瓣关闭不全的体征,心电图和血清心肌酶学检查无 AMI 时的变化。X 线和超声检查可出现主动脉明显增宽。

(四)急腹症

急性胆囊炎、胆石症、急性坏死性胰腺炎、溃疡病穿孔等常出现上腹痛及休克的表现,但应有相应的腹部体征,心电图及影像、酶学检查有助于鉴别。

(五)急性心包炎

尤其是非特异性急性心包炎,也可出现严重胸痛、心电图 ST 段抬高,但该病发病前常有上呼吸道感染,呼吸和咳嗽时疼痛加重,早期即有心包摩擦音。无心电图的演变及酶学异常。

六、处理

(一)治疗原则

改善冠状动脉血液供给,减少心肌耗氧,保护心脏功能,挽救因缺血而濒死的心肌,防止梗死面积扩大,缩小心肌缺血范围,及时发现、处理、防治严重心律失常、泵衰竭和各种并发症,防止猝死。

(二)院前急救

流行病学调查发现,50%的患者发病后 1 小时在院外猝死,死因主要是可救治的心律失常。因此,院前急救的重点是尽可能缩短患者就诊延误的时间和院前检查、处理、转运所用的时间;尽量帮助患者安全、迅速地转送到医院;尽可能及时给予相关急救措施,如嘱患者停止任何主动性活动和运动,舌下含化硝酸甘油,高流量吸氧,镇静止痛(吗啡或哌替啶),必要时静脉注射或滴注利多卡因,或给予除颤治疗和心肺复苏;缓慢性心律失常给予阿托品肌内注射或静脉注射;及时将患者情况通知急救中心或医院,在严密观察、治疗下迅速将患者送至医院。

(三)住院治疗

急诊室医师应力争在10～20分钟完成病史、临床检查记录18导联心电图,尽快明确诊断。对ST段抬高者应在30分钟内收住冠心病监护病房(CCU)并开始溶栓,或在90分钟内开始行急诊PTCA治疗。

1.休息

患者应卧床休息,保持环境安静,减少探视,防止不良刺激。

2.监测

在冠心病监护室进行心电图、血压和呼吸的监测5～7天,必要时进行床旁血流动力学监测,以便于观察病情和指导治疗。

3.护理

第一周完全卧床,加强护理,对进食、洗漱、大小便、翻身等,都需要别人帮助。第二周可从床上坐起,第3～4周可逐步离床和室内缓步走动。但病重或有并发症者,卧床时间宜适当延长。食物以易消化的流质或半流质为主,病情稳定后逐渐改为软食。便秘3天者可服轻泻剂或用甘油栓等,必须防止用力大便造成病情突变。焦虑、不安患者可用地西泮等镇静剂。禁止吸烟。

4.吸氧

在急性心肌梗死早期,即便未合并有左心衰竭或肺疾病,也常有不同程度的动脉低氧血症。其原因可能由于细支气管周围水肿,使小气道狭窄,增加小气道阻力,气流量降低,局部换气量减少,特别是两肺底部最为明显。有些患者虽未测出动脉低氧血症,由于增加肺间质液体,肺顺应性一过性降低,而有气短症状。因此,应给予吸氧,通常在发病早期用鼻塞给氧24～48小时,3～5 L/min。有利于氧气运送到心肌,可能减轻气短、疼痛或焦虑症状。在严重左心衰竭、肺水肿和并有机械并发症的患者,多伴有严重低氧血症,需面罩加压给氧或气管插管并机械通气。

5.补充血容量

心肌梗死患者,由于发病后出汗,呕吐或进食少,以及应用利尿剂等因素,引起血容量不足和血液浓缩,从而加重缺血和血栓形成,有导致心肌梗死面积扩大的危险。因此,如每天摄入量不足,应适当补液,以保持出入量的平衡。

6.缓解疼痛

AMI时,剧烈胸痛使患者交感神经过度兴奋,产生心动过速、血压升高和心肌收缩力增强,从而增加心肌耗氧量。并易诱发快速性室性心律失常,应迅速给予有效镇痛药。本病早期疼痛是难以区分坏死心肌疼痛和可逆性心肌缺血疼痛,二者常混杂在一起。先予含服硝酸甘油,随后静脉滴注硝酸甘油,如疼痛不能迅速缓解,应即用强的镇痛药,吗啡和派替啶最为常用。吗啡是解除急性心肌梗死后疼痛最有效的药物。其作用于中枢阿片受体而发挥镇痛作用,并阻滞中枢交感神经冲动的传出,导致外周动、静脉扩张,从而降低心脏前后负荷及心肌耗氧量。通过镇痛,减轻疼痛引起的应激反应,使心率减慢。1次给药后10～20分钟发挥镇痛作用,1～2小时作用最强,持续4～6小时。通常静脉注射吗啡5～10 mg,必要时每1～2小时重复1次,总量不宜超过15 mg。吗啡治疗剂量时即可发生不良反应,随剂量增加,发生率增加。不良反应有恶心、呕吐、低血压和呼吸抑制。其他不良反应有眩晕、嗜睡、表情淡漠、注意力分散等。一旦出现呼吸抑制,可每隔3分钟静脉注射纳洛酮有拮抗吗啡的作用,剂量为0.4 mg,总量不超过1.2 mg。一般用药后呼吸抑制症状可很快消除,必要时采用人工辅助呼吸。哌替啶有消除迷走神经作用和镇痛作用,其血流动力学作用与吗啡相似,75 mg哌替啶相当于10 mg吗啡,不良反应有致心动过速和呕吐作用,但较吗啡轻。可用阿托品 0.5 mg 对抗之。临床上可肌内注射 25～75 mg,必要时 2～3 小时重复,过量出现麻醉作用和呼吸抑制,当引起呼吸抑制时,也可应用纳洛酮治疗。对重度烦躁者可应用冬眠疗法,经肌内注射哌替啶 25 mg 异丙嗪(非那根)12.5 mg,必要时 4～6 小时重复 1 次。

中药可用复方丹参滴丸、麝香保心丸口服,或复方丹参注射液 16 mL 加入 5% 葡萄糖液 250～500 mL 中静脉滴注。

(四)再灌注心肌

起病 3～6 小时,使闭塞的冠状动脉再通,心肌得到再灌注,濒临坏死的心肌可能得以存活或使坏死范围缩小,预后改善,是一种积极的治疗措施。

1.急诊溶栓治疗

溶栓治疗治疗原理是针对急性心肌梗死发病的基础,即大部分穿壁性心肌梗死是由于冠状动脉血栓性闭塞引起的。血栓是由凝血酶原在异常刺激下被激活,形成凝血酶,使纤维蛋白原转化为纤维蛋白,然后与其他有形成分如红细胞、血小板一起形成的。机体内存在一个纤维蛋白溶解系统,它是由纤维蛋白溶解原和内源性或外源性激活物组成的。在激活物的作用下,纤维蛋白溶酶原被激活,形成纤维蛋白溶酶,它可以溶解稳定的纤维蛋白血栓,还可以降解纤维蛋白原,促使纤维蛋白裂解、使血栓溶解。但是纤维蛋白溶酶的半衰期很短,要想获得持续的溶栓效果,只有依靠连续输入外源性补给激活物的办法。现在临床常用的纤溶激活物有两大类,一类为非选择性纤溶剂,如链激酶、尿激酶。它们除了激活与血栓相关的纤维蛋白溶酶原外,还激活循环中的纤溶酶原,导致全身的纤溶状态,因此可以引起出血合并症。另一类为选择性纤溶剂,有重组组织型纤溶酶原激活剂(rt-PA),单链尿激酶型纤溶酶原激活剂及乙酰化纤溶酶原-链激酶激活剂复合物。它们选择性的激活与血栓有关的纤溶酶原,而对循环中的纤溶酶原仅有中等度的作用。这样可以避免或减少出血合并症的发生。

(1)溶栓疗法的适应证:①持续性胸痛超过半小时,含服硝酸甘油片后症状不能缓解;②相邻两个或更多导联 ST 段抬高>0.2 mV;③发病 12 小时内,或虽超过 6 小时,患者仍有严重胸痛,并且 ST 段抬高的导联有 R 波者,也可考虑溶栓治疗。

(2)溶栓治疗的禁忌证:①近 10 天内施行过外科手术者,包括活检、胸腔或腹腔穿刺和心脏体外按压术等;②10 天内进行过动脉穿刺术者;③颅内病变,包括出血、梗死或肿瘤等;④有明显出血或潜在的出血性病变,如溃疡性结肠炎、胃十二指肠溃疡或有空洞形成的肺部病变;⑤有出血性或脑栓死倾向的疾病,如各种出血性疾病、肝肾疾病、心房纤颤、感染性心内膜炎、收缩压>24.0 kPa(180 mmHg),舒张压>14.7 kPa(110 mmHg)等;⑥妊娠期或分娩后前 10 天;⑦在半年至 1 年内进行过链激酶治疗者;⑧年龄>65 岁,因为高龄患者溶栓疗法引起颅内出血者多,而且冠脉再通率低于中年。

(3)溶栓治疗常用药物:①链激酶(Streptokinase SK)是 C 类乙型链球菌产生的酶,在体内将前活化素转变为活化素,后者将纤溶酶原转变为纤溶酶。有抗原性,用前需做皮肤过敏试验。静脉滴注常用量为(5～15)×10^5 U 加入 5% 葡萄糖液 100 mL 内,在 60 分钟内滴完,后每小时给予 $10×10^4$ U,滴注 24 小时。治疗前半小时肌内注射异丙嗪 25 mg,加少量(2.5～5 mg)地塞米松同时滴注可减少变态反应的发生。用药前后进行凝血方面的化验检查,用量大时尤应注意出血倾向。冠脉内注射时先做冠脉造影,经导管向闭塞的冠状动脉内注入硝酸甘油 0.2～0.5 mg,后注入 SK $2×10^4$ 万 U,继之每分钟(2～4)×10^3 U,共 30～90 分钟至再通后继用每分钟 2×

10^3 U 30~60 分钟。患者胸痛突然消失，ST 段恢复正常，心肌酶峰值提前出现为再通征象，可每分钟注入 1 次造影剂观察是否再通。②尿激酶(Urokinase UK)作用于纤溶酶原使之转变为纤溶酶。本品无抗原性，作用较 SK 弱。(15~20)×10^5 U 静脉滴注 30 分钟滴完。冠状动脉内应用时每分钟 6×10^3 U 持续 1 小时以上至溶栓后再维持 0.5~1 小时。③组织型重组纤维蛋白溶酶原激活剂(rt-PA)对血凝块有选择性，故疗效高于 SK。冠脉内滴注 0.375 mg/kg，持续 45 分钟。静脉滴注用量为 0.75 mg/kg，持续 90 分钟。④其他制剂还有单链尿激酶型纤维蛋白溶酶原激活剂，异化纤维蛋白溶酶原链激酶激活剂复合物等。

以上溶栓剂的选择：文献资料显示，用药 2~3 小时的开通率 rt-PA 为 65%~80%，SK 为 65%~75%，UK 为 50%~68%，APSAC 为 68%~70%。究竟选用哪一种溶栓剂，不能根据以上的数据武断的选择，而应根据患者的病变范围、部位、年龄、起病时间的长短及经济情况等因素选择。比较而言，如患者年轻(年龄小于 45 岁)、大面积前壁 AMI、到达医院时间较早(2 小时内)、无高血压，应首选 rt-PA。如果年龄较大(大于 70 岁)、下壁 AMI、有高血压，应选 SK 或 UK。由于 APSAC 的半衰期最长(70~120 分钟)，因此它可在患者家中或救护车上一次性快速静脉注射；rt-PA 的半衰期最短(3~4 分钟)，需静脉持续滴注 90~180 分钟；SK 的半衰期为 18 分钟，给药持续时间为 60 分钟；UK 半衰期为 40 分钟，给药时间为 30 分钟。SK 与 APSAC 可引起低血压和变态反应，UK 与 rt-PA 无这些不良反应。rt-PA 需要联合使用肝素，SK、UK、APSAC 除具有纤溶作用外，还有明显的抗凝作用，不需要积极使用静脉肝素。另外，rt-PA 价格较贵，SK、UK 较低廉。以上这些因素在临床选用溶栓剂时应予以考虑。

(4)溶栓治疗的并发症。①出血。轻度出血：皮肤、黏膜、肉眼及显微镜下血尿、或小量咯血、呕血等(穿刺或注射部位少量瘀斑不作为并发症)。重度出血：大量咯血或消化道大出血，腹膜后出血等引起失血性休克或低血压，需要输血者。危及生命部位的出血：颅内、蛛网膜下腔、纵隔内或心包出血。②再灌注心律失常：注意其对血流动力学的影响。③一过性低血压及其他的变态反应。

2.经皮腔内冠状动脉成形术(PTCA)

(1)直接 PTCA(direct PTCA)：急性心肌梗死发病后直接做 PTCA。指征：静脉溶栓治疗有禁忌证者；合并心源性休克者(急诊 PTCA 挽救生命是作为首选治疗)；诊断不明患者，如急性心肌梗死病史不典型或左束支传导阻滞(LBBB)者，可从直接冠状动脉造影和 PTCA 中受益；有条件在发病后数小时内行 PTCA 者。

(2)补救性 PTCA(rescue PTCA)：在发病 24 小时，静脉溶栓治疗失败，患者胸痛症状不缓解时，行急诊 PTCA，以挽救存活的心肌，限制梗死面积进一步扩大。

(3)半择期 PTCA(semi-elective PTCA)：溶栓成功患者在梗死后 7~10 天，有心肌缺血指征或冠脉再闭塞者。

(4)择期 PTCA(elective PTCA)：在急性心肌梗死后 4~6 周，用于再发心绞痛或有心肌缺血客观指征，如运动试验、动态心电图、^{201}Tl 运动心肌断层显像等证实有心肌缺血。

(5)冠状动脉旁路移植术(CABG)：适用于溶栓疗法及 PTCA 无效，而仍有持续性心肌缺血；急性心肌梗死合并有左心房室瓣关闭不全或室间隔穿孔等机械性障碍需要手术矫正和修补，同时进行 CABG；多支冠状动脉狭窄或左冠状动脉主干狭窄。

(五)缩小梗死面积

AMI 是心肌氧供/氧需的严重失衡，纠正这种失衡，就能挽救濒死的心肌，限制梗死的扩大，有效地减少并发症和改善患者的预后。控制心律失常,适当补充血容量和治疗心力衰竭,均有利于减少梗死区。目前多主张采用以下几种。

1.扩血管药物

扩血管药物必须应用于梗死初期的发展阶段,即起病后 4～6 小时。一般首选硝酸甘油静脉滴注或异山梨酯舌下含化,也可在皮肤上用硝酸甘油贴片或软膏。使用时应注意:静脉给药时,最好有血流动力学监测,当肺动脉楔嵌压小于 2～2.4 kPa,动脉压正常或增高时,其疗效较好,反之,则可使病情恶化;应从小剂量开始,在应用过程中保持肺动脉楔嵌压不低于 2 kPa(2～2.4 kPa),且动脉压不低于正常低限,以保证必需的冠状动脉灌注。

2.β 受体阻滞剂

大量临床资料表明,在 AMI 发生后的 4～12 小时,给普萘洛尔或阿普洛尔、阿替洛尔、美托洛尔等药治疗(最好是早期静脉内给药),常能达到明显降低患者的最高血清酶(CPK、CK-MB等)水平,提示有限制梗死范围扩大的作用。但因这些药的负性肌力、负性频率作用,临床应用时,当心率低于每分钟 60 次,收缩压≤14.6 kPa,有心力衰竭及下壁心梗者应慎用。

3.右旋糖酐-40 及复方丹参等活血化瘀药物

一般可选用右旋糖酐-40 每天静脉滴注 250～500 mL,7～14 天为 1 个疗程。在右旋糖酐-40 内加入活血化瘀药物,如血栓通 4～6 mL、川芎嗪 80～160 mg 或复方丹参注射液 12～30 mL,疗效更佳。心功能不全者右旋糖酐-40 者慎用。

4.极化液(GIK)

可减少心肌坏死,加速缺血心肌的恢复。但近年因其效果不显著,已趋向不用,仅用于 AMI伴有低血容量者。其他改善心肌代谢的药物有维生素 C(3～4 g)、辅酶 A(50～100 U)、肌苷(0.2～0.6 g)、维生素 B_6(50～100 mg),每天 1 次静脉滴注。

5.其他

有学者提出用大量激素(氢化可的松 150 mg/kg)或透明质酸酶(每次 500 U/kg,每 6 小时1 次,一天4 次),或用钙通道阻滞剂(硝苯地平 20 mg,每 4 小时 1 次)治疗 AMI,但对此分歧较大,尚无统一结论。

(六)严密观察,及时处理并发症

1.左心功能不全

AMI 时左心功能不全因病理生理改变的程度不同,可表现轻度肺淤血、急性左心衰竭(肺水肿)、心源性休克。

(1)急性左心衰竭(肺水肿)的治疗:可选用吗啡、利尿剂(呋塞米等)、硝酸甘油(静脉滴注),尽早口服 ACEI 制剂(以短效制剂为宜)。肺水肿合并严重高血压时应静脉滴注硝普钠,由小剂量(10 μg/min)开始,据血压调整剂量。伴严重低氧血症者可行人工机械通气治疗。洋地黄制剂在 AMI 发病 24 小时内不主张使用。

(2)心源性休克:在严重低血压时应静脉滴注多巴胺 5～15 μg/(kg·min),一旦血压升至12.0 kPa(90 mmHg)以上,则可同时静脉滴注多巴酚丁胺 3～10 μg/(kg·min),以减少多巴胺用量。如血压不升应使用大剂量多巴胺[≥15 μg/(kg·min)]。大剂量多巴胺无效时,可静脉滴注去甲肾上腺素 2～8 μg/min。轻度低血压时,可用多巴胺或与多巴酚丁胺合用。药物治疗无效者,应使用主动脉内球囊反搏(IABP)。AMI 合并心源性休克提倡 PTCA 再灌注治疗。中药可酌情选用独参汤、参附汤、生脉散等。

2.抗心律失常

急性心肌梗死有 90％以上出现心律失常,绝大多数发生在梗死后 72 小时内,不论是快速性或缓慢性心律失常,对急性心肌梗死患者均可引起严重后果。因此,及早发现心律失常,特别是严重的心律失常前驱症状,并给予积极的治疗。

(1)对出现室性期前收缩的急性心肌梗死患者,均应严密心电监护及处理。频发的室性期前收缩或室速,应以利多卡因 50～100 mg 静脉注射,无效时 5～10 分钟可重复,控制后以每分钟 1～3 mg 静脉滴注维持,情况稳定后可改为药物口服;美西律 150～200 mg,普鲁卡因胺 250～500 mg,溴苄胺100～200 mg等,6 小时 1 次维持。

(2)对已发生室颤应立即行心肺复苏术,在进行心脏按压和人工呼吸的同时争取尽快实行电除颤,一般首次即采取较大能量(200～300 J)争取 1 次成功。

(3)对窦性心动过缓如心率小于每分钟 50 次,或心率在每分钟 50～60 次但合并低血压或室性心律失常,可以阿托品每次 0.3～0.5 mg 静脉注射,无效时 5～10 分钟重复,但总量不超过 2 mg。也可以氨茶碱0.25 g或异丙基肾上腺素 1 mg 分别加入 300～500 mL 液体中静脉滴注,但这些药物有可能增加心肌氧耗或诱发室性心律失常,故均应慎用。以上治疗无效症状严重时可采用临时起搏措施。

(4)对房室传导阻滞一度和二度量型者,可应用肾上腺皮质激素、阿托品、异丙肾上腺素治疗,但应注意其不良反应。对三度及二度Ⅱ型者宜行临时心脏起搏。

(5)对室上性快速心律失常可选用 β 阻滞剂、洋地黄类(24 小时内尽量不用)、维拉帕米、胺碘酮、奎尼丁、普鲁卡因胺等治疗,对阵发性室上性、房颤及房扑药物治疗无效可考虑直流同步电转复或人工心脏起搏器复律。

3.机械性并发症的处理

(1)心室游离壁破裂:可引起急性心包压塞致突然死亡,临床表现为电机械分离或心脏停搏,常因难以即时救治而死亡。亚急性心脏破裂应积极争取冠状动脉造影后行手术修补及血管重建术。

(2)室间隔穿孔:伴血流动力学失代偿者,提倡在血管扩张剂和利尿剂治疗及 IABP 支持下,早期或急诊手术治疗。如穿孔较小,无充血性心力衰竭,血流动力学稳定,可保守治疗,6 周后择期手术。

(3)急性二尖瓣关闭不全:急性乳头肌断裂时突发左心衰竭和/或低血压,主张用血管扩张剂、利尿剂及 IABP 治疗,在血流动力学稳定的情况下急诊手术。因左心室扩大或乳头肌功能不全者,应积极应用药物治疗心力衰竭,改善心肌缺血并行血管重建术。

(七)恢复期处理

住院 3 周后,如病情稳定,体力增进,可考虑出院。近年主张出院前做症状限制性运动负荷心电图、放射性核素和/或超声显像检查,如显示心肌缺血或心功能较差,宜行冠状动脉造影检查考虑进一步处理。心室晚电位检查有助于预测发生严重室性心律失常的可能性。

七、护理

(一)护理评估

1.病史

发病前常有明显诱因,如精神紧张、情绪激动、过度体力活动、饱餐、高脂饮食、糖尿病未控制、感染、手术、大出血、休克等。少数在睡眠中发病。约有半数以上的患者过去有高血压及心绞痛史。部分患者则无明确病史及先兆表现,首次发展即是急性心肌梗死。

2.身体状况

(1)先兆:约半数以上患者在梗死前数天至数周,有乏力、胸部不适、活动时心悸、气急、心绞痛等,最突出为心绞痛发作频繁,持续时间较长,疼痛较剧烈,甚至伴恶心、呕吐、大汗、心动过缓、硝酸甘油疗效差等,特称为心梗前先兆。应警惕近期内发生心肌梗死的可能,要及时住院治疗。

(2)症状:急性心肌梗死的临床表现与梗死的大小、部位、发展速度及原来心脏的功能情况等有关。

疼痛:是最常见的起始症状。典型的疼痛部位和性质与心绞痛相似,但疼痛更剧烈,诱因多不明显,持续时间较长,多在 30 分钟以上,也可达数小时或数天,休息和含服硝酸甘油多不能缓解。患者常烦躁不安、出汗、恐惧,或有濒死感。老年人、糖尿病患者,以及脱水、休克患者常无疼痛。少数患者以休克、急性心力衰竭、突然晕厥为始发症状。部分患者疼痛位于上腹部,或者疼痛放射至下颌、颈部、背部上方,易被误诊,应与相关疾病鉴别。

全身症状:有发热和心动过速等。发热由坏死物质吸收所引起,一般在疼痛后 24~48 小时出现,体温一般在 38 ℃左右,持续约 1 周。

胃肠道症状:频繁常伴有早期恶心、呕吐、肠胀气和消化不良,特别是下后壁梗死者。重症者可发生呃逆。

心律失常:见于 75%~95% 的患者,以发病 24 小时内最多见,可伴心悸、乏力、头晕、晕厥等症状。其中以室性心律失常居多,可出现室性期前收缩、室性心动过速、心室颤动或加速性心室自主心律。如出现频发的、成对的、多源的和 R 落在 T 的室性期前收缩,或室性心动过速,常为心室颤动的先兆。室颤是急性心肌梗死早期主要的死因。室上性心律失常则较少,多发生在心力衰竭者中。缓慢型心律失常中以房室传导阻滞最为常见,束支传导阻滞和窦性心动过缓也较多见。

低血压和休克:见于 20%~30% 的患者。疼痛期的血压下降未必是休克。如疼痛缓解后收缩压仍低于 10.7 kPa(80 mmHg),伴有烦躁不安、面色苍白、皮肤湿冷、大汗淋漓、脉细而快、少尿、精神迟钝、甚或昏迷者,则为休克表现。休克多在起病后数小时至 1 周内发生,主要是心源性,为心肌收缩力减弱、心排血量急剧下降所致,尚有血容量不足、严重心律失常、周围血管舒缩功能障碍和酸中毒等因素参与。

心力衰竭:主要为急性左心衰竭。可在发病最初的几天内发生,或在疼痛、休克好转阶段出现。是因为心肌梗死后心脏收缩力显著减弱或不协调所致。患者可突然出现呼吸困难、咳泡沫痰、发绀等,严重时可发生急性肺水肿,也可继而出现全心衰竭,并伴血压下降。

(3)体征,包括全身和特殊器官表现体征。

一般情况:患者常呈焦虑不安或恐惧,手抚胸部,面色苍白,皮肤潮湿,呼吸增快;如左心功能不全时呼吸困难,常采半卧位或咯粉红色泡沫痰;发生休克时四肢厥冷,皮肤有蓝色斑纹。多数患者于发病第 2 天体温升高,一般在 38 ℃左右,不超过 39 ℃,1 周内退至正常。

心脏:心脏浊音界可轻至中度增大;心率增快或减慢;可有各种心律失常;心尖部第一心音常减弱,可出现第三或第四音奔马律;一般听不到心脏杂音,二尖瓣乳头肌功能不全或腱索断裂时心尖部可听到明显的收缩期杂音;室间隔穿孔时,胸骨左缘可闻及响亮的全收缩期杂音;发生严重的左心衰竭时,心尖部也可闻及收缩期杂音;1%~20% 的患者可在发病 1~3 天出现心包摩擦音,持续数天,少数可持续 1 周以上。

肺部:发病早期肺底可闻及少数湿啰音,常在 1~2 天消失,啰音持续存在或增多常提示左心衰竭。

3.实验室及其他检查

(1)心电图:可起到定性、定位、定期的作用。透壁性心肌梗死典型改变是:出现异常、持久宽而深的 Q 波或 QS 波。损伤型 ST 段的抬高,弓背向上与 T 波融合形成单向曲线,起病数小时之后出现,数天至数周回到基线。T 波改变:起病数小时内异常增高,数天至 2 周变为平坦,继而倒置。但有5%～15%病例心电图表现不典型,其原因:小灶梗死、多处或对应性梗死、再发梗死、心内膜下梗死,以及伴室内传导阻滞、心室肥厚或预激综合征等。以上情况可不出现坏死性 Q 波,只表现为 QRS 波群高度、ST 段、T 波的动态改变。另外,右心梗死,真后壁和局限性高侧壁心肌梗死,常规导联中不显示梗死图形,应加做特殊导联以明确诊断。

(2)心向量图:当心电图不能肯定诊断为心肌梗死时,往往可通过心向量图得到证实。

(3)超声心动图:超声心动图并不用来诊断急性心肌梗死,但对探查心肌梗死的各种并发症极有价值,尤其是室间隔穿孔破裂、乳头肌或腱索断裂或功能不全造成的二尖瓣关闭不全、脱垂、室壁瘤和心包积液。

(4)放射性核素检查:放射性核素心肌显影及心室造影^{99m}Tc 及 ^{131}I 等形成热点成像或^{201}TI、^{42}K 等冷点先是 ST 段普通压低,继而 T 波倒置。成像可判断梗死的部位和范围。用门电路控制 γ 闪烁照相法进行放射性核素血池显像,可观察壁动作及测定心室功能。

(5)心室晚电位(LPs):心肌梗死时 LPs 阳性率 28%～58%,其出现不似陈旧性心梗稳定,但与室速与室颤有关,阳性者应进行心电监护及予以有效治疗。

(6)磁共振成像(MRI技术):易获得清晰的空间隔像,故对发现间隔段运动障碍、间隔心肌梗死并发症较其他方法优越。

(7)实验室检查,包括血常规、血清酶学检查等。

血常规:白细胞计数上升,达$(10～20)×10^9$/L,中性粒细胞增至 75%～90%。

红细胞沉降率增快;C 反应蛋白(CRP)增高可持续 1～3 周。

血清酶学检查:心肌细胞内含有大量的酶,受损时这些酶进入血液,测定血中心肌酶谱对诊断及估计心肌损害程度有十分重要的价值。常用的有以下 2 种。①血清肌酸磷酸激酶(CPK):发病 4～6 小时在血中出现,24 小时达峰值,后很快下降,2～3 天消失;②乳酸脱氢酶(LDH)在起病8～10 小时后升高,达到高峰时间在2～3 天,持续 1～2 周恢复正常。其中 CPK 的同工酶 CPK-MB 和 LDH 的同工酶 CDH,诊断的特异性最高,其增高程度还能更准确地反映梗死的范围。

肌红蛋白测定:血清肌红蛋白升高出现时间比 CPK 略早,在 2 小时左右,多数 24 小时即恢复正常;尿肌红蛋白在发病后 5～40 小时开始排泄,持续时间平均达 83 小时。

(二)护理目标

(1)患者疼痛减轻。

(2)患者能遵医嘱服药,说出治疗的重要性。

(3)患者的活动量增加、心率正常。

(4)生命体征维持在正常范围。

(5)患者看起来放松。

(三)护理措施

1.一般护理

(1)安置患者于冠心病监护病房(CCU),连续监测心电图、血压、呼吸5～7天,对行漂浮导管检查者做好相应护理,询问患者有无心悸、胸闷、胸痛、气短、乏力、头晕等不适。

(2)病室保持安静、舒适、限制探视,有计划地护理患者,减少对患者的干扰,保证患者充足的休息和睡眠时间,防止任何不良刺激。据病情安置患者于半卧位或平卧位。如无并发症,24小时内可在床上活动肢体,无合并症者可在床上坐起,逐渐过渡到坐在床边或椅子上,每次20分钟,每天3～5次,鼓励患者深呼吸;第1周后开始在室内走动,逐步过渡到室外行走;第3～4周可试着上下楼梯或出院。病情严重或有并发症者应适当延长卧床时间。

(3)介绍本病知识和监护室的环境。关心、尊重、鼓励、安慰患者,以和善的态度回答患者提出的问题,帮助其树立战胜疾病的信心。

(4)给予低钠、低脂、低胆固醇、无刺激、易消化的饮食,少量多餐,避免进食过饱。

(5)心肌梗死患者由于卧床休息、消化功能减退、哌替啶或吗啡等止痛药物的应用,使胃肠功能和膀胱收缩无力抑制,易发生便秘和尿潴留。应予以足够的重视,酌情给予轻泻剂,嘱患者排便时勿屏气,避免增加心脏负担和导致附壁血栓脱落。排便不畅时宜加用开塞露,对5天无大便者可保留灌肠或给低压盐水灌肠。对排尿不畅者,可采用物理或诱导法,协助排尿,必要时行导尿。

(6)吸氧:氧治疗可提高改善低氧血症,有利于心肌梗死的康复。急性期给患者高流量吸氧,持续48小时。氧流量在每分钟3～5 L,病情变化可延长吸氧时间。待疼痛减轻,休克解除,可降低氧流量。注意鼻导管的通畅,24小时更换1次。如果合并急性左心衰竭,出现重度低氧血症时。死亡率较高,可采用加压吸氧或乙醇除泡沫吸氧。

(7)防止血栓性静脉炎或深部静脉血栓形成:血栓性静脉炎表现为受累静脉局部红、肿、痛,可延伸呈条索状,多因反复静脉穿刺输液和多种药物输注所致。所以行静脉穿刺时应严格无菌操作,患者感觉输液局部皮肤疼痛或红肿,应及时更换穿刺部位,并予以热敷或理疗。下肢静脉血栓形成一般在血栓较大引起阻塞时才出现患肢肤色改变,皮肤温度升高和可凹性水肿。应注意每天协助患者做被动下肢活动2～3次,注意下肢皮肤温度和颜色的变化避免选用下肢静脉输液。

2.病情观察与护理

急性心肌梗死是危重疾病,应早期发现危及患者生命的先兆表现,如能得到及时处理,可使病情转危为安。故需严密观察以下情况。

(1)血压:始发病时应0.5～1小时测量一次血压,随血压恢复情况逐步减少测量次数为每天4～6次,基本稳定后每天1～2次。若收缩压在12.0 kPa(90 mmHg)以下,脉压减小,且音调低落,要注意患者的神志状态、脉搏、面色、皮肤色泽及尿量等,是否有心源性休克的发生。此时,在通知医师的同时,对休克者采取抗休克措施,如补充血容量,应用升压药、血管扩张剂及纠正酸中毒,避免脑缺氧,保护肾功能等。有条件者应准备好中心静脉压测定装置或漂浮导管测定肺微血管楔嵌压设备,以正确应用输液量及调节液体滴速。

(2)心率、心律:在冠心病监护病房(CCU)进行连续的心电、呼吸监测,在心电监测示波屏上,应注意观察心率及心律变化。及时检出可能作为恶性心动过速先兆的任何室性期前收缩,以及室颤或完全性房室传导阻滞,严重的窦性心动过缓,房性心律失常等,如发现室性期前收缩:

①每分钟 5 次以上;②呈二、三联律;③多原性期前收缩;④室性期前收缩的 R 波落在前一次主搏的 T 波之上,均为转变阵发性室性心动过速及心室颤动的先兆,易造成心搏骤停。遇有上述情况,在立即通知医师的同时,需应用相应的抗心律失常药物,并准备好除颤器和人工心脏起搏器,协同医师抢救处理。

(3)胸痛:急性心肌梗死患者常伴有持续剧烈的胸痛,因此,应注意观察患者的胸痛程度,因剧烈胸痛可导致低血压,加重心肌缺氧,扩大梗死面积,引起心力衰竭、休克及心律失常。常用的止痛剂有罂粟碱肌内注射或静脉滴注,硝酸甘油 0.6 mg 含服,疼痛较重者可用哌替啶或吗啡。在护理中应注意可能出现的药物不良反应,同时注意观察血压、尿量、呼吸及一般状态,确保用药的安全。

(4)呼吸急促:注意观察患者的呼吸状态,对有呼吸急促的患者应注意观察血压,皮肤黏膜的血循环情况,肺部体征的变化,以及血流动力学和尿量的变化。发现患者有呼吸急促,不能平卧,烦躁不安,咳嗽,咯泡沫样血痰时,立即取半坐位,给予吸氧,准备好快速强心、利尿剂,配合医师按急性心力衰竭处理。

(5)体温:急性心肌梗死患者可有低热,体温在 37～38.5 ℃,多持续 3 天左右。如体温持续升高,1 周后仍不下降,应疑有继发肺部或其他部位感染,及时向医师报告。

(6)意识变化:如发现患者意识恍惚,烦躁不安,应注意观察血流动力学及尿量的变化。警惕心源性休克的发生。

(7)器官栓塞:在急性心肌梗死第 1、2 周内,注意观察组织或脏器有无发生栓塞现象。因左心室内附壁血栓可脱落,而引起脑、肾、四肢、肠系膜等动脉栓塞,应及时向医师报告。

(8)心室膨胀瘤:在心肌梗死恢复过程中,心电图表现虽有好转,但患者仍有顽固性心力衰竭或心绞痛发作,应疑有心室膨胀瘤的发生。这是由于在心肌梗死区愈合过程中,心肌被结缔组织所替代,成为无收缩力的薄弱纤维瘢痕区。该区内受心腔内的压力而向外呈囊状膨出,造成心室膨胀瘤。应配合医师进行 X 线检查以确诊。

(9)心肌梗死后综合征:需注意在急性心肌梗死后 2 周、数月甚至 2 年内,可并发心肌梗死后综合征。表现为肺炎、胸膜炎和心包炎征象,同时也有发热、胸痛、血沉和白细胞升高现象,酷似急性心肌梗死的再发。这是由于坏死心肌引起机体自身免疫变态反应所致。如心肌梗死的特征性心电图变化有好转现象又有上述表现时,应做好 X 线检查的准备,配合医师作出鉴别诊断。因本病应用激素治疗效果良好,若因误诊而用抗凝药物,可导致心腔内出血而发生急性心包压塞。故应严密观察病情,在确诊为本病后,应向患者及家属做好解释工作,解除顾虑,必要时给患者应用镇痛及镇静剂;做好休息、饮食等生活护理。

(四)健康教育

(1)注意劳逸结合,根据心功能进行适当的康复锻炼。

(2)避免紧张、劳累、情绪激动、饱餐、便秘等诱发因素。

(3)节制饮食,禁忌烟酒、咖啡、酸辣刺激性食物,多吃蔬菜、蛋白质类食物,少食动物脂肪、胆固醇含量较高的食物。

(4)按医嘱服药,随身常备硝酸甘油等扩张冠状动脉药物,定期复查。

(5)指导患者及家属,病情突变时,采取简易应急措施。

(高　娟)

第十一节 心 绞 痛

一、稳定型心绞痛

(一)概念和特点

稳定型心绞痛也称劳力性心绞痛,是在冠状动脉固定性严重狭窄基础上,由于心肌负荷的增加引起心肌急剧的、暂时的缺血缺氧的临床综合征。其特点为阵发性的前胸压榨性疼痛或憋闷感觉,主要位于胸骨后部,可放射至心前区和左上肢尺侧,常发生于劳力负荷增加时,持续数分钟,休息或用硝酸酯制剂后疼痛消失。疼痛发作的程度、频度、性质及诱发因素在数周至数月内无明显变化。

(二)相关病理生理

患者在心绞痛发作之前,常有血压增高、心律增快、肺动脉压和肺毛细血管压增高的变化,反映心脏和肺的顺应性降低。发作时可有左心室收缩力和收缩速度降低、射血速度减慢、左心室收缩压下降、心搏量和心排血量降低、左心室舒张末期压和血容量增加等左心室收缩和舒张功能障碍的病理生理变化。左心室壁可呈收缩不协调或部分心室壁有收缩减弱的现象。

(三)主要病因及诱因

本病的基本病因是冠脉粥样硬化。正常情况下,冠脉循环血流量具有很大的储备力量,其血流量可随身体的生理情况有显著的变化,休息时无症状。当劳累、激动、心力衰竭等使心脏负荷增加,心肌耗氧量增加时,对血液的需求增加,而冠脉的供血已不能相应增加,即可引起心绞痛。

(四)临床表现

1.症状

心绞痛以发作性胸痛为主要临床表现,典型疼痛的特点如下。

(1)部位:主要在胸骨体中、上段之后,可波及心前区,界限不很清楚。常放射至左肩、左臂尺侧达无名指和小指,偶有至颈、咽或下颌部。

(2)性质:胸痛常有压迫、憋闷或紧缩感,也可有烧灼感,偶尔伴有濒死感。

(3)持续时间:疼痛出现后常逐步加重,持续3分钟,休息或含服硝酸甘油可迅速缓解,很少超过半小时。可数天或数周发作1次,也可1天内发作数次。

2.体征

心绞痛发作时,患者面色苍白、出冷汗、心率增快、血压升高、表情焦虑。心尖部听诊有时出现"奔马律",可有暂时性心尖部收缩期杂音,是乳头肌缺血以致功能失调引起二尖瓣关闭不全所致。

3.诱因

发作常由体力劳动、情绪激动、饱餐、寒冷、吸烟、心动过速、休克等所致。

(五)辅助检查

1.心电图

(1)静息时心电图:约有半数患者在正常范围,也可有陈旧性心肌梗死的改变或非特异性ST

段和 T 波异常。有时出现心律失常。

（2）心绞痛发作时心电图：绝大多数患者可出现暂时性心肌缺血引起的 ST 段压低（≥0.1 mV），有时出现 T 波倒置，在平时有 T 波持续倒置的患者，发作时可变为直立（假性正常化）。

（3）心电图负荷试验：运动负荷试验及 24 小时动态心电图，可显著提高缺血性心电图的检出率。

2.X 线检查

心脏检查可无异常，若已伴发缺血性心肌病可见心影增大、肺充血等。

3.放射性核素

利用放射性铊心肌显像所示灌注缺损，提示心肌供血不足或血供消失，对心肌缺血诊断较有价值。

4.超声心动图

多数稳定型心绞痛患者静息时超声心动图检查无异常，有陈旧性心肌梗死者或严重心肌缺血者二维超声心动图可探测到坏死区或缺血区心室壁的运动异常，运动或药物负荷超声心动图检查可以评价心肌灌注和存活性。

5.冠状动脉造影

选择性冠状动脉造影可使左、右冠状动脉及主要分支得到清楚的显影，具有确诊价值。

(六)治疗原则

治疗原则是改善冠脉血供和降低心肌耗氧量以改善患者症状，提高生活质量，同时治疗冠脉粥样硬化，预防心肌梗死和死亡，以延长生存期。

1.发作时的治疗

(1)休息：发作时立即休息，一般患者停止活动后症状即可消失。

(2)药物治疗：宜选用作用快的硝酸酯制剂，这类药物除可扩张冠脉增加冠脉血流量外，还可扩张外周血管，减轻心脏负荷，从而缓解心绞痛。如硝酸甘油 0.3～0.6 mg 或硝酸异山梨酯 3～10 mg 舌下含化。

2.缓解期的治疗

缓解期一般不需卧床休息，应避免各种已知的诱因。

(1)药物治疗：以改善预后的药物和减轻症状、改善缺血的药物为主，如阿司匹林、氯吡格雷、β 受体阻滞剂、他汀类药物、血管紧张素转换酶抑制剂、硝酸酯制剂，其他如代谢性药物、中医中药。

(2)非药物治疗：包括运动锻炼疗法、血管重建治疗、增强型体外反搏等。

二、不稳定型心绞痛

(一)概念和特点

目前已趋向将典型的稳定型劳力性心绞痛以外的缺血性胸痛统称为不稳定型心绞痛。不稳定型心绞痛根据临床表现可分为静息型心绞痛、初发型心绞痛、恶化型心绞痛 3 种类型。

(二)相关病理生理

与稳定型心绞痛的差别主要在于冠脉内不稳定的粥样斑块继发的病理改变，使局部的心肌血流量明显下降，如斑块内出血、斑块纤维帽出现裂隙、表面有血小板聚集和/或刺激冠脉痉挛，导致缺血性心绞痛,虽然也可因劳力负荷诱发,但劳力负荷终止后胸痛并不能缓解。

(三)主要病因及诱因

少部分不稳定型心绞痛患者心绞痛发作有明显的诱因。

1.增加心肌氧耗

感染、甲状腺功能亢进症或心律失常。

2.冠脉血流减少

低血压。

3.血液携氧能力下降

贫血和低氧血症。

(四)临床表现

1.症状

不稳定型心绞痛患者胸部不适的性质与典型的稳定型心绞痛相似,通常程度更重,持续时间更长,可达数十分钟,胸痛在休息时也可发生。

2.体征

体检可发现一过性第三心音或第四心音,以及由于二尖瓣反流引起的一过性收缩期杂音,这些非特异性体征也可出现在稳定型心绞痛和心肌梗死患者,但详细的体格检查可发现潜在的加重心肌缺血的因素,并成为判断预后非常重要的依据。

(五)辅助检查

1.心电图

(1)大多数患者胸痛发作时有一过性 ST 段(抬高或压低)和 T 波(低平或倒置)改变,其中 ST 段的动态改变($\geqslant 0.1$ mV 的抬高或压低)是严重冠脉疾病的表现,可能会发生急性心肌梗死或猝死。

(2)连续心电监护:连续 24 小时心电监测发现,85%～90%的心肌缺血,可不伴有心绞痛症状。

2.冠脉造影剂其他侵入性检查

在长期稳定型心绞痛基础上出现的不稳定型心绞痛患者,常有多支冠脉病变,而新发作静息心绞痛患者,可能只有单支冠脉病变。在所有的不稳定型心绞痛患者中,3 支血管病变占 40%,2 支血管病变占 20%,左冠脉主干病变约占 20%,单支血管病变约占 10%,没有明显血管狭窄者占 10%。

3.心脏标志物检查

心脏肌钙蛋白(cTn)T 及心肌蛋白 I 较传统的肌酸激酶(CK)和肌酸激酶同工酶(CK-MB)更为敏感、更可靠。

4.其他

胸部 X 线、心脏超声和放射性核素检查的结果与稳定型心绞痛患者的结果相似,但阳性发现率会更高。

(六)治疗原则

不稳定型心绞痛是严重、具有潜在危险的疾病,病情发展难以预料,应使患者处于监控之下,疼痛发作频繁或持续不缓解及高危组的患者应立即住院。其治疗包括抗缺血治疗、抗血栓治疗和根据危险度分层进行优创治疗。

1.一般治疗

发作时立即卧床休息,床边 24 小时心电监护,严密观察血压、脉搏、呼吸、心率、心律变化,有呼吸困难、发绀者应给氧吸入,维持血氧饱和度达到 95% 以上。如有必要,重测心肌坏死标志物。

2.止痛

烦躁不安、疼痛剧烈者,可考虑应用镇静剂如吗啡 5~10 mg 皮下注射;硝酸甘油或硝酸异山梨酯持续静脉滴注或微量泵输注,以 10 μg/min 开始,每 3~5 分钟增加 10 μg/min,直至症状缓解或出现血压下降。

3.抗凝(栓)

抗血小板和抗凝治疗是不稳定型心绞痛治疗至关重要的措施,应尽早应用阿司匹林、氯吡格雷和肝素或低分子肝素,以有效防止血栓形成,阻止病情进展为心肌梗死。

4.其他

对于个别病情极严重患者,保守治疗效果不佳,心绞痛发作时 ST 段 $\geqslant 0.1$ mV,持续时间 >20 分钟,或血肌钙蛋白升高者,在有条件的医院可行急诊冠脉造影,考虑经皮冠脉成形术。

三、护理评估

(一)一般评估

(1)患者有无面色苍白、出冷汗、心率加快、血压升高。

(2)患者主诉有无心绞痛发作症状。

(二)身体评估

(1)有无表情焦虑、皮肤湿冷、出冷汗。

(2)有无心律增快、血压升高。

(3)心尖区听诊是否闻及收缩期杂音,或听到第三心音或第四心音。

(三)心理-社会评估

患者能否控制情绪,避免激动或愤怒,以减少心悸耗氧量;家属能否做到给予患者安慰及细心的照顾,并督促定期复查。

(四)辅助检查结果的评估

(1)心电图有无 ST 段及 T 波异常改变。

(2)24 小时连续心电监测有无心肌缺血的改变。

(3)冠脉造影检查结果有无显示单支或多支病变。

(4)心脏标志物肌钙蛋白(cTn)T 的峰值是否超过正常对照值的百分位数。

(五)常用药物治疗效果的评估

1.硝酸酯类药物

心绞痛发作时,能及时舌下含化,迅速缓解疼痛。

2.他汀类药物

长期服用可以维持 LDL-C 的目标值 <70 mg/dL,且不出现肝酶和肌酶升高等不良反应。

四、主要护理诊断/问题

(一)胸痛

胸痛与心肌缺血、缺氧有关。

(二)活动无耐力

活动无耐力与心肌氧的供需失调有关。

(三)知识缺乏

缺乏控制诱发因素及预防心绞痛发作的知识。

(四)潜在并发症

心肌梗死。

五、护理措施

(一)休息与活动

1.适量运动

应以有氧运动为主,运动的强度和时间因病情和个体差异而不同,必要时在监测下进行。

2.心绞痛发作时

立即停止活动,就地休息。不稳定型心绞痛患者,应卧床休息,并密切观察。

(二)用药的指导

1.心绞痛发作时

立即舌下含化硝酸甘油,用药后注意观察患者胸痛变化情况,如3分钟后仍不缓解,隔3分钟后可重复使用。对于心绞痛发作频繁者,静脉滴注硝酸甘油时,患者及家属不要擅自调整滴速,以防低血压发生。部分患者用药后出现面部潮红、头部胀痛、头晕、心动过速、心悸等不适,应告知患者是药物的扩血管作用所致,不必有顾虑。

2.应用他汀类药物时

应严密监测转氨酶及肌酸激酶等生化指标,及时发现药物可能引起的肝脏损害和肌病。采用强化降脂治疗时,应注意监测药物的安全性。

(三)心理护理

安慰患者,消除紧张、不安情绪,改变急躁易怒性格,保持心理平衡。告知患者及家属过劳、情绪激动、饱餐、用力排便、寒冷刺激等都是心绞痛发作的诱因,应注意避免。

(四)健康教育

1.疾病知识指导

(1)合理膳食:宜摄入低热量、低脂、低胆固醇、低盐饮食,多食蔬菜、水果和粗纤维食物如芹菜、糙米等,避免暴饮暴食,应少食多餐。

(2)戒烟、限酒。

(3)适量运动:应以有氧运动为主,运动的强度和时间因病情和个体差异而不同,必要时在监测下进行。

(4)心理调适:保持心理平衡,可采取放松技术或与他人交流的方式缓解压力,避免心绞痛发作的诱因。

2.用药指导

指导患者出院后遵医嘱用药,不擅自增减药量,自我检测药物的不良反应。外出时随身携带硝酸甘油以备急用。硝酸甘油遇光易分解,应放在棕色瓶内存放于干燥处,以免潮解失效。药瓶开封后每 6 个月更换 1 次,以确保疗效。

3.病情检测指导

教会患者及家属心绞痛发作时的缓解方法,胸痛发作时应立即停止活动或舌下含服硝酸甘油。如连续含服 3 次仍不缓解,或心绞痛发作比以往频繁、程度加重、疼痛时间延长,应及时就医,警惕心肌梗死的发生。不典型心绞痛发作时,可能表现为牙痛、肩周炎、上腹痛等,为防治误诊,应尽快到医院做相关检查。

4.及时就诊的指标

(1)心绞痛发作时,舌下含化硝酸酯类药物无效或重复用药仍未缓解。

(2)心绞痛发作比以往频繁、程度加重、疼痛时间延长。

六、护理效果评估

(1)患者能坚持长期遵医嘱用药物治疗。

(2)心绞痛发作时,能立即停止活动,并舌下含服硝酸甘油。

(3)能预防和控制缺血症状,降低心肌梗死的发生。

(4)能戒烟、控制饮食和糖尿病治疗。

(5)能坚持定期门诊复查。

(高　娟)

第十二节　心源性休克

心源性休克是指由于严重的心脏泵功能衰竭或心功能不全导致心排血量减少,各重要器官和周围组织灌注不足而发生的一系列代谢和功能障碍综合征。

一、临床表现

多数心源性休克患者,在出现休克之前有相应心脏病史和原发病的各种表现,如急性肌梗死患者可表现严重心肌缺血症状,心电图可能提示急性冠状动脉供血不足,尤其是广泛前壁心肌梗死;急性心肌炎者则可有相应感染史,并有发热、心悸、气短及全身症状,心电图可有严重心律失常;心脏手术后所致的心源性休克,多发生于手术 1 周内。

心源性休克目前国内外比较一致的诊断标准如下。

(1)收缩压低于 12.0 kPa(90 mmHg)或原有基础血压降低 4.0 kPa(30 mmHg),非原发性高血压患者一般收缩压小于 10.7 kPa(80 mmHg)。

(2)循环血量减少的征象:①尿量减少,常少于 20 mL/h;②神志障碍、意识模糊、嗜睡、昏迷等;③周围血管收缩,伴四肢厥冷、冷汗,皮肤湿凉、脉搏细弱快速、颜面苍白或发绀等末梢循环衰竭征象。

（3）纠正引起低血压和低心排血量的心外因素（低血容量、心律失常、低氧血症、酸中毒等）后，休克依然存在。

二、诊断

（1）有急性心肌梗死、急性心肌炎、原发或继发性心肌病、严重的恶性心律失常、具有心肌毒性的药物中毒、急性心脏压塞及心脏手术等病史。

（2）早期患者烦躁不安、面色苍白，诉口干、出汗，但神志尚清；后逐渐表情淡漠、意识模糊、神志不清直至昏迷。

（3）体检心率逐渐增快，常＞120次。收缩压＜10.7 kPa(80 mmHg)，脉压＜2.7 kPa(20 mmHg)，后逐渐降低，严重时血压测不出。脉搏细弱，四肢厥冷，肢端发绀，皮肤出现花斑样改变。心音低纯，严重者呈单音律。尿量＜17 mL/h，甚至无尿。休克晚期出现广泛性皮肤、黏膜及内脏出血，即弥漫性血管内凝血的表现，以及多器官衰竭。

（4）血流动力学监测提示心脏指数降低、左心室舒张末压升高等相应的血流动力学异常。

三、检查

（1）血气分析。

（2）弥漫性血管内凝血的有关检查。血小板计数及功能检测，出凝血时间，凝血酶原时间，凝血因子Ⅰ，各种凝血因子和纤维蛋白降解产物（FDP）。

（3）必要时做微循环灌注情况检查。

（4）血流动力学监测。

（5）做胸部 X 线片、心电图检查，必要时做动态心电图检查，条件允许时行床旁超声心动图检查。

四、治疗

（一）一般治疗

（1）绝对卧床休息，有效止痛，由急性心肌梗死所致者吗啡 3～5 mg 或哌替啶 50 mg，静脉注射或皮下注射，同时予安定、苯巴比妥（鲁米那）。

（2）建立有效的静脉通道，必要时行深静脉插管。留置导尿管监测尿量。持续心电、血压、血氧饱和度监测。

（3）氧疗：持续吸氧，氧流量一般为 4～6 L/min，必要时气管插管或气管切开，人工呼吸机辅助呼吸。

（二）补充血容量

首选右旋糖酐-40 250～500 mL 静脉滴注或 0.9％氯化钠液、平衡液 500 mL 静脉滴注，最好在血流动力学监护下补液，前 20 分钟内快速补液 100 mL，如中心静脉压上升不超过 0.2 kPa(1.5 mmHg)，可继续补液直至休克改善，或输液总量达 500～750 mL。无血流动力学监护条件者可参照以下指标进行判断：诉口渴，外周静脉充盈不良，尿量＜30 mL/h，尿比重＞1.02，中心静脉压＜0.8 kPa(6 mmHg)，则表明血容量不足。

（三）血管活性药物的应用

首选多巴胺或与间羟胺（阿拉明）联用，从 2～5 $\mu g/(kg \cdot min)$ 开始渐增剂量，在此基础上根据血流动力学资料选择血管扩张剂。①肺充血而心排血量正常,肺毛细血管嵌顿压>2.4 kPa (18 mmHg)。而心脏指数>2.2 L/(min·m²)时,宜选用静脉扩张剂,如硝酸甘油15～30 μg/min 静脉滴注或泵入,并可适当利尿;②心排血量低且周围灌注不足,但无肺充血,即心脏指数 <2.2 L/(min·m²),肺毛细血管嵌顿压<2.4 kPa(18 mmHg)而肢端湿冷时,宜选用动脉扩张 剂,如酚妥拉明100～300 μg/min 静脉滴注或泵入,必要时增至1 000～2 000 μg/min;③心排血 量低且有肺充血及外周血管痉挛,即心脏指数<2.2 L/(min·m²),肺毛细血管嵌顿压<2.4 kPa (18 mmHg)而肢端湿冷时,宜选用硝普钠,10 μg/min 开始,每5分钟增加5～10 μg/min,常用 量为40～160 μg/min,也有高达430 μg/min 才有效。

(四)正性肌力药物的应用

1.洋地黄制剂

一般在急性心肌梗死的24小时内,尤其是6小时内应尽量避免使用洋地黄制剂,在经上述 处理休克无改善时可酌情使用毛花苷C 0.2～0.4 mg,静脉注射。

2.拟交感胺类药物

对心排血量低,肺毛细血管嵌顿压不高,体循环阻力正常或低下,合并低血压时选用多巴胺, 用量同前;而心排血量低,肺毛细血管嵌顿压高,体循环血管阻力和动脉压在正常范围者,宜选用 多巴酚丁胺5～10 μg/(kg·min),也可选用多培沙明0.25～1.0 μg/(kg·min)。

3.双异吡啶类药物

常用氨力农0.5～2 mg/kg,稀释后静脉注射或静脉滴注,或米力农2～8 mg,静脉滴注。

(五)其他治疗

1.纠正酸中毒

常用5%碳酸氢钠或摩尔乳酸钠,根据血气分析结果计算补碱量。

2.激素应用

早期(休克4～6小时)可尽早使用糖皮质激素,如地塞米松10～20 mg 或氢化可的松 100～200 mg,必要时每4～6小时重复1次,共用1～3天,病情改善后迅速停药。

3.纳洛酮

首剂0.4～0.8 mg,静脉注射,必要时在2小时后重复0.4 mg,继以1.2 mg 置于500 mL 液 体内静脉滴注。

4.机械性辅助循环

经上述处理后休克无法纠正者,可考虑主动脉内气囊反搏(IABP)、体外反搏、左心室辅助泵 等机械性辅助循环。

5.原发病治疗

如急性心肌梗死患者应尽早进行再灌注治疗,溶栓失败或有禁忌证者应在IABP 支持下进 行急诊冠状动脉成形术;急性心包压塞者应立即心包穿刺减压;乳头肌断裂或室间隔穿孔者应尽 早进行外科修补等。

6.心肌保护

1,6-二磷酸果糖5～10 g/d,或磷酸肌酸2～4 g/d,酌情使用血管紧张素转换酶抑制剂等。

(六)防治并发症

1.呼吸衰竭

呼吸衰竭包括持续氧疗,必要时呼气末正压给氧,适当应用呼吸兴奋剂,如尼可刹米0.375 g

或洛贝林(山梗菜碱)3～6 mg 静脉注射;保持呼吸道通畅,定期吸痰,加强抗感染等。

2.急性肾衰竭

注意纠正水、电解质紊乱及酸碱失衡,及时补充血容量,酌情使用利尿剂如呋塞米 20～40 mg 静脉注射。必要时可进行血液透析、血液滤过或腹膜透析。

3.保护脑功能

酌情使用脱水剂及糖皮质激素,合理使用兴奋剂及镇静剂,适当补充促进脑细胞代谢药,如脑活素、胞磷胆碱、三磷酸腺苷等。

4.防治弥散性血管内凝血(DIC)

休克早期应积极应用右旋糖酐-40、阿司匹林、双嘧达莫等抗血小板及改善微循环药物,有 DIC 早期指征时应尽早使用肝素抗凝,首剂$(3～6)×10^3$ U 静脉注射,后续以$(0.5～1)×10^3$ U/h 静脉滴注,监测凝血时间调整用量,后期适当补充消耗的凝血因子,对有栓塞表现者可酌情使用溶栓药如小剂量尿激酶$[(25～30)×10^4$ U]或链激酶。

五、护理

(一)急救护理

(1)护理人员熟练掌握常用仪器、抢救器材及药品。

(2)各抢救用物定点放置,定人保管,定量供应,定时核对,定期消毒,使其保持完好备用状态。

(3)患者一旦发生晕厥,应立即就地抢救并通知医师。

(4)应及时给予吸氧,建立静脉通道。

(5)按医嘱准、稳、快地使用各类药物。

(6)若患者出现心脏骤停,立即进行心、肺、脑复苏。

(二)护理要点

1.给氧用面罩或鼻导管给氧

面罩要严密,鼻导管吸氧时,导管插入要适宜,调节氧流量 4～6 L/min,每天更换鼻导管一次,以保持导管通畅。如发生急性肺水肿时,立即给患者端坐位,两腿下垂,以减少静脉回流,同时加用 30%乙醇吸氧,降低肺泡表面张力,特别是患者咯大量粉红色泡沫样痰时,应及时用吸引器吸引,保持呼吸道通畅,以免发生窒息。

2.建立静脉输液通道

迅速建立静脉通道。护士应建立静脉通道一至两条。在输液时,输液速度应控制,应当根据心率、血压等情况,随时调整输液速度,特别是当液体内有血管活性药物时,更应注意输液通畅,避免管道滑脱、输液外渗。

3.尿量观察

单位时间内尿量的观察,对休克病情变化及治疗是十分敏感和有意义的指标。如果患者 6 小时无尿或每小时少于 20～30 mL,说明肾小球滤过量不足,如无肾实质变说明血容量不足。相反,每小时尿量大于 30 mL,表示微循环功能良好,肾血灌注好,是休克缓解的可靠指标。如果血压回升,而尿量仍很少,考虑发生急性肾衰竭,应及时处理。

4.血压、脉搏、末梢循环的观察

血压变化直接标志着休克的病情变化及预后,因此,在发病几小时内应严密观察血压,15～

30 分钟一次,待病情稳定后 1～2 小时观察一次。若收缩压下降到 10.7 kPa(80 mmHg)以下,脉压小于 2.7 kPa(20 mmHg)或患者原有高血压,血压的数值较原血压下降 2.7～4.0 kPa(20～30 mmHg),要立即通知医师迅速给予处理。

脉搏的快慢取决于心率,其节律是否整齐,也与心搏节律有关,脉搏强弱与心肌收缩力及排血量有关。所以休克时脉搏在某种程度上反映心功能,同时,临床上脉搏的变化,往往早于血压变化。

心源性休克由于心排血量减少,末梢循环灌注量减少,血流留滞,末梢发生发绀,尤其以口唇、黏膜及甲床最明显,四肢也因血运障碍而冰冷,皮肤潮湿。这时,即使血压不低,也应按休克处理。当休克逐步好转时,末梢循环得到改善,发绀减轻,四肢转温。所以末梢的变化也是休克病情变化的一个标志。

5.心电监护的护理

患者入院后立即建立心电监护,通过心电监护可及时发现致命的室速或室颤。当患者入院后一般监测 24～48 小时,有条件可直到休克缓解或心律失常纠正。常用标准 Ⅱ 导进行监测,必要时描记心电记录。在监测过程中,要严密观察心律、心率的变化,对于频发室早(每分钟 5 个以上)、多源性室早,室早呈二联律、三联律,室性心动过速,R-on-T、R-on-P(室早落在前一个 P 波或 T 波上)立即报告医师,积极配合抢救,准备各种抗心律失常药,随时做好除颤和起搏的准备,分秒必争,以挽救患者的生命。

此外,还必须做好患者的保温工作,防止呼吸道并发症和预防压疮等方面的基础护理工作。

(高　娟)

第十三节　心源性猝死

一、疾病概述

(一)概念和特点

心源性猝死(sudden cardiac death,SCD)是指急性症状发作后以意识突然丧失为特征的、由心脏原因引起的自然死亡。世界卫生组织将发病 6 小时以内的死亡定为猝死,2007 年美国 ACC 会议上将发病1 小时内的死亡定为猝死。

据统计,全世界每年有数百万人因心源性猝死丧生,占死亡人数的 15%～20%。美国每年有约 30 万人发生心源性猝死,占全部心血管病死亡人数的 50% 以上,而且是 20～60 岁男性的首位死因。在我国,心源性猝死也居死亡原因的首位,虽然没有大规模的临床流生病学资料报道,但心源性猝死比例在逐年增高,且随年龄增加发病率也逐渐增高,老年人心源性猝死的概率高达 80%～90%。

心源性猝死的发病率男性较女性高,美国 Framingham 20 年随访冠心病猝死发病率男性为女性的3.8 倍;北京市的流行病学资料显示,心源性猝死的男性年平均发病率为 10.5/10 万,女性为 3.6/10 万。

(二)相关病理生理

冠状动脉粥样硬化是最常见的病理表现,病理研究显示心源性猝死患者急性冠状动脉内血栓形成的发生率为 $15\% \sim 64\%$。陈旧性心梗也是心源性猝死的病理表现,这类患者也可见心肌肥厚、冠状动脉痉挛、心电不稳与传导障碍等病理改变。

心律失常是导致心源性猝死的重要原因,通常包括致命性快速心律失常、严重缓慢性心律失常和心室停顿。致命性快速心律失常导致冠状动脉血管事件、心肌损伤、心肌代谢异常和/或自主神经张力改变等因素相互作用,从而引起的一系列病理生理变化,引发心源性猝死,但其最终作用机制仍无定论。严重缓慢性心律失常和心室停顿的电生理机制是当窦房结和/或房室功能异常时,次级自律细胞不能承担起心脏的起搏功能,常见于病变弥漫累及心内膜下浦肯野纤维的严重心脏疾病。

非心律失常导致的心源性猝死较少,常由心脏破裂、心脏流入和流出道的急性阻塞、急性心脏压塞等原因导致。心肌电机械分离是指心肌细胞有电兴奋的节律活动,而无心肌细胞的机械收缩,是心源性猝死较少见的原因之一。

(三)病因与危险因素

1.基本病因

绝大多数心源性猝死发生在有器质性心脏病的患者。Braunward 认为心源性猝死的病因有10 大类:①冠状动脉疾病;②心肌肥厚;③心肌病和心力衰竭;④心肌炎症、浸润、肿瘤及退行性变;⑤瓣膜疾病;⑥先天性心脏病;⑦心电生理异常;⑧中枢神经及神经体液影响的心电不稳;⑨婴儿猝死综合征及儿童猝死;⑩其他。

(1)冠状动脉疾病:主要包括冠心病及其引起的冠状动脉栓塞或痉挛等。而另一些较少见的,如先天性冠状动脉异常、冠状动脉栓塞、冠状动脉炎、冠状动脉机械性阻塞等都是引起心源性猝死的原因。

(2)心肌问题和心力衰竭:心肌的问题引起的心源性猝死常在剧烈运动时发生,其机制认为是心肌电生理异常的作用。慢性心力衰竭患者由于其射血分数较低常常引发猝死。

(3)瓣膜疾病:在瓣膜病中最易引发猝死的是主动脉瓣狭窄,瓣膜狭窄引起心肌突发性、大面积的缺血而导致猝死。梅毒性主动脉炎、主动脉扩张引起主动脉瓣关闭不全时引起的猝死也不少见。

(4)电生理异常及传导系统的障碍:心传导系统异常、Q-T 间期延长综合征、不明或未确定原因的室颤等都是引起心源性猝死的病因。

2.主要危险因素

(1)年龄:从年龄关系而言,心源性猝死有两个高峰期,即出生后至 6 个月内及 $45 \sim 75$ 岁。成年人心源性猝死的发病率随着年龄增长而增长,而老年人是成年人心源性猝死的主要人群。随着年龄的增长,高血压、高血脂、心律失常、糖尿病、冠心病和肥胖的发生率增加,这些危险因素促进了心源性猝死的发生率增加。

(2)冠心病和高血压:在西方国家,心源性猝死约 80% 是由冠心病及其并发症引起。冠心病患者发生心肌梗死后,左心室射血分数降低是心源性猝死的主要预测因素。高血压是冠心病的主要危险因素,且在临床上两种疾病常常并存。高血压患者左心室肥厚、维持血压应激能力受损,交感神经控制能力下降易出现快速心律失常而导致猝死。

(3)急性心功能不全和心律失常:急性心功能不全患者心脏机械功能恶化时,可出现心肌电活动紊乱,引发心力衰竭患者发生猝死。临床上多种心脏病理类型几乎都是由心律失常恶化引发心源性猝死的。

(4)抑郁:其机制可能是抑郁患者交感或副交感神经调节失衡,导致心脏的电调节失调所致。

(5)时间:美国 Framingham 38 年随访资料显示,猝死发生以 7～10 时和 16～20 时为两个高峰期,这可能与此时生活、工作紧张,交感神经兴奋,诱发冠状动脉痉挛,导致心律失常有关。

(四)临床表现

心源性猝死可分为 4 个临床时期:前驱期、终末事件期、心搏骤停与生物学死亡。

1.前驱期

前驱症状表现形式多样,具有突发性和不可测性,如在猝死前数天或数月,有些患者可出现胸痛、气促、疲乏、心悸等非特异性症状,但也可无任何前驱症状。

2.终末事件期

终末事件期是指心血管状态出现急剧变化到心搏骤停发生前的一段时间,时间从瞬间到 1 小时不等。心源性猝死所定义时间多指该时期持续的时间。其典型表现包括严重胸痛、急性呼吸困难、突发心悸或眩晕等。在猝死前常有心电活动改变,其中以致命性快速心律失常和室性异位搏动为主,少部分以循环衰竭为死亡原因。

3.心搏骤停

心搏骤停后脑血流急剧减少,患者出现意识丧失,伴有局部或全身的抽搐。心搏骤停刚发生时可出现叹息样或短促痉挛性呼吸,随后呼吸停止。皮肤苍白或发绀,瞳孔散大,二便失禁。

4.生物学死亡

从心搏骤停至生物学死亡的时间长短取决于原发病的性质和复苏开始时间。心搏骤停后 4～6 分钟脑部出现不可逆性损害,随后经数分钟发展至生物学死亡。心搏骤停后立即实施心肺复苏和除颤是避免发生生物学死亡的关键。

(五)急救方法

1.识别心搏骤停

在最短时间内判断患者是否发生心搏骤停。

2.呼救

在不影响实施救治的同时,设法通知急救医疗系统。

3.初级心肺复苏

初级心肺复苏即基础生命活动支持,包括人工胸外按压、开放气道和人工呼吸,被简称 CBA 三部曲。如果具备 AED 自动电除颤仪,应联合应用心肺复苏和电除颤。

4.高级心肺复苏

高级心肺复苏即高级生命支持,是在基础生命支持的基础上,应用辅助设备、特殊技术等建立更为有效的通气和血运循环,主要措施包括气管插管、电除颤转复心律、建立静脉通道并给药维护循环等。在这一救治阶段应给予心电、血压、血氧饱和度及呼气末二氧化碳分压监测,必要时还需进行有创血流动力学监测,如动脉血气分析、动脉压、中心动脉压、肺动脉压、肺动脉楔压等。早期电除颤对于救治心搏骤停至关重要,如有条件越早进行越好。心肺复苏的首选药物是肾上腺素,每 3～5 分钟重复静脉推注 1 mg,可逐渐增加剂量到 5 mg。低血压时可使用去甲肾上腺素、多巴胺、多巴酚丁胺等,抗心律失常药物常用胺碘酮、利多卡因、β 受体阻滞剂等。

5.复苏后处理

处理原则是维护有效循环和呼吸功能,特别是维持脑灌注,预防再次发生心搏骤停,维护水、电解质和酸碱平衡,防治脑水肿、急性肾衰竭和继发感染等,其中重点是脑复苏。

(六)预防

1.识别高危人群、采用相应预防措施

对高危人群,针对其心脏基础疾病采用相应的预防措施能减少心源性猝死的发生率,如对冠心病患者采用减轻心肌缺血、预防心梗或缩小梗死范围等措施;对急性心梗、心梗后充血性心力衰竭的患者应用 β 受体阻滞剂;对充血性心力衰竭患者应用血管紧张素转换酶抑制剂。

2.抗心律失常

胺碘酮在心源性猝死的二级预防中优于传统的Ⅰ类抗心律失常药物。抗心律失常的外科手术治疗对部分药物治疗效果欠佳的患者有一定的预防心源性猝死的作用。近年研究证明,埋藏式心脏复律除颤器(implantable cardioverter defibrillator,ICD)能改善一些高危患者的预后。

3.健康知识和心肺复苏技能的普及

高危人群尽量避免独居,对其及家属进行相关健康知识和心肺复苏技能普及。

二、护理评估

(一)一般评估

(1)识别心搏骤停:当发现无反应或突然倒地的患者时,首先观察其对刺激的反应,并判断有无呼吸和大动脉搏动。判断心搏骤停的指标包括:意识突然丧失或伴有短阵抽搐;呼吸断续,喘息,随后呼吸停止;皮肤苍白或明显发绀,瞳孔散大,大小便失禁;颈、股动脉搏动消失;心音消失。

(2)患者主诉:胸痛、气促、疲乏、心悸等前驱症状。

(3)相关记录:记录心搏骤停和复苏成功的时间。

(4)复苏过程中须持续监测血压、血氧饱和度,必要时进行有创血流动力学监测。

(二)身体评估

1.头颈部

轻拍肩部呼叫,观察患者反应、瞳孔变化情况,气道内是否有异物。手指于胸锁乳突肌内侧沟中检测颈总动脉搏动(耗时不超过 10 秒)。

2.胸部

视诊患者胸廓起伏,感受呼吸情况,听诊呼吸音判断自主呼吸恢复情况。

3.其他

观察全身皮肤颜色及肢体活动情况,触诊全身皮肤温湿度等。

(三)心理-社会评估

复苏后应评估患者的心理反应与需求,家庭及社会支持情况,引导患者正确配合疾病的治疗与护理。

(四)辅助检查结果评估

(1)心电图:显示心室颤动或心电停止。

(2)各项生化检查情况和动脉血气分析结果。

（五）常用药物治疗效果的评估

1.血管升压药的评估要点

（1）用药剂量和速度、用药的方法（静脉滴注、注射泵/输液泵泵入）的评估与记录。

（2）血压的评估：患者意识是否恢复，血压是否上升到目标值，尿量、肤色和肢端温度的改变等。

2.抗心律失常药的评估要点

（1）持续监测心电，观察心律和心率的变化，评估药物疗效。

（2）不良反应的评估：应观察用药后不良反应是否发生，如使用胺碘酮可能引起窦性心动过缓、低血压等现象，使用利多卡因可能引起感觉异常、窦房结抑制、房室传导阻滞等。

三、主要护理诊断/问题

（一）循环障碍

循环障碍与心脏收缩障碍有关。

（二）清理呼吸道无效

清理呼吸道无效与微循环障碍、缺氧和呼吸形态改变有关。

（三）潜在并发症

脑水肿、感染、胸骨骨折等。

四、护理措施

（一）快速识别心搏骤停，正确及时进行心肺复苏和除颤

心源性猝死抢救成功的关键是快速识别心搏骤停和启动急救系统，尽早进行心肺复苏和复律治疗。快速识别是进行心肺复苏的基础，而及时行心肺复苏和尽早除颤是避免发生生物学死亡的关键。

（二）合理饮食

多摄入水果、蔬菜和黑鱼等，可通过改善心律变异性预防心源性猝死。

（三）用药护理

应严格按医嘱用药，并注意观察常用药的疗效和毒副作用，发现问题及时处理等。

（四）心理护理

复苏后部分患者会对曾发生的猝死产生明显的恐惧和焦虑心情，应帮助患者正确评估所面对情况，鼓励患者和积极参与治疗和护理计划的制订，使之了解心源性猝死的高危因素和救治方法。帮助患者建立良好有效的社会支持系统，帮助患者克服恐惧和焦虑的情绪。

（五）健康教育

1.高危人群

对高危人群，如冠心病患者应教育会患者及家属了解心源性猝死早期出现的症状和体征，做到早发现、早诊断、早干预。教会家属基本救治方法和技能，患者外出时随身携带急救物品和救助电话，以方便得到及时救助。

2.用药原则

按时、正确服用相关药物，让患者了解常用药物不良反应及自我观察要点。

五、急救效果的评估

(1)患者意识清醒。

(2)患者恢复自主呼吸和心跳。

(3)患者瞳孔缩小。

(4)患者大动脉搏动恢复。

（高　娟）

第六章

呼吸内科护理

第一节　急性气管-支气管炎

一、概述

(一)疾病概述

急性气管-支气管炎是由生物、物理、化学刺激或过敏等因素引起的急性气管-支气管黏膜炎症。多为散发,无流行倾向,年老体弱者易感。临床症状主要为咳嗽和咳痰。常发生于寒冷季节或气候突变时,也可由急性上呼吸道感染迁延不愈所致。

(二)相关病理生理

由病原体、吸入冷空气、粉尘、刺激性气体或因吸入致敏原引起气管-支气管急性炎症反应。其共同的病理表现为气管、支气管黏膜充血水肿,淋巴细胞和中性粒细胞浸润;同时可伴纤毛上皮细胞损伤,脱落;黏液腺体肥大增生。合并细菌感染时,分泌物呈脓性。

(三)急性气管-支气管炎的病因与诱因

病原体导致的感染是最主要病因,过度劳累、受凉、年老体弱是常见诱因。

1.病原体

病原体与上呼吸道感染类似。常见病毒为腺病毒、流感病毒(甲、乙)、冠状病毒、鼻病毒、单纯疱疹病毒、呼吸道合胞病毒和副流感病毒。常见细菌为流感嗜血杆菌、肺炎链球菌、卡他莫拉菌等,近年来衣原体和支原体感染明显增加,在病毒感染的基础上继发细菌感染亦较多见。

2.物理、化学因素

冷空气、粉尘、刺激性气体或烟雾(如二氧化硫、二氧化氮、氨气、氯气等)的吸入,均可刺激气管-支气管黏膜引起急性损伤和炎症反应。

3.变态反应

常见的吸入致敏原包括花粉、有机粉尘、真菌孢子、动物毛皮排泄物;或对细菌蛋白质的过敏,钩虫、蛔虫的幼虫在肺内的移行均可引起气管-支气管急性炎症反应。

(四)临床表现

临床主要表现为咳嗽咳痰。一般起病较急,通常全身症状较轻,可有发热。初为干咳或少量黏液痰,随后痰量增多,咳嗽加剧,偶伴血痰。咳嗽、咳痰可延续2～3周,如迁延不愈,可演变成慢性支气管炎。伴支气管痉挛时,可出现程度不等的胸闷气促。

(五)辅助检查

1.血液检查

病毒感染时,血常规检查白细胞计数多正常;细菌感染较重时,白细胞计数和中性粒细胞计数增高。血沉检查可有血沉快。

2.胸部 X 线检查

多无异常,或仅有肺纹理的增粗。

3.痰培养

细菌或支原体衣原体感染时,可明确病原体;药物敏感试验可指导临床用药。

(六)治疗要点

1.对症治疗

咳嗽无痰或少痰,可用右美沙芬、喷托维林(咳必清)镇咳。咳嗽有痰而不易咳出,可选用盐酸氨溴索、溴己新(必嗽平),桃金娘油提取物化痰,也可雾化帮助祛痰。较为常用的为兼顾止咳和化痰的棕色合剂,也可选用中成药止咳祛痰。发生支气管痉挛时,可用平喘药如茶碱类、β_2受体激动剂等。发热可用解热镇痛药对症处理。

2.抗菌药物治疗

有细菌感染证据时应及时使用。可以首选新大环内酯类、青霉素类,亦可选用头孢菌素类或喹诺酮类等药物。多数患者口服抗菌药物即可,症状较重者可经肌内注射或静脉滴注给药,少数患者需要根据病原体培养结果指导用药。

3.一般治疗

多休息,多饮水,避免劳累。

二、护理评估

(一)病因评估

主要评估患者健康史和发病史,近期是否有受凉、劳累,是否有粉尘过敏史,是否有吸入冷空气或刺激性气体史。

(二)一般评估

1.生命体征

患者体温可正常或发热;有无呼吸频率加快或节律异常。

2.患者主诉

有无发热、咳嗽、咳痰、喘息等症状。

3.相关记录

体温,痰液颜色、性状和量等情况。

(三)身体评估

听诊有无异常呼吸音;有无双肺呼吸音变粗,两肺可否闻及散在的干、湿啰音,湿啰音部位是否固定,咳嗽后湿啰音是否减少或消失。有无闻及哮鸣音。

(四)心理-社会评估

患者在疾病治疗过程中的心理反应与需求,家庭及社会支持情况,引导患者正确配合疾病的治疗与护理。

(五)辅助检查结果评估

1.血液检查

有无白细胞总数和中性粒细胞百分比升高,有无血沉加快。

2.胸部 X 线检查

有无肺纹理增粗。

3.痰培养

有无致病菌生长,药敏试验结果如何。

(六)治疗常用药效果的评估

1.应用抗生素的评估要点

(1)记录每次给药的时间与次数,评估有无按时,按量给药,是否足疗程。

(2)评估用药后患者发热、咳嗽、咳痰等症状有否缓解。

(3)评估用药后患者是否出现皮疹、呼吸困难等变态反应。

(4)评估用药后患者有无较明显的恶心、呕吐、腹泻等不良反应。

2.应用止咳祛痰剂效果的评估

(1)记录每次给药的时间与药量。

(2)评估用祛痰剂后患者痰液是否变稀,是否较易咳出。

(3)评估用止咳药后,患者咳嗽频繁是否减轻,夜间睡眠是否改善。

3.应用平喘药后效果的评估

(1)记录每次给药的时间与量。

(2)评估用药后,患者呼吸困难是否减轻,听诊哮鸣音有否消失。

(3)如应用氨茶碱时间较长,需评估有无茶碱中毒表现。

三、主要护理诊断/问题

(一)清理呼吸道无效

清理呼吸道无效与呼吸道感染、痰液黏稠有关。

(二)气体交换受损

气体交换受损与过敏、炎症引起支气管痉挛有关。

四、护理措施

(一)病情观察

观察生命体征及主要症状,尤其咳嗽,痰液的颜色、性质、量等的变化;有无呼吸困难与喘息等表现;监测体温情况。

(二)休息与保暖

急性期应减少活动,增加休息时间,室内空气新鲜,保持适宜的温度和湿度。

(三)保证充足的水分及营养

鼓励患者多饮水,必要时由静脉补充。给予易消化营养丰富的饮食,发热期间进食流质或半流质食物为宜。

(四)保持口腔清洁

由于患者发热、咳嗽、痰多且黏稠,咳嗽剧烈时可引起呕吐,故要保持口腔卫生,以增加舒适感,增进食欲,促进毒素的排泄。

(五)发热护理

热度不高不需特殊处理,高热时要采取物理降温或药物降温措施。

(六)保持呼吸道通畅

观察呼吸道分泌物的性质及能否有效地咳出痰液,指导并鼓励患者有效咳嗽;若为细菌感染所致,按医嘱使用敏感的抗生素。若痰液黏稠,可采用超声雾化吸入或蒸气吸入稀释分泌物;对于咳嗽无力的患者,宜经常更换体位,拍背,使呼吸道分泌物易于排出,促进炎症消散。

(七)给氧与解痉平喘

有咳喘症状者可给予氧气吸入或按医嘱采用雾化吸入平喘解痉剂,严重者可口服。

(八)健康教育

1.疾病预防指导

预防急性上呼吸道感染的诱发因素。增强体质,可选择合适的体育活动,如健康操、打太极拳、跑步等,可进行耐寒训练,如冷水洗脸、冬泳等。

2.疾病知识指导

患病期间增加休息时间,避免劳累;饮食宜清淡、富含营养;按医嘱用药。

3.就诊指标

如 2 周后症状仍持续应及时就诊。

五、护理效果评估

(1)患者自觉症状好转(咳嗽咳痰、喘息、发热等症状减轻)。

(2)患者体温恢复正常。

(3)患者听诊时双肺有无闻及干、湿啰音。

(郑会敏)

第二节　慢性支气管炎

慢性支气管炎是由于感染或非感染因素引起气管、支气管黏膜及其周围组织的慢性非特异性炎症。临床以咳嗽、咳痰或伴有喘息反复发作为特征,每年持续 3 个月以上,且连续 2 年以上。

一、病因和发病机制

慢性支气管炎的病因极为复杂,迄今尚有许多因素还不够明确,往往是多种因素长期相互作用的综合结果。

(一)感染

病毒、支原体和细菌感染是本病急性发作的主要原因。病毒感染以流感病毒、鼻病毒、腺病毒和呼吸道合胞病毒常见;细菌感染以肺炎链球菌、流感嗜血杆菌和卡他莫拉菌及葡萄球菌常见。

（二）大气污染

化学气体如氯气、二氧化氮、二氧化硫等刺激性烟雾,空气中的粉尘等均可刺激支气管黏膜,使呼吸道清除功能受损,为细菌入侵创造条件。

（三）吸烟

吸烟为本病发病的主要因素。吸烟时间的长短与吸烟量决定发病率的高低,吸烟者的患病率较不吸烟者高 2~8 倍。

（四）过敏因素

喘息型支气管患者多有过敏史。患者痰中嗜酸性粒细胞和组胺的含量及血中 IgE 明显高于正常。此类患者实际上应属慢性支气管炎合并哮喘。

（五）其他因素

气候变化,特别是寒冷空气对慢性支气管炎的病情加重有密切关系。自主神经功能失调,副交感神经功能亢进,老年人肾上腺皮质功能减退,慢性支气管炎的发病率增加。维生素 C 缺乏,维生素 A 缺乏,易患慢性支气管炎。

二、临床表现

（一）症状

患者常在寒冷季节发病,出现咳嗽、咳痰,尤以晨起显著,白天多于夜间。病毒感染痰液为白色黏液泡沫状,继发细菌感染,痰液转为黄色或黄绿色黏液脓性,偶可带血。慢性支气管炎反复发作后,支气管黏膜的迷走神经感受器反应性增高,副交感神经功能亢进,可出现过敏现象而发生喘息。

（二）体征

早期多无体征。急性发作期可有肺底部闻及干、湿性啰音。喘息型支气管炎在咳嗽或深吸气后可闻及哮鸣音,发作时,有广泛哮鸣音。

（三）并发症

(1)阻塞性肺气肿:为慢性支气管炎最常见的并发症。

(2)支气管肺炎:慢性支气管炎蔓延至支气管周围肺组织中,患者表现寒战、发热、咳嗽加剧、痰量增多且呈脓性;白细胞总数及中性粒细胞增多;X 线胸片显示双下肺野有斑点状或小片阴影。

(3)支气管扩张症。

三、诊断

（一）辅助检查

1.血常规

白细胞总数及中性粒细胞数可升高。

2.胸部 X 线

单纯型慢性支气管炎,X 线片检查阴性或仅见双下肺纹理增多、增粗、模糊、呈条索状或网状。继发感染时为支气管周围炎症改变,表现为不规则斑点状阴影,重叠于肺纹理之上。

3.肺功能检查

早期病变多在小气道,常规肺功能检查多无异常。

（二）诊断要点

凡咳嗽、咳痰或伴有喘息，每年发作持续 3 个月，连续 2 年或 2 年以上者，并排除其他心、肺疾病（如肺结核、肺尘埃沉着病、支气管哮喘、支气管扩张症、肺癌、肺脓肿、心脏病、心功能不全等）、慢性鼻咽疾病后，即可诊断。如每年发病不足 3 个月，但有明确的客观检查依据（如胸部 X 线片、肺功能等）亦可诊断。

（三）鉴别诊断

1.支气管扩张

多于儿童或青年期发病，常继发于麻疹、肺炎或百日咳后，并有咳嗽、咳痰反复发作的病史，合并感染时痰量增多，并呈脓性或伴有发热，病程中常反复咯血。在肺下部周围可闻及不易消散的湿性啰音。晚期重症患者可出现杵状指（趾）。胸部 X 线上可见双肺下野纹理粗乱或呈卷发状。薄层高分辨 CT（HRCT）检查有助于确诊。

2.肺结核

活动性肺结核患者多有午后低热、消瘦、乏力、盗汗等中毒症状。咳嗽痰量不多，常有咯血。老年肺结核的中毒症状多不明显，常被慢性支气管炎的症状所掩盖而误诊。胸部 X 线上可发现结核病灶，部分患者痰结核菌检查可获阳性。

3.支气管哮喘

支气管哮喘常为特质性患者或有过敏性疾病家族史，多于幼年发病。一般无慢性咳嗽、咳痰史。哮喘多突然发作，且有季节性，血和痰中嗜酸性粒细胞常增多，治疗后可迅速缓解。发作时双肺布满哮鸣音，呼气延长，缓解后可消失，且无症状，但气道反应性仍增高。慢性支气管炎合并哮喘的患者，病史中咳嗽、咳痰多发生在喘息之前，迁延不愈较长时间后伴有喘息，且咳嗽、咳痰的症状多较喘息更为突出，平喘药物疗效不如哮喘等可资鉴别。

4.肺癌

肺癌多发生于 40 岁以上男性，并有多年吸烟史的患者，刺激性咳嗽常伴痰中带血和胸痛。X 线胸片检查肺部常有块影或反复发作的阻塞性肺炎。痰脱落细胞及支气管镜等检查，可明确诊断。

5.慢性肺间质纤维化

慢性咳嗽，咳少量黏液性非脓性痰，进行性呼吸困难，双肺底可闻及爆裂音（Velcro 啰音），严重者发绀并有杵状指。X 线胸片见中下肺野及肺周边部纹理增多紊乱呈网状结构，其间见弥漫性细小斑点阴影。肺功能检查呈限制性通气功能障碍，弥散功能降低，动脉血氧分压（PaO_2）下降。肺活检是确诊的手段。

四、治疗

（一）急性发作期及慢性迁延期的治疗

以控制感染、祛痰、镇咳为主，同时解痉平喘。

1.抗感染药物

及时、有效、足量，感染控制后及时停用，以免产生细菌耐药或二重感染。一般患者可按常见致病菌用药。可选用青霉素 G $80×10^4$ U 肌内注射；复方磺胺甲噁唑，每次 2 片，2 次/天；阿莫西林 2～4 g/d，3～4 次口服；氨苄西林 2～4 g/d，分 4 次口服；头孢氨苄 2～4 g/d 或头孢拉定 1～2 g/d，分 4 次口服；头孢呋辛 2 g/d 或头孢克洛 0.5～1 g/d，分 2～3 次口服。亦可选择新一代大环内酯类抗生素,如罗红霉素,0.3 g/d,2 次口服。抗菌治疗疗程一般 7~10 天,反复感染病例可适当延长。严重感染时,可选用氨苄西林、环丙沙星、氧氟沙星、阿米卡星、奈替米星或头孢菌素类联合静脉滴注给药。

2.祛痰镇咳药

刺激性干咳者不宜单用镇咳药物,否则痰液不易咳出。可给盐酸溴环己胺醇 30 mg 或羧甲基半胱氨酸 500 mg,3 次/天,口服。乙酰半胱氨酸(富露施)及氯化铵甘草合剂均有一定的疗效。α-糜蛋白酶雾化吸入亦有消炎祛痰的作用。

3.解痉平喘

解痉平喘主要为解除支气管痉挛,利于痰液排出。常用药物为氨茶碱 0.1~0.2 g,8 次/小时口服;丙卡特罗 50 mg,2 次/天;特布他林 2.5 mg,2~3 次/天。慢性支气管炎有可逆性气道阻塞者应常规应用支气管舒张剂,如异丙托溴铵(异丙阿托品)气雾剂、特布他林等吸入治疗。阵发性咳嗽常伴不同程度的支气管痉挛,应用支气管扩张药后可改善症状,并有利于痰液的排出。

(二)缓解期的治疗

应以增强体质,提高机体抗病能力和预防发作为主。

(三)中药治疗

采取扶正固本原则,按肺、脾、肾的虚实辨证施治。

五、护理措施

(一)常规护理

1.环境

保持室内空气新鲜、流通,安静,舒适,温湿度适宜。

2.休息

急性发作期应卧床休息,取半卧位。

3.给氧

持续低流量吸氧。

4.饮食

给予高热量、高蛋白、高维生素易消化饮食。

(二)专科护理

(1)解除气道阻塞,改善肺泡通气。及时清除痰液,神志清醒患者应鼓励咳嗽,痰稠不易咯出时,给予雾化吸入或雾化泵药物喷入,减少局部淤血水肿,以利痰液排出。危重体弱患者,定时更换体位,叩击背部,使痰易于咯出,餐前应给予胸部叩击或胸壁震荡。方法:患者取侧卧位,护士两手手指并拢,手背隆起,指关节微屈,自肺底由下向上,由外向内叩拍胸壁,震动气管,边拍边鼓励患者咳嗽,以促进痰液的排出,每侧肺叶叩击 3~5 分钟。对神志不清者,可进行机械吸痰,需注意无菌操作,抽吸压力要适当,动作轻柔,每次抽吸时间不超过 15 秒,以免加重缺氧。

(2)合理用氧,减轻呼吸困难。根据缺氧和二氧化碳潴留的程度不同,合理用氧,一般给予低流量、低浓度、持续吸氧,如病情需要提高氧浓度,应辅以呼吸兴奋剂刺激通气或使用呼吸机改善通气,吸氧后如呼吸困难缓解、呼吸频率减慢、节律正常、血压上升、心率减慢、心律正常、发绀减轻、皮肤转暖、神志转清、尿量增加等,表示氧疗有效。若呼吸过缓,意识障碍加深,需考虑二氧化碳潴留加重,必要时采取增加通气量措施。

(郑会敏)

第三节 支气管扩张症

一、疾病概述

(一)概念和特点

支气管扩张症是由于急、慢性呼吸道感染和支气管阻塞后,反复发生支气管炎症,致使支气管组织结构病理性破坏,引起的支气管异常和持久性扩张性疾病。临床上以慢性咳嗽、大量脓痰和/或反复咯血为特征,患者多有童年麻疹、百日咳或支气管肺炎等病史。

(二)相关病理生理

支气管扩张症的主要病因是支气管-肺组织感染和支气管阻塞,两者相互影响,促使支气管扩张症的发生和发展。支气管扩张发生于有软骨的支气管近端分支,主要分为柱状、囊状和不规则扩张3种类型,腔内含有多量分泌物并容易积存。呼吸道相关疾病损伤气道清除机制和防御功能,使其清除分泌物的能力下降,易发生感染和炎症;细菌反复感染使气道内因充满包含炎性介质和病原菌的黏稠液体而逐渐扩大、形成瘢痕和扭曲;炎症可导致支气管壁血管增生,并伴有支气管动脉和肺动脉终末支的扩张和吻合,形成小血管瘤而易导致咯血。病变支气管反复炎症,使周围结缔组织和肺组织纤维化,最终引起肺的通气和换气功能障碍。继发于支气管肺组织感染病变的支气管扩张多见于下肺,尤以左下肺多见。继发于肺结核则多见于上肺叶。

(三)病因与诱因

1.支气管-肺组织感染

支气管扩张与扁桃体炎、鼻窦炎、百日咳、麻疹、支气管肺炎、肺结核等呼吸道感染密切相关,引起感染的常见病原体为铜绿假单胞菌、流感嗜血杆菌、卡他莫拉菌、肺炎克雷伯杆菌、金黄色葡萄球菌、非结核分枝杆菌、腺病毒和流感病毒等。婴幼儿期支气管-肺组织感染是支气管扩张最常见的病因。

2.支气管阻塞

异物、肿瘤、外源性压迫等可使支气管阻塞导致肺不张,胸腔负压直接牵拉支气管管壁导致支气管扩张。

3.支气管先天性发育缺损与遗传因素

支气管先天性发育缺损与遗传因素也可形成支气管扩张,可能与软骨发育不全或弹性纤维不足导致局部管壁薄弱或弹性较差有关。部分遗传性 α-抗胰蛋白酶缺乏者也可伴有支气管扩张。

4.其他全身性疾病

支气管扩张可能与机体免疫功能失调有关,目前已发现类风湿性关节炎、溃疡性结肠炎、克罗恩病、系统性红斑狼疮等疾病同时伴有支气管扩张。

(四)临床表现

1.症状

(1)慢性咳嗽、大量脓痰:咳嗽多为阵发性,与体位改变有关,晨起及晚上临睡时咳嗽和咳痰尤多。严重程度可用痰量估计,轻度每天少于 10 mL,中度每天 10～150 mL,重度每天多于 150 mL。感染急性发作时,黄绿色脓痰量每天可达数百毫升,将痰液放置后可出现分层的特征,即上层为泡沫,下悬脓性成分;中层为浑浊黏液;下层为坏死组织沉淀物。合并厌氧菌感染时,痰和呼气具有臭味。

(2)咯血:反复咯血为本病的特点,可为痰中带血或大量咯血。少量咯血每天少于 100 mL,中量咯血每天 100～500 mL,大量咯血每天多于 500 mL 或一次咯血量多于 300 mL。咯血量有时与病情严重程度、病变范围不一致。部分病变发生在上叶的"干性支气管扩张"患者以反复咯血为唯一症状。

(3)反复肺部感染:由于扩张的支气管清除分泌物的功能丧失,引流差,易反复发生感染,其特点是同一肺段反复发生肺炎并迁延不愈。

(4)慢性感染中毒症状:可出现发热、乏力、食欲减退、消瘦、贫血等,儿童可影响发育。

2.体征

早期或病变轻者无异常肺部体征,病变严重或继发感染时,可在病变部位尤其下肺部闻及固定而持久的局限性粗湿啰音,有时可闻及哮鸣音,部分患者伴有杵状指(趾)。

(五)辅助检查

1.影像学检查

(1)胸部 X 线检查:囊状支气管扩张的气道表现为显著的囊腔,腔内可存在气液平面,纵切面可显示"双轨征",横切面显示"环形阴影",并可见气道壁增厚。

(2)胸部 CT 检查:可在横截面上清楚地显示扩张的支气管。高分辨 CT 进一步提高了诊断敏感性,成为支气管扩张症的主要诊断方法。

2.纤维支气管镜检查

纤维支气管镜检查有助于发现患者的出血部位或阻塞原因。还可局部灌洗,取灌洗液做细菌学和细胞学检查。

(六)治疗原则

保持引流通畅,处理咯血,控制感染,必要时手术治疗。

1.保持引流通畅、改善气流受限

清除气道分泌物保持气道通畅能减少继发感染和减轻全身中毒症状,如应用祛痰药物(盐酸氨溴索、溴己新、α-糜蛋白酶)等稀释痰液,痰液黏稠时可加用雾化吸入。应用振动、拍背、体位引流等方法促进气道分泌物的清除。应用支气管舒张剂可改善气流受限,伴有气道高反应及可逆性气流受限的患者疗效明显。如体位引流排痰效果不理想,可用纤维支气管镜吸痰法以保持呼吸道通畅。

2.控制感染

急性感染期的主要治疗措施。应根据症状、体征、痰液性状,必要时根据痰培养及药物敏感试验选择有效的抗生素。常用阿莫西林、头孢类抗生素、氨基糖苷类等药物,重症患者,尤其是铜绿假单胞菌感染者,常需第三代头孢菌素加氨基糖苷类药联合静脉用药。如有厌氧菌混合感染,加用甲硝唑或替硝唑等。

3.外科治疗

保守治疗不能缓解的反复大咯血且病变局限者,可考虑手术治疗。经充分的内科治疗后仍反复发作且病变为局限性支气管扩张,可通过外科手术切除病变组织。

二、护理评估

（一）一般评估

1.患者的主诉

有无胸闷、气促、心悸、疲倦、乏力等症状。

2.生命体征

严密观察呼吸的频率、节律、深浅和音响，患者呼吸可正常或增快，感染严重时或合并咯血可伴随不同程度的呼吸困难和发绀。患者体温正常或偏高，感染严重时可为高热。

3.咳嗽咳痰情况

观察咳嗽咳痰的发作时间、频率、持续时间、伴随的症状和影响因素等，患者反复继发肺部感染，支气管引流不畅，痰不易咳出时可导致咳嗽加剧，大量脓痰咳出后，患者感觉轻松，体温下降，精神改善。重点观察痰液的量、颜色、性质、气味和与体位的关系，痰液静置后的分层现象，记录24小时痰液排出量。注意患者是否出现面色苍白、出冷汗、烦躁不安等出血的症状，观察咯血的颜色、性质及量。

4.其他

血气分析、血氧饱和度、体重、体位等记录结果。

（二）身体评估

1.头颈部

患者的意识状态，面部颜色（贫血），皮肤黏膜有无脱水、是否粗糙干燥；呼吸困难和缺氧的程度（有无气促、口唇有无发绀、血氧饱和度数值等）。

2.胸部

检查胸廓的弹性，有无胸廓的挤压痛，两肺呼吸运动是否一致。病变部位可闻及固定而持久的局限性粗湿啰音或哮鸣音。

3.其他

患者有无杵状指（趾）。

（三）心理-社会评估

询问健康史、发病原因、病程进展时间及以往所患疾病对支气管扩张的影响，评估患者对支气管扩张的认识；另外，患者常因慢性咳嗽、咳痰或痰量多、有异味等症状产生恐惧或焦虑的心理，并对疾病治疗缺乏治愈的自信。

（四）辅助检查阳性结果评估

血氧饱和度的数值；血气分析结果报告；胸部CT检查明确的病变部位。

（五）常用药物治疗效果的评估

抗生素使用后咳嗽咳痰症状有无减轻，原有增高的血白细胞计数有无回降至正常范围，核左移情况有无得到纠正。

三、主要护理诊断/问题

（一）清理呼吸道无效

清理呼吸道无效与大量脓痰滞留呼吸道有关。

(二)有窒息的危险

有窒息的危险与大咯血有关。

(三)营养失调

低于机体需要量与慢性感染导致机体消耗有关。

(四)焦虑

焦虑与疾病迁延、个体健康受到威胁有关。

(五)活动无耐力

活动无耐力与营养不良、贫血等有关。

四、护理措施

(一)环境

保持室内空气新鲜、无臭味，定期开窗换气使空气流通，维持适宜的温湿度，注意保暖。

(二)休息和活动

休息能减少肺活动度，避免因活动诱发咯血。小量咯血者以静卧休息为主，大量咯血患者应绝对卧床休息，尽量避免搬动。取患侧卧位，可减少患侧胸部的活动度，既防止病灶向健侧扩散，同时有利于健侧肺的通气功能。缓解期患者可适当进行户外活动，但要避免过度劳累。

(三)饮食护理

提供高热量、高蛋白质、富含维生素易消化的饮食，多进食含铁食物有利于纠正贫血，饮食中富含维生素 A、维生素 C、维生素 E 等（如新鲜蔬菜、水果），以提高支气管黏膜的抗病能力。大量咯血者应禁食，小量咯血者宜进少量温、凉流质饮食，避免冰冷食物诱发咳嗽或加重咯血，少食多餐。为痰液稀释利于排痰，鼓励患者多饮水，每天 1 500～2 000 mL。指导患者在咳痰后及进食前后漱口，以祛除口臭，促进食欲。

(四)病情观察

严密观察病情，正确记录每天痰量及痰的性质，留好痰标本。有咯血者备好吸痰和吸氧设备。

(五)用药护理

遵医嘱使用抗生素、祛痰剂和支气管舒张剂，指导患者进行有效咳嗽，辅以叩背及时排出痰液。指导患者掌握药物的疗效、剂量、用法和不良反应。

(六)体位引流的护理

体位引流是利用重力作用促使呼吸道分泌物流入气管、支气管排出体外的方法，其效果与需引流部位所对应的体位有关。体位引流的护理措施如下。

(1)体位引流由康复科医师执行，引流前向患者说明体位引流的目的、操作过程和注意事项，消除顾虑取得合作。

(2)操作前测量生命体征，听诊肺部明确病变部位。引流前15分钟遵医嘱给予支气管舒张剂(有条件可使用雾化器或手按定量吸入器)。备好排痰用纸巾或一次性容器。

(3)根据病变部位、病情和患者经验选择合适体位(自觉有利于咳痰的体位)。引流体位的选择取决于分泌物潴留的部位和患者的耐受程度，原则上抬高病灶部位的位置，使引流支气管开口向下，有利于潴留的分泌物随重力作用流入支气管和气管排出。首先引流上叶，然后引流下叶后基底段。如果患者不能耐受，应及时调整姿势。头部外伤、胸部创伤、咯血、严重心血管疾病和病情状况不稳定者,不宜采用头低位进行体位引流。

(4)引流时鼓励患者做腹式深呼吸,辅以胸部叩击或震荡,指导患者进行有效咳嗽等措施,以提高引流效果。

(5)引流时间视病变部位、病情和患者身体状况而定,一般每天1~3次,每次15~20分钟。在空腹或饭前一个半小时前进行,早晨清醒后立即进行效果最好。咯血时不宜进行体位引流。

(6)引流过程应有护士或家人协助,注意观察患者反应,如出现咯血、面色苍白出冷汗、头晕、发绀、脉搏细弱、呼吸困难等情况,应立即停止引流。

(7)体位引流结束后,协助患者采取舒适体位休息,给予清水或漱口液漱口。记录痰液的性质、量及颜色,复查生命体征和肺部呼吸音及啰音的变化,评价体位引流的效果。

(七)窒息的抢救配合

(1)对大咯血及意识不清的患者,应在病床旁备好急救器械。

(2)一旦患者出现窒息征象,应立即取头低脚高45°俯卧位,面向一侧,轻拍背部,迅速排出气道和口咽部的血块,或直接刺激咽部以咳出血块。嘱患者不要屏气,以免诱发喉头痉挛。必要时用吸痰管进行负压吸引,以解除呼吸道阻塞。

(3)给予高浓度吸氧,做好气管插管或气管切开的准备与配合工作。

(4)咯血后为患者漱口,擦净血迹,防止因口咽部异物刺激引起剧烈咳嗽而诱发咯血,及时清理患者咯出的血块及污染的衣物、被褥,安慰患者,以助于稳定情绪,增加安全感,避免因精神过度紧张而加重病情。对精神极度紧张、咳嗽剧烈的患者,可按医嘱给予小剂量镇静剂或镇咳剂。

(5)密切观察咯血的量、颜色、性质及出血的速度,观察生命体征及意识状态的变化,有无胸闷、气促、呼吸困难、发绀、面色苍白、出冷汗、烦躁不安等窒息征象;有无阻塞性肺不张、肺部感染及休克等并发症的表现。

(6)用药护理:①垂体后叶激素可收缩小动脉,减少肺血流量,从而减轻咯血。但也能引起子宫、肠道平滑肌收缩和冠状动脉收缩,故冠心病、高血压患者及孕妇忌用。静脉滴注时速度勿过快,以免引起恶心、便意、心悸、面色苍白等不良反应。②年老体弱、肺功能不全者在应用镇静剂和镇咳药后,应注意观察呼吸中枢和咳嗽反射受抑制情况,以早期发现因呼吸抑制导致的呼吸衰竭和不能咯出血块而发生窒息。

(八)心理护理

护士应以亲切的态度多与患者交谈,讲明支气管扩张反复发作的原因和治疗进展,帮助患者树立战胜疾病的信心,解除焦虑不安心理。呼吸困难患者应根据其病情采用恰当的沟通方式,及时了解病情,安慰患者。

(九)健康教育

(1)预防感冒等呼吸道感染,吸烟患者戒烟。不要滥用抗生素和止咳药。

(2)疾病知识指导:帮助患者和家属正确认识和对待疾病,了解疾病的发生、发展与治疗、护理过程,与患者及家属共同制订长期防治计划。

(3)保健知识的宣教:学会自我监测病情,一旦发现症状加重,应及时就诊。指导掌握有效咳嗽、胸部叩击、雾化吸入及体位引流的排痰方法,长期坚持,以控制病情的发展。

(4)生活指导:讲明加强营养对机体康复的作用,使患者能主动摄取必需的营养素,以增加机体抗病能力。鼓励患者参加体育锻炼,建立良好的生活习惯,劳逸结合,消除紧张心理,防止病情进一步恶化。

(5)及时到医院就诊的指标:体温过高,痰量明显增加;出现胸闷、气促、呼吸困难、发绀、面色苍白、出冷汗、烦躁不安等症状;咯血。

五、护理效果评估

(1)呼吸道保持通畅,痰易咳出,痰量减少或消失,血氧饱和度、动脉血气分析值在正常范围。
(2)肺部湿啰音或哮鸣音减轻或消失。
(3)患者体重增加,无并发症(咯血等)发生。

(郑会敏)

第四节 支气管哮喘

支气管哮喘是由多种细胞(如嗜酸性粒细胞、肥大细胞、T 淋巴细胞、中性粒细胞等)和细胞组分参与的气道慢性炎症性疾病,这种慢性炎症与气道高反应性相关,通常出现广泛而多变的可逆性气流受限,并引起反复发作的喘息、气急、胸闷或咳嗽等症状,多数患者可自行缓解或经治疗缓解。

典型表现为发作性呼气性呼吸困难或发作性胸闷和咳嗽,伴哮鸣音,症状可在数分钟内发生,并持续数小时至数天,夜间及凌晨发作或加重是哮喘的重要临床特征。目前尚无特效的根治办法,糖皮质激素可以有效控制气道炎症,β_2肾上腺素受体激动剂是控制哮喘急性发作的首选药物。经过长期规范化治疗和管理,80%以上的患者可以达到哮喘的临床控制。

一、一般护理

(1)执行内科一般护理常规。
(2)室内环境舒适、安静、冷暖适宜。保持室内空气流通,避免患者接触变应原,如花草、尘螨、花露水、香水等,扫地和整理床单位时可请患者室外等候,或采取湿式清洁方法,避免尘埃飞扬。病室避免使用皮毛、羽绒或蚕丝织物等。
(3)卧位与休息:急性发作时协助患者取坐位或半卧位,以增加舒适度,利于膈肌的运动,缓解呼气性呼吸困难。端坐呼吸的患者为其提供床旁桌支撑,以减少体力消耗。

二、饮食护理

大约 20% 的成年患者和 50% 的患儿是因不适当饮食而诱发或加重哮喘,因此应给予患者营养丰富、清淡、易消化、无刺激的食物。若能找出与哮喘发作有关的食物,如鱼、虾、蟹、蛋类、牛奶等应避免食用。某些食物添加剂如酒石黄和亚硝酸盐可诱发哮喘发作,应引起注意。

三、用药护理

治疗哮喘的药物分为控制性药物和缓解性药物。控制性药物是指需要长期每天规律使用,主要用于治疗气道慢性炎症,达到哮喘临床控制目的;缓解性药物指按需使用的药物,能迅速解除支气管痉挛,从而缓解哮喘症状。哮喘发作时禁用吗啡和大量镇静剂,以免抑制呼吸。

(一)糖皮质激素

糖皮质激素简称激素,是目前控制哮喘最有效的药物。激素给药途径包括吸入、口服、静脉应用等。吸入性糖皮质激素由于其局部抗感染作用强、起效快、全身不良反应少(黏膜吸收、少量进入血液),是目前哮喘长期治疗的首选药物。常用药物有布地奈德、倍氯米松等。通常需规律吸入1～2周方能控制。吸药后嘱患者清水含漱口咽部,可减少不良反应的发生。长期吸入较大剂量激素者,应注意预防全身性不良反应。布地奈德雾化用混悬液制剂,经压缩空气泵雾化吸入,起效快,适用于轻度、中度哮喘急性发作的治疗。吸入激素无效或需要短期加强治疗的患者可采用泼尼松和泼尼松龙等口服制剂,症状缓解后逐渐减量,然后停用或改用吸入剂。不主张长期口服激素用于维持哮喘控制的治疗。口服用药宜在饭后服用,以减少对胃肠道黏膜的刺激。重度或严重哮喘发作时应及早静脉给予激素,可选择琥珀酸氢化可的松或甲泼尼龙。无激素依赖倾向者,可在3～5天停药;有激素依赖倾向者应适当延长给药时间,症状缓解后逐渐减量,然后改口服或吸入剂维持。

(二)β_2肾上腺素受体激动剂

短效β_2肾上腺素受体激动剂为治疗哮喘急性发作的首选药物。有吸入、口服和静脉三种制剂,首选吸入给药。常用药物有沙丁胺醇和特布他林。吸入剂包括定量气雾剂、干粉剂和雾化溶液。短效β_2肾上腺素受体激动剂应按需间歇使用,不宜长期、单一大剂量使用,因为长期应用可引起β_2受体功能下降和气道反应性增高,出现耐药性。主要不良反应有心悸、骨骼肌震颤、低钾血症等。长效β_2肾上腺素受体激动剂与吸入性糖皮质激素(ICS)联合是目前最常用的哮喘控制性药物。常用的有布地奈德粉吸入剂、舒利迭(氟替卡松/沙美特罗干粉吸入剂)。

(三)茶碱类

具有增强呼吸肌的力量及增强气道纤毛清除功能等,从而起到舒张支气管和气道抗感染作用,并具有强心、利尿、扩张冠状动脉、兴奋呼吸中枢等作用,是目前治疗哮喘的有效药物之一。氨茶碱和缓释茶碱是常用的口服制剂,尤其后者适用于夜间哮喘症状的控制。静脉给药主要用于重症和危重症哮喘。注射茶碱类药物应限制注射浓度,速度不超过0.25 mg/(kg·min),以防不良反应发生。其主要不良反应包括恶心、呕吐、心律失常、血压下降及尿多,偶可兴奋呼吸中枢,严重者可引起抽搐乃至死亡。由于茶碱的"治疗窗"窄及茶碱代谢存在较大个体差异,有条件的应在用药期间监测其血药浓度。发热、妊娠、小儿或老年,患有肝、心、肾功能障碍及甲状腺功能亢进者尤须慎用。合用西咪替丁、喹诺酮类、大环内酯类药物等可影响茶碱代谢而使其排泄减慢,尤应观察其不良反应的发生。

(四)胆碱M受体拮抗剂

胆碱M受体拮抗剂分为短效(维持4～6小时)和长效(维持24小时)两种制剂。异丙托溴铵是常用的短效制剂,常与β_2受体激动剂联合雾化应用,代表药可比特(异丙托溴铵/沙丁胺醇)。少数患者可有口苦或口干等不良反应。噻托溴铵是长效选择性M_1、M_2受体拮抗剂,目前主要用于哮喘合并慢性阻塞性肺疾病及慢性阻塞性肺疾病患者的长期治疗。

(五)白三烯拮抗剂

通过调节白三烯的生物活性而发挥抗感染作用,同时舒张支气管平滑肌,是目前除吸入性糖皮质激素外唯一可单独应用的哮喘控制性药物,尤其适用于阿司匹林哮喘、运动性哮喘和伴有过敏性鼻炎哮喘患者的治疗。常用药物为孟鲁司特和扎鲁司特。不良反应通常较轻微,主要是胃肠道症状,少数有皮疹、血管性水肿、转氨酶升高,停药后可恢复正常。

四、病情观察

(1)哮喘发作时,协助取舒适卧位,监测生命体征、呼吸频率、血氧饱和度等指标,观察患者喘息、气急、胸闷或咳嗽等症状,是否出现三凹征,辅助呼吸肌参与呼吸运动,语言沟通困难,大汗淋漓等中重度哮喘的表现。当患者不能讲话,嗜睡或意识模糊,胸腹矛盾运动,哮鸣音减弱甚至消失,脉率变慢或不规则,严重低氧血症和高碳酸血症时,需转入重症加强护理病房(重症监护室,ICU)行机械通气治疗。

(2)注意患者有无鼻咽痒、咳嗽、打喷嚏、流涕、胸闷等哮喘早期发作症状,对于夜间或凌晨反复发作的哮喘患者,应注意是否存在睡眠低氧表现,睡眠低氧可以诱发喘息、胸闷等症状。

五、健康指导

(1)对哮喘患者进行哮喘知识教育,寻找变应原,有效改变环境,避免诱发因素,要贯穿整个哮喘治疗全过程。

(2)指导患者定期复诊、检测肺功能,做好病情自我监测,掌握峰流速仪的使用方法,记哮喘日记。与医师、护士共同制订防止复发、保持长期稳定的方案。

(3)掌握正确吸入技术,如沙丁胺醇气雾剂、信必可都保(布地奈德/福莫特罗粉吸入剂)、舒利迭的使用方法。知晓药物的作用和不良反应的预防。

(4)帮助患者养成规律生活习惯,保持乐观情绪,避免精神紧张、剧烈运动、持续的喊叫等过度换气动作。

(5)熟悉哮喘发作的先兆表现,如打喷嚏、咳嗽、胸闷、喉结发痒等,学会在家中自行监测病情变化并进行评定。及哮喘急性发作时进行简单的紧急自我处理方法,例如,吸入沙丁胺醇气雾剂1~2喷、布地奈德1~2吸,缓解喘憋症状,尽快到医院就诊。

(郑会敏)

第五节　急性呼吸窘迫综合征

急性呼吸窘迫综合征(acute respiratory distress syndrome,ARDS)是指严重感染、创伤、休克等非心源性疾病过程中,肺毛细血管内皮细胞和肺泡上皮细胞损伤造成弥漫性肺间质及肺泡水肿,导致的急性低氧性呼吸功能不全或衰竭,属于急性肺损伤(acute lung injury,ALI)的严重阶段。以肺容积减少、肺顺应性降低、严重的通气/血流比例失调为病理生理特征。临床上表现为进行性低氧血症和呼吸窘迫,肺部影像学表现为非均一性的渗出性病变。本病起病急、进展快、病死率高。

ALI 和 ARDS 是同一疾病过程中的两个不同阶段,ALI 代表早期和病情相对较轻的阶段,而 ARDS 代表后期病情较为严重的阶段。发生 ARDS 时患者必然经历过 ALI,但并非所有的 ALI 都要发展为 ARDS。引起 ALI 和 ARDS 的原因和危险因素很多,根据肺部直接和间接损伤对危险因素进行分类,可分为肺内因素和肺外因素。肺内因素是指致病因素对肺的直接损伤,包括:①化学性因素,如吸入毒气、烟尘、胃内容物及氧中毒等。②物理性因素,如肺挫伤、放射性损伤等。③生物性因素,如重症肺炎。肺外因素是指致病因素通过神经体液因素间接引起肺损伤,包括严重休克、感染中毒症、严重非胸部创伤、大面积烧伤、大量输血、急性胰腺炎、药物或麻醉品中毒等。ALI 和 ARDS 的发生机制非常复杂,目前尚不完全清楚。多数学者认为,ALI 和 ARDS 是由多种炎性细胞、细胞因子和炎性介质共同参与引起的广泛肺毛细血管急性炎症性损伤过程。

一、临床特点

ARDS 的临床表现可以有很大差别,取决于潜在疾病和受累器官的数目和类型。

(一)症状体征

(1)发病迅速:ARDS 多发病迅速,通常在发病因素攻击(如严重创伤、休克、败血症、误吸)后 12～48 小时发病,偶尔有长达 5 天者。

(2)呼吸窘迫:是 ARDS 最常见的症状,主要表现为气急和呼吸频率增快,呼吸频率大多在 25～50 次/分。其严重程度与基础呼吸频率和肺损伤的严重程度有关。

(3)咳嗽、咳痰、烦躁和神志变化:ARDS 可有不同程度的咳嗽、咳痰,可咳出典型的血水样痰,可出现烦躁、神志恍惚。

(4)发绀:是未经治疗 ARDS 的常见体征。

(5)ARDS 患者也常出现呼吸类型的改变,主要为呼吸浅快或潮气量的变化。病变越严重,这一改变越明显,甚至伴有吸气时鼻翼翕动及三凹征。在早期自主呼吸能力强时,常表现为深快呼吸,当呼吸肌疲劳后,则表现为浅快呼吸。

(6)早期可无异常体征,或仅有少许湿啰音;后期多有水泡音,也可出现管状呼吸音。

(二)影像学表现

1.X 线胸片检查

早期病变以间质性为主,胸部 X 线片常无明显异常或仅见血管纹理增多,边缘模糊,双肺散在分布的小斑片状阴影。随着病情进展,上述的斑片状阴影进一步扩展,融合成大片状,或两肺均匀一致增加的毛玻璃样改变,伴有支气管充气征,心脏边缘不清或消失,称为"白肺"。

2.胸部 CT 检查

与 X 线胸片相比,胸部 CT 尤其是高分辨 CT(HRCT)可更为清晰地显示出肺部病变分布、范围和形态,为早期诊断提供帮助。由于肺毛细血管膜通透性一致性增高,引起血管内液体渗出,两肺斑片状阴影呈现重力依赖性现象,还可出现变换体位后的重力依赖性变化。在 CT 上表现为病变分布不均匀:①非重力依赖区(仰卧时主要在前胸部)正常或接近正常。②前部和中间区域呈毛玻璃样阴影。③重力依赖区呈现实变影。这些提示肺实质的实变出现在受重力影响最明显的区域。无肺泡毛细血管膜损伤时,两肺斑片状阴影均匀分布,既不出现重力依赖现象,也无变换体位后的重力依赖性变化。这一特点有助于与感染性疾病鉴别。

(三)实验室检查

1.动脉血气分析

$PaO_2 < 8.0$ kPa(60 mmHg),有进行性下降趋势,在早期 $PaCO_2$ 多不升高,甚至可因过度通气而低于正常;早期多为单纯呼吸性碱中毒;随病情进展可合并代谢性酸中毒,晚期可出现呼吸性酸中毒。氧合指数较动脉氧分压更能反映吸氧时呼吸功能的障碍,而且与肺内分流量有良好的相关性,计算简便。氧合指数参照范围为 53.2～66.5 kPa(400～500 mmHg),在 ALI 时

≤40.0 kPa(300 mmHg),ARDS 时≤26.7 kPa(200 mmHg)。

2.血流动力学监测

通过漂浮导管,可同时测定并计算肺动脉压(PAP)、肺动脉楔压(PAWP)等,不仅对诊断、鉴别诊断有价值,而且对机械通气治疗也为重要的监测指标。肺动脉楔压一般 < 1.6 kPa(12 mmHg),若>2.4 kPa(18 mmHg),则支持左心衰竭的诊断。

3.肺功能检查

ARDS 发生后呼吸力学发生明显改变,包括肺顺应性降低和气道阻力增高,肺无效腔/潮气量是不断增加的,肺无效腔/潮气量增加是早期 ARDS 的一种特征。

二、诊断及鉴别诊断

中华医学会呼吸病学分会制定的诊断标准如下。

(1)有 ALI 和/或 ARDS 的高危因素。

(2)急性起病、呼吸频数和/或呼吸窘迫。

(3)低氧血症:ALI 时氧合指数≤40.0 kPa(300 mmHg);ARDS 时氧合指数≤26.7 kPa(200 mmHg)。

(4)胸部 X 线检查显示两肺浸润阴影。

(5)肺动脉楔压≤2.4 kPa(18 mmHg)或临床上能除外心源性肺水肿。

符合以上 5 项条件者,可以诊断 ALI 或 ARDS。必须指出,ARDS 的诊断标准并不具有特异性,诊断时必须排除大片肺不张、自发性气胸、重症肺炎、急性肺栓塞和心源性肺水肿(表 6-1)。

表 6-1 ARDS 与心源性肺水肿的鉴别

类别	ARDS	心源性肺水肿
特点	高渗透性	高静水压
病史	创伤、感染等	心脏疾病
双肺浸润阴影	+	+
重力依赖性分布现象	+	+
发热	+	可能
白细胞计数增多	+	可能
胸腔积液	−	+
吸纯氧后分流	较高	可较高
肺动脉楔压	正常	高
肺泡液体蛋白	高	低

三、急诊处理

ARDS 是呼吸系统的一个急症,必须在严密监护下进行合理治疗。治疗目标是改善肺的氧合功能,纠正缺氧,维护脏器功能和防治并发症。治疗措施如下。

(一)氧疗

应采取一切有效措施尽快提高 PaO_2,纠正缺氧。可给高浓度吸氧,使 PaO_2≥8.0 kPa(60 mmHg)或 SaO_2≥90%。轻症患者可使用面罩给氧,但多数患者需采用机械通气。

(二)去除病因

病因治疗在 ARDS 的防治中占有重要地位,主要是针对涉及的基础疾病。感染是 ALI 和 ARDS 常见原因也是首位高危因素,而 ALI 和 ARDS 又易并发感染。如果 ARDS 的基础疾病是脓毒症,除了清除感染灶外,还应选择敏感抗生素,同时收集痰液或血液标本分离培养病原菌和进行药敏试验,指导下一步抗生素的选择。一旦建立人工气道并进行机械通气,即应给予广谱抗生素,以预防呼吸道感染。

(三)机械通气

机械通气是最重要的支持手段。如果没有机械通气,许多 ARDS 患者会因呼吸衰竭在数小时至数天内死亡。机械通气的指征目前尚无统一标准,多数学者认为一旦诊断为 ARDS,就应进行机械通气。在 ALI 阶段可试用无创正压通气,使用无创机械通气治疗时应严密监测患者的生命体征及治疗反应。神志不清、休克、气道自洁能力障碍的 ALI 和 ARDS 患者不宜应用无创机械通气。如无创机械通气治疗无效或病情继续加重,应尽快建立人工气道,行有创机械通气。

为了防止肺泡萎陷,保持肺泡开放,改善氧合功能,避免机械通气所致的肺损伤,目前常采用肺保护性通气策略,主要措施包括以下两方面。

1.呼气末正压

适当加用呼气末正压可使呼气末肺泡内压增大,肺泡保持开放状态,从而达到防止肺泡萎陷,减轻肺泡水肿,改善氧合功能和提高肺顺应性的目的。应用呼气末正压应首先保证有效循环血容量足够,以免因胸内正压增加而降低心排血量,而减少实际的组织氧运输;呼气末正压先从低水平 $0.3\sim0.5$ kPa($3\sim5$ cmH$_2$O)开始,逐渐增加,直到 PaO$_2$>8.0 kPa(60 mmHg)、SaO$_2$>90% 时的呼气末正压水平,一般呼气末正压水平为 $0.5\sim1.8$ kPa($5\sim18$ cmH$_2$O)。

2.小潮气量通气和允许性高碳酸血症

ARDS 患者采用小潮气量($6\sim8$ mL/kg)通气,使吸气平台压控制在 $3.0\sim3.4$ kPa($30\sim35$ cmH$_2$O)以下,可有效防止因肺泡过度充气而引起的肺损伤。为保证小潮气量通气的进行,可允许一定程度的 CO$_2$ 潴留[PaCO$_2$ 一般不宜高于 $10.7\sim13.3$ kPa($80\sim100$ mmHg)]和呼吸性酸中毒(pH $7.25\sim7.30$)。

(四)控制液体入量

在维持血压稳定的前提下,适当限制液体入量,配合利尿剂,使出入量保持轻度负平衡(每天 500 mL 左右),使肺脏处于相对"干燥"状态,有利于肺水肿的消除。液体管理的目标是在最低 [$0.7\sim1.1$ kPa($5\sim8$ mmHg)]的肺动脉楔压下维持足够的心排血量及氧运输量。在早期可给予高渗晶体液,一般不推荐使用胶体液。存在低蛋白血症的 ARDS 患者,可通过补充清蛋白等胶体溶液和应用利尿剂,有助于实现液体负平衡,并改善氧合。若限液后血压偏低,可使用多巴胺和多巴酚丁胺等血管活性药物。

(五)加强营养支持

营养支持的目的在于不但纠正现有的患者的营养不良,还应预防患者营养不良的恶化。营养支持可经胃肠道或胃肠外途径实施。如有可能应尽早经胃肠补充部分营养,不但可以减少补液量,而且可获得经胃肠营养的有益效果。

(六)加强护理、防治并发症

有条件时应在 ICU 中动态监测患者的呼吸、心律、血压、尿量及动脉血气分析等,及时纠正酸碱失衡和电解质紊乱。注意预防呼吸机相关性肺炎的发生,尽量缩短病程和机械通气时间,加强物理治疗,包括体位、翻身、拍背、排痰和气道湿化等。积极防治应激性溃疡和多器官功能障碍综合征。

(七)其他治疗

糖皮质激素、肺泡表面活性物质替代治疗、吸入一氧化氮在 ALI 和 ARDS 的治疗中可能有一定价值,但疗效尚不肯定。不推荐常规应用糖皮质激素预防和治疗 ARDS。糖皮质激素既不能预防 ARDS 的发生,对早期 ARDS 也没有治疗作用。ARDS 发病>14 天应用糖皮质激素会明显增加病死率。感染性休克并发 ARDS 的患者,如合并肾上腺皮质功能不全,可考虑应用替代剂量的糖皮质激素。肺表面活性物质有助于改善氧合,但是还不能将其作为 ARDS 的常规治疗手段。

四、急救护理

在救治 ARDS 过程中,精心护理是抢救成功的重要环节。护士应做到及早发现病情,迅速协助医师采取有力的抢救措施。密切观察患者生命体征,做好各项记录,准确完成各种治疗,备齐抢救器械和药品,防止机械通气和气管切开的并发症。

(一)护理目标

(1)及早发现 ARDS 的迹象,以及早有效地协助抢救。维持生命体征稳定,挽救患者生命。

(2)做好人工气道的管理,维持患者最佳气体交换,改善低氧血症,减少机械通气并发症。

(3)采取俯卧位通气护理,缓解肺部压迫,改善心脏的灌注。

(4)积极预防感染等各种并发症,提高救治成功率。

(5)加强基础护理,增加患者舒适感。

(6)减轻患者心理不适,使其合作、平静。

(二)护理措施

1.及早发现病情变化

ARDS 通常在疾病或严重损伤的最初 24 小时后发生。首先出现呼吸困难,通常呼吸浅快。吸气时可存在肋间隙和胸骨上窝凹陷。皮肤可出现发绀和斑纹,吸氧不能使之改善。

护士发现上述情况要高度警惕,及时报告医师,进行动脉血气和胸部 X 线等相关检查。一旦诊断考虑 ARDS,立即积极治疗。若没有机械通气的相应措施,应尽早转至有条件的医院。患者转运过程中应有专职医师和护士陪同,并准备必要的抢救设备,氧气必不可少。若有指征行机械通气治疗,可以先行气管插管后转运。

2.密切监护

迅速连接监测仪,密切监护心率、心律、血压等生命体征,尤其是呼吸的频率、节律、深度及血氧饱和度等。观察患者意识、发绀情况、末梢温度等。注意有无呕血、黑便等消化道出血的表现。

3.氧疗和机械通气的护理治疗

ARDS 最紧迫问题在于纠正顽固性低氧,改善呼吸困难,为治疗基础疾病赢得时间。需要对患者实施氧疗甚至机械通气。

(1)严密监测患者呼吸情况及缺氧症状。若单纯面罩吸氧不能维持满意的血氧饱和度,应予辅助通气。首先可尝试采用经面罩持续气道正压吸氧等无创通气,但大多需要机械通气吸入氧气。遵医嘱给予高浓度氧气吸入或使用呼气末正压呼吸(positive end expiratory pressure, PEEP)并根据动脉血气分析值的变化调节氧浓度。

（2）使用 PEEP 时应严密观察，防止患者出现气压伤。PEEP 是在呼气终末时给予气道以一恒定正压使之不能回复到大气压的水平。可以增加肺泡内压和功能残气量改善氧合，防止呼气使肺泡萎陷，增加气体分布和交换，减少肺内分流，从而提高 PaO_2。由于 PEEP 使胸腔内压升高，静脉回流受阻，致心搏减少，血压下降，严重时可引起循环衰竭，另外正压过高，肺泡过度膨胀、破裂有导致气胸的危险。所以在监护过程中，注意 PEEP 观察有无心率增快、突然胸痛、呼吸困难加重等相关症状，发现异常立即调节 PEEP 压力并报告医师处理。

（3）帮助患者采取有利于呼吸的体位，如端坐位或高枕卧位。

（4）人工气道的管理有以下几方面。

妥善固定气管插管，观察气道是否通畅，定时对比听诊双肺呼吸音。经口插管者要固定好牙垫，防止阻塞气道。每班检查并记录导管刻度，观察有无脱出或误入一侧主支气管。套管固定松紧适宜，以能放入一指为准。

气囊充气适量。充气过少易产生漏气，充气过多可压迫气管黏膜导致气管食管瘘，可以采用最小漏气技术，用来减少并发症发生。方法：用 10 mL 注射器将气体缓慢注入，直至在喉及气管部位听不到漏气声，向外抽出气体每次 0.25～0.5 mL，至吸气压力到达峰值时出现少量漏气为止，再注入 0.25～0.5 mL 气体，此时气囊容积为最小封闭容积，气囊压力为最小封闭压力，记录注气量。观察呼吸机上气道峰压是否下降及患者能否发音说话，长期机械通气患者要观察气囊有无破损、漏气现象。

保持气道通畅。严格无菌操作，按需适时吸痰。过多反复抽吸会刺激黏膜，使分泌物增加。先吸气道再吸口、鼻腔，吸痰前给予充分气道湿化、翻身叩背、吸纯氧 3 分钟，吸痰管最大外径不超过气管导管内径的 1/2，迅速插吸痰管至气管插管，感到阻力后撤回吸痰管 1～2 cm，打开负压边后退边旋转吸痰管，吸痰时间不应超过 15 秒。吸痰后密切观察痰液的颜色、性状、量及患者心率、心律、血压和血氧饱和度的变化，一旦出现心律失常和呼吸窘迫，立即停止吸痰，给予吸氧。

用加温湿化器对吸入气体进行湿化，根据病情需要加入盐酸氨溴索、异丙托溴铵等，每天 3 次雾化吸入。湿化满意标准为痰液稀薄、无泡沫、不附壁能顺利吸出。

呼吸机使用过程中注意电源插头要牢固，不要与其他仪器共用一个插座；机器外部要保持清洁，上端不可放置液体；开机使用期间定时倒掉管道及集水瓶内的积水，集水瓶安装要牢固；定时检查管道是否漏气、有无打折、压缩机工作是否正常。

4.维持有效循环，维持出入液量轻度负平衡

循环支持治疗的目的是恢复和提供充分的全身灌注，保证组织的灌流和氧供，促进受损组织的恢复。在能保持酸碱平衡和肾功能前提下达到最低水平的血管内容量。①护士应迅速帮助完成该治疗目标。选择大血管，建立 2 个以上的静脉通道，正确补液，改善循环血容量不足。②严格记录出入量、每小时尿量。出入量管理的目标是在保证血容量、血压稳定前提下，24 小时出量大于入量 1 000 mL，利于肺内水肿液的消退。充分补充血容量后，护士遵医嘱给予利尿剂，消除肺水肿。观察患者对治疗的反应。

5.俯卧位通气护理

由仰卧位改变为俯卧位，可使 75% ARDS 患者的氧合改善。可能与血流重新分布，改善背侧肺泡的通气，使部分萎陷肺泡再膨胀达到"开放肺"的效果有关。随着通气/血流比例的改善进而改善了氧合。但存在血流动力学不稳定、颅内压增高、脊柱外伤、急性出血、骨科手术、近期腹部手术、妊娠等为禁忌实施俯卧位。①患者发病 24 小时后取俯卧位，翻身前给予纯氧吸入 3 分钟。

预留足够的管路长度,注意防止气管插管过度牵拉致脱出。②为减少特殊体位给患者带来的不适,用软枕垫高头部 15°～30°,嘱患者双手放在枕上,并在髋、膝、踝部放软枕,每 1～2 小时更换 1 次软枕的位置,每 4 小时更换 1 次体位,同时考虑患者的耐受程度。③注意血压变化,因俯卧位时支撑物放置不当,可使腹压增加,下腔静脉回流受阻而引起低血压,必要时在翻身前提高吸氧浓度。④注意安全、防坠床。

6.预防感染的护理

护理方法如下:①注意严格无菌操作,每天更换气管插管切口敷料,保持局部清洁干燥,预防或消除继发感染。②加强口腔及皮肤护理,以防护理不当而加重呼吸道感染及发生压疮。③密切观察体温变化,注意呼吸道分泌物的情况。

7.心理护理

减轻恐惧,增加心理舒适度:①评估患者的焦虑程度,指导患者学会自我调整心理状态,调控不良情绪。主动向患者介绍环境,解释治疗原则,解释机械通气、监测及呼吸机的报警系统,尽量消除患者的紧张感。②耐心向患者解释病情,对患者提出的问题要给予明确、有效和积极的信息,消除心理紧张和顾虑。③护理患者时保持冷静和耐心,表现出自信和镇静。④如果患者由于呼吸困难或人工通气不能讲话,可提供纸笔或以手势与患者交流。⑤加强巡视,了解患者的需要,帮助患者解决问题。⑥帮助并指导患者及家属应用松弛疗法、按摩等。

8.营养护理

ARDS 患者处于高代谢状态,应及时补充热量和高蛋白、高脂肪营养物质。能量的摄取既应满足代谢的需要,又应避免糖类的摄取过多,蛋白摄取量一般为每天 1.2～1.5 g/kg。

尽早采用肠内营养,协助患者取半卧位,充盈气囊,证实胃管在胃内后,用加温器和输液泵匀速泵入营养液。若有肠鸣音消失或胃潴留,暂停鼻饲,给予胃肠减压。一般留置 5 天后拔除,更换到对侧鼻孔,以减少鼻窦炎的发生。

(三)健康指导

在疾病的不同阶段,根据患者的文化程度做好有关知识的宣传和教育,让患者了解病情的变化过程。

(1)提供舒适安静的环境以利于患者休息,指导患者正确卧位休息,讲解由仰卧位改变为俯卧位的意义,尽可能减少特殊体位给患者带来的不适。

(2)向患者解释咳嗽、咳痰的重要性,指导患者掌握有效咳痰的方法,鼓励并协助患者咳嗽、排痰。

(3)指导患者自己观察病情变化,如有不适及时通知医护人员。

(4)嘱患者严格按医嘱用药,按时服药,不要随意增减药物剂量及种类。服药过程中,需密切观察患者用药后反应,以指导用药剂量。

(5)出院指导:指导患者出院后仍以休息为主,活动量要循序渐进,注意劳逸结合。此外,患者病后生活方式的改变需要家人的积极配合和支持,应指导患者家属给患者创造一个良好的身心休养环境。出院后 1 个月内来院复查 1～2 次,出现情况随时来院复查。

(范作兰)

第六节　慢性阻塞性肺疾病

一、概述

(一)疾病概念

慢性阻塞性肺疾病(chronic obstructive pulmonary disease,COPD)是一组气流受限为特征的肺部疾病,气流受限不完全可逆,呈进行性发展,但是可以预防和治疗的疾病。慢性阻塞性肺疾病主要累及肺部,但也可以引起肺外各器官的损害。

慢性阻塞性肺疾病是呼吸系统疾病中的常见病和多发病,患病率和病死率均居高不下。近年来对我国 7 个地区 20 245 名成年人进行调查,慢性阻塞性肺疾病的患病率占 40 岁以上人群的 8.2%。因肺功能进行性减退,严重影响患者的劳动力和生活质量。

(二)相关病理生理

慢性支气管炎并发肺气肿时,视其严重程度可引起一系列病理生理改变。早期病变局限于细小气道,仅闭合容积增大,反映肺组织弹性阻力及小气道阻力的动态肺顺应性降低。病变累及大气道时,肺通气功能障碍,最大通气量降低。随着病情的发展,肺组织弹性日益减退,肺泡持续扩大,回缩障碍,则残气量及残气量占肺总量的百分比增加。肺气肿加重导致大量肺泡周围的毛细血管受膨胀肺泡的挤压而退化,致使肺毛细血管大量减少,肺泡间的血流量减少,此时肺泡虽有通气,但肺泡壁无血液灌流,导致生理无效腔气量增大;也有部分肺区虽有血液灌流,但肺泡通气不良,不能参与气体交换。如此,肺泡及毛细血管大量丧失,弥散面积减少,产生通气与血流比例失调,导致换气功能发生障碍。通气和换气功能障碍可引起缺氧和二氧化碳潴留,发生不同程度的低氧血症和高碳酸血症,最终出现呼吸功能衰竭。

(三)病因与诱因

确切的病因不清楚。但认为与肺部对香烟烟雾等有害气体或有害颗粒的异常炎症反应有关。这些反应存在个体易感因素和环境因素的互相作用。

(1)吸烟:为重要的发病因素,吸烟者慢性支气管炎的患病率比不吸烟者高 2~8 倍,烟龄越长,吸烟量越大,慢性阻塞性肺疾病患病率越高。

(2)职业粉尘和化学物质:接触职业粉尘及化学物质,如烟雾、变应原、工业废气及室内空气污染等,浓度过高或时间过长时,均可能产生与吸烟类似的慢性阻塞性肺疾病。

(3)空气污染:大气中的有害气体如二氧化硫、二氧化氮、氯气等可损伤气道黏膜上皮,使纤毛清除功能下降,黏液分泌增加,为细菌感染增加条件。

(4)感染因素:与慢性支气管炎类似,感染亦是慢性阻塞性肺疾病发生发展的重要因素之一。

(5)蛋白酶-抗蛋白酶失衡。

(6)炎症机制。

(7)其他:自主神经功能失调、营养不良、气温变化等都有可能参与慢性阻塞性肺疾病的发生、发展。

(四)临床表现

起病缓慢、病程较长。主要症状如下。

1.慢性咳嗽

随病程发展可终身不愈。常晨间咳嗽明显,夜间有阵咳或排痰。

2.咳痰

一般为白色黏液或浆液性泡沫性痰,偶可带血丝,清晨排痰较多。急性发作期痰量增多,可有脓性痰。

3.气短或呼吸困难

早期在劳力时出现,后逐渐加重,以致在日常活动甚至休息时也感到气短,是慢性阻塞性肺疾病的标志性症状。

4.喘息和胸闷

部分患者特别是重度患者或急性加重时出现喘息。

5.其他

晚期患者有体重下降,食欲减退等。

6.慢性阻塞性肺疾病病程分期

慢性阻塞性肺疾病的病程可以根据患者的症状和体征的变化分为如下两期:①急性加重期是指在疾病发展过程中,短期内出现咳嗽、咳痰、气促和/或喘息加重、痰量增多,呈脓性或黏液脓性痰,可伴发热等症状。②稳定期指患者咳嗽、咳痰、气促等症状稳定或较轻。

7.并发症

(1)慢性呼吸衰竭:常在慢性阻塞性肺疾病急性加重时发生,其症状明显加重,发生低氧血症和/或高碳酸血症,可具有缺氧和二氧化碳潴留的临床表现。

(2)自发性气胸:如有突然加重的呼吸困难,并伴有明显的发绀,患侧肺部叩诊为鼓音,听诊呼吸音减弱或消失,应考虑并发自发性气胸,通过 X 线检查可以确诊。

(3)慢性肺源性心脏病:由于慢性阻塞性肺疾病肺病变引起肺血管床减少及缺氧致肺动脉痉挛、血管重塑,导致肺动脉高压、右心室肥厚扩大,最终发生右心功能不全。

(五)辅助检验

1.肺功能检查

肺功能检查是判断气流受限的主要客观指标,对慢性阻塞性肺疾病诊断、严重程度评价、疾病进展、预后及治疗反应等有重要意义。

(1)第一秒用力呼气容积占用力肺活量百分比(FEV_1/FVC)是评价气流受限的一项敏感指标。

(2)第一秒用力呼气容积占预计值百分比($FEV_1\%$预计值),是评估慢性阻塞性肺疾病严重程度的良好指标,其变异性小,易于操作。

(3)吸入支气管舒张药后 $FEV_1/FVC<70\%$ 及 $FEV_1<80\%$ 预计值者,可确定为不能完全可逆的气流受限。

2.胸部 X 线检查

慢性阻塞性肺疾病早期胸片可无变化,以后可出现肺纹理增粗、紊乱等非特异性改变,也可出现肺气肿改变。X 线胸片改变对慢性阻塞性肺疾病诊断特异性不高,主要作为确定肺部并发症及与其他肺疾病鉴别之用。

3.胸部 CT 检查

CT 检查不应作为慢性阻塞性肺疾病的常规检查。高分辨 CT 对有疑问病例的鉴别诊断有一定意义。

4.血气分析

血气分析对确定发生低氧血症、高碳酸血症、酸碱平衡失调及判断呼吸衰竭的类型有重要价值。

5.其他

慢性阻塞性肺疾病合并细菌感染时,外周血白细胞计数增高,核左移。痰培养可能查出病原菌;常见病原菌为肺炎链球菌、流感嗜血杆菌、卡他莫拉菌、肺炎克雷伯杆菌等。

(六)治疗原则

1.缓解期治疗原则

减轻症状,阻止慢性阻塞性肺疾病病情发展,缓解或阻止肺功能下降,改善慢性阻塞性肺疾病患者的活动能力,提高其生活质量,降低病死率。

2.急性加重期治疗原则

控制感染、抗炎、平喘、解痉,纠正呼吸衰竭与右心衰竭。

(七)缓解期药物治疗

1.支气管舒张药

短期按需应用以暂时缓解症状,长期规则应用以减轻症状。

(1)β_2 肾上腺素受体激动剂:主要有沙丁胺醇气雾剂,每次 $100\sim200$ μg($1\sim2$ 喷),定量吸入,疗效持续 $4\sim5$ 小时,每 24 小时不超过 $8\sim12$ 喷。特布他林气雾剂亦有同样作用。可缓解症状,尚有沙美特罗、福莫特罗等长效 β_2 肾上腺素受体激动剂,每天仅需吸入 2 次。

(2)抗胆碱能药:是慢性阻塞性肺疾病常用的药物,主要品种为异丙托溴铵气雾剂,定量吸入,起效较沙丁胺醇慢,持续 $6\sim8$ 小时,每次 $40\sim80$ mg,每天 $3\sim4$ 次。长效抗胆碱药有噻托溴铵选择性作用于 M_1、M_3 受体,每次吸入 18 μg,每天 1 次。

(3)茶碱类:茶碱缓释或控释片 0.2 g,每 12 小时 1 次;氨茶碱 0.1 g,每天 3 次。

2.祛痰药

对痰不易咳出者可应用。常用药物有盐酸氨溴索 30 mg,每天 3 次,N-乙酰半胱氨酸 0.2 g,每天 3 次,或羧甲司坦 0.5 g,每天 3 次。稀化黏素 0.5 g,每天 3 次。

3.糖皮质激素

对重度和极重度患者(Ⅲ级和Ⅳ级),反复加重的患者,长期吸入糖皮质激素与长效 β_2 肾上腺素受体激动剂联合制剂,可增加运动耐量、减少急性加重发作频率、提高生活质量,甚至有些患者的肺功能得到改善。

4.长期家庭氧疗(LTOT)

对慢性阻塞性肺疾病慢性呼吸衰竭者可提高生活质量和生存率。对血流动力学、运动能力、肺生理和精神状态均会产生有益的影响。LTOT 指征:①$PaO_2\leq7.3$ kPa(55 mmHg)或 SaO_2 $\leq88\%$,有或没有高碳酸血症。②PaO_2 $7.3\sim8.0$ kPa($55\sim60$ mmHg),或 $SaO_2<89\%$,并有肺动脉高压、心力衰竭水肿或红细胞增多症(血细胞比容>0.55)。一般用鼻导管吸氧,氧流量为 $1.0\sim2.0$ L/min,吸氧时间 $10\sim15$ h/d。目的是使患者在静息状态下,达到 $PaO_2\geq8.0$ kPa(60 mmHg)和/或使 SaO_2 升至 90%。

(八)急性发作期药物治疗

1.支气管舒张药

药物同稳定期。有严重喘息症状者可给予较大剂量雾化吸入治疗,如应用沙丁胺醇 500 µg 或异丙托溴铵 500 µg,或沙丁胺醇 1 000 µg 加异丙托溴铵 250～500 µg,通过小型雾化器给患者吸入治疗以缓解症状。

2.抗生素

应根据患者所在地常见病原菌类型及药物敏感情况积极选用抗生素治疗。如给予 β 内酰胺类/β 内酰胺酶抑制剂;第二代头孢菌素、大环内酯类或喹诺酮类。如果找到确切的病原菌,根据药敏结果选用抗生素。

3.糖皮质激素

对需住院治疗的急性加重期患者可考虑口服泼尼松龙 30～40 mg/d,也可静脉给予甲泼尼龙 40～80 mg,每天 1 次。连续 5～7 天。

4.祛痰剂

溴己新 8～16 mg,每天 3 次;盐酸氨溴索 30 mg,每天 3 次酌情选用。

5.吸氧

持续低流量吸氧。

二、护理评估

(一)一般评估

1.生命体征

急性加重期时合并感染患者可有体温升高;呼吸频率常达每分钟 30～40 次。

2.患者主诉

有无慢性咳嗽、咳痰、气短、喘息和胸闷等症状。

3.相关记录

体温、呼吸、心率、皮肤、饮食、出入量、体重等记录结果。

(二)身体评估

1.视诊

胸廓前后径增大,肋间隙增宽,剑突下胸骨下角增宽,称为桶状胸。部分患者呼吸变浅,频率增快,严重者可有缩唇呼吸等。

2.触诊

双侧语颤减弱。

3.叩诊

肺部过清音,心浊音界缩小,肺下界和肝浊音界下降。

4.听诊

两肺呼吸音减弱,呼气延长,部分患者可闻及湿啰音和/或干啰音。

(三)心理-社会评估

患者在疾病治疗过程中的心理反应与需求,家庭及社会支持情况,引导患者正确配合疾病的治疗与护理。

(四)辅助检查结果评估

1.肺功能检查

吸入支气管舒张药后 $FEV_1/FVC<70\%$ 及 $FEV_1<80\%$ 预计值者,可确定为不能完全可逆的气流受限。

2.血气分析

对确定发生低氧血症、高碳酸血症、酸碱平衡失调及判断呼吸衰竭的类型有重要价值。

3.痰培养

痰培养可能查出病原菌。

(五)慢性阻塞性肺疾病常用药效果的评估

1.应用支气管扩张剂的评估要点

(1)每天用药剂量、用药的方法(雾化吸入法、口服、静脉滴注)的评估与记录。

(2)评估急性发作时,是否能正确使用定量吸入器(MDI),用药后呼吸困难是否得到缓解。

(3)评估患者是否掌握常用三种雾化吸器的正确使用方法:定量吸入器(MDI)、都保干粉吸入器、准纳器。并注意用后漱口。

2.应用抗生素的评估要点

参照其他相关章节。

三、主要护理诊断/问题

(一)气体交换受损

气体交换受损与气道阻塞、通气不足、呼吸肌疲劳、分泌物过多和肺泡呼吸面积减少有关。

(二)清理呼吸道无效

清理呼吸道无效与分泌物增多而黏稠、气道湿度降低和无效咳嗽有关。

(三)焦虑

焦虑与健康状况改变、病情危重、经济状况有关。

四、护理措施

(一)休息与活动

中度以上慢性阻塞性肺疾病急性加重期患者应卧床休息,协助患者采取舒适体位,极重度患者宜采取身体前倾坐位,视病情增加适当的活动,以患者不感到疲劳,不加重病情为宜。

(二)病情观察

观察咳嗽、咳痰及呼吸困难的程度,观察血压、心率,监测动脉血气和水、电解质、酸碱平衡情况。

(三)控制感染

遵医嘱给予抗感染治疗,有效地控制呼吸道感染

(四)合理用氧

采用低流量持续给氧,流量 $1\sim2$ L/min。提倡长期家庭氧疗,每天氧疗时间在 15 小时以上。

(五)用药护理

遵医嘱应用抗生素、支气管舒张药和祛痰药,注意观察部效及不良反应。

(六)呼吸功能训练

指导患者正确进行缩唇呼吸和腹式呼吸训练。

1.缩唇呼吸

呼气时将口唇缩成吹笛子状,气体经缩窄的口唇缓慢呼出(图 6-1)。作用:提高支气管内压,防止呼气时小气道过早陷闭,以利肺泡气体排出。

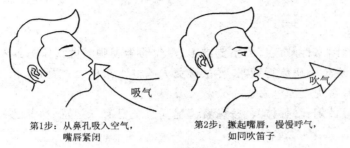

第1步:从鼻孔吸入空气,　　　　第2步:撅起嘴唇,慢慢呼气,
嘴唇紧闭　　　　　　　　　　　　如同吹笛子

图 6-1　缩唇呼吸

2.腹式呼吸

患者可取立位、平卧位、半卧位,两手分别放于前胸部和上腹部。用鼻缓慢吸气,膈肌最大程度下降,腹部松弛,腹部凸出,手感到腹部向上抬起;经口呼气,呼气时腹肌收缩,膈肌松弛,膈肌因腹部腔内压增加而上抬,推动肺部气体排出,手感到下降(图 6-2)。

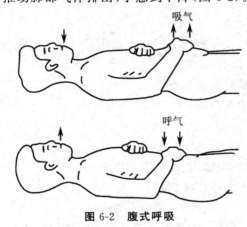

图 6-2　腹式呼吸

3.缩唇呼吸和腹式呼吸训练

每天训练 3～4 次,每次重复 8～10 次。

(七)保持呼吸道通畅

(1)痰多黏稠、难以咳出的患者需要多饮水,以达到稀释痰液的目的。

(2)遵医嘱每天进行氧气或超声雾化吸入。

(3)护士或家属协助给予胸部叩击和体位引流。

(4)指导有效咳嗽。尽可能加深吸气,以增加或达到必要的吸气容量;吸气后要有短暂的闭气,以使气体在肺内得到最大的分布,稍后关闭声门,可进一步增强气道中的压力,而后增加胸膜腔内压即增高肺泡内压力,这是使呼气时产生高气流的重要措施;最后声门开放,肺内冲出的高速气流,使分泌物从口中喷出。

(5)必要时给予机械吸痰或纤支镜吸痰。

（八）减轻焦虑

护士与家属共同帮助患者去除焦虑产生的原因；与家属、患者共同制订和实施康复计划；指导患者放松技巧。但要向家属与患者强调镇静安眠药对该病的危害，会抑制呼吸中枢，加重低氧血症和高碳酸血症，需慎用或不用。

（九）健康指导

1.疾病预防指导

戒烟是预防慢性阻塞性肺疾病的重要措施，避免粉尘和刺激性气体的吸入；避免和呼吸道感染患者接触，在呼吸道传染病流行期间，尽量避免去人群密集的公共场所；指导患者要根据气候变化，及时增减衣物，避免受凉感冒。

制订个体化锻炼计划：增强体质，按患者情况坚持全身有氧运动；坚持进行腹式呼吸及缩唇呼吸训练。

2.饮食指导

重视缓解期营养摄入，改善营养状况。应制订高热量、高蛋白、高维生素饮食计划。

3.家庭氧疗的指导

护士应指导患者和家属做到：①了解氧疗的目的、必要性及注意事项；②注意安全，供氧装置周围严禁烟火，防止氧气燃烧爆炸；③氧疗装置定期更换、清洁、消毒。

4.就诊指标

(1)患者咳嗽、咳痰症状加重。

(2)原有的喘息症状加重，或出现呼吸困难伴或不伴皮肤、口唇、甲床发绀。

(3)咳出脓性或黏液脓性痰，伴发热。

(4)突发明显的胸痛，咳嗽时明显加重。

(5)出现下垂部位水肿，如下肢等。

五、护理效果评估

(1)患者自觉症状好转(咳嗽、咳痰、呼吸困难减轻)。

(2)患者体温降至正常，生命体征稳定。

(3)患者能学会缩唇呼吸与腹式呼吸，学会有效咳嗽。

(4)患者能独立操作 3 种常用支气管扩张剂气雾剂的使用方法和注意事项。

(5)患者能掌握家属氧疗的方法与使用注意事项。

(6)患者情绪稳定。

（范作兰）

第七节　慢性肺源性心脏病

慢性肺源性心脏病简称慢性肺心病，是由肺组织、肺动脉血管或胸廓的慢性病变引起肺组织结构和/或功能异常，致肺血管阻力增加，肺动脉压力增高，使右心室扩张和/或肥厚，伴或不伴有右心功能衰竭的心脏病,并排除先天性心脏病和左心病变引起者。

慢性肺心病是一种常见病,在各种失代偿性心功能衰竭中占10%～30%。从肺部基础疾病发展为慢性肺心病一般需10～20年。本病急性发作以冬、春季多见,以急性呼吸道感染为心肺功能衰竭的主要诱因。以往研究显示,慢性肺心病的患病率存在地区差异,北方地区患病率高于南方地区,农村患病率高于城市,并随年龄增高而增加,吸烟者比不吸烟者患病率明显增高,男女明显差异。

慢性肺心病常反复急性加重,随肺功能的进一步损害病情逐渐加重,多数预后不良,病死率在10%～15%,但经积极治疗可以延长寿命,提高患者生活质量。

一、病因与发病机制

(一)病因

根据原发病的部位,可分为如下3类。

1.支气管、肺疾病

支气管、肺疾病最常见,慢性阻塞性肺疾病是我国肺心病最主要的病因,占80%～90%,其次为支气管哮喘、支气管扩张、肺结核、间质性肺疾病等。

2.胸廓运动障碍性疾病

胸廓运动障碍性疾病较少见,严重脊椎后凸、侧凸,脊椎结核,类风湿性关节炎、胸廓广泛粘连及胸廓成形术后造成的严重胸廓或脊椎畸形,以及神经肌肉疾病(如脊髓灰质炎等),均可引起胸廓活动受限、肺受压、支气管扭曲或变形,以致肺功能受损。气道引流不畅,肺部反复感染,并发肺气肿或纤维化。

3.肺血管疾病

特发性肺动脉高压、慢性血栓栓塞性肺动脉高压及肺小动脉炎等,均可引起肺血管阻力增加、肺动脉高压和右心室负荷加重,发展为慢性肺心病。

4.其他

原发性肺泡通气不足及先天性口咽畸形、睡眠呼吸暂停综合征等均可产生低氧血症,引起肺血管收缩,导致肺动脉高压,发展为慢性肺心病。

(二)发病机制

疾病不同,所致肺动脉高压的机制也有差异,本文主要论述低氧性肺动脉高压,尤其是慢性阻塞性肺疾病所致肺动脉高压的机制及病理生理改变。

1.肺动脉高压的形成

(1)肺血管阻力增加的功能性因素:肺血管收缩在低氧性肺动脉高压的发生中起着关键作用。缺氧、高碳酸血症和呼吸性酸中毒使肺血管收缩、痉挛,其中缺氧是肺动脉高压形成最重要的因素。缺氧时收缩血管的活性物质增多,如白三烯、5-羟色胺、血管紧张素Ⅱ、血小板活化因子等使肺血管收缩,血管阻力增加。其次,内皮源性舒张因子和内皮源性收缩因子的平衡失调,在缺氧性肺血管收缩中也起一定作用。缺氧使平滑肌细胞膜对Ca^{2+}的通透性增加,细胞内Ca^{2+}含量增高,肌肉兴奋-收缩耦联效应增强,直接使肺血管平滑肌收缩。此外,高碳酸血症,由于H^+产生过多,使血管对缺氧的收缩敏感性增强,致肺动脉压增高。

(2)肺血管阻力增加的解剖学因素:各种慢性胸、肺疾病可导致肺血管解剖结构的变化,形成肺循环血流动力学障碍。主要原因包括:①长期反复发作的慢阻肺及支气管周围炎,可累及邻近肺小动脉,引起血管炎,管壁增厚、管腔狭窄或纤维化,甚至完全闭塞,使肺血管阻力增加,产生肺动脉高压。②肺气肿导致肺泡内压增高,压迫肺泡毛细血管,造成毛细血管管腔狭窄或闭塞。肺泡壁破裂造成毛细血管网的损毁,肺泡毛细血管床减损超过70%时肺循环阻力增大。③肺血管重构,慢性缺氧使肺血管收缩,管壁张力增高,同时缺氧时肺内产生多种生长因子(如多肽生长因子),可直接刺激管壁平滑肌细胞、内膜弹力纤维及胶原纤维增生,使肺血管构型重建。④血栓形成,部分慢性肺心病急性发作期患者存在多发性肺微小动脉原位血栓形成,引起肺血管阻力增加,加重肺动脉高压。

(3)血液黏稠度增加和血容量增高:慢性缺氧产生继发性红细胞增多,血液黏稠度增加。缺氧可使醛固酮分泌增加,导致水、钠潴留;缺氧又使肾小动脉收缩,肾血流减少也加重水、钠潴留,血容量增多。血液黏稠度增加和血容量增多,可致肺动脉压进一步升高。

2.心脏病变和心力衰竭

肺循环阻力增加导致肺动脉高压,右心发挥代偿功能,在克服肺动脉阻力升高时发生右心室肥厚。肺动脉高压早期,右心室尚能代偿,舒张末期仍正常。随着病情进展,特别是急性加重期,肺动脉高压持续升高,超过右心室的代偿能力,右心失代偿,右心排血量下降,右心室收缩末期血量增加,舒张末期压增高,促使右心室扩大和右心衰竭。

慢性肺心病除发现右心室改变外,也有少数可见左心室肥厚。由于缺氧、高碳酸血症、酸中毒、相对血流量增多等因素,使左心负荷加重。如病情进展,则可发生左心室肥厚,甚至导致左心衰竭。

3.其他重要器官的损害

缺氧和高碳酸血症除影响心脏外,还导致其他重要脏器(如脑、肝、肾、胃肠)及内分泌系统、血液系统等发生病理改变,引起多脏器的功能损害。

二、临床表现

本病发展缓慢,临床上除原有支气管、肺和胸廓疾病的各种症状和体征外,主要是逐步出现肺、心功能障碍及其他脏器功能损害的表现。按其功能的代偿期与失代偿期进行分述。

(一)肺、心功能代偿期

1.症状

咳嗽、咳痰、气促,活动后可有心悸、呼吸困难、乏力和劳动耐力下降。感染可加重上述症状。少数患者有胸痛或咯血。

2.体征

可有不同程度的发绀,原发肺脏疾病体征,如肺气肿体征,干、湿性啰音,$P_2 > A_2$,三尖瓣区可出现收缩期杂音或剑突下心脏搏动增强,提示有右心室肥厚。部分患者因肺气肿使胸腔内压升高,阻碍腔静脉回流,可有颈静脉充盈甚至怒张,或使横膈下降致肝下界下移。

(二)肺、心功能失代偿期

1.呼吸衰竭

(1)症状:呼吸困难加重,夜间为甚,常有头痛、失眠、食欲下降,白天嗜睡,甚至出现肺性脑病的表现(如表情淡漠、神志恍惚、谵妄等)。

(2)体征:发绀明显,球结膜充血、水肿,严重时可有颅内压升高的表现(如视网膜血管扩张、视盘水肿等)。腱反射减弱或消失,出现病理反射。因高碳酸血症可出现周围血管扩张的表现,如皮肤潮红、多汗。

2.右心衰竭

（1）症状：明显气促，心悸、食欲缺乏、腹胀、恶心等。

（2）体征：发绀明显，颈静脉怒张，心率增快，可出现心律失常，剑突下可闻及收缩期杂音，甚至出现舒张期杂音。肝大并有压痛，肝颈静脉回流征阳性，下肢水肿，重者可有腹水。少数患者可出现肺水肿及全心衰竭的体征。

三、检查与诊断

根据患者有慢性阻塞性肺疾病或慢性支气管炎、肺气肿病史，或其他胸、肺疾病病史，并出现肺动脉压增高、右心室增大或右心功能不全的征象，如颈静脉怒张、$P_2 > A_2$、剑突下心脏搏动增强、肝大压痛、肝颈静脉反流征阳性、下肢水肿等，心电图、X线胸片、超声心动图有肺动脉增宽和右心增大、肥厚的征象，可以作为诊断。

（一）X线检查

除肺、胸基础疾病及急性肺部感染的特征外，尚有肺动脉高压征。X线诊断标准如下（具备以下任一条均可诊断）：①右下肺动脉干扩张，其横径≥15 mm或右下肺动脉横径与气管横径比值≥1.07，或动态观察右下肺动脉干增宽>2 mm。②肺动脉段明显突出或其高度≥3 mm。③中心肺动脉扩张和外周分支纤细，形成"残根"征。④圆锥部显著凸出（右前斜位45°）或其高度≥7 mm。⑤右心室增大。

（二）心电图检查

心电图对慢性肺心病的诊断阳性率为60.1%～88.2%。其诊断标准如下（具备以下任一条均可诊断）：①额面平均电轴≥+90°；②$V_1 R/S2$；③重度顺钟向转位（$V_5 R/S$钟向）；④$R_{v1} + S_{v5}$≥1.05 mV；⑤aVRR/S或R/Q≥1；⑥V_1-V_3呈QS、Qr或qr（酷似心肌梗死，应注意鉴别）；⑦肺型P波。

（三）超声心动图检查

超声心动图诊断肺心病的阳性率为60.6%～87.0%。诊断标准如下：①右心室流出道内径≥30 mm；②右心室内径≥20 mm；③右心室前壁厚度≥5 mm或前壁搏动幅度增强；④左、右心室内径比值<2；⑤右肺动脉内径≥18 mm或肺动脉干≥20 mm；⑥右心室流出道/左心房内径>1.4；⑦肺动脉瓣曲线出现肺动脉高压征象者（a波低平或<2 mm，或有收缩中期关闭征等）。

（四）血气分析

慢性肺心病肺功能失代偿期可出现低氧血症甚至呼吸衰竭或合并高碳酸血症。当PaO_2<8.0 kPa（60 mmHg）、$PaCO_2$>6.7 kPa（50 mmHg）时，提示呼吸衰竭。

（五）血液检查

红细胞及血红蛋白可增多。全血及血浆黏滞度增加，红细胞电泳时间常延长；合并感染时白细胞总数增高，中性粒细胞增加。部分患者血清学检查可有肾功能或肝功能异常，以及电解质异常（如血清钾、钠、氯、钙、镁、磷）。

（六）其他

慢性肺心病合并感染时，痰病原学检查可指导抗生素的选用。早期或缓解期慢性肺心病可行肺功能检查评价。

四、治疗

(一)肺、心功能代偿期

原则上采用中西医结合的综合治疗措施,延缓基础支气管、肺疾病的进展,增强患者的免疫功能,预防感染,减少或避免急性加重。如通过长期家庭氧疗、加强康复锻炼和营养支持等,以改善患者的生活质量。

(二)肺、心功能失代偿期

治疗原则为积极控制感染,保持呼吸道通畅,改善呼吸功能,纠正缺氧和二氧化碳潴留,控制呼吸衰竭和心力衰竭,防治并发症。

1.控制感染

呼吸系统感染是引起慢性肺心病急性加重以致肺、心功能失代偿的常见原因,需积极控制感染。可参考痰细菌培养及药物敏感试验选择抗生素。在结果出来前,根据感染环境及痰涂片革兰染色选用抗生素。院外感染以革兰阳性菌占多数,院内感染则以革兰阴性菌为主,或选用二者兼顾的抗菌药物。选用广谱抗菌药时必须注意可能继发的真菌感染。培养结果出来后,根据病原微生物的种类,选用针对性强的抗生素。以 10~14 天为 1 个疗程,但主要是根据患者情况而定。

2.控制呼吸衰竭

给予扩张支气管、祛痰等治疗,通畅呼吸道,改善通气功能。合理氧疗,给予鼻导管或面罩给氧,以纠正缺氧。必要时给予无创正压通气或气管插管有创正压通气治疗。具体参见"呼吸衰竭"相关护理内容。

3.控制心力衰竭

慢性肺心病患者一般在积极控制感染、改善呼吸功能、纠正缺氧和二氧化碳潴留后,心力衰竭便能得到改善,患者尿量增多,水肿消退,不需常规使用利尿剂和正性肌力药。但对经上述治疗无效或严重心力衰竭患者,可适当选用利尿剂、正性肌力药或扩血管药物。

(1)利尿剂:可减少血容量、减轻右心负荷及消除水肿。由于应用利尿剂后易出现低钾、低氯性碱中毒,痰液黏稠不易排痰和血液浓缩,故原则上宜选用作用温和的利尿剂,联合保钾利尿剂,短期、小剂量使用。如氢氯噻嗪 25 mg,1~3 次/天,联用螺内酯 20~40 mg,1~2 次/天。

(2)正性肌力药:慢性肺心病患者由于慢性缺氧和感染,对洋地黄药物的耐受性降低,易发生毒性反应。应选用作用快、排泄快的洋地黄类药物,剂量宜小,一般为常规剂量的 1/2 或 2/3。应用指征如下:①感染已控制,低氧血症已纠正,使用利尿剂后仍反复水肿的心力衰竭患者;②以右心衰竭为主要表现而无明显感染的患者;③出现急性左心衰竭者;④合并室上性快速性心律失常,如室上性心动过速、心房颤动伴快速心室率者。

(3)血管扩张药:钙通道阻滞剂、一氧化氮(NO)、川芎嗪等有一定的降低肺动脉压效果,对部分顽固性心力衰竭可能有一定效果,但并不像治疗其他心脏病那样效果明显。血管扩张药在扩张肺动脉时也扩张体动脉,可造成体循环血压下降,反射性产生心率增快、氧分压下降、二氧化碳分压上升等不良反应,因而限制了血管扩张药在慢性肺心病的临床应用。

4.控制心律失常

一般经抗感染、纠正缺氧等治疗后,心律失常可自行消失,如持续存在可根据心律失常的类型选用药物。

5.抗凝治疗

应用普通肝素或低分子肝素防止肺微小动脉原位血栓的形成。

五、主要护理诊断/问题

(一)气体交换障碍

气体交换障碍与肺组织弹性降低、有效肺组织减少、肺组织功能下降有关。

(二)活动无耐力

活动无耐力与呼吸衰竭、心力衰竭有关。

(三)体液过多

体液过多与心排血量减少引起排尿少、饮食不当有关。

(三)心排血量减少

心排血量减少与慢性呼吸疾病导致肺心病有关。

(四)清理呼吸道无效

清理呼吸道无效与痰液过多、痰液黏稠、无效咳嗽有关。

(五)体温过高

体温过高与感染有关。

(六)潜在并发症

肺性脑病,电解质紊乱。

(七)焦虑

焦虑与缺氧、慢性疾病有关。

(八)语言沟通障碍

语言沟通障碍与呼吸困难、气短导致说话费力有关。

六、护理措施

(一)护理评估

1.一般情况评估

(1)一般资料:包括护理对象的姓名、性别、年龄、民族、职业、婚姻状况、受教育水平、家庭住址、联系人等。

(2)目前健康状况:包括此次患病的情况,主述,当前的饮食、营养、排泄、睡眠、自理和活动等情况。

(3)既往健康状况:包括既往患病史、创伤史、手术史、过敏史、烟酒嗜好,女性患者的婚育史和月经史、家族史等。

(4)心理状态:包括护理对象对疾病的认识和态度,康复的信心,患病后精神、情绪及行为的改变等。

(5)社会文化状况:包括护理对象的职业、经济状况、卫生保健待遇,以及家庭、社会的支持系统状况等。

2.症状评估

(1)评估神志,面色,颈静脉充盈情况,皮肤温度、湿度;有无发绀、杵状指(趾)、四肢厥冷等症状。

（2）评估心率、心律、节律等变化。

（3）评估呼吸频率、节律、呼吸方式等变化，监测动脉血气等。

（4）评估血压、脉压的变化，询问患者有无头晕、乏力等症状。

（5）评估体温变化，尤其是危重患者及合并肺部感染患者。

（6）评估患者有无双下肢水肿、腹水等情况。

(二)病情观察

（1）观察患者的生命体征及意识状态，注意有无发绀和呼吸困难及其严重程度。

（2）定期检测动脉血气分析，观察有无右心衰竭的表现。

（3）警惕肺性脑病，密切观察患者有无头痛、烦躁不安、表情淡漠、神志恍惚、精神错乱、嗜睡和昏迷等症状，及时通知医师并协助处理。

(三)呼吸功能锻炼

（1）长期卧床、久病体弱、无力咳嗽者及痰液黏稠不易咳出者，应鼓励患者勤翻身，协助拍背排痰，及时清除痰液改善肺泡通气功能。

（2）可针对患者有目的地进行肺康复呼吸功能锻炼，指导患者练习腹式呼吸、吹气球、做呼吸操等，以逐步增加呼吸肌力，提高呼吸功能，进而提高整体活动能力。

(四)氧疗护理

（1）持续低流量、低浓度给氧，氧流量 1～2 L/min，浓度在 25%～29%。防止高浓度吸氧抑制呼吸，加重缺氧和二氧化碳潴留。

（2）为了预防呼吸道感染，清洁鼻腔 2 次/天，75%乙醇棉球消毒鼻导管 2 次/天，湿化瓶每天消毒。

（3）观察氧疗效果，如呼吸困难缓解，心率下降，发绀减轻，氧分压上升等，表示纠正缺氧有效。若出汗、球结膜充血、呼吸过缓、意识障碍加深，二氧化碳氧分压升高，须警惕 CO_2 潴留加重，遵医嘱予呼吸兴奋剂静脉滴注或无创呼吸机辅助呼吸。

(五)用药观察

（1）对二氧化碳潴留、呼吸道分泌物多的重症患者慎用镇静剂、麻醉药、催眠药，若必须用药，使用后注意观察是否有抑制呼吸和咳嗽反射减弱的情况。

（2）应用利尿剂后易出现低钾、低氯性碱中毒而加重缺氧，过度脱水引起血液浓缩、痰液黏稠不易咳出等不良反应，应注意观察及预防。使用排钾利尿剂时，督促患者遵医嘱补钾。利尿剂尽可能在白天给药，避免患者由于夜间频繁排尿而影响睡眠。

（3）应用洋地黄类药物时，应询问有无洋地黄用药史，遵医嘱准确用药，注意观察药物毒性反应。

（4）应用血管扩张剂时，注意观察患者心率及血压情况。血管扩张药在扩张肺动脉的同时也扩张体循环动脉，往往造成患者血压下降，反射性心率增快、氧分压下降、二氧化碳分压上升等不良反应。

（5）应用抗生素时，注意观察感染控制的效果、有无继发性感染。

（6）应用呼吸兴奋剂时，观察药物的疗效和不良反应。出现心悸、呕吐、震颤、惊厥等症状，立即通知医师。

(六)皮肤护理

注意观察全身水肿情况，有无压疮发生。肺心病患者常有营养不良和身体下垂部位水肿，若长期卧床,极易形成压疮。可指导患者穿宽松、柔软的衣物;定时更换体位,在受压处垫气圈或海绵垫,或使用气垫床。

(七)饮食护理

(1)给予高纤维、易消化、清淡饮食,防止患者因便秘、腹胀而加重呼吸困难。

(2)避免含糖高的食物,以防引起痰液黏稠。

(3)如患者出现水肿、腹水或尿少时,应限制钠水摄入,每天钠盐<3 g、水分<1 500 mL、蛋白质 1.0~1.5 g/kg。

(4)少食多餐,减少用餐时的疲劳,进餐前后漱口,保持口腔清洁,增进食欲。必要时遵医嘱静脉补充营养。

(八)休息与活动

应使患者充分了解休息有助于心肺功能的恢复,同时也让其了解适宜活动的必要性和正确的方式方法。

(1)在心肺功能失代偿期,应绝对卧床休息,协助患者采取舒适体位(如半卧位或坐位),以减少机体耗氧量,促进心肺功能的恢复,减慢心率及减轻呼吸困难,意识障碍者给予床档进行安全保护,必要时专人护理。

(2)代偿期以量力而行、循序渐进为原则,鼓励患者进行适量活动,活动量以不引起疲劳、不加重症状为度。对卧床患者,应协助定时翻身、更换姿势。根据患者的耐受能力指导患者在床上进行缓慢的肌肉松弛活动,如上肢交替前伸、握拳,下肢交替抬离床面,使肌肉保持紧张 5 秒后,松弛平放床上。鼓励患者进行呼吸功能锻炼,提高活动耐力。指导患者采取既有利于气体交换又能节省能量的姿势,如站立时,背倚墙,使膈肌和胸廓松弛,全身放松;坐位时,凳高合适,两足平放在地,身体稍前倾,两手摆放于双腿上或趴在小桌上,桌上放软枕,使患者胸椎与腰椎尽可能在一直线上;卧位时,抬高床头,略抬高床尾,使下肢关节轻度屈曲。

(九)健康指导

1.疾病预防指导

慢性肺心病是各种原发肺、胸疾病晚期的并发症,应针对高危人群加强宣传教育,劝导戒烟,积极防治慢性阻塞性肺疾病等慢性支气管肺疾病,以降低发病率。

2.疾病知识指导

向患者和家属介绍疾病发生、发展过程,减少反复发作的次数。积极防治原发病,避免各种可能导致病情急性加重的诱因,坚持家庭氧疗等。加强营养支持,保证机体康复的需要。病情缓解期应根据肺、心功能及体力情况进行适当的体育锻炼和呼吸功能锻炼,如散步、气功、打太极拳、腹式呼吸、缩唇呼吸等,改善呼吸功能,提高机体免疫功能。

3.病情监测指导

告知患者及家属病情变化的征象,如体温升高、呼吸困难加重、咳嗽剧烈、咳痰不畅、尿量减少、水肿明显或发现患者神志淡漠、嗜睡、躁动、口唇发绀加重等,均提示病情变化或加重,需及时就诊。

(范作兰)

第七章

肾内科护理

第一节 急性肾小球肾炎

急性肾小球肾炎(acute glomerulonephritis,AGN)简称急性肾炎,是以急性肾炎综合征为主要表现的一组疾病。其特点为起病急,患者出现血尿、蛋白尿、水肿和高血压,可伴有一过性氮质血症。本病好发于儿童,男性居多。常有前驱感染,多见于链球菌感染后,其他细菌、病毒和寄生虫感染后也可引起。本部分主要介绍链球菌感染后的急性肾炎。

一、病因及发病机制

急性肾小球肾炎常发生于β-溶血性链球菌"致肾炎菌株"引起的上呼吸道感染(多为扁桃体炎)或皮肤感染(多为脓疱疮)后,感染导致机体产生免疫反应而引起双侧肾脏弥漫性的炎症反应。目前多认为,链球菌的主要致病抗原是胞质或分泌蛋白的某些成分,抗原刺激机体产生相应抗体,形成免疫复合物沉积于肾小球而致病。同时,肾小球内的免疫复合物可激活补体,引起肾小球内皮细胞及系膜细胞增生,并吸引中性粒细胞及单核细胞浸润,导致肾脏病变。

二、临床表现

(一)症状与体征

1.尿异常

几乎所有患者均有肾小球源性血尿,约30%出现肉眼血尿,且常为首发症状或患者就诊的原因。可伴有轻、中度蛋白尿,少数(<20%)患者可呈大量蛋白尿。

2.水肿

80%以上患者可出现水肿,常为起病的初发表现,表现为晨起眼睑水肿,呈"肾炎面容",可伴有下肢轻度凹陷性水肿,少数严重者可波及全身。

3.高血压

约80%患者患病初期水钠潴留时,出现一过性轻、中度高血压,经利尿后血压恢复正常。少数患者可出现高血压脑病、急性左心衰竭等。

4.肾功能异常

大部分患者起病时尿量减少(40~700 mL/d),少数为少尿(<400 mL/d)。可出现一过性轻度氮质血症。一般于1周后尿量增加,肾功能于利尿后数天恢复正常,极少数出现急性肾衰竭。

（二）并发症

前驱感染后常有1～3周（平均10天左右）的潜伏期。呼吸道感染的潜伏期较皮肤感染短。本病起病较急，病情轻重不一，轻者仅尿常规及血清补体C_3异常，重者可出现急性肾衰竭。大多预后良好，常在数月内临床自愈。

三、辅助检查

（1）尿液检查：均有镜下血尿，呈多形性红细胞。尿蛋白多为（＋）～（＋＋）。尿沉渣中可有红细胞管型、颗粒管型等。早期尿中白细胞、上皮细胞稍增多。

（2）血清C_3及总补体：发病初期下降，于8周内恢复正常，对本病诊断意义很大。血清抗链球菌溶血素"O"滴度可增高，部分患者循环免疫复合物（circulating immune complex，CIC）阳性。

（3）肾功能检查：内生肌酐清除率（endogenous creatinie clearance rate，CC）降低，血尿素氮（blood urea nitrogen，BUN）、血肌酐（creaitinine，Cr）升高。

四、诊断要点

（1）链球菌感染后1～3周出现血尿、蛋白尿、水肿、高血压，甚至少尿及氮质血症。

（2）血清补体C_3降低（8周内恢复正常），即可临床诊断为急性肾小球肾炎。

（3）若肾小球滤过率进行性下降或病情1～2个月尚未完全好转的应及时做肾活检，以明确诊断。

五、治疗要点

治疗原则：以休息、对症处理为主，缩短病程，促进痊愈。本病为自限性疾病，不宜用肾上腺糖皮质激素及细胞毒药物。急性肾衰竭患者应予透析。

（一）对症治疗

利尿治疗可消除水肿，降低血压。利尿后高血压控制不满意时，可加用其他降压药物。

（二）控制感染灶

以往主张使用青霉素或其他抗生素10～14天，现其必要性存在争议。对于反复发作的慢性扁桃体炎，待肾炎病情稳定后，可做扁桃体摘除术，手术前后2周应注射青霉素。

（三）透析治疗

对于少数发生急性肾衰竭者，应给予血液透析或腹膜透析治疗，帮助患者度过急性期，一般不需长期维持透析。

六、护理评估

（1）健康史：询问发病前2个月有无上呼吸道和皮肤感染史，起病急缓，就诊原因等。既往呼吸道感染史。

（2）身体状况：评估水肿的部位、程度、特点，血压增高程度；有无局部感染灶存在。

（3）心理及社会因素：因患者多为儿童，对疾病的后果常不能理解，因而不重视疾病，不按医嘱注意休息，家属则往往较急，过分约束患者，年龄较大的患者因休学、长期休息而产生焦虑、悲观情绪。评估患者及家属对疾病的认识，目前的心理状态等。

（4）辅助检查：周围血常规有无异常，淋巴细胞是否升高。

七、护理目标

(1)能自觉控制水、盐的摄入,水肿明显消退。

(2)患者能逐步达到正常活动量。

(3)无并发症发生,或能早期发现并发症并积极配合抢救。

八、护理措施

(一)一般护理

急性期患者应绝对卧床休息,以增加肾血流量和减少肾脏负担。应卧床休息 6 周～2 个月,尿液检查只有蛋白尿和镜下血尿时,方可离床活动。病情稳定后逐渐增加运动量,避免劳累和剧烈活动,坚持 1～2 年,待完全康复后才能恢复正常的体力劳动。存在水肿、高血压或心力衰竭时,应严格限制盐的摄入,一般进盐应低于 3 g/d,特别严重的病例应完全禁盐。在急性期,为减少蛋白质的分解代谢,限制蛋白质的摄取量为 0.5～0.8 g/(kg·d)。当血压下降,水肿消退,尿蛋白减少后,即可逐渐增加食盐和蛋白质的量。除限制钠盐外,也应限制液体摄入量,进水量的控制本着宁少勿多的原则。每天进水量应为不显性失水量(约 500 mL)加上 24 小时尿量,此进水量包括饮食、饮水、服药、输液等所含水分的总量。另外,饮食应注意热量充足、易于消化和吸收。

(二)病情观察

注意观察水肿的范围、程度,有无胸腔积液、腹水,有无呼吸困难、肺部湿啰音等急性左心衰竭的征象;监测高血压动态变化,监测有无头痛、呕吐、颈项强直等高血压脑病的表现;观察尿的变化及肾功能的变化,及早发现有无肾衰竭的可能。

(三)用药护理

在使用降压药的过程中,要注意一定要定时、定量服用,随时监测血压的变化,还要嘱患者服药后在床边坐几分钟,然后缓慢站起,防止眩晕及直立性低血压。

(四)心理护理

患者尤其是儿童对长期的卧床会产生忧郁、烦躁等心理反应,加上担心血尿、蛋白尿是否会恶化,会进一步会加重精神负担。故应尽量多关心、巡视患者,随时注意患者的情绪变化和精神需要,按照患者的要求予以尽快解决。关于卧床休息需要持续的时间和病情的变化等,应适当予以说明,并要组织一些有趣的活动活跃患者的精神生活,使患者能以愉快、乐观的态度安心接受治疗。

九、护理评价

(1)能否接受限制钠、水的治疗和护理,尿量已恢复正常,水肿有减轻甚至消失。

(2)能正确面对患病现实,说出心理感受,保持乐观情绪。

(3)无并发症发生。

十、健康指导

(1)预防指导:平时注意加强锻炼,增强体质。注意个人卫生,防止化脓性皮肤感染。有上呼吸道或皮肤感染时,应及时治疗。注意休息和保暖,限制活动量。

（2）生活指导：急性期严格卧床休息，按照病情进展调整作息制度。掌握饮食护理的意义及原则，切实遵循饮食计划。指导患者及其家属掌握本病的基本知识和观察护理方法，消除各种不利因素，防止疾病进一步加重。

（3）用药指导：遵医嘱正确使用抗生素、利尿剂及降压药等，掌握不同药物的名称、剂量、给药方法，观察各种药物的疗效和不良反应。

（4）心理指导：增强战胜疾病的信心，保持良好的心境，积极配合诊疗计划。

（赵慧青）

第二节　急进性肾小球肾炎

急进性肾小球肾炎（rapidly progressive glomerulo nephritis，RPGN）又名新月体肾炎，是指以少尿或无尿、蛋白尿、血尿，伴或不伴水肿及高血压等为基础临床表现，肾功能骤然恶化而致肾衰竭的一组临床综合征。病理改变特征为肾小囊内细胞增生、纤维蛋白沉积，我国目前对该病的诊断标准是肾穿刺标本中 50% 以上的肾小球有大新月体形成。

一、病因

本病有多种病因。一般将有肾外表现者或明确原发病者称为继发性急进性肾炎，病因不明者则称为原发性急进性肾炎。前者继发于过敏性紫癜、系统性红斑狼疮、弥漫性血管炎等，偶有继发于某些原发性肾小球疾病，如系膜毛细血管性肾炎及膜性肾病患者。后者半数以上患者有上呼吸道前驱感染史，其中少数呈典型链球菌感染，其他一些患者呈病毒性呼吸道感染，本病患者有柯萨奇病毒 B_5 感染的血清学证据，但流感及其他常见呼吸道病毒的血清滴度无明显上升，故本病与病毒感染的关系，尚待进一步观察。此外，少数急进性肾炎患者有结核杆菌抗原致敏史（结核感染史），在应用利福平治疗过程中发生本病。个别肠道炎症性疾病也可伴随本病存在。

二、临床表现

急进性肾小球肾炎患者可见于任何年龄，但有青年和中、老年两个发病高峰，男：女比例为 2：1。该病可呈急性起病，多数患者在发热或上呼吸道感染后出现急性肾炎综合征，即水肿、尿少、血尿、蛋白尿、高血压等。发病时患者全身症状较重，如疲乏、无力、精神萎靡，体重下降，可伴发热、腹痛。病情发展很快，起病数天内即出现少尿及进行性肾功能衰。部分患者起病相对隐袭缓慢，病情逐步加重。

三、辅助检查

（一）尿液实验室检查

常见血尿、异形红细胞尿和红细胞管型，常伴蛋白尿；尿蛋白量不等，可像肾病综合征那样排出大量的蛋白尿，但明显的肾病综合征表现不多见。

（二）其他

可溶性人肾小球基底膜抗原的酶联免疫吸附法检查抗肾小球基底膜抗体，最常见的类型是

IgG 型。

四、治疗

（一）强化疗法

急进性肾小球肾炎患者病情危重时必须采用强化治疗,包括如下措施。

（1）强化血浆置换该法是用膜血浆滤器或离心式血浆细胞分离器分离患者的血浆和血细胞,然后用正常人的血浆或血浆成分（如清蛋白）对其进行置换,每天或隔天置换 1 次,每次置换 2～4 L。此法清除致病抗体及循环免疫复合物的疗效肯定,已被临床广泛应用。

（2）甲泼尼龙冲击治疗主要应用于 Ⅱ 型及 Ⅲ 型急进性肾小球肾炎的治疗。甲泼尼龙,静脉滴注,每天或隔天 1 次,3 次为 1 个疗程,据病情需要应用 1～3 个疗程（两疗程间需间隔 3～7 天）。

（3）大剂量丙种球蛋白静脉滴注当急进性肾小球肾炎合并感染等因素不能进行上述强化治疗时,可应用此治疗:丙种球蛋白,静脉滴注,5 次为 1 个疗程,必要时可应用数个疗程。

（二）基础治疗

应用各种强化治疗时,一般都要同时服用常规剂量的激素及细胞毒药物作为基础治疗,抑制免疫及炎症反应。

（1）肾上腺皮质激素常用泼尼松或泼尼松龙口服,用药应遵循如下原则:起始量要足,不过最大剂量常不超过 60 mg/d;减、撤药要慢（足量服用 12 周后开始减药,每 2～3 周减去原用量的10%）;维持用药要久（以 10 mg/d 做维持量,服 6 个月至 1 年或更久）。

（2）细胞毒药物常用环磷酰胺,每天口服 100 mg 或隔天静脉注射 200 mg,累积量达 6～8 g停药。而后可以再用硫唑嘌呤 100 mg/d 继续治疗 6～12 个月巩固疗效。

（3）其他免疫抑制药近年问世的麦考酚吗酸酯抑制免疫疗效肯定,而不良反应较细胞毒药物轻,已被广泛应用于肾病治疗,包括 Ⅱ 及 Ⅲ 型急进性肾小球肾炎。

（三）替代治疗

如果患者肾功能急剧恶化达到透析指征时,应尽早进行透析治疗（包括血液透析或腹膜透析）。如疾病已进入不可逆性终末期肾衰竭,则应予长期维持透析治疗或肾移植。

五、主要护理问题

（一）潜在并发症

急性肾衰竭。

（二）体液过多

体液过多与肾小球滤过功能下降、大剂量激素治疗导致水钠潴留有关。

（三）有感染的危险

有感染的危险与激素及细胞毒药物的应用、血浆置换、大量蛋白尿致机体抵抗力下降有关。

（四）焦虑/恐惧

焦虑/恐惧与疾病进展快、预后差有关。

（五）有皮肤完整性受损的危险

有皮肤完整性受损的危险与皮肤水肿有关。

（六）知识缺乏

缺乏急进性肾小球肾炎相关知识。

（七）自理缺陷

自理缺陷与疾病所致贫血、水肿和心力衰竭等有关。

（八）电解质紊乱

电解质紊乱与使用利尿剂有关。

六、护理目标

（1）保护残余肾功能，纠正肾血流量减少的各种因素（如低蛋白血症、脱水、低血压等），防治急性肾衰竭。

（2）维持体液平衡，水肿消失，血压恢复正常。

（3）预防感染。

（4）患者焦虑/恐惧减轻，配合治疗护理，树立战胜疾病的信心。

（5）保持皮肤完整性，无破溃、受损。

（6）患者了解急进性肾小球肾炎相关知识，了解相关预防和康复知识，自我照顾和管理能力提高。

（7）生活自理能力恢复。

七、护理措施

（一）病情观察

（1）密切观察病情，及时识别急性肾衰竭的发生。监测内生肌酐清除率（Ccr）、血尿素氮（BUN）、血肌酐（Scr）水平。若 Ccr 快下降，BUN，Ser 进行性升高，提示有急性肾衰竭发生，应协助医师及时处理。

（2）监测尿量的变化，注意尿量迅速减少或出现无尿的现象，此现象往往提示了急性肾衰竭。

（3）监测血电解质及 pH 的变化，特别是血钾情况，避免高血钾可能导致的心律失常，甚至心搏骤停。

（4）观察有无食欲明显减退、恶心、呕吐、呼吸困难及端坐呼吸等症状的发生，及时进行护理干预。

（5）定期测量患者体重，观察体重变化和水肿的部位、分布、程度和消长情况，注意有无腹水及胸腔、心包积液的表现；观察皮肤有无红肿、破损、化脓等情况发生。

（二）用药护理

（1）按医嘱严格用药，密切观察药物（激素、免疫抑制剂、利尿剂）在使用过程中的疗效与不良反应。

（2）治疗后都需认真评估有无甲泼尼龙冲击治疗常见的不良反应发生，如继发感染和水钠潴留，精神兴奋及可逆性记忆障碍、面红、血糖升高、骨质疏松、伤口不愈合、消化道出血或穿孔、严重高血压、充血性心力衰竭等。

（3）大剂量激素冲击治疗可有效抑制机体的防御能力，必要时实施保护性隔离，预防继发感染。

（4）观察利尿剂、环磷酰胺冲击治疗的相关不良反应，如血清电解质变化情况及相应的临床症状。

（三）避免不利因素

避免血容量下降的不利因素（低蛋白血症、脱水、低血压等）。

（四）预防感染

避免使用损害肾脏的药物同时积极预防感染。

（五）皮肤护理

（1）水肿较严重的患者应着宽松、柔软的棉质衣裤、鞋袜。协助患者做好全身皮肤黏膜的清洁，指导患者注意保护好水肿的皮肤，如清洗时注意水温适当、勿过分用力；平时避免擦伤、撞伤、跌伤、烫伤。阴囊水肿等严重的皮肤水肿部位可用中药芒硝粉袋干敷或硫酸镁溶液敷于局部。水肿部位皮肤破溃应用无菌辅料覆盖，必要时可使用稀释成 1∶5 的碘伏溶液局部湿敷，以预防或治疗破溃处感染，促进创面愈合。

（2）注射时严格无菌操作，采用 5～6 号针头，保证药物准确及时的输入，注射完拔针后，应延长用无菌干棉球按压穿刺部位的时间，减少药液渗出。严重水肿者尽量避免肌内和皮下注射，尽力保证患者皮肤的完整性。

（六）心理护理

由于病情重，疾病进展快，患者出现恐惧、焦虑、烦躁、抑郁等心理。护士应加强沟通、充分理解患者的感受和心理压力，并鼓励家属，共同努力疏导患者的心理压力。护士尽量多关心、巡视，及时解决患者的合理需要，让其体会到关心和温暖。护士应鼓励患者说出对患病的担忧，给其讲解疾病过程、合理饮食和治疗方案，以消除疑虑，提高治疗信心。

（七）健康指导

（1）休息：患者应注意休息、避免劳累。急性期绝对卧床休息。卧床休息时间应较急性肾小球肾炎更长。

（2）积极预防和控制感染：从病因与治疗方法上对患者进行健康教育，提高患者预防感染的意识。

（3）提高治疗的依从性：告知患者与家属严格依从治疗的重要性、药物（激素及免疫抑制剂）治疗可能出现的不良反应与转归，避免患者擅自停药或改变剂量，鼓励患者配合治疗。

（4）避免加重肾损害的因素，建立随访计划，鼓励患者进行自我病情监测，以防止疾病复发及恶化。

（5）定期复查电解质（低钠、低钾等），有异常及时协助医师处理。

（赵慧青）

第三节　慢性肾小球肾炎

慢性肾小球肾炎简称慢性肾炎，是最常见的一组原发于肾小球的疾病，以蛋白尿、血尿、高血压及水肿为基本表现，可有不同程度的肾功能减退，大多数患者会发展成慢性肾衰竭。本病起病方式各不相同，病情迁延，进展缓慢；可发生于任何年龄，以中青年居多，男性多于女性。

一、病因及诊断检查

（一）致病因素

慢性肾炎的病因尚不完全清楚，大多数由各种原发性肾小球疾病迁延不愈发展而成。目前认为其发病与感染有明确关系，细菌、原虫、病毒等感染后可引起免疫复合物介导性炎症而导致肾小球肾炎，故认为发病起始因素为免疫介导性炎症。另外，在发病过程中也有非免疫非炎症性因素参与，如高血压、超负荷的蛋白饮食等。仅少数慢性肾炎由急性肾炎演变而来。在发病过程中可因感染、劳累、妊娠和使用肾毒性药物等使病情加重。

（二）身体状况

1.症状体征

慢性肾炎多数起病隐匿，大多无急性肾炎病史，病前也无感染史，发病已为慢性肾炎；少数为急性肾炎迁延不愈超过 1 年以上而成为慢性。临床表现差异大，症状轻重不一。主要表现如下。

（1）水肿：多为眼睑水肿和/或轻度至中度下肢水肿，一般无体腔积液，缓解期可完全消失。

（2）高血压：部分患者可以高血压为首发或突出表现，多为持续性中等程度以上高血压。持续血压升高可加速肾小球硬化，使肾功能迅速恶化，预后较差。

（3）全身症状：表现为头晕、乏力、食欲缺乏、腰膝酸痛等，其中贫血较为常见。随着病情进展可出现肾功能减退，最终发展成为慢性肾衰竭。

（4）尿异常：可有尿量减少，偶有肉眼血尿。

2.并发症

（1）感染：易合并呼吸道及泌尿道感染。

（2）心脏损害：心脏扩大、心律失常和心力衰竭。

（3）高血压脑病：因血压骤升所致。

（4）慢性肾衰竭：慢性肾炎最严重的并发症。

（三）心理社会状况

患者常因病程长、反复发作、疗效不佳、药物不良反应大、预后较差等而出现焦虑、恐惧、悲观的情绪。

（四）实验室及其他检查

1.尿液检查

尿比重多在 1.020 以下；最具有特征的是蛋白尿，尿蛋白（＋～＋＋＋），尿蛋白定量 1～3 g/24 h；尿沉渣镜检可见红细胞和颗粒管型。

2.血液检查

早期多正常或有轻度贫血，晚期红细胞计数和血红蛋白多明显降低。

3.肾功能检查

慢性肾炎可导致肾功能逐渐减退，表现为肾小球滤过率下降，内生肌酐清除率下降、血肌酐和尿素氮增高。

二、护理诊断及医护合作性问题

（1）体液过多：与肾小球滤过率下降及血浆胶体渗透压下降有关。

（2）营养失调（低于机体需要量）：与蛋白丢失、摄入不足及代谢紊乱有关。

（3）焦虑：与担心疾病复发和预后有关。

（4）潜在并发症：感染、心脏损害、高血压脑病、慢性肾衰竭。

三、治疗及护理措施

（一）治疗要点

慢性肾小球肾炎的主要治疗目的是防止或延缓肾功能恶化,改善症状,防止严重并发症。

1.一般治疗

适当休息、合理饮食、防治感染等。

2.对症治疗

（1）利尿：水肿明显的患者可使用利尿剂,常用氢氯噻嗪、螺内酯、呋塞米,既可利尿消肿,也可降低血压。

（2）控制血压：高血压可加快肾小球硬化,因此及时有效地维持适宜的血压是防止病情恶化的重要环节。容量依赖性高血压首选利尿剂,肾素依赖性高血压首选血管紧张素转化酶抑制药（卡托普利等）和β受体阻滞剂（普萘洛尔等）。

3.抗血小板药物

长期使用抗血小板药物可改善微循环,延缓肾衰竭。常用双嘧达莫和阿司匹林。

4.糖皮质激素和细胞毒性药物

一般不主张应用。可试用于血压不高、肾功能正常、尿蛋白较多者,常选用泼尼松、环磷酰胺等。

（二）护理措施

1.病情观察

因高血压易加剧肾功能的损害,故应密切观察患者的血压变化。准确记录 24 小时出入液量,监测尿量、体重和腹围,观察水肿的消长情况。监测肾功能变化,及时发现肾衰竭。

2.生活护理

（1）适当休息：因卧床休息能增加肾血流量,减轻水肿、蛋白尿及改善肾功能,故慢性肾炎患者宜多卧床休息,避免重体力劳动。特别是有明显水肿、大量蛋白尿、血尿及高血压或合并感染、心力衰竭、肾衰竭及急性发作期的患者,应限制活动,绝对卧床休息。

（2）饮食护理：水肿少尿者应限制钠、水的摄入,食盐摄入量为 1～3 g/d,每天进水量不超过1 500 mL,记录 24 小时出入液量；每天测量腹围、体重,监测水肿消长情况。低蛋白、低磷饮食可减轻肾小球内高压、高灌注及高滤过状态,延缓肾功能减退,宜尽早采用富含必需氨基酸的优质低蛋白饮食（如鸡肉、牛奶、瘦肉等）,蛋白质的摄入量为 0.5～0.8 g/(kg·d),低蛋白饮食亦可达到低磷饮食的目的。补充多种维生素及锌。适当增加糖类和脂肪的摄入比例,保证足够热量,减少自体蛋白的分解。

3.药物治疗的护理

使用利尿剂时应注意有无电解质、酸碱平衡紊乱；服用降压药起床时动作宜缓慢,以防直立性低血压；应用血管紧张素转化酶抑制药时,注意观察患者有无持续性干咳；应用抗血小板药物时,注意观察有无出血倾向等。

4.对症护理

对症护理包括对水肿、高血压、少尿等症状的护理。

5.心理护理

注意观察患者的心理活动,及时发现患者的不良情绪,主动与患者沟通,鼓励患者说出其内心感受,做好疏导工作,帮助患者调整心态,积极配合治疗及护理。

6.健康指导

(1)指导患者严格按照饮食计划进餐。注意休息,保持精神愉快,避免劳累、受凉和使用肾毒性药物,以延缓肾功能减退。

(2)进行适当锻炼,提高机体抵抗力,预防呼吸道感染。

(3)遵医嘱服药,定期复查尿常规和肾功能。

(4)育龄妇女注意避孕,以免因妊娠导致肾炎复发和病情恶化。

（赵慧青）

第四节　肾盂肾炎

肾盂肾炎是由各种病原微生物感染所引起的肾盂、肾盏及肾实质的感染性炎症,是泌尿系统感染中最常见的临床类型。肾盂肾炎为上尿路感染,尿道炎和膀胱炎为下尿路感染,而肾盂肾炎常伴有下尿路感染,临床上在感染难以定位时可统称为尿路感染。本病好发于女性,尤多见于育龄期妇女、女婴、老年女性和免疫功能低下者。

一、病因及诊断检查

(一)致病因素

1.病因

尿路感染最常见的致病菌是肠道革兰阴性杆菌,其中以大肠埃希菌最常见,占70%以上,其次为副大肠埃希菌、变形杆菌、克雷伯杆菌、产气杆菌、沙雷杆菌、产碱杆菌和葡萄球菌等。致病菌常为1种,极少数为两种以上细菌混合感染。偶可由真菌、病毒和原虫感染引起。

2.易感因素

由于机体具有多种防御尿路病原微生物感染发生的机制,所以,正常情况下细菌进入膀胱不会引起肾盂肾炎的发生。主要易感因素如下。

(1)尿路梗阻和尿流不畅:是最主要的易感因素,以尿路结石最常见。尿路不畅时,尿路的细菌不能被及时冲刷清除出尿道,在局部生长和繁殖,易引起肾盂肾炎。

(2)解剖因素:女性尿道短、直而宽,尿道口距肛门、阴道较近,易被细菌污染,故易发生上行感染。

(3)尿路器械操作:应用尿道插入性器械时,如留置导尿管和膀胱镜检查、尿道扩张等可损伤尿道黏膜,或使细菌进入膀胱和上尿路而致感染。

(4)机体抵抗力低下:糖尿病、重症肝病、癌症晚期、艾滋病、长期应用激素和免疫抑制药等均易发生尿路感染。

3.感染途径

(1)上行感染:为最常见的感染途径,病原菌多为大肠埃希菌,以女性多见。细菌由尿道外口经膀胱、输尿管逆流上行到肾盂,引起肾盂炎症,再经肾盏、肾乳头至肾实质。

(2)血行感染:致病菌多为金黄色葡萄球菌。病原菌从体内感染灶如扁桃体炎、鼻窦炎、龋齿或皮肤化脓性感染等侵入血流,到达肾皮质引起多发性小脓肿,再沿肾小管向下扩散至肾乳头、肾盂及肾盏,引起肾盂肾炎。

(3)淋巴道感染:病原菌从邻近器官的病灶经淋巴管感染。

(4)直接感染:外伤或肾、尿路附近的器官与组织感染,细菌直接蔓延至肾引起肾盂肾炎。

(二)身体状况

按病程和病理变化可将肾盂肾炎分为急性和慢性两型。

1.急性肾盂肾炎

(1)起病急剧,病程不超过半年。

(2)全身表现:常有寒战、高热,体温升高达 38.5～40 ℃,常伴有全身不适、头痛、乏力、食欲缺乏、恶心呕吐等全身毒血症状。

(3)泌尿系统表现:可有腰痛、肾区不适和尿路刺激征,上输尿管点或肋腰点压痛,肾区叩击痛。重者尿外观浑浊,呈脓尿、血尿。

2.慢性肾盂肾炎

急性肾盂肾炎反复发作,迁延不愈,病程超过半年即转为慢性肾盂肾炎。慢性肾盂肾炎症状一般较轻,或仅有低热、倦怠,无尿路感染症状,但多次尿细菌培养均呈阳性,称"无症状菌尿"。急性发作时与急性肾盂肾炎症状相似,如不及时治疗可导致肾功能减退,最终可发展为肾衰竭。

3.并发症

常见有慢性肾衰竭、肾盂积水、肾盂积脓、肾周围脓肿等。

(三)心理社会状况

由于起病急,症状明显,女性患者羞于检查,或反复发作迁延不愈,患者易产生焦虑、紧张和悲观情绪。

(四)实验室及其他检查

1.尿常规

尿液外观浑浊;急性期尿沉渣镜检可见大量白细胞和脓细胞,如出现白细胞管型,对肾盂肾炎有诊断价值;少数患者有肉眼血尿。

2.血常规

急性期白细胞总数及中性粒细胞增高。

3.尿细菌学检查

尿细菌学检查是诊断肾盂肾炎的主要依据。新鲜清洁中段尿细菌培养,菌落计数不低于 $10^5/mL$ 为阳性,菌落计数低于 $10^4/mL$ 为污染,如介于两者之间为可疑阳性,需复查或结合病情判断。

4.肾功能检查

急性肾盂肾炎肾功能多无改变,慢性肾盂肾炎可有夜尿增多、尿比重低而固定,晚期可出现氮质血症。

5.X 线检查

X 线腹部平片及肾盂造影可了解肾的大小、形态、肾盂肾盏变化以及尿路有无结石、梗阻、畸形等情况。

6.超声检查

可准确判断肾大小、形态,以及有无结石、囊肿、肾盂积水等。

二、护理诊断及医护合作性问题

(1)体温过高:与细菌感染有关。

(2)排尿异常:与尿路感染所致的尿路刺激征有关。

(3)焦虑:与症状明显或病情反复发作有关。

(4)潜在并发症:有慢性肾衰竭、肾盂积水、肾盂积脓和肾周围脓肿。

三、治疗及护理措施

(一)治疗要点

1.一般治疗

急性期全身症状明显者应卧床休息,饮食应富有热量和维生素并易于消化,高热脱水时应静脉补液,鼓励患者多饮水、勤排尿,促使细菌及炎性渗出物迅速排出。

2.抗菌药物治疗

原则上应根据致病菌和药敏试验结果选用抗菌药,但由于大多数病例为革兰阴性杆菌感染,急性型患者常不等尿培养结果,即首选对此类细菌有效,而且在尿中浓度高的药物治疗。

(1)常用药物:①喹诺酮类。如环丙沙星、氧氟沙星,为目前治疗尿路感染的常用药物,病情轻者,可口服用药;较严重者宜静脉滴注,环丙沙星 0.25 g,或氧氟沙星 0.2 g,每 12 小时 1 次。②氨基糖苷类。庆大霉素肌内注射或静脉滴注。③头孢类。头孢唑啉肌内或静脉注射。④磺胺类。复方磺胺甲基异噁唑(复方新诺明)口服。

(2)疗效与疗程:若药物选择得当,用药 24 小时后症状即可好转,如经 48 小时仍无效,应考虑更换药物。抗菌药用至症状消失,尿常规转阴和尿培养连续 3 次阴性后 3～5 天为止。急性肾盂肾炎一般疗程为 10～14 天,疗程结束后每周复查尿常规和尿细菌培养 1 次,共 2～3 周,若均为阴性,可视为临床治愈。慢性肾盂肾炎疗程应适当延长,选用敏感药物联合治疗,疗程 2～4 周;或轮换用药,每组使用 5～7 天查尿细菌,如连续 2 周(每周 2 次)尿细菌检查阴性,6 周后再复查 1 次仍为阴性,则为临床治愈。

(二)护理措施

1.病情观察

观察生命体征,尤其是体温变化;观察尿路刺激征及伴随症状的变化,有无并发症等。

2.生活护理

(1)休息:为患者提供安静、舒适的环境,增加休息和睡眠时间。高热患者应卧床休息,体温超过 39 ℃时需行冰敷、乙醇擦浴等措施进行物理降温。

(2)饮食护理:给予高蛋白、丰富维生素和易消化的清淡饮食,鼓励患者多饮水,每天饮水量不少于 2 000 mL。

3.药物治疗的护理

(1)遵医嘱用药,轻症者尽可能单一用药,口服有效抗生素 2 周;严重感染宜联合用药,采用肌内注射或静脉给药;已有肾功能不全者,则避免应用肾毒性抗生素。

(2)观察药物疗效,协助医师判断停药指征。

（3）注意药物的不良反应：诺氟沙星、环丙沙星可引起轻微消化道反应、皮肤瘙痒等；氨基糖苷类药物对肾脏和听神经有毒性作用，可引起耳鸣、听力下降，甚至耳聋；磺胺类药物服药期间要多饮水和服用碳酸氢钠以碱化尿液，增强疗效和减少磺胺结晶的形成。

4.尿细菌学检查的标本采集

（1）宜在使用抗生素前或停药 5 天后留取尿标本。

（2）留取清洁中段尿标本前用肥皂水清洗外阴部，不宜用消毒剂，指导患者留取尿标本于无菌容器内，于 1 小时内送检。

（3）最好取清晨第 1 次（尿液在膀胱内停留 6～8 小时或以上）的清洁、新鲜中段尿送检，以提高阳性率。

（4）尿标本中注意勿混入消毒液；女性患者留取尿标本时应避开月经期，防止阴道分泌物及经血混入。

5.心理护理

向患者说明紧张情绪不利于尿路刺激征的缓解，指导患者放松身心，消除紧张情绪及恐惧心理，树立战胜疾病的信心，共同制订护理计划，积极配合治疗。

6.健康教育

（1）向患者及家属讲解肾盂肾炎发病和加重的相关因素，积极治疗和消除易感因素。尽量避免导尿及尿道器械检查，如果必须进行，应严格无菌操作，术后应用抗菌药以防泌尿系统感染。

（2）指导患者保持良好的生活习惯，合理饮食，多饮水，勤排尿，尽量不留残尿；保持外阴清洁，女性患者忌盆浴，注意月经期、妊娠期、产褥期卫生。

（3）加强身体锻炼，提高机体抵抗力。

（4）育龄妇女患者，急性期治愈后 1 年内应避免妊娠。与性生活有关的反复发作患者，应于性生活后立即排尿和行高锰酸钾坐浴。

（5）告知患者遵医嘱坚持按疗程应用抗菌药物是最重要的治疗措施，嘱患者不可随意增减药量或停药，以达到彻底治愈的目的，避免因治疗不彻底而演变为慢性肾盂肾炎。慢性肾盂肾炎应按医嘱用药，定期检查尿液，出现症状立即就医。

（赵慧青）

第五节　间质性肾炎

间质性肾炎又称肾小管间质性肾炎，是由各种原因引起的肾小管间质性急慢性损害的临床病理综合征。临床常分为急性间质性肾炎、慢性间质性肾炎。急性间质性肾炎以多种原因导致短时间内发生肾间质炎性细胞浸润、间质水肿、肾小管不同程度受损伴肾功能不全为特点，临床表现可轻可重，大多数病例均有明确的病因，去除病因、及时治疗，疾病可痊愈或使病情得到不同程度的逆转。慢性间质性肾炎病理表现以肾间质纤维化、间质单个核细胞浸润和肾小管萎缩为主要特征。

一、病因

(一)感染

致病感染可有细菌、真菌及病毒等致病微生物感染,包括金黄色葡萄球菌败血症、重症链球菌感染、白喉、猩红热、支原体肺炎、梅毒、布氏杆菌病、军团菌病、乙肝病毒抗原血症、巨细胞病毒感染、伤寒、麻疹、肾盂肾炎等。

(二)系统性疾病

如系统性红斑狼疮、干燥综合征、结节病、原发性冷球蛋白血症。血液系统疾病,如多发性骨髓瘤、阵发性血红蛋白尿、淋巴增生性疾病、镰状细胞病等。

(三)药物致病

可能与环孢素、氨基糖甙类抗生素、两性霉素 B、止痛剂、非甾体抗炎药,顺铂等长期应用相关。

(四)重金属盐

可能与如镉、锂、铝、金、铍等长期接触有关。

(五)化学毒物或生物毒素

如四氯化碳、四氯乙烯、甲醇、乙二醇、煤酚、亚硝基脲或蛇毒、鱼胆毒、蜂毒、蕈毒等中毒史。

(六)代谢疾病

如胱氨酸病、低钾肾病、尿酸性肾病、糖尿病肾病及淀粉样肾病史。

二、临床表现

一般有多尿、烦渴、恶心、夜尿、肉眼血尿、肌无力、软瘫、关节痛等表现。

(一)急性间质性肾炎

急性间质性肾炎因其病因不同,临床表现各异,无特异性。主要突出表现为少尿性或非少尿性急性肾功能不全,可伴有疲乏无力、发热及关节痛等非特异性表现。肾小管功能损失可出现低比重及低渗透压尿、肾小管性蛋白尿及水、电解质和酸碱平衡紊乱,部分患者表现为 Fanconi 综合征。

(二)慢性间质性肾炎

慢性间质性肾炎常为隐匿、慢性或急性起病,因肾间质慢性炎症改变,主要为纤维化组织增生,肾小管萎缩,故常有其共同临床表现。

三、辅助检查

(一)尿液检查

一般为少量小分子蛋白尿,尿蛋白定量多在 $0.5\sim1.5\,g/24\,h$,极少 $>2.0\,g/24\,h$;尿沉渣检查可有镜下血尿、白细胞及管型尿,偶可见嗜酸性粒细胞。肾小管功能异常根据累及小管的部位及程度不同而表现不同,可有肾性糖尿、肾小管酸中毒、低渗尿、范可尼综合征等。

(二)血液检查

部分患者可有低钾血症、低钠血症、低磷血症和高氯性代谢性酸中毒等表现。血尿酸常正常或轻度升高。慢性间质性肾炎贫血发生率高且程度较重,常为正细胞正色素性贫血。急性间质性肾炎患者外周血嗜酸性粒细胞比例升高,可伴 IgE 升高,特发性间质性肾炎可有贫血、嗜酸性粒细胞增多、血沉快、CRP 及球蛋白升高。

（三）影像学检查

急性间质性肾炎 B 超可显示肾脏呈正常大小或体积增大，皮质回声增强。慢性间质性肾炎 B 超、放射性核素、CT 等影像学检查通常显示双肾缩小、肾脏轮廓不光整。影像学检查还有助于判断某些特殊病因，如尿路梗阻、膀胱输尿管反流、肾脏囊性疾病等。静脉尿路造影（IVU）可显示止痛剂肾病特征性的肾乳头坏死征象。由于造影剂具有肾小管毒性，因此，在肾小管损伤时应慎用。

（四）肾活检病理

病理检查对确诊有重要意义。除感染相关性急性间质性肾炎外，其他类型均应积极行肾穿刺，以区别肾间质浸润细胞的类型及纤维化程度，从而有助于治疗方案的制定后预后的判断。

四、诊断

感染或药物应用史、临床表现、一些实验室及影像学检查有助于诊断，但肾脏病理仍然是诊断间质性肾炎的金标准。

临床出现不明原因的急性肾功能不全时要考虑急性间质性肾炎可能。具有下列临床特征者应考虑慢性间质性肾炎：①存在导致慢性间质性肾炎的诱因，如长期服用止痛剂、慢性尿路梗阻等，或有慢性间质性肾炎家族史；②临床表现有小管功能障碍，如烦渴、多尿、夜尿增多、肾小管性酸中毒等，或肾功能不全但无高血压、无高尿酸血症等；③尿液检查表现为严重小管功能受损。少量小分子蛋白尿（<2.0 g/24 h）、尿 RBP、溶菌酶、尿 β_2-微球蛋白、NAG 升高，可有糖尿、氨基酸尿。慢性间质性肾炎还须根据病史和临床病理特征进一步明确病因。

五、治疗

（一）一般治疗

去除病因、控制感染、及时停用致敏药物、处理原发病是间质性肾炎治疗的第一步。

（二）对症支持治疗

纠正肾性贫血、电解质、酸碱及容量失衡，血肌酐明显升高或合并高血钾、心力衰竭、肺水肿等有血液净化指征者，临床应及时行血液净化治疗，急性间质性肾炎可选用连续性血液净化治疗。进入尿毒症期者，如条件允许，可行肾移植治疗。

（1）促进肾小管再生冬虫夏草有促进肾小管上皮细胞的生长、提高细胞膜的稳定性、增强肾小管上皮细胞耐受缺氧等作用，对小管间质性肾炎有一定治疗。

（2）免疫抑制剂自身免疫性疾病、药物变态反应等免疫因素介导的间质性肾炎，可给予激素及免疫抑制剂治疗。

六、护理措施

（一）一般护理措施

（1）卧床休息，限制活动量。

（2）鼓励患者多饮水或饮料。

（3）给予清淡易化的高热量、高蛋白流质或半流质。

（4）出汗后要及时更换衣被，注意保暖。

（5）协助口腔护理，鼓励多漱口。口唇干燥者可涂护唇油。

（6）体温超过 38.5 ℃时给予物理降温，慎用药物降温，因为退热制剂易致敏而加重病情，物理降温后 0.5 小时测量体温，并记录于体温单上。

（7）指导患者识别并及时报告体温异常的早期表现和体征。

（二）自理方面的护理

患者自理方面的缺陷一般与发热和水、电解质紊乱有关。要使患者生活自理能力提高，需要做的护理措施如下。

（1）落实晨、晚间护理，协助患者洗脸、梳头、洗脚、就餐、大小便及个人卫生。

（2）鼓励患者生活自理，将传呼器置于患者伸手可及的位置。

（3）呼吸困难者，取半坐卧位，给氧。

（4）吞咽能力下降者应预防呛咳。

（5）患者外出时有专人护送防止发生意外。

（6）监测血电解质变化，做好间质性肾炎护理工作，可提高患者生活质量。

（三）饮食调理

饮食有禁有补，对于间质性肾炎患者而言，是非常重要的，尤其是对间质性肾炎治疗的辅助使其成为患者必须引起重视的一个方面。

（1）间质性肾炎应该多漱口，口唇干燥者可涂护唇油。

（2）指导间质性肾炎患者识别并及时报告体温异常的早期体征和表现。

（3）中老年人如果患有间质性肾炎常常会感到双腿酸软、小便频繁腰酸背胀、精神不振等，一般是因为肾脏发生了病变。应选用红豆、玉米食用，对肾病有好处，但胡椒、花椒、浓茶、浓咖啡等刺激性食物应该禁用。

（4）肾病患者必须要忌盐。尿量少或水肿时，除服药外，可选用一些具有利水适用的食物。如冬瓜止渴、利小便、主治小腹水涨。冬瓜皮煎汤代茶利水消肿作用。丝瓜有利尿消肿、凉血解毒的作用。

（5）间质性肾炎患者应该多喝水，并且在饮食方面要给予易消化的高热量、高蛋白、清淡的半流质食物。出汗后要更注意保暖，及时的更换衣被。口唇干燥者可涂护唇油。体温超过 38.5 ℃时应该给予物理降温，慎用药物降温，因为退热制剂易致敏而加重病情物理降温后半个小时后应该测量体温，并记录。

（赵慧青）

第六节　肾病综合征

肾病综合征（nephrotic syndrome，NS）是肾小球疾病中最常见的一组临床综合症候群。肾病综合征传统上分为原发性和继发性两类。原发性是指原发于肾小球疾病并除外继发于全身性疾病引起的肾小球病变，如系统性红斑狼疮、糖尿病、多发性骨髓瘤、药物、毒物、过敏性紫癜和淀粉样变等。在肾病综合征中，约 75%是由原发性肾小球疾病引起，约 25%为继发性肾小球疾病引起，因此它不是一个独立性的疾病。NS 临床诊断并不困难，但不同病理改变引起者治疗效果不一,某些病理类型易发展为肾功能不全,但即使预后较好的病理类型,也可因其引起的严重全身水肿(胸腔积液、腹水、心包积液等)影响到各脏器功能并易出现各种严重并发症如威胁生命的感染和肺动脉栓塞等,因此强调早期病因和病理类型诊断与整体治疗的重要性。本节仅讨论原发性肾病综合征。

一、病理

原发性肾病综合征在国内以肾小球系膜增殖最为常见,占 1/4～1/3,其次为膜性肾病,占 1/5～1/4,以成人较为多见;微小病变成人约占 1/5,再次为膜增殖,约为 15%,局灶性、节段性肾小球硬化占 10%～15%。局灶性、节段性系膜增殖较少发生肾病综合征。各病理类型中均可伴有肾间质不同程度炎症改变和/或纤维化,其中以炎症较为明显的类型如系膜增殖、膜增殖和少部分局灶节段性肾小球硬化常伴有肾间质炎症或纤维化改变;膜性引起者亦不罕见,肾间质炎症程度和纤维化范围对肾小球滤过功能减退有较大影响。

原发性肾病综合征病理类型不同,与临床表现(除均可有肾病综合征外)有一定关联,如微小病变和膜性肾病引起者多表现为单纯性肾病综合征,早期少见血尿、高血压和肾功能损害,但肾病综合征临床表现多较严重、突出,经尿丢失蛋白质多,可高达 20 g/d;而系膜增殖和膜增殖等炎症明显类型尚常伴有血尿、高血压和不同程度肾功能损害,且肾功能损害发生相对较早。局灶、节段性肾小球硬化,常有明显高血压和肾功能损害,出现镜下血尿亦较多见。少数情况病理类型改变与临床表现相关性可不完全一致。

二、临床表现及发病机制

(一)大量蛋白尿

大量蛋白尿是指每天从尿液中丢失蛋白质多达 3.0～3.5 g,儿童为 50 mg/kg,因此,体重为 60 kg 的成人尿液丢失 3 g/d,即可认为大量蛋白尿。大量蛋白尿的产生是由于肾小球滤过膜通透性异常所致。正常肾小球滤过膜对血浆蛋白有选择性滤过作用,能有效阻止绝大部分血浆蛋白从肾小球滤过,只有极小量的血浆蛋白进入肾小球滤液。肾小球病变引起滤过膜对大中分子量蛋白质选择性滤过屏障作用损伤,导致大分子蛋白和中分子量清蛋白等大量漏出。其次,肾小球疾病时,肾小球基底膜组织结构功能异常,涎酸成分明显减少,使带负电荷的清蛋白滤过基底膜增多,出现蛋白尿。此外,肾小球血流动力学改变也能影响肾小球滤过膜的通透性,血压增高,尿蛋白增多,血压降低,蛋白尿减轻。肾内血管紧张素Ⅱ增加使出球小动脉收缩,肾小球内毛细血管压力增加,亦可增加蛋白质漏出。使用血管紧张素转换酶抑制剂或血管紧张素Ⅱ受体阻滞剂可因降低出球小动脉阻力而降低肾小球毛细血管压力,从而减轻蛋白尿。

临床上对肾病综合征患者不仅要定期进行准确的 24 小时尿液蛋白定量测定,以了解蛋白尿程度和判断治疗效果,从而调整治疗方案,而且要进行尿液系列蛋白检查,以了解丢失蛋白的成分,从而判断蛋白丢失部位是在肾小球或肾小管间质。尿液蛋白量多寡有时不能说明肾脏病变的广泛程度和严重程度,但蛋白尿成分的测定则可反映肾小球病变的程度,如尿液中出现大量IgG 成分,说明大分子量蛋白从尿液中丢失,提示肾小球滤过膜体积屏障结构破坏严重,若尿液中蛋白几乎均为中分子量的清蛋白或转铁蛋白,一般提示病变在肾小球或肾小管间质,此时参考丢失蛋白质多寡甚为重要,一般说来肾小管性尿蛋白丢失较少超过 3 g/d,个别超过 3 g/d,后者多数对治疗反应相对较佳;若尿液出现较多小分子量蛋白,则应进一步检查以明确是否轻链蛋白引起大量蛋白尿,故尿蛋白成分检查有时尚有助于病因诊断。

(二)低清蛋白血症

低清蛋白血症见于绝大部分肾病综合征患者,即血浆清蛋白水平在 30 g/L 以下。其主要原因是尿中丢失清蛋白,但二者可不完全平行,因为血浆清蛋白值是清蛋白合成与分解代谢平衡的结果,它主要受以下几种因素影响:①肝脏合成清蛋白增加。在低蛋白血症和清蛋白池体积减小时,清蛋白分解速度是正常的,甚至下降。肝脏代偿性合成清蛋白量增加,如果饮食中能给予足够的蛋白质及热量,正常人肝脏每天可合成清蛋白达 20 g 以上。体质健壮和摄入高蛋白饮食的患者可不出现低蛋白血症。有人认为,血浆胶体渗透压在调节肝脏合成清蛋白方面可能有重要的作用。②肾小管分解清蛋白的量增加。正常人肝脏合成的清蛋白 10% 在肾小管内代谢。在肾病综合征时,由于近端小管摄取和分解滤过蛋白明显增加,肾内代谢可增加至 16%~30%。③严重水肿时胃肠道吸收能力下降,肾病综合征患者常呈负氮平衡状态。年龄、病程、慢性肝病、营养不良均可影响血浆清蛋白水平。

由于低清蛋白血症,药物与清蛋白的结合会有所减少,因而血中游离药物的水平升高(如激素约 90% 与血浆蛋白结合而具有生物活性的部分仅占 10% 左右),此时,即使常规剂量也可产生毒性或不良反应。低蛋白血症时,花生四烯酸和血浆蛋白结合减少,促使血小板聚集和血栓素(TXA_2)增加,后者可加重蛋白尿和肾损害。

(三)水肿

水肿多较明显,与体位有关,严重者常见头枕部凹陷性水肿、全身水肿、两肋部皮下水肿、胸腔和腹水,甚至出现心包积液,以及阴囊或会阴部高度水肿,此种情况多见于微小病变或部分膜性肾病患者。一般认为,水肿的出现及其严重程度与低蛋白血症的程度呈正相关,然而也有例外的情况。机体自身具有抗水肿形成能力,其调节机制:①当血浆清蛋白浓度降低,血浆胶体渗透压下降的同时,从淋巴回流组织液大大增加,从而带走组织液内的蛋白质,使组织液的胶体渗透压同时下降,两者的梯度差值仍保持正常范围。②组织液水分增多,则其静水压上升,可使毛细血管前的小血管收缩,从而使血流灌注下降,减少了毛细血管床的面积,使毛细血管内静水压下降,从而抑制体液从血管内向组织间逸出。③水分逸出血管外,使组织液蛋白浓度下降,而血浆内蛋白浓度上升。鉴于淋巴管引流组织液蛋白质的能力有限,上述体液分布自身平衡能力有一定的限度,当血浆胶体渗透压进一步下降时,组织液的胶体渗透压无法调节至相应的水平,两者间的梯度差值不能维持正常水平而产生水肿。大多数肾病综合征水肿患者血容量正常,甚至增多,并不一定都减少,血浆肾素正常或处于低水平,提示肾病综合征的钠潴留,是由于肾脏调节钠平衡的障碍,而与低血容量激活肾素-血管紧张素-醛固酮系统无关。肾病综合征水肿的发生不能仅以一个机制来解释。血容量的变化,仅在某些患者身上可能是造成水、钠潴留,加重水肿的因素,可能尚与肾内某些调节机制的障碍有关。此外,水肿严重程度虽与病变严重性并无相关,但严重水肿本身如伴有大量胸腔积液、心包积液或肺间质水肿,则会引起呼吸困难和心肺功能不全;若患者长期低钠饮食和大量应用利尿剂,尚可造成有效血容量减少性低血压甚至低血容量性休克。

(四)高脂血症

肾病综合征时脂代谢异常的特点为血浆中几乎各种脂蛋白成分均增加,如血浆总胆固醇(Ch)和低密度脂蛋白胆固醇(LD-C)明显升高,甘油三酯(TG)和极低密度脂蛋白胆固醇(VLDL-C)升高。高密度脂蛋白胆固醇(HDL-C)浓度可以升高、正常或降低;HDL 亚型的分布异常,即 HDL_3 增加而 HDL_2 减少,表明 HDL_3 的成熟障碍。在疾病过程中各脂质成分的增加出现在不同的时间,一般以 Ch 升高出现最早,其次才为磷脂及 TG。除浓度发生改变外,各脂质的比例也发生改变,各种脂蛋白中胆固醇/磷脂及胆固醇/甘油三酯的比例均升高。载脂蛋白也常有异常,如 ApoB 明显升高,ApoC 和 ApoE 轻度升高。脂质异常的持续时间及严重程度与病程及复发频率明显相关。

肾病综合征时脂质代谢异常的发生机制:①肝脏合成 Ch、TG 及脂蛋白增加;②脂质调节酶活性改变及 LDL 受体活性或数目改变导致脂质的清除障碍;③尿中丢失 HDL 增加。在肾病综合征时,HDL 的 ApoAⅠ可以有 50%~100%从尿中丢失,而且患者血浆 HDL_3 增加而 HDL_2 减少,说明 HDL_3 在转变为较大的 HDL_2 颗粒之前即在尿中丢失。

肾病综合征患者的高脂血症对心血管疾病发生率的影响,主要取决于高脂血症出现时间的长短、LDL 与 HDL 的比例、高血压史及吸烟等因素。长期的高脂血症,尤其是 LDL 上升而 HDL 下降,可加速冠状动脉粥样硬化的发生,增加患者发生急性心肌梗死的危险性。脂质引起肾小球硬化的作用已在内源性高脂血症等的研究中得到证实。脂代谢紊乱所致肾小球损伤的发病机制及影响因素较为复杂,可能与下述因素有关:肾小球内脂蛋白沉积、肾小管间质脂蛋白沉积、LDL 氧化、单核细胞浸润、脂蛋白导致的细胞毒性致内皮细胞损伤、脂类介质的作用和脂质增加基质合成。

(五)血中其他蛋白浓度改变

肾病综合征时多种血浆蛋白浓度可发生变化。如血清蛋白电泳显示 α_2 和 β 球蛋白水平升高,而 α_2 球蛋白水平可正常或降低,IgG 水平可显著下降,而 IgA、IgM 和 IgE 水平多正常或升高,但免疫球蛋白的变化同原发病有关。补体激活旁路 B 因子的缺乏可损害机体对细菌的调理作用,这是肾病综合征患者易发生感染的原因之一。纤维蛋白原和凝血因子Ⅴ、Ⅶ、Ⅹ可升高;血小板也可轻度升高;抗凝血酶Ⅲ可从尿中丢失而导致严重减少;C 蛋白和 S 蛋白浓度多正常或升高,但其活性降低;血小板凝集力增加和 β 血栓球蛋白的升高,后者可能是潜在的自发性血栓形成的一个征象。

三、肾病综合征的常见并发症

(一)感染

感染是最常见且严重的并发症。NS 患者对感染抵抗力下降最主要的原因是:①免疫抑制剂的长期使用引起机体免疫损害。②尿中丢失大量 IgG。③B 因子(补体的替代途径成分)的缺乏导致机体对细菌免疫调理作用缺陷。④营养不良时,机体非特异性免疫应答能力减弱,造成机体免疫功能受损。⑤转铁蛋白和锌大量从尿中丢失。转铁蛋白为维持正常淋巴细胞功能所必需,锌离子浓度与胸腺素合成有关。⑥局部因素。胸腔积液、腹水、皮肤高度水肿引起的皮肤破裂和严重水肿使局部体液因子稀释、防御功能减弱,均为肾病综合征患者的易感因素。细菌感染是肾病综合征患者的主要死因之一,严重的感染主要发生在有感染高危因素的患者,如高龄、全身营养状态较差、长期使用激素和/或免疫抑制剂及严重低蛋白血症者。临床上常见的感染有原发性腹膜炎、蜂窝织炎、呼吸道感染和泌尿道感染等。一旦感染诊断成立,应立即予以相应治疗,并根据感染严重程度,减量或停用激素和免疫抑制剂。

(二)静脉血栓形成

肾病综合征患者存在高凝状态,主要是由于血中凝血因子的改变。包括Ⅸ、Ⅺ因子下降,Ⅴ、

Ⅷ、Ⅹ因子、纤维蛋白原、β血栓球蛋白和血小板水平增加；血小板的黏附和凝集力增强；抗凝血酶Ⅲ和抗纤溶酶活力降低。因此,促凝集和促凝血因子的增高,抗凝集和抗凝血因子的下降及纤维蛋白溶解机制的损害,是肾病综合征患者产生高凝状态的原因和静脉血栓形成的基础。激素和利尿剂的应用为静脉血栓形成的加重因素,激素经凝血蛋白发挥作用,而利尿剂则使血液浓缩、血液黏滞度增加,高脂血症亦是引起血浆黏滞度增加的因素。

肾病综合征时,当血浆清蛋白低于 20 g/L 时,肾静脉血栓形成的危险性增加。肾静脉血栓在膜性。肾病患者中的发生率可高达 50%,在其他病理类型中,其发生率为 5%～16%。肾静脉血栓形成的急性型患者可表现为突然发作的腰痛、血尿、尿蛋白增加和肾功能减退。慢性型患者则无任何症状,但血栓形成后的肾淤血常使蛋白尿加重,出现血尿或对治疗反应差,有时易误认为激素剂量不足或激素拮抗等而增加激素用量。明确诊断需进行肾静脉造影,Doppler 血管超声、CT、MRI 等无创伤性检查也有助于诊断。血浆 β 血栓蛋白增高提示潜在的血栓形成,血中仅 α_2 抗纤维蛋白溶酶增加也被认为是肾静脉血栓形成的标志。外周深静脉血栓形成率约为 6%,常见于小腿深静脉,仅 12% 有临床症状,25% 可由 Doppler 超声发现。肺栓塞的发生率为 7%,仍有 12% 无临床症状。其他静脉累及罕见。

(三)急性肾损伤

急性肾损伤为肾病综合征最严重的并发症。急性肾损伤系指患者在 48 小时内血清肌酐绝对值升高26.5 μmol/L(0.3 mg/dL),或较原先值升高 50%,或每小时尿量少于 0.5 mg/kg,且持续 6 小时以上。常见的病因如下。①血流动力学改变:肾病综合征常有低蛋白血症及血管病变,特别是老年患者多伴肾小动脉硬化,对血容量变化及血压下降非常敏感,故当呕吐、腹泻所致体液丢失、腹水、大量利尿及使用抗高血压药物后,都能使血压进一步下降,导致肾灌注骤然减少,进而使肾小球滤过率降低,并因急性缺血后小管上皮细胞肿胀、变性及坏死,导致急性肾损伤。②肾间质水肿:低蛋白血症可引起周围组织水肿,同样也会导致肾间质水肿,肾间质水肿压迫。肾小管,使近端小管鲍曼囊静水压增高,GFR 下降。③药物引起的急性间质性肾炎。④双侧肾静脉血栓形成。⑤蛋白管型堵塞远端肾小管,可能是肾病综合征患者发生急性肾衰竭的机制之一。⑥急进性肾小球肾炎。⑦肾炎活动。⑧心源性因素,特别是老年患者常因感染诱发心力衰竭。一般认为心排血量减少 1 L/min,即可使肾小球滤过率降低 24 mL/min,故原发性 NS 患者若心力衰竭前血肌酐为 177 μmol/L(2 mg/dL),则轻度心力衰竭后血肌酐浓度可能成倍上升,严重者导致少尿。

(四)肾小管功能减退

肾病综合征患者的肾小管功能减退,以儿童多见。其机制被认为是肾小管对滤过蛋白的大量重吸收,使小管上皮细胞受到损害。常表现为糖尿、氨基酸尿、高磷酸盐尿、肾小管性失钾和高氯性酸中毒,凡出现多种肾小管功能缺陷者常提示预后不良。但肾小球疾病减少肾小管血供和肾小球疾病合并乙肝病毒感染导致肾小管损伤亦是肾小管功能减退的常见原因。

(五)骨和钙代谢异常

肾病综合征时血液循环中的维生素 D 结合蛋白(分子量 65 kD)和维生素 D 复合物从尿中丢失,使血中 $1,25\text{-}(OH)_2D_3$ 水平下降,致使肠道钙吸收不良和骨质对 PTH 耐受,因而肾病综合征患者常表现有低钙血症。此外体内部分钙与清蛋白结合,大量蛋白尿使钙丢失,亦是造成低钙血症的常见原因。

(六)内分泌及代谢异常

肾病综合征患者经尿丢失甲状腺结合蛋白(TBG)和皮质激素结合蛋白(CBG)。临床上甲状腺功能可正常,但血清 TBG 和 T_3 常下降,游离 T_3 和 T_4、TSH 水平正常。由于血中 CBG 和 17-羟皮质醇都降低,游离和结合皮质醇比值可改变,组织对药理剂量的皮质醇反应也不同于正常。由于铜蓝蛋白(分子量 151 kD)、转铁蛋白(分子量 80 kD)和清蛋白从尿中丢失,肾病综合征常有血清铜、血清铁和血清锌浓度下降。锌缺乏可引起阳痿、味觉障碍、伤口难愈及细胞介导免疫受损等。持续转铁蛋白减少可引起临床上对铁剂治疗有抵抗性的小细胞低色素性贫血。此外,严重低蛋白血症可导致持续性的代谢性碱中毒,因血浆蛋白减少 10 g/L,则血浆重碳酸盐会相应增加 3 mmol/L。

四、诊断与鉴别诊断

临床上根据大量蛋白尿(3～3.5 g/d)、低清蛋白血症(<30 g/L)、水肿和高脂血症四个特点,即可作出肾病综合征诊断;若仅有大量蛋白尿和低清蛋白血症,而无水肿和高脂血症者也可考虑诊断,因可能为病程早期所致。确定肾病综合征后,应鉴别是原发性或继发性;两者病因各异,治疗方法不一,一般需先排除继发性因素才能考虑原发性;故对常见继发性病因应逐一排除。继发性肾病综合征患者常伴有全身症状(如皮疹、关节痛、各脏器病变等)、血沉增快、血 IgG 增高、血清蛋白电泳 γ 球蛋白增多、血清补体下降等征象,而原发性则罕见。肾组织检查对病理类型诊断十分重要,对指导治疗十分有帮助,多数情况下也可作出病因诊断,但有时相同病理改变如膜性肾病,可由各种病因引起,故临床上必须结合病史、体征、实验室检查和病理形态、免疫荧光及电镜等检查作出综合诊断与鉴别诊断。

五、治疗

(一)引起肾病综合征的原发病治疗

1.糖皮质激素

一般认为只有对微小病变性肾病的疗效最为肯定,故首选治疗原发性 NS 中的原发性肾小球肾病(微小病变)。一般对微小病变首治剂量为泼尼松 0.8～1 mg/(kg·d),治疗 8 周,有效者应逐渐减量,一般每 1～2 周减原剂量的 10%～20%,剂量越少递减的量越少,减量速度越慢。激素的维持量和维持时间因病例不同而异,以不出现临床症状而采用的最小剂量为度,以低于 15 mg/d 为宜。成人首次治疗的完全缓解率可达 80% 或 80% 以上。在维持阶段有体重变化、感染、手术和妊娠等情况时应调整激素用量。经8 周以上正规治疗无效病例,需排除影响疗效的因素,如感染、水肿所致的体重增加和肾静脉血栓形成等,应尽可能及时诊断与处理。若无以上情况存在,常规治疗 8 周无效不能认为是对激素抵抗,激素使用到 12 周才奏效的患者不在少数。

除微小病变外,激素尚适用于膜性肾病,部分局灶、节段性肾小球硬化,对增生明显的病理类型亦有一定的疗效,对伴有肾间质各种炎症细胞浸润也有抑制作用。此外,临床上对病理上有明显的肾间质炎症病变,小球弥漫性增生,细胞性新月体形成和血管纤维素样坏死以及有渗出性病变等活动性改变的患者,特别是伴有近期血肌酐升高者,应予以甲基泼尼松龙静脉滴注治疗,剂量为 120～240 mg/d,疗程 3～5 天,以后酌情减为 40～80 mg/d 并尽早改为小剂量,这样可减少感染等不良反应。此外,NS 伴严重水肿患者,其胃肠道黏膜亦有明显肿胀,影响口服药物吸收,此时亦应改为静脉用药。

长期应用激素可产生很多不良反应,有时相当严重。激素导致的蛋白质高分解状态可加重氮质血症,促使血尿酸增高,诱发痛风,加剧肾功能减退。大剂量应用有时可加剧高血压,促发心力衰竭。长期使用激素时的感染症状有时可不明显,特别容易延误诊断,使感染扩散。激素长期应用可加重肾病综合征的骨病,甚至产生无菌性股骨颈缺血性坏死和白内障等。因此,临床上强调适时、适量用药和密切观察,对难治性 NS 患者要时时权衡治疗效果与治疗风险。

2.细胞毒药物

对激素治疗无效,或激素依赖型或反复发作型,或因不能耐受激素不良反应且全身情况尚可而无禁忌证的肾病综合征可以试用细胞毒药物治疗。由于此类药物多系非选择性杀伤各型细胞,可降低人体抵抗力,存在诱发肿瘤的危险,因此,它仅作为二线治疗药物,在用药指征及疗程上应慎重掌握。对严重肾病综合征特别是高度水肿、血清蛋白在 20 g/L 或以下,有学者不选择环磷酰胺(CTX)治疗。目前临床上常用的为 CTX、硫唑嘌呤和苯丁酸氮芥(CB-1348),三者选一,首选 CTX。CTX 作用于 G_2 期即 DNA 合成后期、有丝分裂前期,起到抑制细胞 DNA 合成、干扰细胞增殖并降低 B 淋巴细胞功能、抑制抗体形成的作用。约 30% 活性 CTX 经肾脏排泄,故肾功能减退者慎用。CTX 的参考用量为 1.5～2.5 mg/(kg·d),起始宜从小剂量开始,疗程 8 周,以静脉注射或滴注为主。对微小病变、膜性肾炎引起的肾病综合征,有主张选用 CTX 间歇静脉滴注治疗,参考剂量为 8～10 mg/(kg·次),每 3～4 周 1 次,连用 5～6 次,以后按患者的耐受情况延长用药间隙期,总用药剂量可达 6～12 g。间歇静脉治疗目的为减少激素用量,降低感染并发症并提高疗效,但应根据肝、肾功能和血白细胞数选择剂量或忌用。应用细胞毒药物应定期测定血常规和血小板计数、肝功能和尿常规,注意造血功能抑制、病毒和细菌感染及出血性膀胱炎等。

硫唑嘌呤每天剂量为 50～100 mg;苯丁酸氮芥 0.1 mg/(kg·d),分 3 次口服,疗程 8 周,累积总量达7～8 mg/kg则易发生毒性不良反应。对用药后缓解、停药又复发者多不主张进行第二次用药,以免产生毒性反应。目前这两者已较少应用。

3.环孢素(CsA)

CsA 能可逆性抑制 T 淋巴细胞增殖,降低 Th 细胞功能,减少 IL-2 和其他淋巴细胞因子的生成和释放。目前临床上以微小病变、膜性肾病和膜增生性肾炎疗效较好。与激素和细胞毒药物相比,应用 CsA 最大优点是减少蛋白尿及改善低蛋白血症疗效可靠,不影响生长发育或抑制造血细胞功能,新剂型新环孢素还具有吸收快的特点。但此药亦有多种不良反应,最严重的不良反应为肾肝毒性。其肾损害发生率在 20%～40%,长期应用可导致间质纤维化,个别病例在停药后易复发,故不宜长期用此药治疗肾病综合征,更不宜轻易将此药作为首选药物。CsA 治疗起始剂量为3.5～4.0 mg/(kg·d),分 2 次给药,使血药浓度的谷值在 75～200 μg/mL(全血,HPLC 法),可同时加用硫氮唑酮 30 mg 每天 3 次以提高血药浓度、减少环孢素剂量。一般在用药后 2～8 周起效,但个体差异很大,个别患者则需更长的时间才显效,见效后应逐渐减量。用药过程中出现血肌酐升高应警惕 CsA 致肾损害的可能。血肌酐在 221 μmol/L(2.5 mg/dL)不宜使用 CsA。疗程一般为 3～6 个月,复发者再用仍可有效。

4.麦考酚吗乙酯

选择性地抑制 T 淋巴细胞增生和 B 淋巴细胞增生,对肾小球系膜细胞增生亦有抑制作用,此外尚抑制血管黏附分子,对血管炎症亦有较好的抑制作用,故近几年来已广泛用于治疗小血管炎和狼疮性肾炎,并试用于治疗原发性肾小球疾病特别是膜性肾炎、系膜增生性肾炎和 IgA 肾病,参考剂量为 1.5～2.0 g/d,维持量为 0.5～1.0 g/d,疗程为 3～6 个月,由于目前费用昂贵尚不能列为首选药物,不良反应为腹泻、恶心、呕吐和疱疹病毒感染等。

(二)对症治疗

1.休息

NS 患者应绝对休息,直到尿蛋白消失或减至微量 3 个月后再考虑部分复课或半日工作。

2.低清蛋白血症治疗

(1)饮食疗法:肾病综合征患者通常存在负氮平衡,如能摄入高蛋白饮食,则有可能改善氮平衡。但肾病综合征患者摄入过多蛋白会导致尿蛋白增加,加重肾小球损害。因此,建议每天蛋白摄入量为 1 g/kg,每摄入 1 g 蛋白质,必须同时摄入非蛋白热量 138 kJ(33 kcal)。供给的蛋白质应为优质蛋白,如牛奶、鸡蛋和鱼、肉类。

(2)静脉注射或滴注清蛋白:使用人血清蛋白应严格掌握适应证:①血清蛋白浓度低于 25 g/L 伴全身水肿,或胸腔积液、心包腔积液;②使用呋塞米利尿后,出现血浆容量不足的临床表现;③因肾间质水肿引起急性肾衰竭。

3.水肿的治疗

(1)限钠饮食:肾功能正常者每天摄入钠盐均可由尿液等量排出,但肾病综合征患者常因水肿、激素、中药治疗、伴有高血压等,应酌情适量限制食盐摄入。但又由于患者多同时使用袢利尿剂,加之长期限钠后患者食欲缺乏,影响了蛋白质和热量的摄入,可导致体内缺钠,甚至出现低钠性休克,应引起注意。建议饮食的食盐含量为 3～5 g/d,应根据水肿程度、有无高血压、血钠浓度、激素剂量等调整钠摄入量,必要时测定尿钠排出量,作为摄钠量参考。

(2)利尿剂:袢利尿剂,如呋塞米和布美他尼。一般呋塞米剂量为 20～40 mg/d,布美他尼 1～3 mg/d。严重水肿者应以静脉用药为妥,若使用静脉滴注者应以生理盐水 50～100 mL 稀释滴注。噻嗪类利尿剂对肾病综合征严重水肿效果较差,现已被袢利尿剂替代。排钠潴钾利尿剂螺内酯常用剂量为 60～120 mg/d,单独使用此类药物效果较差,故常与排钾利尿剂合用。渗透性利尿剂可经肾小球自由滤过而不被肾小管重吸收,从而增加肾小管的渗透浓度,阻止近端小管和远端小管对水、钠的重吸收,而达到利尿效果。对无明显肾功能损害的高度水肿患者可间歇、短程使用甘露醇125～250 mL/d,但肾功能损害者慎用。对用利尿剂无效的全身高度水肿患者可根据肾功能情况分别选用单纯超滤或连续性血液滤过,每天超滤量一般不超过 2 L 为宜。

4.高凝状态治疗

肾病综合征患者特别是重症患者均有不同程度的血液高凝状态,尤其当血浆清蛋白低于 20～25 g/L 时,即有静脉血栓形成可能。因此,抗凝治疗应列为本综合征患者常规预防性治疗措施。目前临床常用的抗凝药物如下。

(1)肝素:主要通过激活抗凝血酶Ⅲ(ATⅢ)活性而发挥作用。常用剂量 50～75 mg/d 静脉滴注,使 ATⅢ 活力单位在 90% 以上。肝素与清蛋白均为负电荷物质,两者电荷相斥,故尚可减少肾病综合征的尿蛋白排出。目前尚有小分子量肝素 5 000 U 皮下注射,每天 1 次,但价格昂贵,不列为首选抗凝药物。

(2)尿激酶(UK):直接激活纤溶酶原,致使纤维蛋白溶解导致纤溶。常用剂量为 2×10^4～8×10^4 U/d,使用时从小剂量开始,并可与肝素同时静脉滴注。

(3)华法林:抑制肝细胞内维生素 K 依赖因子Ⅱ、Ⅶ、Ⅸ、Ⅹ的合成,常用剂量 2.5 mg/d,口服,监测凝血酶原时间,使其在正常人的 50%～70%。

有静脉血栓形成者。①手术移去血栓;②溶栓:经介入导管在肾动脉端一次性注入 UK $2.4×10^5$ U 以溶解肾静脉血栓,此方法可重复应用;③全身静脉抗凝,即肝素加尿激酶,尿激酶 $4×10^4 \sim 8×10^4$ U/d,可递增至 $1.2×10^5$ U/d,疗程 2～8 周。

抗凝和溶栓治疗均有潜在出血可能,在治疗过程中应加强观察和监测。有出血倾向者,低分子肝素相对安全;对尿激酶治疗剂量偏大者,应测定优球蛋白溶解时间,以维持在 90～120 分钟为宜;长期口服抗凝剂者应监测凝血酶原时间,叮嘱患者勿超量服用抗凝剂。

5.高脂血症治疗

肾病综合征患者,高脂血症与低蛋白血症密切相关,提高血清蛋白浓度可降低高脂血症程度,但对肾病综合征多次复发、病程较长者,其高脂血症持续时间亦久,部分患者即使肾病综合征缓解后,高脂血症仍持续存在。近年来认识到高脂血症对肾脏疾病进展的影响,而一些治疗肾病综合征的药物如肾上腺皮质激素及利尿剂,均可加重高脂血症,故目前多主张对肾病综合征的高脂血症使用降脂药物。可选用的降脂药物如下。①纤维酸类药物:非诺贝特每天 3 次,每次 100 mg,吉非贝齐每天 2 次,每次 600 mg,其降血甘油三酯作用强于降胆固醇。此药偶引起胃肠道不适和血清转氨酶升高。②HMG-CoA 还原酶抑制剂:适用于降低血胆固醇浓度,普伐他汀 10～20 mg/d 或氟伐他汀 20～40 mg/d,此类药物主要使细胞内 Ch 下降,降低血浆 LDL-C 浓度,减少肝细胞产生 VLDL 及 LDL。阿托伐他汀 20 mg,每天 1 次,既可降低血胆固醇,亦可控制甘油三酯。③血管紧张素转换酶抑制剂(ACEI):主要作用有降低血浆中 Ch 及 TG 浓度,使血浆中 HDL 升高,而且其主要的载脂蛋白 ApoA I 和 ApoA II 也升高,可以加速清除周围组织中的 Ch,减少 LDL 对动脉内膜的浸润,保护动脉管壁。此外 ACEI 尚可有不同程度降低蛋白尿的作用。

6.急性肾损伤治疗

肾病综合征合并急性肾损伤时因病因不同而治疗方法各异。对于由血流动力学因素所致者,主要治疗原则包括合理使用利尿剂、肾上腺皮质激素,纠正低血容量和透析疗法。血液透析不仅控制氮质血症、维持电解质酸碱平衡,且可较快清除体内水分潴留。因肾间质水肿所致的急性肾衰竭经上述处理后,肾功能恢复较快。使用利尿剂时需注意以下几点。①适时使用利尿剂:肾病综合征伴急性肾衰竭有严重低蛋白血症者,在未补充血浆蛋白就使用大剂量利尿剂时,会加重低蛋白血症和低血容量,肾衰竭更趋恶化。故应在补充血浆清蛋白后(每天静脉用 10～50 g 人体清蛋白)再予以利尿剂。一次过量补充血浆清蛋白又未及时用利尿剂时,又可能导致肺水肿。②适量使用利尿剂:由于肾病综合征患者有相对血容量不足和低血压倾向,此时用利尿剂应以每天尿量 2 L 左右或体重每天下降在 1 kg 左右为宜。③伴血浆肾素水平增高的患者,使用利尿剂血容量下降后使血浆肾素水平更高,利尿治疗不但无效反而加重病情。此类患者只有纠正低蛋白血症和低血容量后再用利尿剂才有利于肾功能恢复。对肾间质活动病变应加用甲基泼尼松龙。

肾病综合征合并急性肾损伤一般均为可逆性,大多数患者在治疗后,随着尿量增加,肾功能逐渐恢复。少数患者在病程中多次发生急性肾衰竭也均可恢复。预后与急性肾衰竭的病因有关,一般来说急进性肾小球肾炎、肾静脉血栓形成的患者预后较差,而单纯与肾病综合征相关者预后较好。

六、肾病综合征的护理

(一)护理诊断

1.体液过多

体液过多与低蛋白血症致血浆胶体渗透压下降有关。

2.有感染的危险

有感染的危险与皮肤水肿,大量蛋白尿致机体营养不良,免疫抑制剂和细胞毒性药物的应用致机体免疫功能低下有关。

3.营养失调

低于机体需要量与蛋白丢失、食欲下降及饮食限制有关。

4.焦虑

焦虑与本病的病程长,易反复发作有关。

5.潜在并发症

电解质紊乱、血栓形成、急性肾衰竭、心脑血管并发症、皮肤完整性受损。

(二)护理措施

1.休息与活动

(1)有全身严重水肿、血压高、尿量减少,应绝对卧床休息,最好取半坐卧位,以利于减轻心肺负担。

(2)水肿减轻,血压、尿量正常可逐步进行简单室内活动。

(3)恢复期患者,应在其体能范围适当活动。整个治疗过程中患者应避免剧烈运动和劳累。

(4)协助患者在床上做四肢运动,防止肢体血栓形成。

2.摄入适当饮食

(1)蛋白质:选择优质蛋白(动物性蛋白),1.0 g/(kg·d)。当肾功能不全时,应根据肌酐清除率调整蛋白质的摄入量。

(2)热量:不少于147 kJ/(kg·d),多食植物油、鱼油、麦片及豆类。

(3)水肿时给予低盐饮食,勿食腌制食品。

3.监测生命体征

监测生命体征、体重、腹围,出入量变化。

4.观察用药后反应

在应用激素、细胞毒药物、利尿剂、抗凝药和中药时应观察用药后反应,出现不良情况时应及时给予处理。

5.关注患者心理

及时调整患者负面情绪,根据评估资料,调动患者的社会支持系统,为患者提供最大限度的物质和精神支持。

(三)应急措施

(1)出现左心衰竭时,应立即协助患者取端坐位或半坐卧位,双腿下垂。

(2)迅速建立静脉通路,遵医嘱静脉给予强心利尿剂。

(3)吸氧或20%～30%酒精湿化吸氧。

(4)必要时行血液透析。

七、健康教育

（1）讲解积极预防感染的重要性，讲究个人卫生，注意休息。

（2）给予饮食指导，严格掌握、限制盐和蛋白质的摄入。

（3）坚持遵守医嘱用药，切勿自行减量或停用激素，了解激素及细胞毒药物的常见不良反应。

（4）及时疏导患者心理问题，多交流、多沟通，及时反馈各种检查结果。

（5）出院后要定期门诊随访。

（赵慧青）

第八章

内分泌科护理

第一节 甲状腺功能亢进症

甲状腺功能亢进症(简称甲亢)指由多种病因导致的甲状腺激素(TH)分泌过多,引起各系统兴奋性增高和代谢亢进为主要表现的一组临床综合征。其中以毒性弥漫性甲状腺肿(Graves病)最多见。

一、病因

(一)遗传因素
弥漫性毒性甲状腺肿是器官特异性自身免疫性疾病之一,有显著的遗传倾向。

(二)免疫因素
弥漫性毒性甲状腺肿的体液免疫研究较为深入。最明显的体液免疫特征为血清中存在甲状腺细胞促甲状腺激素(TSH)受体抗体。即甲状腺细胞增生,TH合成及分泌增加。

(三)环境因素
环境因素对本病的发生、发展有重要影响,如细菌感染、性激素、应激等,可能是该病发生和恶化的重要诱因。

二、临床表现

(一)一般临床表现
1.甲状腺激素分泌过多综合征

(1)高代谢综合征:多汗怕热、疲乏无力、体重锐减、低热和皮肤温暖潮湿。

(2)精神神经系统:焦躁易怒、神经过敏、紧张忧虑、多言好动、失眠不安、思想不集中和记忆力减退等。

(3)心血管系统:心悸、胸闷、气短,严重者可发生甲亢性心脏病。

(4)消化系统:常表现为食欲亢进,多食消瘦。重者可有肝功能异常,偶有黄疸。

(5)肌肉骨骼系统:部分患者有甲亢性肌病、肌无力和周期性瘫痪。

(6)生殖系统:女性月经常有减少或闭经。男性有勃起功能障碍,偶有乳腺发育。

(7)内分泌系统:早期血液中促肾上腺皮质激素(ACTH)及24小时尿17-羟皮质类固醇升高,继而受过高 T_3、T_4 抑制而下降。

(8)造血系统:血淋巴细胞升高,白细胞计数偏低,血容量增大,可伴紫癜或贫血,血小板寿命缩短。

2.甲状腺肿

(1)弥漫性、对称性甲状腺肿大。

(2)质地不等、无压痛。

(3)肿大程度与甲亢轻重无明显关系。

(4)甲状腺上下可触及震颤,闻及血管杂音,为诊断本病的重要体征。

3.眼征

(1)单纯性突眼:眼球轻度突出,瞬目减少,眼裂增宽。

(2)浸润性突眼:眼球突出明显,眼睑肿胀,眼球活动受限,结膜充血水肿,严重者眼睑闭合不全、眼球固定、角膜外露而形成角膜溃疡、全眼炎,甚至失明。

(二)特殊临床表现

(1)甲亢危象:①高热(40 ℃以上);②心率快(>140 次/分);③烦躁不安、呼吸急促、大汗、恶心、呕吐和腹泻等,严重者可出现心力衰竭、休克及昏迷。

(2)甲状腺毒症性心脏病主要表现为心排血量增加、心动过速、心房颤动和心力衰竭。

(3)淡漠型甲状腺功能亢进症:①多见于老年患者,起病隐袭;②明显消瘦、乏力、头晕、淡漠、昏厥等;③厌食、腹泻等消化系统症状。

(4)T_3型甲状腺毒症多见于碘缺乏地区和老年人,实验室检查:血清总三碘甲腺原氨酸(TT_3)与游离三碘甲腺原氨酸(FT_3)均增高,而血清总甲状腺素(TT_4)、血清游离甲状腺素(FT_4)正常。

(5)亚临床型甲状腺功能亢进症血清FT_3、FT_4正常,促甲状腺激素(TSH)降低。

(6)妊娠期甲状腺功能亢进症:①妊娠期甲状腺激素结合球蛋白增高,引起TT_4和TT_3增高。②一过性甲状腺毒症。③新生儿甲状腺功能亢进症。④产后由于免疫抑制的解除,弥漫性毒性甲状腺肿易于发生,称为产后弥漫性毒性甲状腺肿。

(7)胫前黏液性水肿多发生在胫骨前下 1/3 部位,也见于足背、踝关节、肩部、手背或手术瘢痕处,偶见于面部,皮损大多为对称性。

(8)Graves 眼病(甲状腺相关性眼病)。

三、辅助检查

(一)实验室检查

检测血清游离甲状腺素(FT_4)、游离三碘甲腺原氨酸(FT_3)和促甲状腺激素(TSH)。

(二)影像学及其他检查

放射性核素扫描、CT 检查、B 超检查、MRI 检查等有助于甲状腺、异位甲状腺肿和球后病变性质的诊断,可根据需要选用。

四、处理原则和治疗要点

(一)抗甲状腺药物

口服抗甲状腺药物是治疗甲亢的基础措施,也是手术和^{131}I治疗前的准备阶段。常用的抗甲状腺药物包括硫脲类(丙硫氧嘧啶、甲硫氧嘧啶等)和咪唑类(甲巯咪唑、卡比马唑等)。

（二）^{131}I治疗甲亢

目的是破坏甲状腺组织,减少甲状腺激素产生。该方法简单、经济,治愈率高,尚无致畸、致癌、不良反应增加的报道。

（三）手术治疗

通常采取甲状腺次全切术,两侧各留下2～3 g甲状腺组织。

五、护理评估

（一）病史

详细询问过去健康情况,有无甲亢家族史,有无病毒感染,应激因素,诱发因素,生活方式,饮食习惯,排便情况;查询上次住院的情况,药物使用情况,以及出院后病情控制情况;询问最近有无疲乏无力、怕热多汗、大量进食却容易饥饿、甲状腺肿大、眼部不适、高热的症状。

（二）身体状况

评估生命体征的变化,包括体温是否升高,脉搏是否加快,脉压是否增大等;情绪是否发生变化;有无体重下降,是否贫血。观察和测量突眼度;观察甲状腺肿大的程度,是否对称,有无血管杂音等。

（三）心理-社会评估

询问对甲状腺疾病知识的了解情况,患病后对日常生活的影响,是否有情绪上的变化,如急躁易怒,易与身边的人发生冲突或矛盾;了解所在社区的医疗保健服务情况。

六、护理措施

（一）饮食护理

（1）给予高蛋白、高维生素、矿物质丰富、高热量饮食。

（2）适量增加奶类、蛋类、瘦肉类等优质蛋白以纠正体内的负氮平衡,多摄取新鲜蔬菜和水果。

（3）多饮水,保证每天2 000～3 000 mL,以补充腹泻、出汗等所丢失的水分。若患者并发心脏疾病应避免大量饮水,以预防水肿和心力衰竭的发生。

（4）为避免引起患者精神兴奋,不宜摄入刺激性的食物及饮料,如浓茶、咖啡等。

（5）为减少排便次数,不宜摄入过多的粗纤维食物。

（6）限制含碘丰富的食物,不宜食海带、紫菜等海产品,慎食卷心菜、甘蓝等易致甲状腺肿的食物。

（二）用药护理

（1）指导患者正确用药,不可自行减量或停药。

（2）观察药物不良反应:①粒细胞缺乏症多发生在用药后2～3个月。定期复查血常规,如血白细胞计数低于3×10^9/L或中性粒细胞计数低于1.5×10^9/L,应考虑停药,并给予升白药物。②如伴咽痛、发热、皮疹等症状须立即停药。③药疹较常见,可用抗组胺药控制,不必停药,发生严重皮疹时应立即停药,以免发生剥脱性皮炎。④发生肝坏死、中毒性肝炎、精神病、狼疮样综合征、胆汁淤滞综合征、味觉丧失等应立即停药进行治疗。

（三）休息与活动

评估患者目前的活动情况,与患者共同制订日常活动计划。不宜剧烈活动,活动时以不感疲劳为好,适当休息,保证充足睡眠,防止病情加重。如有心力衰竭或严重感染者应严格卧床休息。

（四）环境

保持病室安静,避免嘈杂,限制探视时间,告知家属不宜提供兴奋、刺激的信息,以减少患者激动、易怒的精神症状。甲亢患者因怕热多汗,应安排通风良好的环境,夏天使用空调,保持室温凉爽而恒定。

（五）生活护理

协助患者完成日常的生活护理,如洗漱、进餐、如厕等。对大量出汗的患者,加强皮肤护理,应随时更换浸湿的衣服及床单,防止受凉。

（六）心理护理

耐心细致地解释病情,提高患者对疾病的认知水平,让患者及其家属了解其情绪、性格改变是暂时的,可因治疗而得到改善,鼓励患者表达内心感受,理解和同情患者,建立互信关系。与患者共同探讨控制情绪和减轻压力的方法,指导和帮助患者正确处理生活中的突发事件。

（七）病情观察

观察患者精神状态和手指震颤情况,注意有无焦虑、烦躁、心悸等甲亢加重的表现,必要时使用镇静剂。

（八）眼部护理

采取保护措施,预防眼睛受到刺激和伤害。外出戴深色眼镜,减少光线、灰尘和异物的侵害。经常用眼药水湿润眼睛,避免过度干燥;睡前涂抗生素眼膏,眼睑不能闭合者用无菌纱布或眼罩覆盖双眼。指导患者当眼睛有异物感、刺痛或流泪时,勿用手直接揉眼睛。睡眠或休息时,抬高头部,使眶内液回流减少,减轻球后水肿。

七、健康指导

（一）疾病知识指导

为患者讲解有关甲亢的疾病知识,指导患者注意加强自我保护,上衣领宜宽松,避免压迫甲状腺,严禁用手挤压甲状腺以免 TH 分泌过多,加重病情。对有生育需要的女性患者,应告知其妊娠可加重甲亢,宜治愈后再妊娠。育龄女性在^{131}I治疗后的 6 个月内应当避孕。妊娠期间监测胎儿发育。鼓励患者保持身心愉快,避免精神刺激或过度劳累,建立和谐的人际关系和良好的社会支持系统。

（二）患者用药指导

坚持遵医嘱按剂量、按疗程服药,不可随意减量或停药。对妊娠期甲亢患者,应指导其避免各种对母亲及胎儿造成影响的因素,宜选用抗甲状腺药物治疗,禁用^{131}I 治疗,慎用普萘洛尔。产后如需继续服药,则不宜哺乳。

（三）定期监测及复查

指导患者服用抗甲状腺药物,开始 3 个月,每周检查血常规 1 次,每隔 1～2 个月做甲状腺功能测定,每天清晨卧床时自测脉搏,定期测量体重。脉搏减慢、体重增加是治疗有效的标志。若出现高热、恶心、呕吐、不明原因腹泻、突眼加重等症状,警惕甲状腺危象可能,应及时就诊。指导患者出院后定期复查甲状腺功能、甲状腺彩超等。

（刘　婷）

第二节 甲状腺功能减退症

甲状腺功能减退症（简称甲减）是由各种原因导致的甲状腺激素合成和分泌减少（低甲状腺激素血症），或组织利用不足（甲状腺激素抵抗）而引起的全身性低代谢并伴各系统功能减退的综合征。其病理征表现为黏液性水肿。起病于胎儿或新生儿的甲减称为呆小病，常伴有智力障碍和发育迟缓。起病于成人者称成年型甲减。本节主要介绍成年型甲减。

一、病因

（一）自身免疫损伤

常见于自身免疫性甲状腺炎引起 TH 合成和分泌减少。

（二）甲状腺破坏

甲状腺切除术后、^{131}I 治疗后导致的甲状腺功能减退。

（三）中枢性甲减

由垂体外照射、垂体大腺瘤、颅咽管瘤及产后大出血引起的促甲状腺激素释放激素（TRH）和促甲状腺激素（TSH）产生和分泌减少所致。

（四）碘过量

可引起具有潜在性甲状腺疾病者发生甲减，也可诱发和加重自身免疫性甲状腺炎。

（五）抗甲状腺药物使用

硫脲类药物、锂盐等可抑制 TH 合成。

二、临床表现

甲减多病程较长、病情轻或早期可无症状，其临床表现与甲状腺激素缺乏的程度有关。

（一）一般表现

1.基础代谢率降低

体温偏低、怕冷、易疲倦、无力、水肿、体重增加、反应迟钝、健忘、嗜睡等。

2.黏液性水肿面容

面部虚肿、面色苍白或呈姜黄色，部分患者鼻唇增厚、表情淡漠、声音低哑、说话慢且发音不清。

3.皮肤及附属结构

皮肤苍白、干燥、粗糙少光泽，肢体凉。少数病例出现胫前黏液性水肿。指甲生长缓慢、厚脆，表面常有裂纹，毛发稀疏干燥、眉毛外 1/3 脱落。

（二）各系统表现

1.心血管系统

主要表现为心肌收缩力减弱、心动过缓、心排血量降低。久病者由于胆固醇增高，易并发冠心病，10% 的患者伴发高血压。

2.消化系统

主要表现为便秘、腹胀、畏食等,严重者可出现麻痹性肠梗阻或黏液水肿性巨结肠。

3.内分泌生殖系统

主要表现为性欲减退,女性常有月经过多或闭经情况。

4.肌肉与关节

主要表现为肌肉乏力,暂时性肌强直、痉挛和疼痛等。

5.血液系统

主要表现为贫血。

6.黏液水肿性昏迷

主要表现为低体温($<35\ ℃$)、嗜睡、呼吸减慢、心动过缓、血压下降、四肢肌肉松弛、腱反射减弱或消失、血压明显降低,甚至发生昏迷、休克而危及生命。

三、辅助检查

(一)实验室检查

血常规检查、血生化检查、尿常规检查、甲状腺功能检查。

(二)影像学及其他检查

颈部 B 超检查、心电图检查、胸部 X 线检查、头 MRI 检查、头 CT 检查。

四、处理原则及治疗要点

(一)替代治疗

首选左甲状腺素钠片口服。替代治疗时,需从最小剂量开始用药,之后根据 TSH 目标调整剂量,逐渐纠正甲减而不产生明显不良反应,使血 TSH 和 TH 水平恒定在正常范围内。

(二)对症治疗

有贫血者补充铁剂、维生素 B_{12}、叶酸等。胃酸分泌过少者补充稀盐酸,与 TH 合用疗效好。

(三)亚临床甲减的处理

亚临床甲减引起的血脂异常可导致动脉粥样硬化,部分亚临床甲减也可发展为临床甲减。目前认为只要患者有高胆固醇血症、血清 TSH$>10\ mU/L$,就需要给予左甲状腺素钠片进行替代治疗。

(四)黏液性水肿昏迷的治疗

(1)立即静脉补充 TH,清醒后改口服维持治疗。

(2)保持呼吸道通畅,吸氧,同时给予保暖。

(3)糖皮质激素持续静脉滴注,待患者清醒后逐渐减量、停药。根据需要补液。

(4)祛除诱因,治疗原发病。

五、护理评估

(一)病史

(1)详细了解患者患病的起始时间,有无诱因,发病的缓急,主要症状及其特点。

(2)评估患者有无进食异常或营养异常,有无排泄功能异常和体力减退等。

(3)评估患者有无失眠、瞌睡、记忆力下降、注意力不集中、畏寒、手足搐搦、四肢感觉异常或麻痹等症状。

(4)评估患者既往检查情况,是否遵从医嘱治疗,用药及治疗效果。

(5)询问患者家族有无类似疾病发生。

(二)身体状况

(1)观察有无体温降低、脉搏减慢等体征。

(2)观察患者有无记忆力减退、反应迟钝和表情淡漠等表现。

(3)观察患者皮肤有无干燥发凉、粗糙脱屑、毛发脱落和黏液性水肿等表现。

(4)有无畏食、腹胀和便秘等。

(5)有无肌肉乏力、暂时性肌强直、痉挛、疼痛等表现,有无关节病变。

(6)有无心肌收缩力减弱、心动过缓、心排血量下降等表现。

(三)心理-社会状况

(1)评估患者患病后的精神、心理变化。

(2)评估疾病对患者日常生活、学习或工作、家庭的影响,是否适应角色的转变。

(3)评估患者对疾病的认知程度。

(4)评估社会支持系统,如家庭成员、经济状况等能否满足患者的医疗护理需求。

六、护理措施

(一)心理护理

多与患者接触交流,鼓励患者表达其感受,交谈时语言温和,耐心倾听,消除患者的陌生感和紧张感。耐心向患者解释病情,消除紧张和顾虑,保持一个健康的心态,积极面对疾病,使其积极配合治疗,树立信心。

(二)饮食护理

给予高维生素、高蛋白质、低钠、低脂饮食。宜进食粗纤维食物,促进排便。桥本甲状腺炎所致的甲减应避免摄取含碘食物和药物,以免诱发严重的黏液性水肿。

(三)低体温护理

(1)保持室内空气新鲜,每天通风,调节室温在 $22\sim24$ ℃,注意保暖。可通过添加衣服,包裹毛毯,睡眠时加盖棉被,冬季外出时戴手套、穿棉鞋,以避免着凉。

(2)注意监测生命体征变化,观察有无体温过低、心律失常等表现,并给予及时处理。

(四)便秘护理

指导患者每天定时排便,养成规律的排便习惯。适当地按摩腹部,多进食富含粗纤维的蔬菜、水果、全麦制品。根据患者病情、年龄进行适度的运动,如慢走、慢跑,促进胃肠蠕动。

(五)用药护理

通常需要终身服药,从小剂量开始,逐渐加量至达到完全替代剂量。空腹或餐前 30 分钟口服,一般与其他药物分开服用。如用泻剂,观察排便的次数、量,有无腹痛、腹胀等麻痹性肠梗阻的表现。

(六)黏液水肿昏迷的护理

(1)应立即建立静脉通路,给予急救药物。

(2)保持呼吸道通畅,给予吸氧,必要时配合气管插管术或气管切开术。

(3)监测生命体征和动脉血气分析的变化,记录 24 小时出入液量。

(4)给予保暖,避免局部热敷,以免烫伤和加重循环不良。

七、健康指导

(一)疾病知识指导

讲解疾病发生原因及注意事项,如地方性缺碘者可采用碘化盐。药物引起者应调整剂量或停药。注意个人卫生,注意保暖,避免在人群集中的地方停留时间过长,预防感染和创伤。慎用催眠、镇静、止痛等药物。

(二)饮食原则

遵循高蛋白质、高维生素、低钠、低脂肪的饮食原则。

(三)药物指导

向其解释终身坚持服药的必要性。不可随意停药或更改剂量,否则可能导致心血管疾病,如心肌缺血、心肌梗死或充血性心力衰竭。替代治疗效果最佳的指标为血 TSH 恒定在正常范围内,长期行替代治疗者宜每 6～12 个月检测1次。对有心脏病、高血压、肾炎的患者,注意剂量的调整。服用利尿剂时,指导患者记录 24 小时出入量。

(四)病情观察

观察患者的症状和体征改善情况,如出现明显的药物不良反应或并发症,应及时给予处置。讲解黏液性水肿昏迷发生的原因及表现,若出现低血压、心动过缓、体温<35 ℃等,应及时就医。指导患者自我监测甲状腺激素服用过量的症状,如出现多食消瘦、脉搏>100 次/分、心律失常、体重减轻、发热、大汗、情绪激动等情况,及时报告医师。指导患者定期复查肝功能、肾功能、甲状腺功能、血常规、心电图等。

(五)定期复查甲状腺功能

药物治疗开始后 4～8 周或剂量调整后检测 TSH,TSH 恢复正常后每 6～12 个月检查 1 次甲状腺功能。监测体重,以了解病情控制情况,及时调整用药剂量。

(刘　婷)

第三节　腺垂体功能减退症

腺垂体功能减退症是由多种病因引起一种或多种腺垂体激素减少或缺乏所致的一系列临床综合征。腺垂体功能减退症可原发于垂体病变,或继发于下丘脑病变,表现为甲状腺、肾上腺、性腺等功能减退症和/或蝶鞍区占位性病变。由于病因多,涉及的激素种类和数量多,故临床症状变化大,但补充所缺乏激素治疗后症状可快速缓解。

一、病因与发病机制

(一)垂体瘤

成人最常见的原因,大都属于良性肿瘤。肿瘤可分为功能性和无功能性。腺瘤增大可压迫正常垂体组织,引起垂体功能减退或功能亢进,并与腺垂体功能减退症同时存在。

(二)下丘脑病变

如肿瘤、炎症、浸润性病变（如淋巴瘤、白血病等）、肉芽肿（如结节病）等，可直接破坏下丘脑神经内分泌细胞，使释放激素分泌减少。

(三)垂体缺血性坏死

妊娠期垂体呈生理性肥大，血供丰富，若围产期前置胎盘、胎盘早期剥离、胎盘滞留、子宫收缩无力等引起大出血、休克、血栓形成，可使腺垂体大部分缺血坏死和纤维化，致腺垂体功能低下，临床称为希恩综合征。糖尿病血管病变使垂体供血障碍也可导致垂体缺血性坏死。

(四)蝶鞍区手术、放疗和创伤

垂体瘤切除、术后放疗及乳腺癌做垂体切除治疗等，均可导致垂体损伤。颅底骨折可损毁垂体柄和垂体门静脉血液供应。鼻咽癌放疗也可损坏下丘脑和垂体，引起腺垂体功能减退。

(五)感染和炎症

细菌、病毒、真菌等感染引起的脑炎、脑膜炎、流行性出血热、梅毒或疟疾等均可损伤下丘脑和垂体。

(六)糖皮质激素长期治疗

可抑制下丘脑-垂体-肾上腺皮质轴，突然停用糖皮质激素后可出现医源性腺垂体功能减退，表现为肾上腺皮质功能减退。

(七)先天遗传性

腺垂体激素合成障碍可有基因遗传缺陷，转录因子突变可见于特发性垂体单一或多激素缺乏症患者。

(八)垂体卒中

垂体瘤内突然出血，瘤体骤然增大，压迫正常垂体组织和邻近视神经束，可出现急症危象。

(九)其他

自身免疫性垂体炎、空泡蝶鞍、颞动脉炎、海绵窦处颈内动脉瘤均可引起腺垂体功能减退。

二、临床表现

垂体组织破坏达95％临床表现为重度，75％临床表现为中度，破坏60％为轻度，破坏50％以下者不出现功能减退症状。促性腺激素、生长激素（GH）和催乳素（PRL）缺乏为最早表现；促甲状腺激素（TSH）缺乏次之；然后可伴有促皮质素（ACTH）缺乏。希恩综合征患者往往因围产期大出血休克而有全垂体功能减退症，即垂体激素均缺乏，但无占位性病变发现。腺垂体功能减退主要表现为相应靶腺（性腺、甲状腺、肾上腺）功能减退。

(一)靶腺功能减退表现

1.性腺（卵巢、睾丸）功能减退

性腺（卵巢、睾丸）功能减退常最早出现。女性多数有产后大出血、休克、昏迷病史，表现为产后无乳、绝经、乳房萎缩、性欲减退、不育、性交痛、阴道炎等。查体见阴道分泌物减少，外阴、子宫和阴道萎缩，毛发脱落，尤以阴毛、腋毛为甚。成年男子表现为性欲减退、阳痿、无男性气质等，查体见肌力减弱、皮脂分泌减少、睾丸松软缩小、胡须稀少、骨质疏松等。

2.甲状腺功能减退

表现与原发性甲状腺功能减退症相似，但通常无甲状腺肿。

3.肾上腺功能减退

表现与原发性慢性肾上腺皮质功能减退症相似,所不同的是本病由于缺乏黑素细胞刺激素,故皮肤色素减退,表现为面色苍白、乳晕色素浅淡,而原发性慢性肾上腺功能减退症则表现为皮肤色素加深。

4.生长激素不足

成人一般无特殊症状,儿童出现生长障碍,表现为侏儒症。

(二)垂体内或其附近肿瘤压迫症群

最常见的为头痛及视神经交叉受损引起的偏盲甚至失明。

(三)垂体功能减退性危象

在全垂体功能减退症基础上,各种应激如感染、败血症、腹泻、呕吐、失水、饥饿、寒冷、急性心肌梗死、脑血管意外、手术、外伤、麻醉及使用镇静药、安眠药、降糖药等均可诱发垂体功能减退性危象(简称垂体危象)。临床表现:①高热型(体温>40 ℃)。②低温型(体温<30 ℃)。③低血糖型。④低血压、循环虚脱型。⑤水中毒型。⑥混合型。各种类型可伴有相应的症状,突出表现为消化系统、循环系统和神经精神方面的症状,如高热、循环衰竭、休克、恶心、呕吐、头痛、神志不清、谵妄、抽搐、昏迷等严重垂危状态。

三、医学检查

(一)性腺功能测定

女性有血雌二醇水平降低,没有排卵及基础体温改变,阴道涂片未见雌激素作用的周期性改变;男性见血睾酮水平降低或正常低值,精液检查精子数量减少,形态改变,活动度差,精液量少。

(二)甲状腺功能测定

游离 T_4、血清总 T_4 均降低,而游离 T_3、总 T_3 可正常或降低。

(三)肾上腺皮质功能测定

24 小时尿 17-羟皮质类固醇及游离皮质醇输出量减少;血浆皮质醇浓度降低,但节律正常;葡萄糖耐量试验显示血糖曲线低平。

(四)腺垂体分泌激素测定

如 FSH、LH、TSH、ACTH、GH、PRL 均减少。

(五)腺垂体内分泌细胞的储备功能测定

可采用 TRH、PRL 和 LRH 兴奋试验。胰岛素低血糖激发试验忌用于老年人、冠心病、惊厥和黏液性水肿的患者。

(六)其他检查

通过 X 线、CT、MRI 无创检查来了解、辨别病变部位、大小、性质及其对邻近组织的侵犯程度。肝、骨髓和淋巴结等活检,可用于判断原发性疾病的原因。

四、诊断要点

本病诊断须根据病史、症状、体征,结合实验室检查和影像学发现进行全面分析,排除其他影响因素和疾病后才能明确。

五、治疗

（一）病因治疗

肿瘤患者可通过手术、放疗或化疗等措施缓解症状，对于鞍区占位性病变，首先必须解除压迫及破坏作用，减轻和缓解颅内高压症状；出血、休克而引起的缺血性垂体坏死，预防是关键，应加强产妇围产期的监护。

（二）靶腺激素替代治疗

需长期甚至终身维持治疗。①糖皮质激素：为预防肾上腺危象发生，应先补糖皮质激素。常用氢化可的松，20～30 mg/d，服用方法按照生理分泌节律为宜，剂量根据病情变化做相应调整。②甲状腺激素：常用左甲状腺素 50～150 μg/d，或甲状腺干粉片 40～120 mg/d。对于冠心病、老年人、骨密度低的患者，用药从最小剂量开始缓慢递增剂量，防止诱发危象。③性激素：育龄女性病情较轻者可采用人工月经周期治疗，维持第二性征和性功能；男性患者可用丙酸睾酮治疗，以改善性功能与性生活。

（三）垂体危象抢救

抢救过程见图 8-1。抢救过程中，禁用或慎用麻醉剂、镇静药、催眠药或降糖药等。

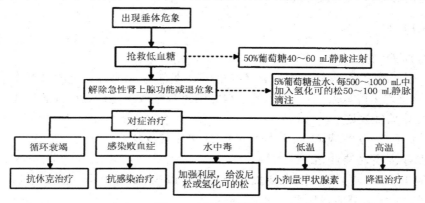

图 8-1　垂体危象抢救

六、护理诊断/问题

（一）性功能障碍

性功能障碍与促性腺激素分泌不足有关。

（二）自我形象紊乱

自我形象紊乱与身体外观改变有关。

（三）体温过低

体温过低与继发性甲状腺功能减退有关。

（四）潜在并发症

垂体危象。

七、护理措施

（一）安全与舒适管理

根据自身体力情况安排适当的活动量，保持情绪稳定，注意生活规律，避免感染、饥饿、寒冷、手术、外伤、过劳等诱因。更换体位时注意动作易缓慢,以免发生晕厥。

(二)疾病监测

1.常规监测

观察有无视力障碍,脑神经压迫症状及颅内压增高征象。

2.并发症监测

严密观察患者生命体征、意识、瞳孔变化,一旦出现低血糖、低血压、高热或体温过低、谵妄、恶心、呕吐、抽搐甚至昏迷等垂体危象的表现,立即通知医师并配合抢救。

(三)对症护理

对于性功能障碍的患者,应安排恰当的时间与患者沟通,了解患者目前的性功能、性活动与性生活情况。向患者解释疾病及药物对性功能的影响,为患者提供信息咨询服务的途径,如专业医师、心理咨询师、性咨询门诊等。鼓励患者与配偶交流感受,共同参加性健康教育及阅读有关性健康教育的材料。女性患者若存在性交痛,推荐使用润滑剂。

(四)用药护理

向患者介绍口服药物的名称、剂量、用法、剂量不足和过量的表现;服甲状腺激素应观察心率、心律、体温及体重的变化;嘱患者避免服用镇静剂、麻醉剂等药物。应用激素替代疗法的患者,应使其认识到长期坚持按量服药的重要性和随意停药的危险性。严重水中毒水肿明显者,应用利尿剂应注意观察药物治疗效果,加强皮肤护理,防止擦伤,皮肤干燥者涂以油剂。

(五)垂体危象护理

急救配合:立即建立静脉通路,维持输液通畅,保证药物、液体输入;保持呼吸道通畅,氧气吸入;做好对症护理,低温者可用热水袋或电热毯保暖,但要注意防止烫伤;高热者应进行降温处理,如酒精擦浴、冰敷或遵医嘱用药。加强基础护理,如口腔护理、皮肤护理,防止感染。

八、健康指导

(一)预防疾病

保持皮肤清洁,注意个人卫生,督促患者勤换衣、勤洗澡。保持口腔清洁,避免到人多拥挤的公共场所。鼓励患者活动,减少皮肤感染和皮肤完整性受损的机会;告知患者要注意休息,保持心情愉快,避免精神刺激和情绪激动。

(二)管理疾病

指导患者定期复查,发现病情加重或有变化时及时就诊。嘱患者外出时随身携带识别卡,以便发生意外时能及时救治。

(三)康复指导

遵医嘱定时、定量服用激素,勿随意停药。若需要生育者,可在医师指导下使用性激素替代疗法,以期精子(卵子)生成。

(刘　婷)

第四节　皮质醇增多症

皮质醇增多症(又称库欣综合征)由各种病因导致糖皮质激素(主要是皮质醇)分泌过多所致

病症的总称,其中最多见者为垂体促肾上腺皮质激素(ACTH)分泌亢进所引起的临床类型,称为库欣病(Cushing 病)。

一、病因

(一)依赖性 ACTH 的皮质醇增多症

1.库欣病

最常见,约占皮质醇增多症的 70%,是指垂体性皮质醇增多症,由垂体促肾上腺皮质激素细胞瘤分泌大量 ACTH。

2.异位 ACTH 分泌综合征

垂体以外肿瘤分泌过量 ACTH,刺激肾上腺皮质增生分泌过多的皮质醇。

(二)不依赖 ACTH 的综合征

(1)肾上腺皮质腺瘤占皮质醇增多症的 15%～20%,多见于成人,男性相对多见。

(2)肾上腺皮质癌约占皮质醇增多症的 5% 以下,病情重,进展快。

(3)不依赖 ACTH 的双侧肾上腺小结节性增生,可伴或不伴 Carney 综合征。

(4)不依赖 ACTH 的双侧肾上腺大结节性增生。

二、临床表现

(1)向心性肥胖:满月脸,水牛背,多血质外貌,面圆而呈暗红色,颈、胸、腹、背部脂肪甚厚。疾病后期,因肌肉消耗,四肢显得瘦小。

(2)皮肤表现:皮肤薄,微血管脆性增加,轻微损伤即可引起瘀斑。手、脚、指(趾)甲、肛周常出现真菌感染。异位 ACTH 综合征者及较重库欣病患者皮肤色素沉着、颜色加深。

(3)代谢障碍:大量皮质醇促进肝糖原异生,使血糖升高,部分患者出现继发性糖尿病。大量皮质醇有潴钠、排钾作用,低血钾使患者乏力加重,部分患者因潴钠出现轻度水肿。同时病程长者可出现身材变矮、骨质疏松等。

(4)心血管表现:高血压常见,常伴有动脉硬化。长期高血压可并发左心室肥大、心力衰竭和脑血管意外。易发生动、静脉血栓,使心血管并发症发生率增加。

(5)感染:肺部感染多见。患者在感染后,炎症反应往往不显著,发热不明显,易于漏诊而造成严重后果。

(6)性功能障碍:女性患者大多出现月经减少、不规则或停经;痤疮常见;明显男性化(乳房萎缩、生须、喉结增大、阴蒂肥大)者少见。男性患者性欲可减退,睾丸变软,阴茎缩小。

(7)全身肌肉及神经系统:肌无力,下蹲后起立困难。不同程度的精神、情绪变化,严重者精神变态,个别可发生类偏狂。

三、辅助检查

(一)实验室检查

血、尿、粪便常规检查,血生化检查和血皮质醇检查。

(二)影像学及其他检查

肾上腺 B 超检查、CT 检查、MRI 检查,蝶鞍区断层摄片、鞍区 CT 检查及 MRI 检查,心电图及超声心动图检查和骨密度检查。

(三)地塞米松抑制试验

1.小剂量地塞米松抑制试验

尿 17-羟皮质类固醇不能降至对照值的 50% 以下,或尿游离皮质醇不能降至 55 nmol/24 h 以下者,表示不能被抑制。

2.大剂量地塞米松抑制试验

尿 17-羟皮质类固醇或尿游离皮质类固醇能降至对照组的 50% 以下者,表示被抑制。

(四)ACTH 兴奋试验

垂体性库欣病和异位 ACTH 综合征者常有反应,原发性肾上腺皮质肿瘤者多数无反应。

四、处理原则及治疗要点

根据不同病因行相应治疗。在病因治疗前,对病情严重的患者,宜先对症治疗以防止并发症的发生。

(一)库欣病

(1)经蝶窦切除垂体微腺瘤为治疗本病的首选疗法。

(2)如经蝶窦手术未能发现并摘除垂体微腺瘤或某种原因不能做垂体手术,对病情严重者,宜做一侧肾上腺全切,另一侧肾上腺大部分或全切除术,术后做激素替代治疗。

(3)对垂体大腺瘤患者,需做开颅手术治疗,尽可能切除肿瘤。

(4)影响神经递质的药物可做辅助治疗,对于催乳素升高者,可用溴隐亭治疗。

(5)必要时行双侧肾上腺切除术,术后行激素替代治疗。

(二)肾上腺腺瘤

手术切除可根治,术后需使用激素行替代治疗。在肾上腺功能逐渐恢复时,氢化可的松的剂量也随之递减,大多数患者于 6 个月至 1 年或更久可逐渐停用替代治疗。

(三)不依赖 ACTH 的小结节性或大结节性双侧肾上腺增生

行双侧肾上腺切除术,术后行激素替代治疗。

(四)异位 ACTH 综合征

应治疗原发性恶性肿瘤,视具体病情做手术、放疗和化疗。如能根治,皮质醇增多症可以缓解;如不能根治,则需要用肾上腺皮质激素合成阻滞剂。

五、护理评估

(一)病史

(1)详细了解患者患病的起始时间,有无诱因,发病的缓急,主要症状及其特点。

(2)评估患者有无进食异常或营养异常,有无排泄功能异常和体力减退等。

(3)评估患者有无失眠、嗜睡、记忆力减退、注意力不集中,有无下蹲后起立困难,肌无力症状等。

(4)评估患者既往检查情况,是否遵从医嘱治疗,用药及治疗效果。

(5)评估婚姻状况及生育情况,了解患者是否有性功能异常等问题。

(二)身体状况

(1)评估患者有无血压升高、向心性肥胖、满月脸等。

(2)评估患者有无皮肤、黏膜色素沉着、痤疮、多毛等。

(3)评估患者有无脊椎压缩变形、身材矮小、肌无力等。

(4)评估患者腹部皮肤有无紫纹。

(5)评估患者有无外生殖器发育异常。

(三)心理-社会状况

(1)评估患者患病后的精神、心理变化。

(2)评估疾病对日常生活、学习、工作和家庭的影响,是否适应患者角色的转变,对疾病的认知程度。

(3)评估社会支持系统,如家庭成员、经济状况等能否满足患者的医疗护理需求。

六、护理措施

(一)心理护理

讲解疾病的有关知识,给患者提供有关疾病的资料,向患者说明身体外形的改变是疾病发生、发展过程的表现,消除患者的紧张和焦虑情绪。经常巡视病房,了解患者的需要,帮助解决问题。多与患者接触和交流,鼓励患者表达其感受,交谈时语言要温和,耐心倾听。使患者正确认识疾病所导致的形体和外观改变,提高对形体改变的认识和适应能力,需要积极配合检查和治疗,帮助其树立自信心。

(二)饮食护理

给予低钠、高钾、高蛋白质、低碳水化合物、低热量的饮食,预防和控制水肿。鼓励患者摄取富含钙及维生素 D 的食物,如牛奶、紫菜、虾皮、坚果等以预防骨质疏松。鼓励患者多食柑橘类、枇杷、香蕉、南瓜等含钾高的食物。

(三)生活护理

保持病室环境清洁,避免患者暴露在污染的环境中,减少感染机会。保持室内适宜的温度和相对湿度。严格执行无菌操作,尽量减少侵入性治疗,以降低发生感染及交叉感染的危险。指导患者和家属学习预防感染的知识,如注意保暖,减少或避免到公共场所,以防上呼吸道感染。给予皮肤与口腔护理,协助患者做好个人卫生,避免皮肤擦伤和感染。长期卧床者宜定期翻身,注意保护骨隆突处,预防压疮发生。病重者做好口腔护理。

(四)安全护理

提供安全、舒适的环境,移除环境中不必要的家具或摆设,浴室应铺上防滑脚垫。避免剧烈运动,变换体位时动作宜轻柔,防止因跌倒或碰撞引起骨折。

七、健康指导

(一)疾病知识指导

指导患者在日常生活中注意预防感染,保持皮肤清洁,避免外伤、骨折等各种可能导致病情加重或诱发并发症的因素存在。

(二)药物指导

指导患者正确用药并掌握对药物疗效和不良反应的观察,了解激素替代治疗的有关注意事项,尤其是识别激素过量或不足的症状和体征,并告诫患者随意停用激素会引起致命的肾上腺危象。若发生虚弱、头晕、发热、恶心、呕吐等情况应立即就诊。

（三）定期复查

教会患者自我护理措施,适当从事力所能及的活动,以增强患者的自信心和自尊感,定期门诊复查。

（刘　婷）

第五节　糖　尿　病

糖尿病(diabetes mellitus,DM)是一组由多病因引起的以慢性高血糖为特征的代谢性疾病,是由胰岛素分泌和/或作用缺陷所引起。糖尿病是常见病、多发病。

一、分型

（一）1型糖尿病

胰岛 β 细胞破坏,常导致胰岛素绝对缺乏。

（二）2型糖尿病

从以胰岛素抵抗为主伴胰岛素分泌不足到以胰岛素分泌不足为主伴胰岛素抵抗。

（三）其他特殊类型糖尿病

其他特殊类型糖尿病指病因相对比较明确,如胰腺炎、皮质醇增多症等引起的一些高血糖状态。

（四）妊娠期糖尿病

妊娠期糖尿病指妊娠期间发生的不同程度的糖代谢异常。

二、病因与发病机制

糖尿病的病因和发病机制至今未完全阐明。总的来说,遗传因素及环境因素共同参与其发病过程。胰岛素由胰岛 β 细胞合成和分泌,经血液循环到达体内各组织器官的靶细胞,与特异受体结合并引发细胞内物质代谢效应。该过程中任何一个环节发生异常,均可导致糖尿病。

（一）1型糖尿病

1.遗传因素

遗传因素在1型糖尿病发病中起重要作用。

2.环境因素

糖尿病可能与病毒感染、化学毒物和饮食因素有关。

3.自身免疫

有证据支持1型糖尿病为自身免疫性疾病。

4.1型糖尿病的自然史

1型糖尿病的发生发展经历以下阶段。

(1)个体具有遗传易感性,临床无任何异常。

(2)某些触发事件,如病毒感染引起少量β细胞破坏并启动自身免疫过程。

(3)出现免疫异常,可检测出各种胰岛细胞抗体。

（4）β细胞数目开始减少,仍能维持糖耐量正常。

（5）β细胞持续损伤达到一定程度时(通常只残存10％～20％的β细胞),胰岛素分泌不足,出现糖耐量降低或临床糖尿病,需用外源胰岛素治疗。

（6）β细胞几乎完全消失,需依赖外源胰岛素维持生命。

（二）2型糖尿病

1.遗传因素与环境因素

有资料显示遗传因素主要影响β细胞功能。环境因素包括年龄增加、现代生活方式改变、营养过剩、体力活动不足、子宫内环境及应激、化学毒物等。

2.胰岛素抵抗和β细胞功能缺陷

胰岛素抵抗是指胰岛素作用的靶器官对胰岛素作用的敏感性降低。β细胞功能缺陷主要表现为胰岛素分泌异常。

3.糖耐量降低和空腹血糖调节受损

糖耐量降低是葡萄糖不耐受的一种类型。空腹血糖调节受损是指一类非糖尿病性空腹血糖异常,其血糖浓度高于正常,但低于糖尿病的诊断值。目前认为两者均为糖尿病的危险因素,是发生心血管病的危险标志。

4.临床糖尿病

一直沿用的糖尿病的诊断标准,参见表8-1。

表8-1　糖尿病诊断标准（WHO）

诊断标准	静脉血浆葡萄糖水平
（1）糖尿病症状＋随机血糖 或	≥11.1 mmol/L
（2）空腹血浆血糖(FPG) 或	≥7.0 mmol/L
（3）葡萄糖负荷后两小时血糖(2小时PG)	≥11.1 mmol/L
无糖尿病症状者,需改天重复检查,但不做第3次OGTT	

注:空腹的定义是至少8小时没有热量的摄入;随机是指一天当中的任意时间而不管上次进餐的时间及食物摄入量。

三、临床表现

（一）代谢紊乱综合征

1."三多一少"

多饮、多食、多尿和体重减轻。

2.皮肤瘙痒

患者常有皮肤瘙痒,女性患者可出现外阴瘙痒。

3.其他症状

四肢酸痛、麻木、腰痛、性欲减退、月经失调、便秘和视物模糊等。

（二）并发症

1.糖尿病急性并发症

（1）糖尿病酮症酸中毒(diabetic ketoacidosis,DKA):为最常见的糖尿病急症,以高血糖、酮症和酸中毒为主要表现。DKA最常见的诱因是感染,其他诱因还包括胰岛素治疗中断或不适当减量、饮食不当、各种应激及酗酒等。临床表现为早期三多一少,症状加重;随后出现食欲缺乏、恶心、呕吐，多尿、口干、头痛、嗜睡，呼吸深快，呼气中有烂苹果味（丙酮）；后期严重失水、尿量减少、眼球下陷、皮肤黏膜干燥，血压下降、心率加快、四肢厥冷；晚期出现不同程度意识障碍。

（2）高渗高血糖综合征：是糖尿病急性代谢紊乱的另一临床类型，以严重高血糖、高血浆渗透压、脱水为特点，无明显酮症酸中毒，患者常有不同程度的意识障碍或昏迷。本病起病缓慢，最初表现为多尿、多饮，但多食不明显或反而食欲缺乏；随病情进展出现严重脱水和神经精神症状，患者反应迟钝、烦躁或淡漠、嗜睡，逐渐陷入昏迷、出现抽搐，晚期尿少甚至尿闭，但无酸中毒样深大呼吸。与 DKA 相比，失水更为严重、神经精神症状更为突出。

（3）感染性疾病：糖尿病容易并发各种感染，血糖控制差者更易发生，病情也更严重。

（4）低血糖：一般将血糖≤2.8 mmol/L 作为低血糖的诊断标准，而糖尿病患者血糖值≤3.9 mmol/L就属于低血糖范畴。低血糖有两种临床类型，即空腹低血糖和餐后（反应性）低血糖。低血糖的临床表现呈发作性，具体分为两类：①自主（交感）神经过度兴奋，表现为多有出汗、颤抖、心悸、紧张、焦虑、饥饿、流涎、软弱无力、面色苍白、心率加快、四肢冰凉和收缩压轻度升高等。②脑功能障碍，初期表现为精神不集中、思维和语言迟钝、头晕、嗜睡、视物不清、步态不稳，后可有幻觉、躁动、易怒、性格改变、认知障碍，严重时发生抽搐和昏迷。

2.糖尿病慢性并发症

（1）微血管病变：这是糖尿病的特异性并发症。微血管病变主要发生在视网膜、肾、神经和心肌组织，尤其以肾脏和视网膜病变最为显著。

（2）大血管病变：这是糖尿病最严重、突出的并发症，主要表现为动脉粥样硬化。动脉粥样硬化主要侵犯主动脉、冠状动脉、脑动脉、肾动脉和肢体外周动脉等。

（3）神经系统并发症：以周围神经病变最常见，通常为对称性，下肢较上肢严重，病情进展缓慢。患者常先出现肢端感觉异常，如呈袜子或手套状分布，伴麻木、烧灼、针刺感或如踏棉垫感，可伴痛觉过敏、疼痛；后期可有运动神经受累，出现肌力减弱甚至肌萎缩和瘫痪。

（4）糖尿病足：指与下肢远端神经异常和不同程度周围血管病变相关的足部溃疡、感染和/或深层组织破坏，主要表现为足部溃疡、坏疽。糖尿病足是糖尿病最严重且需治疗费用最多的慢性并发症之一，是糖尿病非外伤性截肢的最主要原因。

（5）其他：糖尿病还可引起黄斑病、白内障、青光眼、屈光改变和虹膜睫状体病变等。牙周病是最常见的糖尿病口腔并发症。

在我国，糖尿病是导致成人失明、非创伤性截肢的主要原因；心血管疾病是使糖尿病患者致残、致死的主要原因。

四、辅助检查

（一）尿糖测定

尿糖受肾糖阈的影响。尿糖呈阳性只提示血糖值超过肾糖阈（大约 10 mmol/L），尿糖呈阴性不能排除糖尿病可能。

（二）血糖测定

血糖测定的方法有静脉血葡萄糖测定、毛细血管血葡萄糖测定和 24 小时动态血糖测定3 种。前者用于诊断糖尿病，后两种仅用于糖尿病的监测。

（三）口服葡萄糖耐量试验

当血糖高于正常范围而又未达到诊断糖尿病标准时，须进行口服葡萄糖耐量试验（OGTT）。

OGTT 应在无摄入任何热量 8 小时后,清晨空腹进行,75 g 无水葡萄糖,溶于 250～300 mL 水中,5～10 分钟饮完,空腹及开始饮葡萄糖水后 2 小时测静脉血浆葡萄糖。儿童服糖量按 1.75 g/kg 计算,总量不超过 75 g。

(四)糖化血红蛋白 A_1 测定

糖化血红蛋白 A_1 测定:其测定值者取血前 8～12 周血糖的总水平,是糖尿病病情控制的监测指标之一,正常值是 3％～6％。

(五)血浆胰岛素和 C 肽测定

主要用于胰岛 β 细胞功能的评价。

(六)其他

根据病情需要选用血脂、肝功能、肾功能等常规检查,急性严重代谢紊乱时的酮体、电解质、酸碱平衡检查,心、肝、肾、脑、眼科及神经系统的各项辅助检查等。

五、治疗要点

糖尿病管理须遵循早期和长期、积极而理性、综合治疗和全面达标、治疗措施个体化等原则。国际糖尿病联盟(IDF)提出糖尿病综合管理 5 个要点(有"五驾马车"之称):糖尿病健康教育、医学营养治疗、运动治疗、血糖监测和药物治疗。

(一)健康教育

健康教育是重要的基础管理措施,是决定糖尿病管理成败的关键。每位糖尿病患者均应接受全面的糖尿病教育,充分认识糖尿病并掌握自我管理技能。

(二)医学营养治疗

医学营养治疗是糖尿病基础管理措施,是综合管理的重要组成部分。详见饮食护理。

(三)运动疗法

在糖尿病的管理中占重要地位,尤其对肥胖的 2 型糖尿病患者,运动可增加胰岛素敏感性,有助于控制血糖和体重。运动的原则是适量、经常性和个体化。

(四)药物治疗

1.口服药物治疗

(1)促胰岛素分泌剂。①磺脲类药物:其作用不依赖于血糖浓度。常用的有格列苯脲、格列吡嗪、格列齐特、格列喹酮和格列苯脲等。②非磺脲类药物:降血糖作用快而短,主要用于控制餐后高血糖。如瑞格列奈和那格列奈。

(2)增加胰岛素敏感性药物。①双胍类:常用的药物有二甲双胍。二甲双胍通常每天剂量 500～1 500 mg,分 2～3 次口服,最大剂量不超过每天 2 g。②噻唑烷二酮类:也称格列酮类,有罗格列酮和吡格列酮两种制剂。

(3)α-葡萄糖苷酶抑制剂:作为 2 型糖尿病第一线药物,尤其适用于空腹血糖正常(或偏高)而餐后血糖明显升高者。常用药物有阿卡波糖和伏格列波糖。

2.胰岛素治疗

胰岛素治疗是控制高血糖的重要和有效手段。

(1)适应证:①1 型糖尿病。②合并各种严重的糖尿病急性或慢性并发症。③处于应激状态,如手术、妊娠和分娩等。④2 型糖尿病血糖控制不满意,β 细胞功能明显减退者。⑤某些特殊类型糖尿病。

（2）制剂类型：按作用快慢和维持作用时间长短,可分为速效、短效、中效、长效和预混胰岛素5类。根据胰岛素的来源不同,可分为动物胰岛素、人胰岛素和胰岛素类似物。

（3）使用原则：①胰岛素治疗应在综合治疗基础上进行。②胰岛素治疗方案应力求模拟生理性胰岛素分泌模式。③从小剂量开始,根据血糖水平逐渐调整。

（五）人工胰

人工胰由血糖感受器、微型电子计算机和胰岛素泵组成。目前尚未广泛应用。

（六）胰腺和胰岛细胞移植

治疗对象主要为1型糖尿病患者,目前尚局限于伴终末期肾病的患者。

（七）手术治疗

部分国家已将减重手术(代谢手术)推荐为肥胖2型糖尿病患者的可选择的治疗方法之一,我国也已开展这方面的治疗。

（八）糖尿病急性并发症的治疗

1.糖尿病酮症酸中毒

对于早期酮症患者,仅需给予足量短效胰岛素和口服液体,严密观察病情,严密监测血糖、血酮变化,调节胰岛素剂量。对于出现昏迷的患者应立即抢救,具体方法如下。

（1）补液：是治疗的关键环节。基本原则是"先快后慢,先盐后糖"。在1~2小时输入0.9%氯化钠溶液1 000~2 000 mL,前4小时输入所计算失水量的1/3。24小时输液量应包括已失水量和部分继续失水量,一般为4 000~6 000 mL,严重失水者可达6 000~8 000 mL。

（2）小剂量胰岛素治疗：每小时0.1 U/kg的短效胰岛素加入生理盐水中持续静脉滴注或静脉泵入。根据血糖值调节胰岛素的泵入速度,血糖下降速度一般以每小时3.9~6.1 mmol/L（70~110 mg/dL）为宜,每1~2小时复查血糖；病情稳定后过渡到胰岛素常规皮下注射。

（3）纠正电解质及酸碱平衡失调：①轻度酸中毒一般不必补碱。补碱指征为血pH<7.1,HCO_3^-<5 mmol/L。应采用等渗碳酸氢钠（1.25%~1.4%）溶液。补碱不宜过多、过快,以避免诱发或加重脑水肿。②根据血钾和尿量补钾。

（4）防治诱因和处理并发症：如休克、严重感染、心力衰竭、心律失常、肾衰竭、脑水肿和急性胃扩张等。

2.高渗高血糖综合征

治疗原则同DKA。严重失水时,24小时补液量可达6 000~10 000 mL。

3.低血糖

对轻至中度的低血糖,口服糖水或含糖饮料,进食面包、饼干、水果等即可缓解。重者和疑似低血糖昏迷的患者,应及时测定毛细血管血糖,甚至无须血糖结果,及时给予50%葡萄糖60~100 mL静脉注射,继以5%~10%葡萄糖液静脉滴注。另外,应积极寻找病因,对因治疗。

（九）糖尿病慢性并发症的治疗

1.糖尿病足

控制高血糖、血脂异常和高血压,改善全身营养状况和纠正水肿等；神经性足溃疡给予规范的伤口处理；给予扩血管和改善循环治疗；有感染出现时给予抗感染治疗；必要时行手术治疗。

2.糖尿病高血压

血脂紊乱和大血管病变,要控制糖尿病患者血压<17.3/10.7 kPa（130/80 mmHg）；如尿蛋白排泄量达到1 g/24 h,血压应控制低于16.7/10.0 kPa（125/75 mmHg）。低密度脂蛋白胆固醇

(LDL-C)的目标值为＜2.6 mmol/L。

3.糖尿病肾病

早期筛查微量蛋白尿及评估 GFR。早期应用血管紧张素转化酶抑制剂或血管紧张素Ⅱ受体拮抗剂,除可降低血压外,还可减轻微量清蛋白尿和使 GFR 下降缓慢。

4.糖尿病视网膜病变

定期检查眼底,必要时尽早使用激光进行光凝治疗。

5.糖尿病周围神经病变

早期严格控制血糖并保持血糖稳定是糖尿病神经病变最重要和有效的防治方法。在综合治疗的基础上,采用多种维生素及对症治疗可改善症状。

六、护理措施

(一)一般护理

1.饮食护理

应帮助患者制订合理、个性化的饮食计划,并鼓励和督促患者坚持执行。

(1)制订总热量。①计算理想体重(简易公式法):理想体重(kg)＝身高(cm)－105。②计算总热量:成年人休息状态下每天每千克理想体重给予热量 105～126 kJ,轻体力劳动 126～147 kJ,中度体力劳动 147～167 kJ,重体力劳动＞167 kJ。儿童、孕妇、乳母、营养不良、消瘦及伴有消耗性疾病者应酌情增加,肥胖者酌减,使体重逐渐恢复至理想体重的±5％左右。

(2)食物的组成和分配。①食物组成:总的原则是高碳水化合物、低脂肪、适量蛋白质和高纤维的膳食。碳水化合物所提供的热量占饮食总热量的 50％～60％,蛋白质的摄入量占供能比的 10％～15％,脂肪所提供的热量不超过总热量的 30％,饱和脂肪酸不应超过总热量的 7％,每天胆固醇摄入量宜＜300 mg。②确定每天饮食总热量和碳水化合物、脂肪、蛋白质的组成后,按每克碳水化合物、蛋白质产热 16.7 kJ,每克脂肪产热 37.7 kJ,将热量换算为食品后制订食谱,可按每天三餐分配为 1/5、2/5、2/5 或 1/3、1/3、1/3。

(3)注意事项。①超重者,禁食油炸、油煎食物,炒菜宜用植物油,少食动物内脏、蟹黄、蛋黄、鱼子、虾子等含胆固醇高的食物。②每天食盐摄入量应＜6 g,限制摄入含盐高的食物,如加工食品、调味酱等。③严格限制各种甜食:包括各种糖果、饼干、含糖饮料、水果等。为满足患者口味,可使用甜味剂。对于血糖控制较好者,可在两餐之间或睡前加水果,例如,苹果、梨、橙子等。④限制饮酒量,尽量不饮白酒,不宜空腹饮酒。每天饮酒量≤1 份标准量(1 份标准量为:啤酒 350 mL 或红酒 150 mL 或低度白酒 45 mL,各约含乙醇 15 g)。

2.运动护理

(1)糖尿病患者运动锻炼的原则:有氧运动、持之以恒和量力而行。

(2)运动方式的选择:有氧运动为主,如散步、慢跑、快走、骑自行车、做广播体操、打太极拳和球类活动等。

(3)运动量的选择:合适的运动强度为活动时患者的心率达到个体 60％的最大氧耗量,简易计算方法为:心率＝170－年龄。

(4)运动时间的选择:最佳运动时间是餐后 1 小时(以进食开始计时)。每天安排一定量的运动,至少每周 3 次。每次运动时间 30～40 分钟,包括运动前作准备活动和运动结束时的整理运动时间。

（5）运动的注意事项：①不宜空腹时进行，运动过程应补充水分，携带糖果，出现低血糖症状时，立即食用。②运动过程中出现胸闷、胸痛、视物模糊等应立即停止运动，并及时处理。③血糖＞14 mmol/L，应减少活动，增加休息。④随身携带糖尿病卡以备急需。⑤运动时，穿宽松的衣服，棉质的袜子和舒适的鞋子，可以有效排汗和保护双脚。

（二）用药护理

1.口服用药的护理

指导患者正确服用口服降糖药，了解各类降糖药的作用、剂量、用法、不良反应和注意事项。

（1）口服磺脲类药物的护理：①协助患者于早餐前 30 分钟服用，每天多次服用的磺脲类药物应在餐前 30 分钟服用。②严密观察药物的不良反应。最主要的不良反应是低血糖，护士应教会患者正确识别低血糖的症状及如何及时应对和选择医疗支持。③注意药物之间的协同与拮抗。水杨酸类、磺胺类、保泰松、利血平、β 受体阻滞剂等药物与磺脲类药物合用时会产生协同作用，增强后者的降糖作用；噻嗪类利尿剂、呋塞米、依他尼酸、糖皮质激素等药物与磺脲类药物合用时会产生拮抗作用，降低后者的降糖作用。

（2）口服双胍类药物的护理：①指导患者餐中或餐后服药。②如出现轻微胃肠道反应，给予患者讲解和指导，以减轻患者的紧张或恐惧心理。③用药期间限制饮酒。

（3）口服 α-葡萄糖苷酶抑制剂类药物的护理：①应与第一口饭同时服用。②本药的不良反应有腹部胀气、排气增多或腹泻等症状，在继续使用或减量后消失。③服用该药时，如果饮食中淀粉类比例太低，而单糖或啤酒过多则疗效不佳。④出现低血糖时，应直接给予葡萄糖口服或静脉注射，进食淀粉类食物无效。

（4）口服噻唑烷二酮类药物的护理：①每天服用 1 次，可在餐前、餐中、餐后任何时间服用，但服药时间应尽可能固定。②密切观察有无水肿、体重增加等不良反应，缺血性心血管疾病的风险增加，一旦出现应立即停药。③如果发现食欲缺乏等情况，警惕肝功能损害。

2.使用胰岛素的护理

（1）胰岛素的保存：①未开封的胰岛素放于冰箱 4～8 ℃冷藏保存，勿放在冰箱门上，以免震荡受损。②正在使用的胰岛素在常温下（≤28 ℃）可使用 28 天，无须放入冰箱。③运输过程尽量保持低温，避免过热、光照和剧烈晃动等，否则可因蛋白质凝固变性而失效。

（2）胰岛素的注射途径：包括静脉注射和皮下注射。注射工具有胰岛素专用注射器、胰岛素笔和胰岛素泵。

（3）胰岛素的注射部位：皮下注射胰岛素时，宜选择皮肤疏松部位，如上臂三角肌、臀大肌、大腿前侧、腹部等。进行运动锻炼时，不要选择大腿、臂部等要活动的部位注射。注射部位要经常更换，如在同一区域注射，必须与上次注射部位相距 1 cm 以上，选择无硬结的部位。

（4）胰岛素不良反应的观察与处理：①低血糖反应。②变态反应表现为注射部位瘙痒，继而出现荨麻疹样皮疹，全身性荨麻疹少见。处理措施包括更换高纯胰岛素，使用抗组胺药及脱敏疗法，严重反应者中断胰岛素治疗。③注射部位皮下脂肪萎缩或增生时，采用多点、多部位皮下注射和及时更换针头可预防其发生。若发生则停止注射该部位后可缓慢自然恢复。④胰岛素治疗初期可发生轻度水肿，以颜面和四肢多见，可自行缓解。⑤部分患者出现视物模糊，多为晶状体屈光改变，常于数周内自然恢复。⑥体重增加以老年 2 型糖尿病患者多见，多引起腹部肥胖。护士应指导患者配合饮食、运动治疗控制体重。

（5）使用胰岛素的注意事项：①准确执行医嘱，按时注射。对 40 U/mL 和 100 U/mL 两种规格的胰岛素,使用时应注意注射器与胰岛素浓度的匹配。②长、短效或中、短效胰岛素混合使用时,应先抽吸短效胰岛素,再抽吸长效胰岛素,然后混匀,禁忌反向操作。③注射胰岛素时应严格无菌操作,防止发生感染。④胰岛素治疗的患者,应每天监测血糖2~4次,出现血糖波动过大或过高,及时通知医师。⑤使用胰岛素笔时要注意笔与笔芯是否匹配,每次注射前确认笔内是否有足够的剂量,药液是否变质。每次注射前安置新针头,使用后丢弃。⑥用药期间定期检查血糖、尿常规、肝功能、肾功能、视力、眼底视网膜血管、血压及心电图等,了解病情及糖尿病并发症的情况。⑦指导患者配合糖尿病饮食和运动治疗。

(三)并发症的护理

1.低血糖的护理

(1)加强预防:①指导患者应用胰岛素和胰岛素促分泌剂,从小剂量开始,逐渐增加剂量,谨慎调整剂量。②指导患者定时定量进餐,如果进餐量较少,应相应减少药物剂量。③指导患者运动量增加时,运动前应增加额外的碳水化合物的摄入。④乙醇能直接导致低血糖,应指导患者避免酗酒和空腹饮酒。⑤容易在后半夜及清晨发生低血糖的患者,晚餐适当增加主食或含蛋白质较高的食物。

(2)症状观察和血糖监测:观察患者有无低血糖的临床表现,尤其是服用胰岛素促分泌剂和注射胰岛素的患者。对老年患者的血糖不宜控制过严,一般空腹血糖≤7.8 mmol/L,餐后血糖≤11.1 mmol/L 即可。

(3)急救护理:一旦确定患者发生低血糖,应尽快给予糖分补充,解除脑细胞缺糖状态,并帮助患者寻找诱因,给予健康指导,避免再次发生。

2.高渗高血糖综合征的护理

(1)预防措施:定期监测血糖,应激状况时每天监测血糖。合理用药,不要随意减量或停药。保证充足的水分摄入。

(2)病情监测:严密观察患者的生命体征、意识和瞳孔的变化,记录24小时出入液量等。遵医嘱定时监测血糖、血钠和渗透压的变化。

(3)急救配合与护理:①立即开放两条静脉通路,准确执行医嘱,输入胰岛素,按照正确的顺序和速度输入液体。②绝对卧床休息,注意保暖,给予患者持续低流量吸氧。③加强生活护理,尤其是口腔护理、皮肤护理。④昏迷者按昏迷常规护理。

3.糖尿病足的预防与护理

(1)足部观察与检查:①每天检查双足1次,视力不佳者,亲友可代为检查。②了解足部有无感觉减退、麻木、刺痛感;观察足部的皮肤温度、颜色及足背动脉搏动情况。③注意检查趾甲、趾间、足底皮肤有无红肿、破溃、坏死等损伤。④定期做足部保护性感觉的测试,常用尼龙单丝测试。

(2)日常保护措施:保持足部清洁,避免感染,每天清洗足部1次,10分钟左右;水温适宜,不能烫脚;洗完后用柔软的浅色毛巾擦干,尤其是脚趾间;皮肤干燥者可涂护肤软膏,但不要太油,不能常用。

(3)预防外伤:①指导患者不能赤足走路,外出时不能穿拖鞋和凉鞋,不能光脚穿鞋,禁忌穿高跟鞋和尖头鞋,防止脚受伤。②应帮助视力不好的患者修剪趾甲,趾甲修剪与脚趾平齐,并锉圆边缘尖锐部分。③冬天不要使用热水袋、电热毯或烤灯保暖,防止烫伤,同时应注意预防冻伤。夏天注意避免蚊虫叮咬。④避免足部针灸、修脚等,防止意外感染。

（4）选择合适的鞋袜：①指导患者选择厚底、圆头、宽松、系鞋带的鞋子；鞋子的面料以软皮、帆布或布面等透气性好的面料为佳；购鞋时间最好是下午，需穿袜子试穿，新鞋第 1 次穿 20～30 分钟，之后再延长穿鞋时间。②袜子选择以浅色、弹性好、吸汗、透气及散热好的棉质袜子为佳，大小适中、无破洞和不粗糙。

（5）促进肢体血液循环：①指导患者步行和进行腿部运动（如提脚尖，即脚尖提起、放下，重复 20 次。试着以单脚承受全身力量来做）。②避免盘腿坐或跷二郎腿。

（6）积极控制血糖，说服患者戒烟：足溃疡的教育应从早期指导患者控制和监测血糖开始。同时告知患者戒烟，因吸烟会导致局部血管收缩而促进足溃疡的发生。

（7）及时就诊：如果伤口出现感染或久治不愈，应及时就医，进行专业处理。

（四）心理护理

糖尿病患者常见的心理特征有：否定、怀疑、恐惧紧张、焦虑烦躁、悲观抑郁、轻视麻痹、愤怒拒绝和内疚混乱等。针对以上特征，护理人员应对患者进行有针对性的心理护理。糖尿病患者的心理护理因人而异，但对每一个患者，护士都要做到以和蔼可亲的态度进行耐心细致、科学专业的讲解。

（1）当患者拒绝承认患病事实时，护士应耐心主动地向患者讲解糖尿病相关的知识，使患者消除否定、怀疑、拒绝的心理，并积极主动地配合治疗。

（2）有轻视、麻痹心理的患者，应耐心地向患者讲解不重视治疗的后果及各种并发症的严重危害，使患者积极地配合治疗。

（3）指导患者学习糖尿病自我管理的知识，帮助患者树立战胜疾病的信心，使患者逐渐消除上述心理。

（4）寻求社会支持，动员糖尿病患者的亲友学习糖尿病相关知识，理解糖尿病患者的困境，全面支持患者。

（刘　婷）

第六节　痛　风

痛风是由于单钠尿酸盐沉积在骨关节、肾脏和皮下等部位，引发的急、慢性炎症与组织损伤，与嘌呤代谢紊乱和/或尿酸排泄减少所导致的高尿酸血症直接相关。其临床特点为高尿酸血症、反复发作的痛风性急性关节炎、间质性肾炎和痛风石形成，严重者可导致关节畸形及功能障碍，常伴有尿酸性尿路结石。根据病因可分为原发性及继发性两大类，其中原发性痛风占绝大多数。

一、病因与发病机制

由于地域、民族、饮食习惯的不同，高尿酸血症的发病率也明显不同。其中原发性痛风属遗传性疾病，由先天性嘌呤代谢障碍所致，多数有阳性家族史。继发性痛风可由肾病、血液病、药物及高嘌呤食物等多种原因引起。

（一）高尿酸血症的形成

痛风的生化标志是高尿酸血症。尿酸是嘌呤代谢的终产物，血尿酸的平衡取决于嘌呤的生成和排泄。高尿酸血症的形成原因如下。①尿酸生成过多:当嘌呤核苷酸代谢酶缺陷和/或功能异常时,引起嘌呤合成增加,尿酸升高,这类患者在原发性痛风中不足 20%。②肾对尿酸排泄减少:这是引起高尿酸血症的重要因素,在原发性痛风中 80%～90% 的个体有尿酸排泄障碍。事实上尿酸的排泄减少和生成增加常是伴发的。

(二)痛风的发生

高尿酸血症只有 5%～15% 发生痛风,部分患者的高尿酸血症可持续终身但却无痛风性关节炎发作。当血尿酸浓度过高或在酸性环境下,尿酸可析出结晶,沉积在骨关节、肾脏及皮下组织等,引起痛风性关节炎、痛风肾及痛风石等。

二、临床表现

痛风多见于 40 岁以上的男性,女性多在绝经期后发病,近年发病有年轻化趋势,常有家族遗传史。

(一)无症状期

本期突出的特点为仅有血尿酸持续性或波动性升高,无任何临床表现。一般从无症状的高尿酸血症发展至临床痛风需要数年,有些甚至可以终身不出现症状。

(二)急性关节炎期

急性关节炎期常于夜间突然起病,并可因疼痛而惊醒。初次发病往往为单一关节受累,继而累及多个关节。以第一跖趾关节为好发部位,其次为足、踝、跟、膝、腕、指和肘。症状一般在数小时内进展至高峰,受累关节及周围软组织呈暗红色,明显肿胀,局部发热,疼痛剧烈,常有关节活动受限,大关节受累时伴有关节腔积液。可伴有体温升高、头痛等症状。

(三)痛风石及慢性关节炎期

痛风石是痛风的特征性临床表现,典型部位在耳郭,也可见于反复发作的关节周围。外观为大小不一、隆起的黄白色赘生物,表面薄,破溃后排出白色豆渣样尿酸盐结晶,很少引起继发感染。关节内大量沉积的痛风石可导致骨质破坏、关节周围组织纤维化及继发退行性变等,临床表现为持续的关节肿痛、畸形、关节功能障碍等。

(四)肾脏改变

肾脏改变主要表现在两个方面。①痛风性肾病:早期表现为尿浓缩功能下降,可出现夜尿增多、低分子蛋白尿和镜下血尿等。晚期发展为慢性肾功能不全、高血压、水肿、贫血等。少数患者表现为急性肾衰竭,出现少尿甚至无尿,尿中可见大量尿酸晶体。②尿酸性肾石病:有 10%～25% 的痛风患者出现肾尿酸结石。较小者呈细小泥沙样结石并可随尿液排出,较大的结石常引起肾绞痛、血尿、排尿困难及肾盂肾炎等。

三、辅助检查

(1)尿尿酸测定:经过 5 天限制嘌呤饮食后,24 小时尿尿酸排泄量超过 3.57 mmol (600 mg),即可认为尿酸生成增多。

(2)血尿酸测定:男性血尿酸正常值为 208～416 $\mu mol/L$;女性为 149～358 $\mu mol/L$,绝经后接近男性。男性及绝经期后女性血尿酸>420 $\mu mol/L$,绝经前女性>360 $\mu mol/L$,可诊断为高尿酸血症。

(3)滑囊液或痛风石内容物检查:偏振光显微镜下可见双折光的针形尿酸盐结晶。

(4)X线检查:急性关节炎期可见非特异性软组织肿胀;慢性关节炎期可见软骨缘破坏,关节面不规则,特征性变化为穿凿样、虫蚀样圆形或弧形的骨质透亮缺损。

(5)CT与MRI:CT扫描受损部位可见不均匀的斑点状高密度痛风石影像;MRI的T_1和T_2加权图像呈斑点状低信号。

四、治疗要点

痛风防治原则:控制高尿酸血症,预防尿酸盐沉积;控制急性关节炎发作;预防尿酸结石形成和肾功能损害。

(一)无症状期的处理

一般无需药物治疗,积极寻找病因及相关因素。如一些利尿剂、体重增加、饮酒、高血压、血脂异常等。适当调整生活方式,以降低血尿酸水平。此期的患者需定期监测血尿酸水平。

(二)急性关节炎期的治疗

此期治疗目的是迅速终止关节炎发作。①非甾体抗炎药:为急性痛风关节炎的一线药物,代表药物有吲哚美辛、双氯芬酸、依托考昔。②秋水仙碱:为痛风急性关节炎期治疗的传统药物,其机制是抑制致炎因子释放,对控制痛风急性发作具有非常显著的疗效,但不良反应较大。③糖皮质激素:上述两类药无效或禁忌时用,一般尽量不用。

(三)间歇期及慢性关节炎期的治疗

主要治疗目的是降低血尿酸水平。抑制尿酸合成的药物有别嘌醇等;促进尿酸排泄的药物有丙磺舒、磺吡酮、苯溴马隆等;碱性药物有碳酸氢钠等,目的是碱化尿液。

(四)继发性痛风的治疗

除治疗原发病外,对于痛风的治疗原则同前面阐述。

五、护理措施

(一)一般护理

改变生活方式,饮食应以低嘌呤食物为主,鼓励多饮水,每天饮水量至少在1 500 mL,最好>2 000 mL。限制烟酒,坚持运动和控制体重等。

(二)病情观察

观察关节疼痛的部位、性质、间隔时间等。观察受累关节红肿热痛的变化和功能障碍。观察有无过度疲劳、受凉、潮湿、饮酒、饱餐、精神紧张、关节扭伤等诱发因素。有无痛风石体征,结石的部位,有无溃破,有无症状。观察药物疗效及不良反应,及时反馈给医师,调整用药。卧床患者做好口腔、皮肤护理,预防压疮发生。观察患者体温的变化,有无发热。监测血尿酸、尿尿酸、肾功能的变化。

(三)关节疼痛的护理

急性发作时应卧床休息,抬高患肢,避免受累关节负重。也可在病床上安放支架支托盖被,减少患部受压。也可给予25%硫酸镁于受累关节处湿敷,消除关节的肿胀和疼痛。如痛风石溃破,则要注意保持受损部位的清洁,避免发生感染。

(四)用药护理

指导患者正确用药,观察药物的疗效,及时发现不良反应并反馈给医师,给予处理。

1.秋水仙碱

口服给药常有胃肠道反应,若患者一开始口服即出现恶心、呕吐、水样腹泻等严重的消化道反应,可静脉给药。但是静脉给药可能发生严重的不良反应,如肝损害、骨髓抑制、弥散性血管内凝血(DIC)、脱发、肾衰竭、癫痫样发作甚至死亡。应用时要密切观察患者状态,一旦出现不良反应立即停药。此外,静脉给药时要特别注意切勿外漏,以免引起组织坏死。

2.非甾体抗炎药

要注意有无活动性消化道溃疡或消化道出血的发生。

3.别嘌醇

除有可能出现皮疹、发热、胃肠道反应外,还可能出现肝损害、骨髓抑制等,要密切关注。对于肾功能不全者,使用别嘌醇宜减量。

4.丙磺舒、磺吡酮、苯溴马隆

可能出现皮疹、发热、胃肠道反应等。

5.糖皮质激素

要观察其疗效,是否出现"反跳"现象。

(五)健康指导

给予患者健康指导及心理指导,讲解疾病相关知识,提高患者防病治病的意识,提高治疗依从性。

(1)培养良好的生活习惯,肥胖的患者要减轻体重,避免劳累、受凉、感染、外伤等诱发因素。

(2)限制进食高嘌呤食物,多饮水,尤其是碱性水,多食碱性食物,有助于尿酸的排出。

(3)适度活动与保护关节:急性期避免运动。运动后疼痛超过1小时,则暂时停止此项运动。不要长时间持续进行重体力劳动或工作,可选择交替完成轻、重不同的工作。不时改变姿势,使受累关节保持舒适,若局部红肿,应尽可能避免活动。

(4)促进局部血液循环,可通过局部按摩、泡热水澡等促进局部血液循环,避免尿酸盐结晶形成。

(5)自我观察病情,如经常用手触摸耳郭及手足关节,检查是否有痛风石形成。

(6)定期复查血尿酸及门诊随访。

(刘　婷)

第七节　肥　胖　症

肥胖症指体内脂肪堆积过多和/或分布异常、体重增加,是包括遗传和环境因素在内的多种因素相互作用所引起的慢性代谢性疾病。肥胖症分单纯性肥胖症和继发性肥胖症两大类。临床上无明显内分泌及代谢性病因所致的肥胖症,称单纯性肥胖症。若作为某些疾病的临床表现之一,称为继发性肥胖症,约占肥胖症的1%。据估计,在西方国家成年人中,约有半数人超重和肥胖。

一、病因与发病机制

病因未明,被认为是包括遗传和环境因素在内的多种因素相互作用的结果。总的来说,脂肪的积聚是由于摄入的能量超过消耗的能量。

(一)遗传因素

肥胖症有家族聚集倾向,但遗传基础未明,也不能排除共同饮食、活动习惯的影响。

(二)中枢神经系统

体重受神经系统和内分泌系统双重调节,最终影响能量摄取和消耗的效应器官而发挥作用。

(三)内分泌系统

肥胖症患者均存在血中胰岛素升高,高胰岛素血症可引起多食和肥胖。

(四)环境因素

通过饮食习惯和生活方式的改变,如坐位生活方式、体育运动少、体力活动不足使能量消耗减少、进食多、喜甜食或油腻食物,使摄入能量增多。

(五)其他因素

1.与棕色脂肪组织(BAT)功能异常有关

可能由于棕色脂肪组织产热代谢功能低下,使能量消耗减少。

2.肥胖症与生长因素有关

幼年起病者多为增生型或增生肥大型,肥胖程度较重,且不易控制;成年起病者多为肥大型。

3.调定点说

肥胖者的调定点较高,具体机制仍未明了。

二、临床表现

肥胖症可见于任何年龄,女性较多见。多有进食过多和/或运动不足,肥胖家族史。引起肥胖症的病因不同,其临床表现也不相同。

(一)体型变化

脂肪堆积是肥胖的基本表现。脂肪组织分布存在性别差异,通常男性型主要分布在腰部以上,以颈项部、躯干部为主,称为苹果型。女性型主要分布在腰部以下,以下腹部、臀部、大腿部为主,称为梨型。

(二)心血管疾病

肥胖患者血容量、心排血量均较非肥胖者增加而加重心脏负担,引起左心室肥厚、扩大;心肌脂肪沉积导致心肌劳损,易发生心力衰竭。由于静脉回流障碍,患者易发生下肢静脉曲张、栓塞性静脉炎和静脉血栓形成。

(三)内分泌与代谢紊乱

常有高胰岛素血症、动脉粥样硬化、冠心病等,且糖尿病发生率明显高于非肥胖者。

(四)消化系统疾病

胆石症、胆囊炎发病率高,慢性消化不良、脂肪肝、轻至中度肝功能异常较常见。

(五)呼吸系统疾病

由于胸壁肥厚,腹部脂肪堆积,使腹压增高、横膈升高而降低肺活量,引起呼吸困难。严重者导致缺氧、发绀、高碳酸血症,可发生肺动脉高压和心力衰竭。还可引起睡眠呼吸暂停综合征及睡眠窒息。

(六)其他

恶性肿瘤发生率升高,如女性子宫内膜癌、乳腺癌;男性结肠癌、直肠癌、前列腺癌发生率均升高。因长期负重易发生腰背及关节疼痛。皮肤皱褶易发生皮炎、擦烂、并发化脓性或真菌感染。

三、医学检查

肥胖症的评估包括测量身体肥胖程度、体脂总量和脂肪分布,其中后者对预测心血管疾病危险性更为准确。常用测量方法如下。

(一)体重指数(BMI)

测量身体肥胖程度,BMI＝体重(kg)/身长(m)^2,是诊断肥胖症最重要的指标。我国成年人 BMI 值≥24 为超重,≥28 为肥胖。

(二)腰围(WC)

目前认为测定腰围更为简单可靠,是诊断腹部脂肪积聚最重要的临床指标。WHO 建议男性 WC＞94 cm、女性 WC＞80 cm 为肥胖。中国肥胖问题工作组建议,我国成年男性 WC≥85 cm、女性 WC≥80 cm 为腹部脂肪积蓄的诊断界限。

(三)腰臀比(WHR)

反映脂肪分布。腰围测量髂前上棘和第 12 肋下缘连线的中点水平,臀围测量环绕臀部的骨盆最突出点的周径。正常成人 WHR 男性＜0.90,女性＜0.85,超过此值为中央性(又称腹内型或内脏型)肥胖。

(四)CT 或 MRI

计算皮下脂肪厚度或内脏脂肪量。

(五)其他

身体密度测量法、生物电阻抗测定法、双能 X 线(DEXA)吸收法测定体脂总量等。

四、诊断要点

目前国内外尚未统一。根据病史、临床表现和判断指标即可诊断。在确定肥胖后,应鉴别单纯性或继发性肥胖症,并注意肥胖症并非单纯体重增加。

五、治疗

治疗要点:减少热量摄取、增加热量消耗。

(一)行为治疗

教育患者采取健康的生活方式,改变饮食和运动习惯,并自觉地长期坚持。

(二)营养治疗

控制总进食量,采用低热卡、低脂肪饮食。对肥胖患者应制订能为之接受、长期坚持下去的个体化饮食方案,使体重逐渐减轻到适当水平,再继续维持。

(三)体力活动和体育运动

体力活动和体育运动与医学营养治疗相结合,并长期坚持,尽量创造多活动的机会、减少静坐时间,鼓励多步行。运动方式和运动量应适合患者具体情况,注意循序渐进,有心血管并发症和肺功能不好的患者必须更为慎重。

（四）药物治疗

长期用药可能产生药物不良反应及耐药性,因而选择药物必须十分慎重,减重药物应根据患者个体情况在医师指导下应用。

（五）外科治疗

外科治疗仅用于重度肥胖、减重失败,又有能通过体重减轻而改善的严重并发症者。对伴有糖尿病、高血压和心肺功能疾病的患者应给予相应监测和处理。可选择使用吸脂术、切脂术和各种减少食物吸收的手术,如空肠回肠分流术、胃气囊术、小胃手术或垂直结扎胃成形术等。

（六）继发性肥胖

应针对病因进行治疗。

六、护理诊断/问题

（一）营养失调

高于机体需要量与能量摄入和消耗失衡有关。

（二）身体形像紊乱

身体形像紊乱与肥胖对身体外形的影响有关。

（三）有感染的危险

与机体抵抗力下降有关。

七、护理措施

（一）安全与舒适管理

肥胖症患者的体育锻炼应长期坚持,并提倡进行有氧运动,包括散步、慢跑、游泳、跳舞、打太极拳、球类活动等,运动方式根据年龄、性别、体力、病情及有无并发症等情况确定。

1.评估患者的运动能力和喜好

帮助患者制定每天活动计划并鼓励实施,避免运动过度和过猛。

2.指导患者固定每天运动的时间

每次运动 30～60 分钟,包括前后 10 分钟的热身及整理运动,持续运动 20 分钟左右。如出现头昏、眩晕、胸闷或胸痛、呼吸困难、恶心、丧失肌肉控制能力等应停止活动。

（二）饮食护理

1.评估

评估患者肥胖症的发病原因,仔细询问患者单位时间内体重增加的情况,饮食习惯,了解患者每天进餐量及次数,进食后感觉和消化吸收情况,排便习惯。有无气急、行动困难、腰痛、便秘、怕热、多汗、头晕、心悸等伴随症状及其程度。是否存在影响摄食行为的精神心理因素。

2.制定饮食计划和目标

与患者共同制定适宜的饮食计划和减轻体重的具体目标,饮食计划应为患者能接受并长期坚持的个体化方案,护士应监督和检查计划执行情况,使体重逐渐减轻(每周降低0.5～1 kg)直到理想水平并保持。

(1)热量的摄入:采用低热量、低脂肪饮食,控制每天总热量的摄入。

(2)采用混合的平衡饮食,合理分配营养比例,进食平衡饮食:饮食中蛋白质占总热量的

15％～20％,碳水化合物占50％～55％,脂肪占30％以下。

(3)合理搭配饮食:饮食包含适量优质蛋白质、复合糖类(如谷类)、足量的新鲜蔬菜(400～500 g/d)和水果(100～200 g/d)、适量维生素及微量营养素。

(4)养成良好的饮食习惯:少食多餐、细嚼慢咽、蒸煮替代煎炸、粗细搭配、少脂肪多蔬菜、多饮水、停止夜食及饮酒、控制情绪化饮食。

(三)疾病监测

定期评估患者营养状况和体重的控制情况,观察生命体征、睡眠、皮肤状况,动态观察实验室有关检查的变化。注意热量摄入过低可引起衰弱、脱发、抑郁甚至心律失常,应严密观察并及时按医嘱处理。对于焦虑的患者,应观察焦虑感减轻的程度,有无焦虑的行为和语言表现;对于活动无耐力的患者,应观察活动耐力是否逐渐增加,能否耐受日常活动和一般性运动。

(四)用药护理

对使用药物辅助减肥者,应指导患者正确服用,并观察和处理药物的不良反应。①服用西布曲明患者可出现头痛、口干、畏食、失眠、便秘、心率加快、血压轻度升高等不良反应,故禁用于冠心病、充血性心力衰竭、心律失常和脑卒中的患者。②奥利司他主要不良反应为胃肠胀气、大便次数增多和脂肪便。由于粪便中含有脂肪多而呈烂便、脂肪泻、恶臭,肛门常有脂滴溢出而容易污染内裤,应指导患者及时更换,并注意肛周皮肤护理。

(五)心理护理

鼓励患者表达自己的感受;与患者讨论疾病的治疗及预后,增加战胜疾病的信心;鼓励患者自身修饰;加强自身修养,提高自身的内在气质;及时发现患者情绪问题,及时疏导,严重者建议心理专科治疗。

八、健康指导

(一)预防疾病

加强患者的健康教育,特别是有肥胖家族史的儿童,妇女产后及绝经期,男性中年以上或病后恢复期尤应注意。说明肥胖对健康的危害,使其了解肥胖症与心血管疾病、高血压、糖尿病、血脂异常等密切相关。告知肥胖患者体重减轻5％～10％,就能明显改善以上与肥胖相关的心血管病危险因素及并发症。

(二)管理疾病

向患者宣讲饮食、运动对减轻体重及健康的重要性,指导患者坚持运动,并养成良好的进食习惯。

(三)康复指导

运动要循序渐进并持之以恒,避免运动过度或过猛,避免单独运动;患者运动期间,不要过于严格控制饮食;运动时注意安全,运动时有家属陪伴。

(刘　婷)

第八节　尿　崩　症

尿崩症(DI)是指精氨酸升压素(AVP)〔又称抗利尿激素(ADH)〕严重缺乏或部分缺乏(称

中枢性尿崩症),以及肾脏对 AVP 不敏感,致肾远曲小管和集合管对水的重吸收减少(称肾性尿崩症),从而引起多尿、烦渴、多饮与低密度尿为特征的一组综合征。正常人每天尿量仅 1.5 L 左右。任何情况使 ADH 分泌不足或不能释放,或肾脏对 ADH 不反应都可使尿液无法浓缩而有多尿,随之有多饮。尿崩症可发生于任何年龄,但以青少年为多见,男性多于女性,男女之比为 2:1。

一、病因分类

(一)中枢性尿崩症

任何导致 AVP 合成、分泌与释放受损的情况都可引起本症的发生,中枢性尿崩症的病因有原发性、继发性与遗传性 3 种。

1.原发性

病因不明者占 1/3~1/2。此型患者的下丘脑视上核与室旁核内神经元数目减少,Nissil 颗粒耗尽。AVP 合成酶缺陷,神经垂体缩小。

2.继发性

中枢性尿崩症可继发于下列原因导致的下丘脑-神经垂体损害,如颅脑外伤或手术后、肿瘤等;感染性疾病,如结核、梅毒、脑炎等;浸润性疾病,如结节病、肉芽肿病;脑血管病变,如血管瘤;自身免疫性疾病,有人发现患者血中存在针对下丘脑 AVP 细胞的自身抗体;Sheehan 综合征等。

3.遗传性

一般症状轻,可无明显多饮多尿。临床症状包括尿崩症、糖尿病、视神经萎缩和耳聋,是一种常染色体隐性遗传疾病,常为家族性,患者从小多尿,本症可能因为渗透压感受器缺陷所致。

(二)肾性尿崩症

肾脏对 AVP 产生反应的各个环节受到损害导致肾性尿崩症,病因有遗传性与继发性两种。

1.遗传性

呈 X 连锁隐性遗传方式,由女性遗传,男性发病,多为家族性。近年已把肾性尿崩症基因即 G 蛋白耦联的 *AVP-V2R* 基因精确定位于 X 染色体长臂端粒 Xq28 带上。

2.继发性

肾性尿崩症可继发于多种疾病导致的肾小管损害,如慢性肾盂肾炎、阻塞性尿路疾病、肾小管性酸中毒、肾小管坏死、淀粉样变、骨髓瘤、肾脏移植与氮质血症。代谢紊乱如低钾血症、高钙血症也可导致肾性尿崩症。多种药物可致肾性尿崩症,如庆大霉素、头孢唑林、诺氟沙星、阿米卡星、链霉素、大剂量地塞米松、过期四环素、碳酸锂等。应用碳酸锂的患者中 20%~40% 可致肾性尿崩症,其机制可能是锂盐导致了细胞 cAMP 生成障碍,干扰肾脏对水的重吸收。

二、诊断要点

(一)临床特征

(1)大量低密度尿,尿量超过 3 L/d。

(2)因鞍区肿瘤过大或向外扩展者,常有蝶鞍周围神经组织受压表现,如视力减退、视野缺失。

(3)有渴觉障碍者,可出现脱水、高钠血症、高渗状态、发热、抽搐等,甚至脑血管意外。

(二)实验室检查

(1)尿渗透压:为 50～200 mOsm/L,明显低于血浆渗透压,血浆渗透压可高于 300 mOsm/L(正常参考值为 280～295 mOsm/L)。

(2)血浆抗利尿激素值:降低(正常基础值为 1～1.5 pg/mL),尤其是禁水和滴注高渗盐水时仍不能升高,提示垂体抗利尿激素储备能力降低。

(3)禁水试验:最常用的诊断垂体性尿崩症的功能试验。方法为试验前测体重、血压、尿量、尿密度、尿渗透压。以后每 2 小时排尿,测尿量、尿密度、尿渗透压、体重、血压等,至尿量无变化、尿密度及尿渗透压持续两次不再上升为止。抽血测定血浆渗透压,并皮下注射抗利尿激素(水剂)5 U,每小时再收集尿量,测密度、尿渗透压 1～2 次。一般需禁水 8 小时以上。如有血压下降、体重减轻 3 kg 以上时,应终止试验。

三、鉴别要点

(一)精神性多饮性多尿

有精神刺激史,主要表现为烦渴、多饮、多尿、低密度尿,与尿崩症极相似,但 AVP 并不缺乏,禁水试验后尿量减少,尿密度增高,尿渗透压上升,注射升压素后尿渗透压和尿密度变化不明显。

(二)糖尿病多饮多尿

糖尿病为高渗性利尿,尿糖阳性,尿密度高,血糖高。

(三)高钙血症

甲旁亢危象时血钙增高。尿钙增高,肾小管对抗利尿激素反应下降,产生多饮多尿,亦是高渗利尿,尿密度增高。

(四)其他

如慢性肾功能不全、肾上腺皮质功能减退。

四、治疗

(一)中枢性尿崩症

1.病因治疗

针对各种不同的病因积极治疗有关疾病,以改善继发于此类疾病的尿崩症病情。

2.药物治疗

轻度尿崩症患者仅需多饮水,如长期多尿,每天尿量大于 4 000 mL 时因可能造成肾脏损害而致肾性尿崩症,需要药物治疗。

(1)抗利尿激素制剂。①1-脱氨-8-右旋精氨酸血管升压素(DDAVP):为目前治疗尿崩症的首选药物,可由鼻黏膜吸入,每天 2 次,每次 10～20 μg(儿童患者为每次 5 μg,每天 1 次),肌内注射制剂每毫升含 4 μg,每天 1～2 次,每次 1～4 μg(儿童患者每次 0.2～1 μg)。②鞣酸升压素油剂注射液:每毫升油剂注射液含 5 U,从 0.1 mL 开始肌内注射,必要时可加至 0.2～0.5 mL。疗效持续 5～7 天。长期应用 2 年左右可因产生抗体而减效,过量则可引起水潴留,导致水中毒。故因视病情从小剂量开始,逐渐调整用药剂量与间隔时间。③粉剂升压素:每次吸入 20～50 mg,每 4～6 小时 1 次。长期应用可致萎缩性鼻炎,影响吸收或过敏而引起支气管痉挛,疗效亦减弱。④赖氨酸血管升压素粉剂:为人工合成粉剂,由鼻黏膜吸入,疗效持续 3～5 小时,每天吸入 2～3 次。长期应用亦可发生萎缩性鼻炎。⑤神经垂体后叶素水剂:每次 5～10 μg,每天 2～3 次,皮下注射。作用时间短,适用于一般尿崩症,注射后有头痛、恶心、呕吐及腹痛不适等症状,故多数患者不能坚持用药。⑥抗利尿素纸片:每片含 AVP 10 μg,可于白天或睡前舌下含化,使用方便,有一定的疗效。⑦神经垂体后叶素喷雾剂:赖氨酸血管升压素与精氨酸血管升压素均有此制剂,疗效与粉剂相当,久用亦可致萎缩性鼻炎。

(2)口服治疗尿崩症药物。①氢氯噻嗪:小儿每天 2 mg/kg,成人每次 25 mg,每天 3 次,或 50 mg,每天 2 次,服药过程中应限制钠盐摄入,同时应补充钾(每天 60 mg 氯化钾)。②氯磺丙脲:每次 0.125～0.25 g,每天 1～2 次,一般每天剂量不超过 0.5 g。服药 24 小时后开始起作用,4 天后出现最大作用,单次服药 72 小时后恢复疗前情况。③氯贝丁酯:用量为每次 0.5～0.75 g,每天 3 次,24～48 小时迅速起效,可使尿量下降,尿渗透压上升。④卡马西平:为抗癫痫药物,其抗尿崩作用机制大致同氯磺丙脲,用量每次 0.2 g,每天 2～3 次,作用迅速,尿量可减至 2 000～3 000 mL,不良反应为头痛、恶心、疲乏、眩晕、肝损害与白细胞计数降低等。⑤吲达帕胺:为利尿、降压药物,其抗尿崩作用机制可能类似于氢氯噻嗪。用量为每次 2.5～5 mg,每天 1～2 次。用药期间应监测血钾变化。

(二)肾性尿崩症

由药物引起的或代谢紊乱所致的肾性尿崩症,只要停用药物,纠正代谢紊乱,就可以恢复正常。如果为家族性的,治疗相对困难,可限制钠盐摄入,应用噻嗪类利尿剂、前列腺素合成酶抑制剂(如吲哚美辛),上述治疗可将尿量减少 80%。

五、护理措施

按内科及本系统疾病的一般护理常规。

(一)病情观察

(1)准确记录患者尿量、尿比重、饮水量,观察液体出入量是否平衡,以及体重变化。

(2)观察饮食情况,如食欲缺乏以及便秘、发热、皮肤干燥、倦怠、睡眠不佳等症状。

(3)观察脱水症状,如头痛、恶心、呕吐、胸闷、虚脱、昏迷。

(二)对症护理

(1)对于多尿、多饮者应给予扶助与预防脱水,根据患者的需要供应水。

(2)测尿量、饮水量、体重,从而监测液体出入量,正确记录,并观察尿色、尿比重等及电解质、血渗透压情况。

(3)患者因夜间多尿而失眠、疲劳以及精神焦虑等,应给予护理照料。

(4)注意患者出现的脱水症状,一旦发现要尽早补液。

(5)保持皮肤、黏膜的清洁。

(6)有便秘倾向者及早预防。

(7)药物治疗及检查时,应注意观察疗效及不良反应,嘱患者准确用药。

(三)一般护理

(1)患者夜间多尿,白天容易疲倦,要注意保持安静舒适的环境。

(2)在患者身边经常备足温开水。

(3)定时测血压、体温、脉搏、呼吸及体重,以了解病情变化。

(四)健康指导

(1)患者由于多尿、多饮,要嘱患者在身边备足温开水。

(2)注意预防感染,尽量休息,适当活动。

(3)指导患者记录尿量及体重变化。

(4)准确遵医嘱给药,不得自行停药。

(5)门诊定期随访。

（刘　婷）

第九章

风湿免疫科护理

第一节　系统性红斑狼疮

一、概述

系统性红斑狼疮(systemic lupus erythematosus,SLE)是自身免疫介导的,以免疫性炎症为突出表现的弥漫性结缔组织病。血清中出现以抗核抗体为代表的多种自身抗体和多系统受累是SLE的两个主要临床特征。多数慢性起病,病程迁延反复。死亡原因主要是感染、肾衰竭和中枢神经系统病变。SLE好发于生育年龄女性,多见于15~45岁年龄段,女:男为(7~9):1,患病率为70/10万人。

二、病因与病理生理

遗传、感染、环境、性激素、药物等综合因素所致的免疫紊乱导致了SLE的发生。其基本病理改变是免疫复合物介导的血管炎。

三、临床表现

SLE临床表现复杂多样。多数呈隐匿起病,开始仅累及1~2个系统,表现轻度的关节炎、皮疹、隐匿性肾炎、血小板减少性紫癜等,部分患者长期稳定在亚临床状态或轻型狼疮,部分患者可由轻型突然变为重症狼疮,更多的则由轻型逐渐出现多系统损害;也有一些患者一起病就累及多个系统,甚至表现为狼疮危象。SLE的自然病程多表现为病情的加重与缓解交替。

(一)全身表现

患者常常出现发热,可能是SLE活动的表现,但应除外感染因素,尤其是在免疫抑制治疗中出现的发热,更需警惕。疲乏是SLE常见但容易被忽视的症状,常是狼疮活动的先兆。

(二)皮肤与黏膜

在鼻梁和双颧颊部呈蝶形分布的红斑是SLE特征性的改变,其他皮肤损害还有光敏感、脱发、手足掌面和甲周红斑、盘状红斑、结节性红斑、脂膜炎、网状青斑、雷诺现象等。

(三)关节和肌肉

常出现对称性多关节疼痛、肿胀,通常不引起骨质破坏。SLE可出现肌痛和肌无力,少数可有肌酶谱的增高。激素治疗中的SLE患者出现髋关节区域隐痛不适,需除外无菌性股骨头坏死。

（四）肾脏损害

肾脏损害又称狼疮性肾炎（Lupus nephritis，LN），表现为蛋白尿、血尿、管型尿，乃至肾衰竭。50%～70%的 SLE 病程中会出现临床肾脏受累，肾活检显示几乎所有 SLE 均有肾脏病理学改变。LN 对 SLE 预后影响甚大，肾衰竭是 SLE 的主要死亡原因之一。病理分型对于估计预后和指导治疗有积极的意义，通常 I 型和 II 型的预后较好，IV 型和 VI 型预后较差。

（五）神经系统损害

神经系统损害又称神经精神狼疮。轻者仅有偏头痛、性格改变、记忆力减退或轻度认知障碍；重者可表现为脑血管意外、昏迷、癫痫持续状态等。中枢神经系统表现包括无菌性脑膜炎、脑血管病、脱髓鞘综合征、头痛、运动障碍、脊髓病、癫痫发作、急性精神错乱、焦虑、认知障碍、情绪失调、精神障碍，周围神经系统表现包括格林-巴利综合征、自主神经系统功能紊乱、单神经病变、重症肌无力、脑神经病变、神经丛病变、多发性神经病变等。存在一种或一种以上上述表现，并除外感染、药物等继发因素，结合影像学、脑脊液、脑电图等检查可诊断神经精神狼疮。

（六）血液系统表现

贫血和/或白细胞减少和/或血小板减少常见。贫血可能为慢性病贫血或肾性贫血。短期内出现重度贫血常是自身免疫性溶血所致，多有网织红细胞升高，Coomb's 试验阳性。本病所致的白细胞减少，一般发生在治疗前或疾病复发时，多数对激素治疗敏感；而细胞毒药物所致的白细胞减少，其发生与用药相关，恢复也有一定规律。血小板减少与血清中存在抗血小板抗体、抗磷脂抗体以及骨髓巨核细胞成熟障碍有关。部分患者在起病初期或疾病活动期伴有淋巴结肿大和/或脾大。

（七）肺部表现

SLE 常出现胸膜炎，如合并胸腔积液其性质为渗出液。SLE 所引起的肺脏间质性病变主要是急性和亚急性期的磨玻璃样改变和慢性期的纤维化，表现为活动后气促、干咳、低氧血症，肺功能检查常显示弥散功能下降。少数病情危重者、伴有肺动脉高压或血管炎累及支气管黏膜者可出现咯血。SLE 合并弥漫性出血性肺泡炎病死率极高。SLE 还可出现肺动脉高压、肺梗死、肺萎缩综合征。后者表现为肺容积的缩小，横膈上抬，盘状肺不张，呼吸肌功能障碍，而无肺实质、肺血管的受累，也无全身性肌无力、肌炎、血管炎的表现。

（八）心脏表现

患者常出现心包炎，表现为心包积液，但心脏压塞少见。可有心肌炎、心律失常，多数情况下 SLE 的心肌损害不太严重，但重症者，可伴有心功能不全，为预后不良指征。

（九）消化系统表现

消化系统症状表现为恶心、呕吐、腹痛、腹泻或便秘，其中以腹泻较常见，可伴有蛋白丢失性肠炎，并引起低蛋白血症。活动期 SLE 可出现肠系膜血管炎，其表现类似急腹症，甚至被误诊为胃穿孔、肠梗阻而手术探查。当 SLE 有明显的全身病情活动，有胃肠道症状和腹部阳性体征（反跳痛、压痛），在除外感染、电解质紊乱、药物、合并其他急腹症等继发性因素后，应考虑本病。

（十）其他

眼部受累包括结膜炎、葡萄膜炎、眼底改变、视神经病变等。眼底改变包括出血、视盘水肿、视网膜渗出等，视神经病变可以导致突然失明。SLE 常伴有继发性干燥综合征，有外分泌腺受累，表现为口干、眼干，常有血清抗 SSB、抗 SSA 抗体阳性。

四、辅助检查

(一)免疫学异常

(1)抗核抗体谱(ANAs)免疫荧光抗核抗体(IFANA)是 SLE 的筛选检查。对 SLE 的诊断敏感性为 95%,特异性相对较低为 65%。除 SLE 之外,其他结缔组织病的血清中也常存在 ANA,一些慢性感染也可出现低滴度的 ANA。ANAs 包括一系列针对细胞核中抗原成分的自身抗体。其中,抗双链 DNA(ds-DNA)抗体对 SLE 的特异性 95%,敏感性为 70%,它与疾病活动性及预后有关。抗 Sm 抗体的特异性高达 99%,但敏感性仅 25%,该抗体的存在与疾病活动性无明显关系。抗核糖体 P 蛋白抗体与 SLE 的精神症状有关;抗单链 DNA、抗组蛋白、抗 u1RNP、抗 SSA 抗体和抗 SSB 抗体等也可出现于 SLE 的血清中,但其诊断特异性低,因为这些抗体也见于其他自身免疫性疾病。抗 SSB 与继发干燥综合征有关。

(2)抗磷脂抗体综合征有关的抗磷脂抗体(包括抗心磷脂抗体和狼疮抗凝物),与溶血性贫血有关的抗红细胞抗体,与血小板减少有关的抗血小板抗体,与神经精神性狼疮有关的抗神经元抗体。

(3)血清类风湿因子阳性,高 γ 球蛋白血症和低补体血症。

(二)肾活检

LN 的肾脏免疫荧光多呈现多种免疫球蛋白和补体成分沉积,被称为"满堂亮"。

(三)腰穿

中枢神经受累时常有脑脊液压力增高、蛋白和白细胞增多。

(四)X 线表现

(1)胸膜增厚或胸腔积液。

(2)斑点或片状浸润性阴影,阴影呈游走性。

(3)双中下肺网状结节状阴影,晚期出现蜂窝状。

(4)肺水肿。

(5)心影增大。

(五)CT 表现

肺纹理增粗,肺门周围的片状阴影,表现为间质性或肺泡性肺水肿、肺出血等。

(六)超声心动

超声心动用于诊断心脏瓣膜病变、心包积液、肺动脉高压等。

(七)SLE 的免疫病理学检查

皮肤狼疮带试验表现为皮肤的表真皮交界处有免疫球蛋白(IgG、IgM、IgA 等)和补体(C_{3c}、C_{1q} 等)沉积,对 SLE 具有一定的特异性。

五、治疗原则

SLE 是一种高度异质性的疾病,临床医师应根据病情的轻重程度,掌握好治疗的风险与效益之比。既要清楚药物的毒副作用,又要明白药物给患者带来的生机。SLE 活动性和病情轻重程度的评估是治疗方案拟订的先决条件。常需要有经验的专科医师参与和多学科的通力协作。

(一)轻型 SLE 的药物治疗

患者虽有疾病活动,但症状轻微,仅表现光过敏、皮疹、关节炎或轻度浆膜炎,而无明显内脏损害。药物治疗如下。

1.非甾体抗炎药(NSAIDs)

NSAIDs 可用于控制关节炎,应注意消化道溃疡、出血、肾、肝功能等方面的不良反应。

2.抗疟药

抗疟药可控制皮疹和减轻光敏感,常用氯喹 0.25 g,每天一次,或羟氯喹 200 mg,每天 1～2 次。主要不良反应是眼底病变,用药超过 6 个月者,可停药一个月,有视力明显下降者,应检查眼底,明确原因。有心脏病史者,特别是心动过缓或有传导阻滞者禁用抗疟药。

3.激素治疗

可短期局部应用激素治疗皮疹,但脸部应尽量避免使用强效激素类外用药,一旦使用,不应超过 1 周。小剂量激素(泼尼松≤10 mg,每天一次)可减轻症状。

注意事项:权衡利弊,必要时可用硫唑嘌呤、甲氨蝶呤或环磷酰胺等免疫抑制剂。应注意轻型 SLE 可因过敏、感染、妊娠生育、环境变化等因素而加重,甚至进入狼疮危象。

(二)重型 SLE 的治疗

治疗主要分两个阶段,即诱导缓解和巩固治疗。诱导缓解目的在于迅速控制病情,阻止或逆转内脏损害,力求疾病完全缓解(包括血清学指标、症状和受损器官的功能恢复),但应注意过分免疫抑制诱发的并发症,尤其是感染、性腺抑制等。目前,多数患者的诱导缓解期需要超过半年至 1 年才能达到缓解,不可急于求成。

1.糖皮质激素

糖皮质激素具有强大的抗炎作用和免疫抑制作用,是治疗 SLE 的基础药。糖皮质激素对免疫细胞的许多功能及免疫反应的多个环节均有抑制作用,尤以对细胞免疫的抑制作用突出,在大剂量时还能够明显抑制体液免疫,使抗体生成减少,超大剂量则可有直接的淋巴细胞溶解作用。重型 SLE 的激素标准剂量是泼尼松 1 mg/(kg・d),通常晨起 1 次服用(高热者可分次服用),病情稳定后 2 周或疗程 8 周内,开始以每 1～2 周减 10% 的速度缓慢减量,减至泼尼松 0.5 mg/(kg・d)后,减药速度按病情适当调慢;如果病情允许,维持治疗的激素剂量尽量小于泼尼松 10 mg,每天一次。在减药过程中,如果病情不稳定,可暂时维持原剂量不变或酌情增加剂量或加用免疫抑制剂联合治疗。可选用的免疫抑制剂如环磷酰胺、硫唑嘌呤、甲氨蝶呤等,联合应用以便更快地诱导病情缓解和巩固疗效,并避免长期使用较大剂量激素导致的严重不良反应。对有重要脏器受累,乃至出现狼疮危象的患者,可以使用较大剂量[泼尼松≥2 mg/(kg・d)]甚至甲泼尼龙冲击治疗,甲泼尼龙可用至 500～1 000 mg,每天 1 次,加入 5% 葡萄糖 250 mL,缓慢静脉滴注 1～2 小时,连续 3 天为 1 个疗程,疗程间隔期 5～30 天,间隔期和冲击后需口服泼尼松 0.5～1 mg/(kg・d),疗程和间隔期长短视具体病情而定。甲泼尼龙冲击疗法对狼疮危象常具有立竿见影的效果,疗程多少和间隔期长短应视病情因人而异。MP 冲击疗法只能解决急性期的症状,疗效不能持久,必须与环磷酰胺冲击疗法配合使用,否则病情容易反复。需强调的是,在大剂量冲击治疗前或治疗中应密切观察有无感染发生,如有感染应及时给予相应的抗感染治疗。

激素的不良反应除感染外,还包括高血压、高血糖、高血脂、低钾血症、骨质疏松、无菌性骨坏死、白内障、体重增加、水钠潴留等。治疗开始应记录血压、血糖、血钾、血脂、骨密度、胸片等作为评估基线,并定期随访。应指出对重症 SLE 患者,尤其是在危及生命的情况下,股骨头无菌性坏死并非是使用大剂量激素的绝对禁忌。大剂量 MP 冲击疗法常见不良反应包括脸红、失眠、头痛、乏力、血压升高、短暂的血糖升高;严重不良反应包括感染、上消化道大出血、水钠潴留、诱发高血压危象、诱发癫痫大发作、精神症状、心律失常,有因注射速度过快导致突然死亡的报道,所以 MP 冲击治疗应强调缓慢静脉滴注 60 分钟以上;用药前需注意水、电解质和酸碱平衡。

2.环磷酰胺(CTX)

CTX 是主要作用于 S 期的细胞周期特异性烷化剂,通过影响 DNA 合成发挥细胞毒作用。其对体液免疫的抑制作用较强,能抑制 β 细胞增殖和抗体生成,且抑制作用较持久,是治疗重症 SLE 的有效的药物之一,尤其是在狼疮性肾炎和血管炎的患者中,环磷酰胺与激素联合治疗能有效地诱导疾病缓解,阻止和逆转病变的发展,改善远期预后。目前普遍采用的标准环磷酰胺冲击疗法是:$0.5\sim1.0$ g/m^2 体表面积,加入生理盐水 250 mL 中静脉滴注,每 $3\sim4$ 周一次,个别难治、危重患者可缩短冲击间期。白细胞计数对指导环磷酰胺治疗有重要意义,治疗中应注意避免导致白细胞过低,一般要求白细胞低谷不小于 3.0×10^9/L。环磷酰胺冲击治疗对白细胞影响有一定规律,一次大剂量环磷酰胺进入体内,第 3 天左右白细胞开始下降,$7\sim14$ 天至低谷,之后白细胞逐渐上升,至 21 天左右恢复正常。对于间隔期少于 3 周者,应更密切注意血常规监测。大剂量冲击前需查血常规。

除白细胞计数减少和诱发感染外,环磷酰胺冲击治疗的不良反应包括:性腺抑制(尤其是女性的卵巢功能衰竭)、胃肠道反应、脱发、肝功能损害,少见远期致癌作用(主要是淋巴瘤等血液系统肿瘤)、出血性膀胱炎、膀胱纤维化和长期口服而导致的膀胱癌。

3.硫唑嘌呤

硫唑嘌呤为嘌呤类似物,可通过抑制 DNA 合成发挥淋巴细胞的细胞毒作用。疗效不及环磷酰胺冲击疗法,尤其在控制肾脏和神经系统病变效果较差,而对浆膜炎、血液系统、皮疹等较好。用法 $1\sim2.5$ mg/(kg·d),常用剂量 $50\sim100$ mg,每天 1 次。不良反应包括骨髓抑制、胃肠道反应、肝功能损害等。少数对硫唑嘌呤极敏感者用药短期就可出现严重脱发和造血危象,引起严重粒细胞和血小板缺乏症,轻者停药后血常规多在 $2\sim3$ 周恢复正常,重者则需按粒细胞缺乏或急性再障处理,以后不宜再用。

4.甲氨蝶呤(MTX)

MTX 为二氢叶酸还原酶拮抗剂,通过抑制核酸的合成发挥细胞毒作用。疗效不及环磷酰胺冲击疗法,但长期用药耐受性较佳。剂量 $10\sim15$ mg,每周 1 次,或依据病情适当加大剂量。主要用于关节炎、肌炎、浆膜炎和皮肤损害为主的 SLE。其不良反应有胃肠道反应、口腔黏膜糜烂、肝功能损害、骨髓抑制,偶见甲氨蝶呤导致的肺炎和肺纤维化。

5.环孢素

环孢素可特异性抑制 T 淋巴细胞 IL-2 的产生,发挥选择性的细胞免疫抑制作用,是一种非细胞毒免疫抑制剂。对狼疮性肾炎(特别是 V 型 LN)有效,环孢素剂量 $3\sim5$ mg/(kg·d),分两次口服。用药期间注意肝、肾功能及高血压、高尿酸血症、高血钾等,有条件者应测血药浓度,调整剂量,血肌酐较用药前升高 30%,需要减药或停药。环孢素对 LN 的总体疗效不如环磷酰胺冲击疗法,且价格昂贵,毒副作用较大,停药后病情容易反跳。

6.霉酚酸酯

霉酚酸酯为次黄嘌呤单核苷酸脱氢酶抑制剂,可抑制嘌呤从头合成途径,从而抑制淋巴细胞活化。治疗狼疮性肾炎有效,能够有效地控制 Ⅳ 型 LN 活动。剂量为 $10\sim30$ mg/(kg·d),分 2 次口服。

(三)狼疮危象的治疗

治疗目的在于挽救生命、保护受累脏器、防止后遗症。通常需要大剂量甲泼尼龙冲击治疗，针对受累脏器的对症治疗和支持治疗，以帮助患者度过危象。后继的治疗可按照重型 SLE 的原则，继续诱导缓解和维持巩固治疗。

1.急进性肾小球肾炎

急进性肾小球肾炎表现为急性进行性少尿、水肿、蛋白尿/血尿、低蛋白血症、贫血、肾功能进行性下降、血压增高、高血钾、代谢性酸中毒等。B 超肾脏体积常增大，肾脏病理往往呈新月体肾炎，多符合 WHO 的 LN 的 IV 型。治疗包括纠正水电解质酸碱平衡紊乱、低蛋白血症，防治感染，纠正高血压、心力衰竭等合并症，为保护重要脏器，必要时需要透析支持治疗。为判断肾损害的急慢性指标，明确肾损病理类型，制定治疗方案和判断预后，应抓住时机肾穿。对明显活动、非纤维化/硬化等不可逆病变为主的患者，应积极使用激素[泼尼松≥2 mg/(kg·d)]，或使用大剂量 MP 冲击疗法，同时用环磷酰胺 0.4～0.8 g，每 2 周静脉冲击治疗。

2.神经精神狼疮

神经精神狼疮必须除外化脓性脑膜炎、结核性脑膜炎、隐球菌性脑膜炎、病毒性脑膜脑炎等中枢神经系统感染。弥漫性神经精神狼疮在控制 SLE 的基础药物上强调对症治疗，包括抗精神病药物(与精神科医师配合)，癫痫大发作或癫痫持续状态时需积极抗癫痫治疗，注意加强护理。ACL 相关神经精神狼疮，应加用抗凝、抗血小板聚集药物。有全身血管炎表现的明显活动证据，应用大剂量 MP 冲击治疗。中枢狼疮包括横贯性脊髓炎在内，在除外中枢神经系统感染的情况下，可试用地塞米松 10 mg，或地塞米松10 mg加 MTX 10 mg，鞘内注射，每周 1 次，共 2～3 次。

3.重症血小板减少性紫癜

血小板<$20×10^9$/L，有自发出血倾向，常规激素治疗无效[1 mg/(kg·d)]，应加大激素用量用至2 mg/(kg·d)以上。还可静脉滴注长春新碱(VCR)每周 1 次，每次 1～2 mg，3～6 次。静脉输注大剂量静脉注射用人免疫球蛋白(IVIG)对重症血小板减少性紫癜有效，可按 0.4 g/(kg·d)，静脉滴注，连续 3～5 天为 1 个疗程。IVIG 一方面对 SLE 本身具有免疫治疗作用，另一方面具有非特异性的抗感染作用，可以对大剂量甲泼尼龙和环磷酰胺的联合冲击治疗所致的免疫力挫伤起到一定的保护作用，能够明显提高各种狼疮危象治疗的成功率。无骨髓增生低下的重症血小板减少性紫癜还可试用其他免疫抑制剂，如环磷酰胺、环孢素等。其他药物包括达那唑、三苯氧胺、维生素 C 等。内科保守治疗无效，可考虑脾切除。

4.弥漫性出血性肺泡炎和急性重症肺间质病变

部分弥漫性出血性肺泡炎的患者起病可无咯血，支气管镜有助于明确诊断。本病极易合并感染，常同时有大量蛋白尿，预后很差。迄今无治疗良策。对 SLE 肺脏累及应提高警惕，结合 SLE 病情系统评估、影像学、血气分析和纤维支气管镜等手段，以求早期发现、及时诊断。治疗包括氧疗、必要时机械通气，控制感染和支持治疗。可试用大剂量 MP 冲击治疗，IVIG 和血浆置换。

5.严重的肠系膜血管炎

严重的肠系膜血管炎常需 2 mg/(kg·d)以上的激素剂量方能控制病情。应注意水电解质酸碱平衡，加强肠外营养支持，防治合并感染，避免不必要的手术探查。一旦并发肠坏死、穿孔、中毒性肠麻痹，应及时手术治疗。

（四）特殊治疗

血浆置换等治疗不宜列入常规治疗，应视患者具体情况选择应用。

六、护理问题

（一）体温过高

体温过高与原发病有关。

（二）皮肤黏膜受损

皮肤黏膜受损与狼疮导致的皮疹与血管炎有关。

（三）体液过多

体液过多与无菌性炎症引起的多浆膜腔积液有关。

（四）潜在并发症

（1）感染：与长期应用激素及白细胞计数减少有关。

（2）出血：与血小板低下有关。

（3）狼疮脑病：与原发病有关。

（4）排便异常：腹泻或肠梗阻。

（5）血栓：与原发病有关。

七、护理措施

（一）一般护理

保持病室温湿度，急性期嘱患者卧床休息，嘱患者进食高热量、高维生素、低盐、低蛋白食物，准确记录24小时液体出入量，如肾脏受损要注意低盐饮食，同时注意补钙。活动时注意勿碰撞，以防发生骨折。

（二）专科护理

1.全面护理

监测体温，并及时通知医师，必要时遵医嘱给予物理或药物降温，使体温下降，勤换被服，增加舒适感，多饮水，必要时补液，保证出入量平衡，满足生理需求。

2.注意休息

活动期患者应卧床休息，卧床期间要注意保持关节功能位；慢性期或病情稳定的患者可以适当活动或工作，并注意劳逸结合。关节疼痛者遵医嘱给予镇痛药及外涂药，给予心理安慰，协助患者摆放关节功能位，指导患者关节肌肉的功能锻炼，协助患者做好生活护理。

3.皮肤受累的护理

（1）嘱患者避免日光照射，指导患者避免将皮肤暴露于阳光的方法，如：避免在上午10点至下午3点阳光较强的时间外出，禁止日光浴，夏日外出就穿长袖长裤，打伞戴遮阳镜及遮阳帽等，以免引起光过敏，使皮疹加重。不烫发，不使用碱性或其他有刺激性的物品洗脸，禁用碱性强的肥皂清洁皮肤，宜用偏酸或中性的肥皂，最好用温水洗脸。勿用各类化妆品。

（2）剪指甲不要过短，防止损伤指甲周围皮肤。

（3）注意个人卫生，特别是口腔、女性会阴部的清洁。因服用大量激素及免疫抑制剂，造成全身抵抗力下降，应注意预防各种感染。预防感冒，一旦发现感染灶如疖肿立即积极治疗。顽固腹泻患者肛周皮肤保证干燥清洁。

4.狼疮脑病的护理

评估狼疮脑病的程度,观察病情变化,遵医嘱给予脱水降颅内压治疗,观察用药效果,对于躁动、抽搐患者注意安全防护,必要时给予约束,防止自伤、伤人行为,稳定患者及家属情绪,配合治疗及护理。

5.血液系统受累的护理

(1)白细胞下降:监测血常规变化,个人饮食卫生,保证六洁,防止感染,必要时保护性隔离,限制探视,减少感染来源。

(2)血小板下降:评估血小板降低的程度,遵医嘱给予卧床/绝对卧床,指导患者口腔、牙齿护理,观察有无出血倾向,避免外伤,遵医嘱给予成分输血。血小板低的患者易出血,避免外伤,刷牙时用软毛牙刷,勿用手挖鼻腔。

(3)贫血:评估贫血的程度,必要时遵医嘱给予吸氧,指导患者活动,防止因头晕出现跌倒等不良情况。遵医嘱给予成分输血,同时指导患者饮食,协助纠正贫血。

6.肺受累的护理

倾听患者主诉,给予氧气吸入,协助患者排痰,必要时给予雾化吸入,加强翻身拍背咳痰,预防肺部感染。遵医嘱给予抗感染治疗,协助医师对有胸腔积液患者进行胸腔穿刺,指导并协助肺栓塞/肺动脉高压患者活动,警惕猝死。注重抗凝治疗的护理及观察,观察用药疗效。

7.心脏受累的护理

评估心脏病变程度,倾听患者主诉,注意控制高血压,给予吸氧,指导患者活动与休息,控制出入量,预防心力衰竭的发生。

8.消化系统受累的护理

饮食以高蛋白,富含维生素,营养丰富,易消化为原则,避免刺激性食物。肾功能损害者,宜给予低盐饮食,适当限水;尿毒症患者应限制蛋白质的摄入;心脏明显受累者,应给予低盐饮食;吞咽困难者给予鼻饲;消化功能障碍者应给予无渣饮食。必要时给予肠内或肠外营养以满足机体需要量。

9.肾脏受累的护理

评估患者水肿程度、部位、范围,以及皮肤状况。每天测量患者体重、腹围、肢围。严格记录24小时出入量,尿量少时应及时通知医师。对于使用利尿剂的患者,护士应监测患者血清电解质浓度。有腹水、肺水肿、胸腔积液、心包积液的患者应半坐位或半卧位,以保证呼吸通畅。对于有下肢水肿的患者,应抬高下肢,以利于静脉回流。因肾脏损害而致水肿时,应限制盐及水的摄入,尿毒症患者应限制蛋白的摄入。护士应协助卧床水肿患者及时更换体位,防止压疮发生。

(三)心理护理

目前还没有根治的办法,但恰当的治疗可以使大多数患者达到病情的完全缓解。强调早期诊断和早期治疗,以避免或延缓组织脏器的病理损害。多与患者交流,使患者了解本病的治疗原则、告知患者此病为慢性病,可迁延多年,在治疗护理下可控制病情发展,使其趋于治疗。通过交流消除其焦虑心理,配合治疗。

(四)健康教育

(1)向患者宣教正确认识疾病,消除恐惧心理。保持心情舒畅及乐观情绪,对疾病的治疗树立信心,积极配合,避免情绪波动及各种精神刺激。

(2)学会自我认识疾病活动的征象,同时注意药物的不良反应。长期服用大量激素及免疫抑制剂可造成血压高、糖尿病、骨质疏松、骨坏死、血常规下降、结核复发、消化道出血、兴奋、失眠、库欣综合征等,必要时随诊治疗。定期监测血常规、肝功能、肾功能。

（3）避免过度疲劳,劳逸结合,坚持身体锻炼。

（4）遵医嘱服药,不可擅自停药、减量、加量,明白规律用药的意义。

（5）避免过多的紫外光暴露,外出使用防紫外线用品(防晒霜等)。

（6）定期复查,随时了解自己的疾病情况。配合治疗、遵从医嘱,定期随诊。懂得长期随访的必要性。

（7）女性患者要在医师指导下妊娠。

（亓慧丽）

第二节　风湿性关节炎

一、概述

风湿性关节炎（RA）是以对称性、慢性、进行性多关节炎关为主要临床表现的自身免疫性疾病。多见于中年女性。

二、病因与发病机制

病因不清,可能与遗传因素、激素水平、环境因素(如潮湿及寒冷等)、EB病毒感染有关,因而发病机制各不相同,骨关节的滑膜在病程中异常增生形成血管翳,对骨关节造成侵蚀性破坏,导致关节强直、畸形、功能丧失而致残。

三、临床表现

（一）全身症状

低热,全身不适、乏力,偶有全身肌肉酸痛。体重下降和食欲减退也是常见症状。伴有贫血情况。

（二）关节表现

RA以周围关节的对称性多关节炎为主要特征,双手近端指间关节、掌指关节、腕、膝、肘、踝、肩、趾等关节受累最为多见,颞颌关节亦可受累,张口、咀嚼食物时疼痛,第一、二颈椎受累时可致颈前区疼痛,影响吞咽及呼吸,手腕屈肌腱鞘炎压迫手的正中神经时可造成患者拇、食、中指的一般感觉减退,患者感到麻木刺痛,临床上称为"腕管综合征"。关节炎表现为对称性、持续性肿胀、压痛,可伴有晨僵,20％～30％患者有类风湿节结。最常见的关节畸形是掌指关节的半脱位和手指向尺侧偏斜和呈"天鹅颈"样及"纽扣花"样表现。重症患者关节呈纤维性或骨性强直,关节活动受限、畸形直至完全丧失功能,生活不能自理,影响生活质量。

（三）关节外表现

除关节症状外,还可出现多脏器受累的全身症状。

1.血液学改变

小细胞低色素性贫血、缺铁性贫血、溶贫等。

2.类风湿结节

浅表结节的好发部位在肘部、关节鹰嘴突、骶部,可一个或多个。深部结节也称为内脏结节,易发生在胸膜和心包膜的表面以及肺或心脏的实质组织。

3.心脏

20％有心包炎,还可有心肌炎、心内膜炎。患者可有胸闷、心悸。

4.肺脏

肺间质病变多见,肺功能检查异常,晚期胸片提示肺间质纤维化,胸膜受累出现胸腔积液。

5.肾脏

多在使用 NSAIDs、金制剂后出现肾小球肾炎、肾病综合征的表现。

6.神经系统

神经系统受损可涉及中枢神经、周围神经、自主神经和肌肉。神经受压迫引起神经痛,知觉异常。正中、尺、后胫骨、桡神经后骨间肌支常受累,可出现"腕管综合征"症状。观察四肢的触觉、温觉、痛觉等感觉的变化及四肢各关节的活动度有无改变。

四、辅助检查

(一)实验室检查

血尿常规、血清免疫球蛋白、正色素性贫血,多数活动期患者有轻至中度正细胞性贫血,血沉增快,C 反应蛋白增高,类风湿因子阳性对诊断具有一定价值,但没有特异性。类风湿因子阴性也不能说就不是风湿性关节炎。血清免疫球蛋白 IgG、IgM、IgA 可升高,血清补体水平多数正常或轻度升高,其他如抗角质蛋白抗体(AKA)、抗核周因子(APF)和抗环瓜氨酸多肽(CCP)等自身抗体对风湿性关节炎有较高的诊断特异性,敏感性在 30％～40％。

(二)关节液检查

目的为检查关节腔内积液的性质或用于抽液后进行关节腔内给药。RA 滑液检查呈半透明或不透明的黄色或黄绿色液体。内含白细胞和中性粒细胞,细菌培养阴性。

(三)X 线检查

为明确本病的诊断、病期和发展情况,在病初应摄包括双腕关节、手和/或双足 X 线片,以及其他受累关节的 X 线片。RA 的 X 线片早期表现为关节周围软组织肿胀,关节附近轻度骨质疏松,关节间隙狭窄,关节破坏,关节脱位或融合。根据 X 线改变将关节破坏程度分为四期。

(四)关节镜检查

关节镜检查可直接观察到关节内部的结构,滑膜、软骨的变化,既明确诊断,也可进行治疗。

(五)病理检查

通过活检组织病理检查进行诊断及检查。

(六)CT 检查和磁共振成像检查

以求早期诊断。

五、治疗原则

(一)药物治疗方案

1.非甾体抗炎药(NSAIDs)

缓解疼痛,减轻症状。

2.糖皮质激素

控制炎症。

3.抗风湿药(DMARDs)

改善和延缓病情。

(二)物理治疗

常用的理疗和康复治疗,如红外线治疗、热水疗治、石蜡疗法、冷热敷及关节按摩等。

(三)外科治疗

1.滑膜切除术

剥离血管翳,减轻肿痛,防止软骨破坏。

2.人工关节成形术或人工关节置换

矫正畸形,改善关节功能。

(四)其他治疗

生物制剂——肿瘤坏死因子-α(TNF-α)抑制剂:疗效肯定,可阻止骨侵蚀进展。

六、护理问题

(一)疼痛

疼痛与疾病引起的炎性反应有关。

(二)生活自理能力缺陷

生活自理能力缺陷与关节活动受限僵直畸形有关。

(三)有废用综合征的危险

废用综合征与关节骨质破坏有关。

(四)有感染的危险

感染与肺间质病变有关。

(五)有受伤的危险

受伤与骨质疏松有关。

(六)焦虑

焦虑与疾病有关。

(七)知识缺乏

缺乏疾病及保健知识。

七、护理措施

(一)一般护理

(1)对于关节活动受限,生活不能完全自理者,护士应经常巡视,做好生活护理,增加舒适感,满足患者生理需要。急性期关节肿痛明显且全身症状较重的患者应卧床休息。不宜睡软床垫,枕头不宜过高。避免突然的移动和负重,切勿肢体突然用力和过度用力,防止骨折发生。

(2)RA患者关节及其周围血管、神经受侵犯,血管收缩缓慢且不充分,使皮温升降迟缓,应注意关节的保暖,避免潮湿寒冷加重关节症状。

(3)饮食:营养丰富,纠正贫血。以富含优质蛋白质(牛奶、鸡蛋、瘦肉等)、维生素和矿物质的食物为主,多吃蔬菜、水果等富含纤维素的食物防止便秘,避免食用辛、辣、酸、硬、刺激性强的食物,以避免诱发或加重消化道症状。饮用药酒可起到活血化瘀、祛风散寒、疏通经络的作用。

(二)专科护理

(1)对于急性期关节肿痛明显患者,嘱卧床休息,不宜睡软床,卧硬板床,床垫薄厚适宜,加强翻身预防压疮的发生。枕头不宜过高,急性期患者卧床可给予短期内(2～3周)使用夹板制动,保持关节功能位。手掌心向上可用甲板或辅助物支持和固定关节,减轻疼痛,双手掌可握小卷轴,维持指关节伸展。肩关节不能处于外旋位,双肩置枕头维持肩关节外展位,维持功能位。髋关节两侧放置靠垫,预防髋关节外旋。不要在膝下长期放置枕头。防止膝关节固定于屈曲位。平躺者小腿处垫枕头,防止足下垂。

(2)缓解期鼓励患者进行功能锻炼,加强活动,主动或被动地进行肢体活动,如伸展运动等,但已有强直的关节禁止剧烈运动。培养患者的自理意识,逐步锻炼生活自理能力,参加更多的日常活动。在病情许可的情况下应注意关节的活动,如手指的抓捏练习,活动关节的方法:如织毛衣、下棋、玩魔方、摸高、伸腰、踢腿等。作业疗法包括职业技能训练、工艺品制作、日常生活活动训练。

(3)为减轻疼痛的症状,可给予肿痛关节按摩、热水疗法。向理疗科和康复科的医师咨询,进行针对性地选择。如红外治疗仪、频仪等,另外可以进行泉水浴、石蜡疗法。评估患者关节疼痛的时间、部位、程度。通过指导患者服药的同时,可进行冷热敷,进行关节周围皮肤和肌肉的按摩,增进血液循环,防止肌肉萎缩。加强保暖,分散对疼痛的注意力等方法减轻疼痛。

(4)肺部护理:预防肺部感染,房间定时通风,适时增减衣服,少去公共场所,避免感冒。适当运动,如扩胸运动,增加肺活量。扩胸运动,拍背咯痰,防止感冒。

(5)关节处皮损及溃疡护理:加强换药,预防感染。平时涂润肤霜保护皮肤。

(6)外科手术治疗时护士做好术前和术后的护理,滑膜切除术剥离血管翳,可减轻疼痛、肿胀、防止软骨破坏,晚期病例关节成形术或人工关节置换术,以减少疼痛,矫正畸形,改善关节功能。但术后仍需内科正规治疗。

(7)注意药物的不良反应:胃肠道反应、肝功能和肾功能的异常、白细胞及血小板的减少、药物变态反应。非甾体抗炎药可缓解关节症状,要控制病情发展应尽早应用改变病情药。中医中药也有效果,如服用雷公藤苷片。必要时可联合应用。

(8)可用外用药控制局部症状,涂扶他林乳剂和优迈霜。

(9)个体化方案治疗:糖皮质激素及免疫抑制剂,对于长时间使用激素的患者注意补钙。

(10)应用生物制剂可改善关节症状,注意有无变态反应发生,如皮肤瘙痒、皮疹、寒战、发冷甚至呼吸困难等严重变态反应。

(三)心理护理

关节疼痛、害怕残废或已经面对残废、生活不能自理、经济损失、家庭、朋友等关系改变、社交娱乐活动的停止等诸多因素不可避免地给风湿性关节炎患者带来精神压力,他们渴望治疗,却又担心药物不良反应或对药物实际作用效果信心不足,这又加重了患者的心理负担。抑郁是风湿性关节炎患者中最常见的精神症状,严重的抑郁有碍疾病的恢复。因此,早诊断、早治疗对疗效及转归有重要影响。在积极合理的药物治疗患者的同时,还应注重风湿性关节炎的心理护理,使患者树立信心,积极配合治疗。对于急性期关节剧烈疼痛和伴有全身症状者应卧床休息,并注意休息时的体位,尽量避免关节受压,保持关节于功能位,防止关节畸形。在病情允许的情况下,进行被动和主动的关节活动度训练,防止肌萎缩。对缓解期患者,在不使患者感到疲劳的前提下,多进行肢体的运动锻炼,恢复体力,培养患者自理意识,并在物理康复科医师指导下进行治疗。通过护理活动与患者建立良好的护患关系,直到患者认同进行功能锻炼具有重要意义。总之,医患的相互配合,宣教、休息及物理治疗较重要。加强功能锻炼,预防减少畸形发生,提高患者的工作能力和生活质量。

(四)健康教育

风湿性关节炎是一种慢性、对称性,多发性的自身免疫性疾病。早期关节肿痛,晚期强直、畸形和功能障碍。目前此病病因不清,尚不能完全治愈,有缓解与发作的特点。现在已有一些有效的治疗方法,约50％患者可以自我照顾及从事工作。

(1)在护士指导下了解本疾病的内容、治疗、服药及注意事项,预防保健知识等。避免有奇迹疗法的想法,坚定信心,坚持治疗。

(2)此病病程长,反复发作,加之关节疼痛,畸形,功能障碍会给患者身心带来极大痛苦。此时患者更要有信心,与家人、医师护士、社会配合治疗,达到最佳疗效。

(3)鼓励自强,消除自卑依赖感,在允许的体能范围内,可以继续工作。

(4)对于各种感染要积极预防和治疗。

(5)避免各种诱因,如寒冷、潮湿、过度劳累及精神刺激。要适度做到"饮食有节,起居有常"选择衣服的标准应该是舒适、轻巧和容易穿脱,用拉链和尼龙带,冬季衣服要暖、要轻,鞋要轻便柔软硬底软帮,鞋带宜用松紧带代替。关节疼痛时除服药外,可行热敷,局部按摩。但在热敷时避免与皮肤直接接触而造成损伤。

(6)坚持服药,不可擅自停药、改药、加减药。同时了解药物不良反应。

(7)定期复查。

(8)活动与休息:运动和锻炼目的在于掌握的姿势,减轻疼痛,减少畸形的发生。原则为活动后2小时体力恢复。要循序渐进,计划可行。在急性期,炎症比较明显的时候,卧床休息,轻度、适当的关节活动可以防止关节僵硬。炎症消退后,应进行积极的锻炼,以不产生疲劳为度,可以避免关节强直和肌肉的萎缩,对大多数患者而言,游泳、散步、拳操等是比较适合的运动方式。鼓励患者生活自理,适当做家务和锻炼身体,劳逸结合。睡硬板床。少数患者应鼓励拄棍行走,需要轮椅时鼓励患者自己推动轮椅。若患者工作和居住的地方潮湿,应积极创造条件加以改善,夏季用电扇和空调要适度适时。在工作中,应向患者领导和同事讲清疾病,以求理解,安排适当工作,鼓励患者自立自理。

(9)饮食与食疗:以富含优质蛋白质(牛奶、鸡蛋、瘦肉等)、维生素和矿物质的食物为主,对于常出现便秘的患者应多吃蔬菜、水果等富含纤维素的食物。避免食用辛、辣、酸、硬等刺激性强的食物,以避免诱发或加重消化道症状。饮用药酒可起到活血化瘀、祛风散寒、疏通经络的作用。

(亓慧丽)

第三节 强直性脊柱炎

一、概述

强直性脊柱炎(AS)是一种慢性进行性疾病,主要侵犯骶髂关节、脊柱骨突、脊柱旁软组织及外周关节,并可伴发关节外表现。严重者可发生脊柱畸形和关节强直。发病年龄通常在 13～31 岁,30 岁以后及 8 岁以前发病者少见。

二、病因与发病机制

AS 的病因未明。从流行病学调查发现,基因和环境因素在本病的发病中发挥作用。已证实,AS 的发病和 HLA-B_{27}密切相关,并有明显家族发病倾向。

三、临床表现

本病的全身表现轻微,少数重症者有发热、疲倦、消瘦、贫血或其他器官受累。

(一)疼痛

本病发病隐袭。患者逐渐出现腰背部或骶髂部疼痛和/或发僵,半夜痛醒,翻身困难,晨起或久坐后起立时腰部发僵明显,但活动后减轻。有的患者感臀部钝痛或骶髂部剧痛,偶尔向周边放射。咳嗽、打喷嚏、突然扭动腰部疼痛可加重。疾病早期疼痛多在一侧呈间断性,数月后疼痛多在双侧呈持续性。随病情进展由腰椎向胸颈部脊椎发展,则出现相应部位疼痛、活动受限或脊柱畸形。

(二)关节病变

24%～75%的 AS 患者在病初或病程中出现外周关节病变,以膝、髋、踝和肩关节居多,肘及手和足小关节偶有受累。非对称性、少数关节或单关节,及下肢大关节的关节炎为本病外周关节炎的特征。

(三)关节受累

髋关节受累占 38%～66%,表现为局部疼痛,活动受限,屈曲挛缩及关节强直,其中大多数为双侧,而且 94%的髋部症状起于发病后头 5 年内。发病年龄小,及以外周关节起病者易发生髋关节病变。

(四)肌腱末端病

跖底筋膜炎、跟腱炎和其他部位的肌腱末端病在本病常见。肌腱末端病为本病的特征之一。

(五)视力障碍

1/4 的患者在病程中发生眼色素膜炎,单侧或双侧交替,一般可自行缓解,反复发作可致视力障碍。

(六)神经系统

神经系统症状来自压迫性脊神经炎或坐骨神经痛、椎骨骨折或不全脱位以及马尾综合征,后者可引起阳痿、夜间尿失禁、膀胱和直肠感觉迟钝、踝反射消失。

(七)呼吸系统

极少数患者出现肺上叶纤维化。有时伴有空洞形成而被认为结核,也可因并发真菌感染而使病情加剧。

(八)心血管系统

因主动脉根部局灶性中层坏死可引起主动脉环状扩张,以及主动脉瓣膜尖缩短变厚,从而导致主动脉瓣关闭不全。主动脉瓣闭锁不全及传导障碍见于 3.5%～10%的患者。

(九)其他

AS 可并发 IgA 肾病和淀粉样变性。

四、辅助检查

(一)体格检查

骶髂关节和椎旁肌肉压痛为本病早期的阳性体征。随病情进展可见腰椎前凸变平,脊柱各个方向活动受限,胸廓扩展范围缩小,及颈椎后突。以下几种方法可用于检查骶髂关节压痛或脊柱病变进展情况。

1.枕壁试验

正常人在立正姿势双足跟紧贴墙根时,后枕部应贴近墙壁而无间隙。而颈僵直和/或胸椎段畸形后凸者该间隙增大至几厘米以上,致使枕部不能贴壁。

2.胸廓扩展

在第 4 肋间隙水平测量深吸气和深呼气时胸廓扩展范围,两者之差的正常值不小于 2.5 cm,而有肋骨和脊椎广泛受累者则使胸廓扩张减少。

3.Schober 试验

于双髂后上棘连线中点上方垂直距离 10 cm 及下方 5 cm 处分别做出标记,然后嘱患者弯腰(保持双膝直立位)测量脊柱最大前屈度,正常移动增加距离在 5 cm 以上,脊柱受累者则增加距离少于 4 cm。

4.骨盆按压

患者侧卧,从另一侧按压骨盆可引起骶髂关节疼痛。

5.Patrick 试验(下肢 4 字试验)

患者仰卧,一侧膝屈曲并将足跟放置到对侧伸直的膝上。检查者用一只手下压屈曲的膝(此时髋关节在屈曲、外展和外旋位),并用另一只手压对侧骨盆,可引出对侧骶髂关节疼痛则视为阳性。有膝或髋关节病变者也不能完成 4 字试验。

(二)影像学检查

(1)X 线表现具有诊断意义。AS 最早的变化发生在骶髂关节。该处的 X 线片显示软骨下骨缘模糊,骨质糜烂,关节间隙模糊,骨密度增高及关节融合。脊柱的 X 线片表现有椎体骨质疏松和方形变,椎小关节模糊,椎旁韧带钙化以及骨桥形成。晚期广泛而严重的骨化性骨桥表现称为"竹节样脊柱"。

(2)对于临床可疑病例而 X 线片尚未显示明确的或 Ⅱ 级以上的双侧骶髂关节炎改变者,应该采用计算机断层(CT)检查。该技术的优点还在于假阳性少。但是,由于骶髂关节解剖学的上部为韧带,因其附着引起影像学上的关节间隙不规则和增宽,给判断带来困难。另外,类似于关节间隙狭窄和糜烂的骶髂关节髂骨部分的软骨下老化是一自然现象,不应该视为异常。

（3）MRI 对了解软骨病变优于 CT，但在判断骶髂关节炎时易出现假阳性结果，又因价格昂贵，目前不宜作为常规检查项目。

（三）实验室检查

（1）活动期患者可见血沉增快，C 反应蛋白增高及轻度贫血。类风湿因子阴性和免疫球蛋白轻度升高。

（2）虽然 AS 患者 HLA-B$_{27}$ 阳性率达 90％左右，但无诊断特异性，因为正常人也有 HLA-B$_{27}$ 阳性。HLA-B$_{27}$ 阴性患者只要临床表现和影像学检查符合诊断标准，也不能排除 AS 可能。

五、治疗原则

（一）非甾体抗炎药（简称抗炎药）

这一类药物可迅速改善患者腰背部疼痛和发僵，减轻关节肿胀和疼痛及增加活动范围，无论早期或晚期 AS 患者的症状治疗都是首选的。

（二）柳氮磺吡啶

本品可改善 AS 的关节疼痛、肿胀和发僵，并可降低血清 IgA 水平及其他实验室活动性指标，特别适用于改善 AS 患者的外周关节炎，并对本病并发的前葡萄膜炎有预防复发和减轻病变的作用。磺胺过敏者禁用。

（三）甲氨蝶呤

活动性 AS 患者经柳氮磺吡啶和非甾体抗炎药治疗无效时，可采用甲氨蝶呤。

（四）糖皮质激素

少数病例即使用大剂量抗炎药也不能控制症状时，甲泼尼龙 15 mg/（kg·d）冲击治疗，连续 3 天，可暂时缓解疼痛。对其他治疗不能控制的下背痛，在 CT 指导下行皮质类固醇骶髂关节注射，部分患者可改善症状，疗效可持续 3 个月左右。

（五）其他药物及治疗

（1）一些男性难治性 AS 患者应用沙利度胺后，临床症状和血沉及 C 反应蛋白均明显改善。

（2）外科治疗：髋关节受累引起的关节间隙狭窄、强直和畸形，是本病致残的主要原因。为了改善患者的关节功能和生活质量，人工全髋关节置换术是最佳选择。置换术后绝大多数患者的关节痛得到控制，部分患者的功能恢复正常或接近正常，置入关节的寿命 90％达 10 年以上。

六、护理问题

（一）疼痛

疼痛与疾病引起关节活动受限及畸形有关。

（二）有受伤的危险

受伤与疾病导致关节疼痛及活动受限有关。

（三）活动受限

活动受限与疾病导致关节强直，影响关节正常活动有关。

（四）知识缺乏

不了解疾病相关知识。

（五）焦虑

焦虑与疾病影响生活和工作有关。

七、护理措施

（一）一般护理

（1）遵医嘱给予非药物、药物或手术等综合治疗，缓解疼痛和发僵，控制或减轻炎症。

（2）巡视患者，及时满足其生活需要。

（3）与患者多交流，多安慰患者，使其接受现实，勇敢面对，积极配合治疗。通过非药物、药物和手术等综合治疗，缓解疼痛和发僵，控制或减轻炎症，保持良好的姿势，防止脊柱或关节变形，以及必要时矫正畸形关节，以达到改善和提高患者生活质量目的。

（二）专科护理

（1）对患者及其家属进行疾病知识的教育是整个治疗计划中不可缺少的一部分，有助于患者主动参与治疗并与医师的合作。长期计划还应包括患者的社会心理和康复的需要。

（2）劝导患者要谨慎而不间断地进行体育锻炼，以取得和维持脊柱关节的最好位置，增强椎旁肌肉和增加肺活量，其重要性不亚于药物治疗。

（3）站立时应尽量保持挺胸、收腹和双眼平视前方的姿势。坐位也应保持胸部直立。应睡硬板床，多取仰卧位，避免促进屈曲畸形的体位。枕头要矮，一旦出现上胸或颈椎受累应停用枕头。

（4）减少或避免引起持续性疼痛的体力活动。定期测量身高。保持身高记录是防止不易发现的早期脊柱弯曲的一个好措施。

（5）对炎性关节疼痛或其他软组织疼痛选择必要的物理治疗。

（6）注意患者眼部卫生，及时清除异常分泌物，遵医嘱滴眼液滴眼并给予局部和全身性的积极抗感染治疗。观察患者视力及视野有无损害。安全护理措施到位，防止跌倒。

（7）对行关节置换的患者做好术前术后护理。

（三）心理护理

多与患者交流，告知患者 AS 尚无根治方法，但是如能及时诊断及合理治疗，可以达到控制症状并改善预后，提高生活质量，因此要遵医嘱规律治疗。通过交流消除其焦虑心理，配合治疗。

（四）健康教育

（1）正确认识疾病，消除恐惧心理，保持乐观态度，配合治疗。

（2）若卧床不起，只能使病情进展加快，导致关节肢体废用和肌肉萎缩。因此要采取积极主动的锻炼态度，减轻脊柱及关节的畸形程度。

（3）活动原则：按计划逐渐增加活动量。服药后行屈膝、屈髋、转头和转体运动。以运动后疲劳疼痛在 2 小时后恢复为标准。疼痛时要卧床休息，行热敷，热水浴后可以减轻。在锻炼前先行按摩缓解椎旁肌肉，避免肌肉拉伤。锻炼同时可配合理疗和水疗。

（4）卧硬板床，低枕。避免长期弯腰活动，减少对脊柱的负重和创伤。体重过重者要减肥。

（5）加强营养增加抵抗力。

（6）明白规律用药的意义，遵医嘱按时服药，不可擅自停药、减药、加药、改药。在医师和护士指导下了解药物不良反应。定期监测血常规、肝功能、肾功能。

（7）学会自我认识疾病活动的征象，配合治疗。遵从医嘱，懂得长期随访的必要性。定期门诊复查。

（8）合并有色素膜炎患者,可局部使用肾上腺糖皮质激素。要经常冲洗眼中滞留的分泌物,保持结膜囊的清洁,避免遮盖,以免结膜囊内发生感染。

（9）预防肺部感染,由于胸廓扩展有限,故应每天行深呼吸及扩胸运动。卧床患者需加强翻身拍背,教会患者正确的咳嗽、咯痰方法。禁烟,保证室内通风,尽量少到公共场所。如发生感染积极治疗。

（亓慧丽）

第十章

肿瘤科护理

第一节 食 管 癌

一、疾病概述

(一)概念

食管癌是常见的一种消化道癌肿。全世界每年约有 30 万人死于食管癌,我国每年死亡达 15 万余人。食管癌的发病率有明显的地域差异,高发地区发病率可高达 150/10 万以上,低发地区则只在 3/10 万左右。国外以中亚、非洲、法国北部和中南美洲为高发区。我国以太行山地区、秦岭东部地区、大别山区、四川北部地区、闽南和广东潮汕地区、苏北地区为高发区。

(二)相关病理生理

临床上将食管分为颈、胸、腹 3 段。胸段食管又分为上、中、下 3 段。胸中段食管癌较多见,下段次之,上段较少。95%以上的食管癌为鳞状上皮细胞癌,贲门部腺癌可向上延伸累及食管下段。

食管癌起源于食管黏膜上皮。癌细胞逐渐增大侵及肌层,并沿食管向上下、全周及管腔内外方向发展,出现不同程度的食管阻塞。晚期癌肿穿透食管壁、侵入纵隔或心包。食管癌主要经淋巴转移,血行转移发生较晚。

(三)病因与诱因

病因至今尚未明确,可能与下列因素有关。

1.亚硝胺及真菌

亚硝胺是公认的化学致癌物,在高发区的粮食和饮水中,其含量显著增高,且与当地食管癌和食管上皮重度增生的患病率呈正相关。各种霉变食物能产生致癌物质,一些真菌能将硝酸盐还原为亚硝酸盐,促进二级胺的形成,使二级胺比发霉前增高 50～100 倍。少数真菌还能合成亚硝胺。

2.遗传因素和基因

食管癌的发病常表现家族聚集现象,河南林县食管癌有阳性家族史者占 60%。在食管癌高发家族中,染色体数量及结构异常者显著增多。

3.营养不良及微量元素缺乏

饮食缺乏动物蛋白、新鲜蔬菜和水果,摄入的维生素 A、维生素 B_1、维生素 B_2、维生素 C 缺乏,是食管癌的危险因素。食物、饮水和土壤内的微量元素,如钼、铜、锰、铁、锌含量较低,亦与食管癌的发生相关。

4.饮食习惯

嗜好吸烟、长期饮烈性酒者食管癌发生率明显升高。进食粗糙食物,进食过热、过快等因素易致食管上皮损伤,增加了对致癌物的敏感性。

5.其他因素

食管慢性炎症、黏膜损伤及慢性刺激亦与食管癌发病有关,如食管腐蚀伤、食管慢性炎症、贲门失弛缓症及胃食管长期反流引起的 Barrett 食管(食管末端黏膜上皮柱状细胞化)等均有癌变的危险。

(四)临床表现

1.早期

早期常无明显症状,但在吞咽粗硬食物时可能有不同程度的不适感觉,包括咽下食物哽噎感,胸骨后烧灼样、针刺样或牵拉摩擦样疼痛。食物通过缓慢,并有停滞感或异物感。可能是局部病灶刺激食管蠕动异常或痉挛,或局部炎症、糜烂、表浅溃疡等所致。哽噎停滞感常通过饮水后缓解消失。症状时轻时重,进展缓慢。

2.中晚期

食管癌典型的症状为进行性吞咽困难。先是难咽干的食物,继而只能进半流质、流质,最后水和唾液也不能咽下。常吐黏液样痰,为下咽的唾液和食管的分泌物。患者逐渐消瘦、脱水、无力。若出现持续胸痛或背部肩胛间区持续性疼痛表示为晚期症状,癌已侵犯食管外组织。当癌肿梗阻所引起的炎症水肿暂时消退,或部分癌肿脱落后,梗阻症状可暂时减轻,常误认为病情好转。若癌肿侵犯喉返神经,可出现声音嘶哑;若压迫颈交感神经节,可产生 Horner 综合征。若侵入气管、支气管,可形成食管、气管或支气管瘘,出现吞咽水或食物时剧烈呛咳,并发生呼吸系统感染。后者有时亦可因食管梗阻致内容物反流入呼吸道而引起。最后出现恶病质状态。若有肝、脑等脏器转移,可出现黄疸、腹水、昏迷等状态。

(五)辅助检查

1.食管吞钡造影检查

食管吞钡造影检查是可疑食管癌患者影像学诊断的首选,采用食管吞钡 X 线双重对比造影检查方法。早期可见如下。

(1)食管黏膜皱襞紊乱、粗糙或有中断现象。

(2)局限性食管壁僵硬,蠕动中断。

(3)局限性小的充盈缺损。

(4)浅在龛影,晚期多为充盈缺损,管腔狭窄或梗阻。

2.内镜及超声内镜检查(EUS)

食管纤维内镜检查可直视肿块部位、形态,并可钳取活组织作病理学检查;超声内镜检查可用于判断肿瘤侵犯深度、食管周围组织及结构有无受累,有无纵隔淋巴结或腹内脏器转移等。

3.放射性核素检查

利用某些亲肿瘤的核素,如^{32}P、^{131}I 等检查,对早期食管癌病变的发现有帮助。

4.纤维支气管镜检查

食管癌外侵常可累及气管、支气管,若肿瘤在隆嵴以上应行气管镜检查。

5.CT、PET/CT 检查

胸、腹 CT 检查能显示食管癌向管腔外扩展的范围及淋巴结转移情况,而 PET/CT 检查则更准确地显示食管癌病变的实际长度,对颈部、上纵隔、腹部淋巴结转移诊断具有较高准确性,在寻找远处转移灶比传统的影像学方法如 CT、EUS 等具有更高的灵敏性。

(六)治疗原则

以手术为主,辅以放疗、化疗等综合治疗。主要治疗方法有内镜治疗、手术、放疗、化疗、免疫及中医中药治疗等。

1.非手术治疗

(1)内镜治疗:食管原位癌可在内镜下行黏膜切除,术后 5 年生存率可达 86%～100%。

(2)放疗:放射和手术综合治疗,可增加手术切除率,也能提高远期生存率。术前放疗后间隔 2～3 周再做手术较为合适。对手术中切除不完全的残留癌组织处做金属标记,一般在手术后 3～6 周开始术后放疗。而单纯放射疗法适用于食管颈段、胸上段食管癌,也可用于有手术禁忌证而病变不长、尚可耐受放疗的患者。

(3)化疗:食管癌对化疗药物敏感性差,与其他方法联合应用,有时可提高疗效。

(4)其他:免疫治疗及中药治疗等亦有一定疗效。

2.手术治疗

手术治疗是治疗食管癌首选方法。对于全身情况和心肺功能良好、无明显远处转移征象者,可采用手术治疗;对估计切除可能性小的较大的鳞癌而全身情况良好的患者,可先做术前放疗,待瘤体缩小后再手术;对晚期食管癌、不能根治或放疗、进食有困难者,可作姑息性减状手术,如食管腔内置管术、食管胃转流吻合术、食管结肠转流吻合术或胃造瘘术等,以达到改善、延长生命的目的。

二、护理评估

(一)一般评估

1.生命体征

患有食管癌的患者生命体征常无变化。如肿瘤较大压迫气管可引起呼吸急促、心率加快。

2.患者主诉

患者在吞咽食物时,有无哽噎感,胸骨后烧灼样、针刺样或牵拉摩擦样疼痛;有无进行性吞咽困难等症状。

3.相关记录

相关记录包括体重、有无消瘦、饮食习惯改变、吸烟、嗜酒、排便异常情况。有无其他伴随疾病,如糖尿病、冠心病、高血压、慢性支气管炎等记录。

(二)身体评估

1.局部

了解患者有无吞咽困难、呕吐等;有无疼痛,疼痛的部位和性质,是否因疼痛而影响睡眠。

2.全身

评估患者的营养状况,体重有无减轻,有无消瘦、面部颜色(贫血)、脱水或衰弱;了解患者有无锁骨上淋巴结肿大和肝肿块;有无腹水、胸腔积液等。

(三)心理-社会评估

患者对该疾病的认知程度及主要存在的心理问题,患者家属对患者的关心程度、支持力度、家庭经济承受能力如何等。引导患者正确配合疾病的治疗和护理。

(四)辅助检查阳性结果评估

(1)血液化验检查:食管癌患者若长期进食困难,可引起营养失调低蛋白血症、贫血、维生素、电解质缺乏,但该类患者多有脱水、血液浓缩等现象,血液化验检查常不能正确判断患者的实际营养状况,应注意综合判断、科学分析。

(2)了解食管吞钡造影、内镜及超声内镜检查、CT、PET/CT 等结果,以判断肿瘤的位置、有无扩散或转移。

(五)治疗效果评估

1.非手术治疗评估要点

胸痛、背痛等症状是否改善或加重,吞咽困难是否改善或加重,放、化疗引起的胃纳减退、骨髓造血功能抑制等毒副作用有无好转。

2.手术治疗评估要点

术后患者生命体征是否平稳,有无发热、胸闷、呼吸浅快、发绀及肺部痰鸣音等;伤口是否干燥,有无渗液、渗血;各引流管是否通畅,引流量、颜色与性状等;术后有无大出血、感染、肺不张、乳糜胸、吻合口瘘等并发症的发生;患者术后进食情况,有无食物反流现象。

三、主要护理诊断(问题)

(一)营养失调

低于机体需要量与进食量减少或不能进食、消耗增加等有关。

(二)体液不足

体液不足与吞咽困难、水分摄入不足有关。

(三)焦虑

焦虑与对癌症的恐惧和担心疾病预后等有关。

(四)知识缺乏

知识缺乏与对疾病的认识不足有关。

(五)潜在并发症

1.肺不张、肺炎

肺不张、肺炎与手术损伤及术后切口疼痛、虚弱致咳痰无力等有关。

2.出血

出血与术中止血不彻底、术后出现活动性出血及患者凝血功能障碍有关。

3.吻合口瘘

吻合口瘘与食管的解剖特点及感染、营养不良、贫血、低蛋白血症等有关。

4.乳糜胸

乳糜胸与伤及胸导管有关。

四、主要护理措施

(一)术前护理

1.心理护理

患者有进行性吞咽困难,日益消瘦,对手术的耐受能力差,对治疗缺乏信心,同时对手术存在着一定程度的恐惧心理。因此,应针对患者的心理状态进行解释、安慰和鼓励,建立充分信赖的护患关系,使患者认识到手术是彻底的治疗方法,使其乐于接受手术。

2.加强营养

尚能进食者,应给予高热量、高蛋白、高维生素的流质或半流质饮食。不能进食者,应静脉补充水分、电解质及热量。低蛋白血症的患者,应输血或血浆蛋白给予纠正。

3.呼吸道准备

术前严格戒烟,指导并教会患者深呼吸、有效咳嗽、排痰。

4.胃肠道准备

(1)注意口腔卫生。

(2)术前安置胃管和十二指肠滴液管。

(3)术前禁食,有食物潴留者,术前晚用等渗盐水冲洗食管,有利于减轻组织水肿,降低术后感染和吻合口漏的发生率。

(4)拟行结肠代食管者,术前需按结肠手术准备护理。

5.术前练习

教会患者深呼吸、有效咳嗽、排痰、床上排便等活动。

(二)术后护理

(1)严密观察生命体征的变化。

(2)保持胃肠减压管通畅:术后24～48小时引流出少量血液,应视为正常,如引出大量血液应立即报告医师处理。胃肠减压管应保留3～5天,以减少吻合口张力,以利愈合。注意胃管连接准确,固定牢靠,防止脱出。

(3)密切观察胸腔引流量及性质:胸腔引流液如发现有异常出血、浑浊液、食物残渣或乳糜液排出,则提示胸腔内有活动性出血、食管吻合口漏或乳糜胸,应采取相应措施,明确诊断,予以处理。

(4)观察吻合口漏的症状:食管吻合口漏的临床表现为高热、脉快、呼吸困难、胸部剧痛、不能忍受;患侧呼吸音低,叩诊浊音,白细胞升高甚至发生休克。处理原则:①胸膜腔引流,促使肺膨胀。②选择有效的抗生素抗感染。③补充足够的营养和热量。目前多选用完全胃肠内营养(TEN)经胃造口灌食治疗,效果确切、满意。④严密观察病情变化,积极对症处理。⑤需再次手术者,积极完善术前准备。

(三)休息与活动

适当休息,保证充足的睡眠,进行呼吸功能锻炼,对手术后康复有重要的意义,可指导患者进行深呼吸、腹式呼吸、吹气球及呼吸功能训练仪(三球型)的训练,鼓励患者爬楼梯及进行扩胸运动,以不感到疲劳为宜。

(四)饮食护理

1.术前

大多数食管癌患者因不同程度吞咽困难而出现摄入不足,营养不良,水、电解质失衡,使机体对手术的耐受力下降,故术前应保证患者营养素的摄入。

(1)能进食者,鼓励患者进食高热量、高蛋白、丰富维生素饮食;若患者进食时感食管黏膜有刺痛,可给予清淡无刺激的食物,告知患者不可进食较大、较硬的食物,宜进半流质或水分多的软食。

(2)若患者仅能进食流质而营养状况较差,可给予肠内营养或肠外营养支持。

2.术后饮食

(1)术后早期吻合口处于充血水肿期,需禁饮禁食 3～4 天,禁食期间持续胃肠减压,注意经静脉补充营养。

(2)停止胃肠减压 24 小时后,若无呼吸困难、胸内剧痛、患侧呼吸音减弱及高热等吻合口瘘的症状时,可开始进食。先试饮少量水,术后 5～6 天可进全清流质,每 2 小时 100 mL,每天 6 次。术后 3 周患者若无特殊不适可进普食,但仍应注意少食多餐,细嚼慢咽,进食不宜过多、过快,避免进食生、冷、硬食物(包括质硬的药片和带骨刺的鱼肉类、花生、豆类等),以防后期吻合口瘘。

(3)食管癌、贲门癌切除术后,胃液可反流至食管,致反酸、呕吐等症状,平卧时加重,嘱患者进食后 2 小时内勿平卧,睡眠时将床头抬高。

(4)食管胃吻合术后患者,可由于胃拉入胸腔、肺受压而出现胸闷、进食后呼吸困难,建议患者少食多餐,2 个月后,症状多可缓解。

(五)用药护理

严格按医嘱要求用药,注意控制输液速度和用量,必要时使用输液泵输注液体。注意观察有无药物不良反应,发现问题及时处理。

(六)心理护理

食管癌患者往往对进行性加重的吞咽困难、日渐减轻的体重感到焦虑不安;对所患疾病有部分认识,求生的欲望十分强烈,迫切希望能早日手术,恢复进食,但对手术能否彻底切除病灶、今后的生活质量、麻醉和手术意外、术后伤口疼痛及可能出现的术后并发症等表现出日益紧张、恐惧,甚至明显的情绪低落、失眠和食欲下降。

(1)加强与患者及家属的沟通,仔细了解患者及家属对疾病和手术的认知程度,了解患者的心理状况,并根据患者的具体情况,实施耐心的心理疏导。讲解手术和各种治疗与护理的意义、方法、大致过程、配合与注意事项。

(2)营造安静舒适的环境,以促进睡眠。必要时使用安眠、镇静、镇痛类药物,以保证患者充分休息。

(3)争取亲属在心理上、经济上的积极支持和配合,解除患者的后顾之忧。

(七)呼吸道管理

食管癌术后患者易发生呼吸困难、缺氧,并发肺不张、肺炎,甚至呼吸衰竭,主要与下列因素有关:年老的食管癌患者常伴有慢性支气管炎、肺气肿、肺功能低下等;开胸手术破坏了胸廓的完整性;肋间肌和膈肌的切开,使肺的通气泵作用严重受损;术中对肺较长时间的挤压牵拉造成一定的损伤;术后迷走神经功能亢进,引起气管、支气管黏膜腺体分泌增多;食管胃吻合术后,胃拉入胸腔,使肺受压,肺扩张受限;术后切口疼痛、虚弱致咳痰无力,尤其是颈、右胸、上腹三切口患者。护理措施包括以下几点。

(1)加强观察:密切观察呼吸型态、频率和节律,听诊双肺呼吸音是否清晰,有无缺氧征兆。

（2）气管插管者，及时吸痰，保持气道通畅。

（3）术后第 1 天每 1～2 小时鼓励患者深呼吸、吹气球、使用深呼吸训练器，促使肺膨胀。

（4）痰多、咳痰无力的患者若出现呼吸浅快、发绀、呼吸音减弱等痰阻塞现象时，立即行鼻导管深部吸痰，必要时行纤维支气管镜吸痰或气管切开吸痰，气管切开后按气管切开常规护理。

（八）胃肠道护理

1.胃肠减压的护理

（1）术后 3～4 天持续胃肠减压，妥善固定胃管，防止脱出。

（2）加强观察：严密观察引流液的量、性状及颜色并准确记录。术后 6～12 小时可从胃管内抽吸出少量血性液或咖啡色液，以后引流液颜色逐渐变浅。若引流出大量鲜血或血性液，患者出现烦躁、血压下降、脉搏增快、尿量减少等，应考虑吻合口出血，需立即通知医师并配合处理。

（3）保持通畅：经常挤压胃管，避免管腔堵塞。胃管不通畅者，可用少量生理盐水冲洗并及时回抽，避免胃扩张使吻合口张力增加而并发吻合口瘘。胃管脱出后应严密观察病情，不应盲目再插入，以免戳穿吻合口，造成吻合口瘘。待肛门排气、胃肠减压引流量减少后，拔除胃管。

2.结肠代食管（食管重建）术后护理

（1）保持置于结肠袢内的减压管通畅。

（2）注意观察腹部体征，了解有无发生吻合口瘘、腹腔内出血或感染等，发现异常及时通知医师。

（3）若从减压管内吸出大量血性液或呕吐大量咖啡样液伴全身中毒症状，应考虑代食管的结肠袢坏死，需立即通知医师并配合抢救。

（4）结肠代食管后，因结肠逆蠕动，患者常嗅到粪便气味，需向患者解释原因，并指导其注意口腔卫生，一般此情况于半年后可逐步缓解。

3.胃造瘘术后的护理

（1）观察造瘘管周围有无渗液或胃液漏出。由于胃液对皮肤刺激性较大，应及时更换渗湿的敷料，并在瘘口周围涂氧化锌软膏或置凡士林纱布保护皮肤，防止发生皮炎。

（2）妥善固定用于管饲的暂时性的或永久性造瘘，防止脱出或阻塞。

（九）并发症的预防和护理

1.出血

观察并记录引流液的性状、量。若引流量持续 2 小时都超过 4 mL/(kg·h)，伴血压下降、脉搏增快、躁动、出冷汗等低血容量表现，应考虑有活动性出血，及时报告医师，并做好再次开胸的准备。

2.吻合口瘘

吻合口瘘是食管癌手术后极为严重的并发症，多发生在术后 5～10 天，病死率高达 50％。发生吻合口瘘的原因有：食管的解剖特点，无浆膜覆盖、肌纤维呈纵形走向，易发生撕裂；食管血液供应呈节段性，易造成吻合口缺血；吻合口张力太大；感染、营养不良、贫血、低蛋白血症等影响吻合口愈合。应积极预防。术后应密切观察患者有无呼吸困难、胸腔积液和全身中毒症状，如高热、寒战；甚至休克等吻合口瘘的临床表现。一旦出现上述症状，立即通知医师并配合处理。包括嘱患者立即禁食；协助行胸腔闭式引流并常规护理；遵医嘱予以抗感染治疗及营养支持；严密观察生命体征，若出现休克症状，积极抗休克治疗；再次手术者，积极配合医师完善术前准备。

3.乳糜胸

食管、贲门癌术后并发乳糜胸是比较严重的并发症,多因伤及胸导管所致,多发生在术后2～10天,少数患者可在2周后出现。术后早期由于禁食,乳糜液含脂肪甚少,胸腔闭式引流可为淡血性或淡黄色液,但量较多;恢复进食后,乳糜液漏出量增多,大量积聚在胸腔内,可压迫肺及纵隔并使之向健侧移位。由于乳糜液中95%以上是水,并含有大量脂肪、蛋白质、胆固醇、酶、抗体和电解质,若未及时治疗,可在短时期内造成全身消耗、衰竭而死亡,必须积极预防和及时处理。其主要护理措施包括以下几点。

(1)加强观察:注意患者有无胸闷、气急、心悸,甚至血压下降。

(2)协助处理:若诊断成立,迅速处理,即置胸腔闭式引流,及时引流胸腔内乳糜液,使肺膨胀。可用负压持续吸引,以利于胸膜形成粘连。

(3)给予肠外营养支持。

(十)健康教育

1.疾病预防

避免接触引起癌变的因素,如减少饮用水中亚硝胺及其他有害物质、防霉去毒;应用维 A 酸类化合物及维生素等预防药物;积极治疗食管上皮增生;避免过烫、过硬饮食等。

2.饮食指导

根据不同术式,向患者讲解术后进食时间,指导选择合理的饮食及注意事项,预防并发症的发生。

(1)宜少量多餐,由稀到干,逐渐增加食量,并注意进食后的反应。

(2)避免进食刺激性食物与碳酸饮料,避免进食过快、过量及硬质食物;质硬的药片可碾碎后服用,避免进食花生、豆类等,以免导致吻合口瘘。

(3)患者餐后取半卧位,以防止进食后反流、呕吐,利于肺膨胀和引流。

3.活动与休息

保证充足睡眠,劳逸结合,逐渐增加活动量。术后早期不宜下蹲大小便,以免引起直立性低血压或发生意外。

4.加强自我观察

若术后3～4周再次出现吞咽困难,可能为吻合口狭窄,应及时就诊。

定期复查,坚持后续治疗。

五、护理效果评估

通过治疗与护理,患者是否有以下改善。

(1)营养状况改善,体重增加;贫血状况改善。

(2)水、电解质维持平衡,尿量正常,无脱水或电解质紊乱的表现。

(3)焦虑减轻或缓解,睡眠充足。

(4)患者对疾病有正确的认识,能配合治疗和护理。

(5)无并发症发生或发生后得到及时处理。

(张玉霞)

第二节 甲状腺癌

一、概述

甲状腺癌是头颈部肿瘤中常见的恶性肿瘤,是最常见的内分泌恶性肿瘤,占全身肿瘤的1%。发病率按国家或地区而异。甲状腺癌可发生于任何年龄阶段,女性多于男性,男女比例为1:3,20~40岁为发病高峰期,50岁后明显下降。

(一)病因

发生的原因不明,相关因素如下。

1.电离辐射

电离辐射是唯一一个已经确定的致癌因素。放射线对人体有明显的癌作用,尤其是儿童及青少年,被照射的小儿年龄越小、发生癌的危险度越高。

2.碘摄入异常

摄碘过量或缺碘均可使甲状腺的结构和功能发生改变,高碘或缺碘地区甲状腺癌发病率升高。

3.性别和激素

甲状腺的生长主要受促甲状腺素(TSH)支配,神经垂体释放的TSH是甲状腺癌发生的促进因子。有实验表明,甲状腺乳头状癌组织中女性激素受体含量较高。

4.遗传因素

5%~10%甲状腺髓样癌患者及3.5%~6.25%乳头状癌患者有明显的家族史,推测这类癌的发生可能与染色体遗传因素有关。

5.甲状腺良性病变

如腺瘤样甲状腺肿和功能亢进性甲状腺肿等一些甲状腺增生性疾病偶尔发生癌变。

(二)病理分型

目前原发性甲状腺癌分为分化型甲状腺癌(乳头状癌、滤泡状癌)、髓样癌、未分化癌等。

1.分化型甲状腺癌

(1)乳头状癌:是甲状腺癌中最常见的类型,约占甲状腺癌的80%以上。分化良好,恶性程度低,病情发展缓慢、病程长、预后好。一般以颈淋巴结转移最为多,血行转移较少见,血行转移中以肺转移为多见。

(2)滤泡状癌:较乳头状癌少见,世界卫生组织将嗜酸性粒细胞癌纳入滤泡状癌中。滤泡状癌占甲状腺癌的10.6%~15%,居第二位,发展缓慢、病程长、预后较好,以滤泡状结构为主要组织学特征。患病年龄比乳头状癌患者大。播散途径主要是通过血液转移到肺、骨和肝,淋巴转移相对较少。在分化型甲状腺癌中,其预后不及乳头状癌好,以嗜酸性粒细胞癌的预后最差。

2.髓样癌

髓样癌较少见,发生在甲状腺滤泡旁细胞,也称为C细胞的恶性肿瘤。C细胞的特征主要为分泌甲状腺降钙素及多种物质,并产生淀粉样物等。发病主要为散发性,少数为家族性。女性较多,以颈淋巴结转移较为多见。

3.未分化癌

此类甲状腺癌,较少见,约占甲状腺癌的1%,恶性程度较高,发展快,预后极差。以中年以上男性多见。未分化癌生长迅速,往往早期侵犯周围组织,常发生颈淋巴结转移,血行转移亦较多见。

(三)临床表现

1.症状

(1)颈前肿物:早期缺乏特征性临床表现,但95%以上的患者均有颈前肿块,质地硬而固定,表面不平。乳头状癌、滤泡状癌、髓样癌等类型颈前肿物生长缓慢,而未分化癌颈前肿物发展迅速。

(2)周围结构受侵的表现:晚期常压迫喉返神经、气管、食管而产生声音嘶哑、呼吸困难或吞咽困难等症状。

(3)其他脏器转移的表现,以及耳、枕、肩、等处疼痛。

(4)内分泌表现:可伴有腹泻或阵发性高血压,甲状腺髓样癌可出现与内分泌有关的症状,如顽固性腹泻(多为水样便)和阵发性高血压。

2.体征

(1)甲状腺结节:多呈单发,活动受限或固定,质地偏硬且不光滑。

(2)颈淋巴结肿大:乳头状癌、未分化癌、髓样癌等类型颈淋巴结转移率高,多为单侧颈淋巴结肿大。滤泡状癌以血行转移为多见。

(四)辅助检查

1.影像学检查

(1)B超检查:甲状腺B超检查有助于诊断。恶性肿瘤的超声检查可见边界不清,内部回声不均匀,瘤体内常见钙化强回声。

(2)单光子发射计算机断层显像(SPECT)检查:可以明确甲状腺的形态及功能,一般将甲状腺结节分为三种:热结节、温结节、凉(冷)结节,甲状腺癌大多表现为凉(冷)结节。

(3)颈部CT、MRI检查:可提出良、恶性诊断依据。明确显示甲状腺肿瘤的癌肿侵犯范围。

(4)X线检查:颈部正侧位片可观察有无胸骨后扩展、气管受压或钙化等,常规胸片可观察有无转移等。

(5)PET检查:对甲状腺良恶性病变的诊断准确率高。

2.血清学检查

血清学检查包括甲状腺功能检查、血清甲状腺球蛋白(Tg)、血清降钙素等。

3.病理学检查

(1)细胞学检查:细针穿刺细胞学检查是最简便的诊断方法,诊断效果取决于穿刺取材方法及阅片识别细胞的经验。

(2)组织学检查:确诊应由病理组织切片,活检检查来确定。

(五)治疗

以外科手术治疗为主,配合内、外照射治疗、内分泌治疗、化疗等。

1.手术治疗

如确诊为甲状腺癌,应及时行原发肿瘤和颈部转移灶的根治手术。

2.放疗

(1)外放疗:甲状腺癌对放射线的敏感性与甲状腺癌的分化程度成正比,分化越好,敏感性越差;分化越差,敏感性越高。分化型甲状腺癌如甲状腺乳头状癌对放射线的敏感性较差,其邻近组织如甲状软骨、气管软骨、食管及脊髓等,均对放射线耐受性差,照射剂量过大时常造成严重并发症,一般不宜采用外放疗。未分化癌恶性程度高,肿瘤发展迅速,手术切除难以达到根治目的,临床以外放疗为主,放疗通常宜早进行。对于手术后有残余者或手术无法切除者,术后也可辅助放疗。常规放疗照射剂量为大野照射 50 Gy,然后缩野针对残留区加量至 60～70 Gy。如采用 IMRT 可以提高靶区治疗剂量,在保护重要器官的情况下,高危区的单次剂量可提高至 2.20～2.25 Gy。

(2)内放疗:分化好的乳头状癌与滤泡状癌具有吸碘功能,特别是两者的转移灶都可能吸收放射性核素^{131}碘(^{131}I)。临床上常采用^{131}I来治疗分化型甲状腺癌的转移灶,一般需行甲状腺全切或次全切除术后,以增强转移癌对碘的摄取能力后再行^{131}I治疗。不同组织类型肿瘤吸碘不同,未分化型甲状腺癌几乎不吸碘,其次是髓样癌。

3.化疗

甲状腺癌对化疗敏感性差。分化型甲状腺癌对化疗反应差,化疗主要用于不可手术、摄碘能力差或远处转移的晚期癌,相比而言,未分化癌对化疗则较敏感,多采用联合化疗,常用药物为多柔比星及顺铂、多柔比星(ADM)、环磷酰胺(CTX),加紫杉类等。

4.内分泌治疗

术后长期服用甲状腺素片可以抑制 TSH 分泌及预防甲状腺功能减退,对预防甲状腺癌复发有一定疗效。对生长缓慢的分化型甲状腺癌疗效较好,对生长迅速的未分化甲状腺癌无明显疗效。

甲状腺癌的预后与病理类型、临床分期、根治程度、性别及年龄有关。年龄<15 岁或>45 岁者预后较差,女性好于男性。有学者等报道甲状腺癌的 10 年生存率乳头状癌可达 74%～95%,滤泡状癌为 43%～95%。未分化癌预后极差,一般多在数月内死亡,中位生存率仅为 2.5～7.5 个月,2 年生存率仅为 10%。

二、护理

(一)护理措施

1.饮食护理

饮食营养应均衡,宜进食高蛋白、低脂肪、低糖、高维生素无刺激性软食,除各种肉、鱼、蛋、奶外,多吃新鲜蔬菜、水果等。戒烟禁酒,少食多餐。如出现进食时咳嗽、声音嘶哑者,应减少流质饮食,细嚼慢咽,量宜少,并注意防止食物进入气管。忌食肥腻黏滞食物,油炸、烧烤等热性食物和坚硬不易消化食物。

2.保持呼吸道通畅

指导患者做深呼吸及咳嗽运动,有痰液及时咳出。对声嘶患者多给予生活上的照顾及精神安慰。

3.放疗期间的护理

(1)^{131}I内放疗护理:放射性核素^{131}I是治疗分化型甲状腺癌转移的有效方法,其疗效依赖于肿瘤能否吸收碘。已有报道,^{131}I对分化型甲状腺癌肺转移及淋巴结转移治疗效果较好。给药前至少 2 周给予低碘饮食(日摄碘量在 20～30 μg),避免食用含碘高的食物如海带、紫菜、海鱼、海参、山药等,碘盐可先在热油中炸烧使碘挥发后食用,同时鼓励患者多吃新鲜蔬菜、水果、蛋、奶、豆制品及瘦肉。并防止从其他途径进入人体的碘剂,如含碘药物摄入、皮肤碘酒消毒、碘油造影等。患者空腹口服^{131}I 2 小时后方可进食,以免影响药物吸收。口服^{131}I 后应注意以下几点。①2 小时后嘱患者口含维生素 C 含片,或经常咀嚼口香糖,促进唾液分泌,以预防放射性唾液腺炎,并多饮水,及时排空小便,加速放射性药物的排泄,以减少膀胱和全身照射。②注意休息,加强口腔卫生。避免剧烈运动和精神刺激,并预防感染、加强营养。③建立专用粪便处理室,勿随地吐痰和呕吐物,大小便应该使用专用厕所,便后多冲水,严禁与其他非核素治疗的患者共用卫生间,以免引起放射性污染。建立核素治疗患者专用病房。④服药后勿揉压甲状腺,以免加重病情。⑤2 个月内禁止用碘剂、溴剂,以免影响^{131}I 的重吸收而降低治疗效果。⑥服药后应住^{131}I 治疗专科专用隔离病房或住单间 7～14 天,以减少对周围人群不必要的辐射;指导患者正确处理排泄物和污染物,衣裤、被褥进行放置衰变处理且单独清洗。⑦女性患者 1 年内避免妊娠。^{131}I 治疗后 3～6 个月定期随访,不适随诊,以便及时预测疗效。

(2)放疗时加强口腔护理,嘱患者多饮水,常含话梅或维生素 C,促进唾液分泌,预防或减轻唾液腺的损伤。饭前、饭后及临睡时用复方硼砂溶液漱口。黏膜溃疡者进食感疼痛,可用 2% 利多卡因漱口或局部喷洒金因肽。

(3)观察放疗期间的咽喉部情况,对放疗引起的咽部充血、喉头水肿应行雾化吸入,根据病情需要在雾化器内可加入糜蛋白酶、地塞米松、庆大霉素等药物,雾化液现配现用,防止污染。每天 1 次,严重时可行 2～3 次。出现呼吸不畅甚至窒息时,应立即通知医师,并做好气管切开的准备。

(二)健康教育

1.服药指导

甲状腺癌行次全或全切除者,指导患者应遵医嘱终身服用甲状腺素片,勿擅自停药或增减剂量,目的在于抑制 TSH 的分泌,使血中的 TSH 水平下降,使残存的微小癌减缓生长,甚至消失,防止甲状腺功能减退和抑制 TSH 增高。所有的甲状腺癌术后患者服用适量的甲状腺素片可在一定程度上预防肿瘤的复发。

2.功能锻炼

卧床期间鼓励患者床上活动,促进血液循环和切口愈合。头颈部在制动一段时间后,可开始逐步练习活动,促进颈部的功能恢复。颈淋巴结清扫术者,斜方肌可能受到不同程度损伤,因此,切口愈合后应开始肩关节和颈部的功能锻炼,随时注意保持患肢高于健侧,以纠正肩下垂的趋势。特别注意加强双上肢的活动,应至少持续至出院后 3 个月。

3.定期复查

复查时间,第 1 年应为每 1～3 个月复查 1 次。第 2 年可适当延长,每 6～12 个月复查 1 次。5 年以后可每 2～3 年随诊 1 次。指导患者在日常生活中可间断性用双手轻柔触摸双侧颈部及锁骨窝内有无小硬结出现,有无咳嗽、骨痛等异常症状,一旦出现,随时复查及时就医。

(张玉霞)

第三节 乳 腺 癌

乳腺癌是女性最常见的恶性肿瘤之一,发病率逐年上升,部分大城市乳腺癌占女性恶性肿瘤之首位。

一、病因

乳腺癌的病因尚未完全明确,研究发现乳腺癌的发病存在一定的规律性,具有高危因素的女性容易患乳腺癌。

(1)激素作用:雌酮及雌二醇对乳腺癌的发病有直接关系。

(2)家族史:一级亲属患有乳腺癌病史者的发病率是普通人群的 2～3 倍。

(3)月经婚育史:月经初潮早、绝经年龄晚、不孕及初次足月产年龄较大者发病率会增高。

(4)乳腺良性疾病:乳腺小叶有上皮增生或不典型增生可能与本病有关。

(5)饮食与营养:营养过剩、肥胖等都会增加发病机会。

(6)环境和生活方式:北美等发达国家发病率约为发展中国家的 4 倍。

二、临床表现

早期乳腺癌往往不具备典型的症状和体征,不易引起重视,常通过体检或乳腺癌筛查发现。以下为乳腺癌的典型体征。

(一)乳腺肿块

80%的乳腺癌患者以乳腺肿块首诊。

(1)早期:肿块多位于乳房外上象限,典型的乳腺癌多为无痛性肿块,质地硬,表面不光滑,与周围分界不清。

(2)晚期:①肿块固定;②卫星结节;③皮肤破溃。

(二)乳头溢液

非妊娠期从乳头流出血液、浆液、乳汁、脓液,或停止哺乳半年以上仍有乳汁流出者。

(三)皮肤改变

皮肤出现"酒窝征""橘皮样改变"或"皮肤卫星结节"。

(四)乳头、乳晕异常

乳头、乳晕异常表现为乳头皮肤瘙痒、糜烂、破溃、结痂、脱屑、伴灼痛,以致乳头回缩。

(五)腋窝淋巴结肿

初期可出现同侧腋窝淋巴结肿大,肿大的淋巴结质硬、可推动。晚期可在锁骨上和对侧腋窝摸到转移的淋巴结。

三、辅助检查

(一)X 线检查

钼靶 X 线摄片是乳腺癌诊断的常用方法。

(二)超声显像检查

超声显像检查主要用途是鉴别肿块囊性或实性,超声检查对乳腺癌诊断的正确率为 $80\%\sim85\%$。

(三)磁共振检查

软组织分辨率高,敏感性高于 X 线检查。

(四)肿瘤标志物检查

(1)癌胚抗原(CEA)。

(2)铁蛋白。

(3)单克隆抗体:用于乳腺癌诊断的单克隆抗体 CA15-3 对乳腺癌诊断符合率为33.3%～57%。

(五)活体组织检查

乳腺癌必须确定诊断方可开始治疗,目前检查方法虽然很多,但至今只有活检所得的病理结果方能做唯一确定诊断的依据。

1.针吸活检

其方法简便,快速,安全,可代替部分组织冰冻切片,阳性率较高,在 $80\%\sim90\%$,且可用于防癌普查。

2.切取活检

由于本方法易促使癌瘤扩散,一般不主张用此方法,只在晚期癌为确定病理类型时可考虑应用。

3.切除活检

疑为恶性肿块时切除肿块及周围一定范围的组织即为切除活检。

四、处理原则及治疗要点

(一)外科手术治疗

对早期乳腺癌患者,手术治疗是首选。

(二)辅助化疗

乳腺癌术后辅助化疗和内分泌治疗能提高生存率,降低复发率。辅助化疗方案应根据病情和术后病理情况决定,一般用 CMF(环磷酰胺＋甲氨蝶呤＋氟尿嘧啶)、CAF(环磷酰胺＋阿霉素＋氟尿嘧啶)、CAP(环磷酰胺＋多柔比星＋顺铂)方案,根据具体情况也可选用 NA(长春瑞滨＋表柔比星)、NP(长春瑞滨＋顺铂)、TA(紫杉醇＋阿霉素)或 TC(紫杉醇＋环磷酰胺)等方案。

(三)放疗

1.乳腺癌根治术后或改良根治术后辅助放疗

术后病理≥4 个淋巴结转移,或原发肿瘤直径＞5 cm,或肿瘤侵犯肌肉者,术后做胸壁和锁骨上区放疗;术后病理检查腋窝淋巴结无转移或有 1～3 个淋巴结转移者,放疗价值不明确,一般不需要做放疗;腋窝淋巴结未清扫或清扫不彻底的患者,也需放疗。

2.乳腺癌保乳术后放疗

所有保乳手术患者,包括浸润性癌、原位癌早期浸润和原位癌的患者均应术后放疗。但对于年龄≥70 岁,$T_1N_0M_0$,且 ER(＋)的患者可考虑术后单纯内分泌治疗,不做术后放疗。

(四)内分泌治疗

(1)雌激素受体(ER)(+)和/或孕激素受体(PR)(+)或激素受体不明显者,不论年龄、月经情况、肿瘤大小、腋窝淋巴结有无转移,术后均应给予内分泌治疗。ER(+)和PR(+)者内分泌治疗的疗效好(有效率为60%~70%);(ER)或(PR)1种(+)者,疗效减半;ER(-)、PR(-)者内分泌治疗无效(有效率为8%~10%),预后也差。然而CerbB-2(+)者,其内分泌治疗效果均不佳,且预后差。

(2)常用药物。①抗雌激素药物:他莫昔芬(三苯氧胺)、托瑞米芬(法乐通)。②降低雌激素水平的药物:阿那曲唑(瑞宁得)、来曲唑(氟隆)。③抑制卵巢雌激素合成:诺雷得(戈舍瑞林)。

(五)靶向治疗

靶向治疗适用于癌细胞HER-2高表达者,可应用曲妥珠单抗,单独使用或与化疗药物联合应用均有一定的疗效,可降低复发转移风险。

五、护理评估

(一)健康史

(1)询问与本病相关的病因、诱因或促成因素。

(2)主要评估的一般表现及伴随症状与体征。

(3)了解患者的既往史、家族史。

(二)身体状况

(1)观察患者的生命体征,有无发热。

(2)有无皮肤瘙痒。

(3)有无乏力、盗汗与消瘦等。

(三)心理-社会状况

(1)评估时应注意患者对自己所患疾病的了解程度及其心理承受能力,以往的住院经验,所获得的心理支持。

(2)家庭成员及亲友对疾病的认识,对患者的态度。

(3)家庭应对能力,以及家庭经济情况,有无医疗保障等。

六、护理措施

(一)心理护理

(1)做好患者及家属的思想工作,减轻焦虑。

(2)向患者解释待治疗结束后可以佩戴假乳或乳房重建术来矫正。

(3)向患者解释脱发只是应用化疗药物暂时出现的一个不良反应,化疗后头发会重新生长出来。

(4)指导患者使用温和的洗发液及软梳子,如果脱发严重,可以将头发剃光,然后佩戴假发或者戴帽子。

(5)坚持患肢的功能锻炼,使患肢尽可能地恢复正常功能,减轻患者的水肿,以免影响美观。

(二)肢体功能锻炼的护理

术后24小时内,活动腕关节,练习伸指、握拳、屈腕运动;术后1~3天,进行前臂运动,屈肘伸臂,注意肩关节夹紧;术后4~7天,可进行肘部运动,用患侧手刷牙、吃饭等,用患侧手触摸对侧肩及同侧耳;术后一周,进行摆臂运动,肩关节不能外展;术后 10 天,可进行托肘运动及爬墙运动(每天标记高度,直至患肢高举过头)。功能锻炼一般每天锻炼 3～4 次,每次 20～30 分钟为宜。

(三)饮食护理

指导患者加强营养支持,为患者提供高蛋白,高维生素,高热量,无刺激性,易消化的食物,如瘦肉、蛋、奶、鱼、橘皮、海带、紫菜、山楂、鱼、各种瓜果等,禁服用含有雌激素的保健品。鼓励患者多饮水,每天饮水量≥2 000 mL。

(四)乳腺癌化疗皮肤护理

乳腺癌的化疗方案中大多数都是发泡性药物,化学性静脉炎的发病率很高,静脉保护尤为重要,护士在进行静脉穿刺过程中应选择粗直,弹性良好的血管,有计划的更换使用血管,并在化疗后指导患者局部涂擦多磺酸黏多糖(喜疗妥)以恢复血管的弹性。

(五)乳腺癌放疗皮肤护理

选择宽大柔软的全棉内衣。照射野可用温水和柔软毛巾轻轻蘸洗,禁止用肥皂和沐浴液擦洗或热水浸浴。局部放疗的皮肤禁用碘酒、乙醇等刺激性药物,不可随意涂抹药物和护肤品。局部皮肤避免粗糙毛巾、硬衣领、首饰的摩擦;避免冷热刺激如热敷、冰袋等;外出时,局部放疗的皮肤防止日光照射,如头部放疗的患者外出时要戴帽子,颈部放疗的患者外出时要戴围巾。放射野位于腋下、腹股沟、颈部等多汗、皱褶处时,要保持清洁干燥,并可在室内适当暴露通风。局部皮肤切忌用手指抓挠,勤修剪指甲,勤洗手。护士应严密观察患者静脉滴注化疗药物时的用药反应,如静脉滴注紫杉醇类药物时,用药前遵医嘱应用地塞米松,用药前半小时肌内注射异丙嗪及苯海拉明等抗过敏药物;用药时给予血压监测,注意观察患者的血压变化,如出现过敏症状,应立即停药,遵医嘱给予对症处置。

七、健康教育

(1)向患者讲解肢体水肿的原因,要避免患肢提重物,避免在患肢静脉输液、测血压等。注意术后患肢的功能锻炼,保持血液通畅。穿衣先穿患侧,脱衣先脱健侧。

(2)护士应做好随访工作,定期检查患者功能锻炼的情况,及时给予指导。

(3)指导患者术后 5 年内避免妊娠,防止乳腺癌复发。

(4)患者在治疗过程中配合医师监测血常规变化,每周化验血常规一次,定期复查。

(5)内分泌治疗的患者应定期复查子宫内膜,预防子宫内膜癌的发生。

八、乳腺癌自查方法

(一)对镜自照法

首先面对镜子,两手叉腰,观察乳房的外形。然后再将双臂高举过头,观察两侧乳房的形状、轮廓有无变化;乳房皮肤有无红肿、皮疹、浅静脉怒张、皮肤皱褶、橘皮样改变等异常;观察乳头是否在同一水平线上,是否有抬高、回缩、凹陷,有无异常分泌物自乳头溢出,乳晕颜色是否有改变。最后,放下两臂,双手叉腰,两肘努力向后,使胸部肌肉绷紧,观察两侧乳房是否等高、对称,乳头、乳晕和皮肤有无异常。

(二)平卧触摸法

首先取仰卧位,右臂高举过头,并在右肩下垫一小枕头,使右侧乳房变平。然后将左手四指并拢,用指端掌面检查乳房各部位是否有肿块或其他变化。检查方法有三种:一是顺时针环形检查法,即用四个手指从乳头部位开始环形地从内向外检查。二是垂直带状检查法,即用四手指指端自上而下检查整个乳房。三是楔形检查法,即用四手指指端从乳头向外呈放射状检查。然后用同样方法检查左侧乳房,并比较两侧乳房有何不同。最后用拇指和示指轻轻挤捏乳头,如有透明或血性分泌物应及时报告医师。

(三)淋浴检查法

淋浴时,因皮肤湿润更容易发现乳房问题。方法是用一手指指端掌面慢慢滑动,仔细检查乳房的各个部位及腋窝是否有肿块。

(张玉霞)

第四节 肺 癌

一、概述

肺癌大多数起源于支气管黏膜上皮,因此也称支气管肺癌,是肺部最常见的恶性肿瘤。肺癌的发生与环境的污染及吸烟密切相关,肺部慢性疾病、人体免疫功能低下、遗传因素等对肺癌的发生也有一定影响。根据肺癌的生物学行为及治疗特点,将肺癌分为小细胞肺癌、鳞癌、腺癌、大细胞癌。根据肿瘤的位置分为中心型肺癌及周边型肺癌。肺癌转移途径有直接蔓延、淋巴结转移、血行转移及种植性转移。

二、诊断

(一)症状

肺癌的临床症状根据病变的部位、肿瘤侵犯的范围、是否有转移及肺癌副癌综合征全身表现不同而异,最常见的症状是咳嗽、咯血、气短、胸痛和消瘦,其中以咳嗽和咯血最常见,咳嗽的特征往往为刺激性咳嗽、无痰;咯血以痰中夹血丝或混有粉红色的血性痰液为特征,少数患者咯血可出现整口的鲜血,肺癌在胸腔内扩散侵犯周围结构可引起声音嘶哑、Hornet 综合征、吞咽困难和肩部疼痛。当肺癌侵犯胸膜和心包时可能表现为胸腔积液和心包积液,肿瘤阻塞支气管可引起阻塞性肺炎而发热,上腔静脉综合征往往是肿瘤或转移的淋巴结压迫上腔静脉所致。小细胞肺癌常见的副癌综合征主要表现恶病质、高血钙和肺性骨关节病或非恶病质患者清/球蛋白倒置、高血糖和肌肉分解代谢增加等。

(二)体征

1.一般情况

以消瘦和低热为常见。

2.专科检查

如前所述,肺癌的体征根据其病变的部位、肿瘤侵犯的范围、是否有转移及副癌综合征全身表现不同而异。肿瘤阻塞支气管可致一侧或叶肺不张而使该侧肺呼吸音消失或减弱,肿瘤阻塞支气管可继发肺炎出现发热和肺部啰音,肿瘤侵犯胸膜或心包造成胸腔或心包积液出现相应的体征,肿瘤淋巴转移可出现锁骨上、腋下淋巴结增大。

（三）检查

1.实验室检查

痰涂片检查找癌细胞是肺癌诊断最简单、最经济、最安全的检查,由于肺癌细胞的检出阳性率较低,因此往往需要反复多次的检查,并且标本最好是清晨首次痰液立即检查。肺癌的其他实验室检查往往是非特异性的。

2.特殊检查

（1）X线摄片:可见肺内球形灶,有分叶征、边缘毛刺状,密度不均匀,部分患者见胸膜凹陷征（兔耳征）,厚壁偏心空洞,肺内感染、肺不张等。

（2）CT检查:已成为常规诊断手段,特别是对位于肺尖部、心后区、脊柱旁、纵隔后等隐蔽部位的肿瘤的发现有益。

（3）MRI检查:在于分辨纵隔及肺门血管,显示隐蔽部的淋巴结,但不作为首选。

（4）痰细胞学:痰细胞学检查阳性率可达80%,一般早晨血性痰涂片阳性率高,至少需连查3次以上。

（5）支气管镜检查:可直接观察气管、主支气管、各叶、段管壁及开口处病变,可活检或刷检取分泌物进行病理学诊断,对手术范围及术式的确定有帮助。

（6）其他:①经皮肺穿刺活检,适用于周围型肺内占位性病变的诊断,可引起血胸、气胸等并发症;②对于有胸腔积液者,可经胸穿刺抽液离心检查,寻找癌细胞;③PET对于肺癌鉴别诊断及有无远处转移的判断准确率可达90%,但目前价格昂贵。

其他诊断方法如放射性核素扫描、淋巴结活检、胸腔镜下活检术等,可根据病情及条件酌情采用。

（四）诊断要点

（1）有咳嗽、咯血、低热和消瘦的病史和长期吸烟史;晚期患者可出现声音嘶哑、胸腔积液及锁骨淋巴结肿大。

（2）影像学检查有肺部肿块并具有恶性肿瘤的影像学特征。

（3）病理学检查发现癌细胞。

（五）鉴别诊断

1.肺结核

（1）肺结核球:易与周围型肺癌混淆。肺结核球多见于青年,一般病程较长,发展缓慢。病变常位于上叶尖后段或下叶背段。在X线片上肿块影密度不均匀,可见到稀疏透光区和钙化点,肺内常另有散在性结核病灶。

（2）粟粒型肺结核:易与弥漫型细支气管肺泡癌混淆。粟粒型肺结核常见于青年,全身毒性症状明显,抗结核药物治疗可改善症状,病灶逐渐吸收。

（3）肺门淋巴结结核:在X线片上肺门肿块影可能误诊为中心型肺癌。肺门淋巴结结核多见于青少年,常有结核感染症状,很少有咯血。

2.肺部炎症

（1）支气管肺炎:早期肺癌产生的阻塞性肺炎,易被误诊为支气管肺炎。支气管肺炎发病较急,感染症状比较明显。X线片上表现为边界模糊的片状或斑点状阴影,密度不均匀,且不局限于一个肺段或肺叶。经抗菌药物治疗后,症状迅速消失。肺部病变吸收也较快。

(2)肺脓肿:肺癌中央部分坏死液化形成癌性空洞时,X线片上表现易与肺脓肿混淆。肺脓肿在急性期有明显感染症状,痰量多,呈脓性,X线片上空洞壁较薄,内壁光滑,常有液平面,脓肿周围的肺组织或胸膜常有炎性变。支气管造影空洞多可充盈,并常伴有支气管扩张。

3.肺部其他肿瘤

(1)肺部良性肿瘤:如错构瘤、纤维瘤、软骨瘤等有时需与周围型肺癌鉴别。一般良性肿瘤病程较长,生长缓慢,临床上大多没有症状。X线片上呈现接近圆形的块影,密度均匀,可以有钙化点,轮廓整齐,多无分叶状。

(2)支气管腺瘤:是一种低度恶性肿瘤。发病年龄比肺癌轻,女性发病率较高。临床表现与肺癌相似,常反复咯血。X线片表现有时也与肺癌相似。经支气管镜检查,诊断未能明确者宜尽早做剖胸探查术。

4.纵隔淋巴肉瘤

纵隔淋巴肉瘤可与中心型肺癌混淆。纵隔淋巴肉瘤生长迅速,临床上常有发热和其他部位浅表淋巴结肿大。在X线片上表现为两侧气管旁和肺门淋巴结肿大。对放射疗法高度敏感,小剂量照射后即可见到肿块影缩小。纵隔镜检查亦有助于明确诊断。

三、治疗

治疗肺癌的方法主要有外科手术治疗、放疗、化疗、中医中药治疗及免疫治疗等。尽管80%的肺癌患者在明确诊断时已失去手术机会,但手术治疗仍然是肺癌最重要和最有效的治疗手段。然而,目前所有的各种治疗肺癌的方法效果均不能令人满意,必须适当地联合应用,进行综合治疗以提高肺癌的治疗效果。具体的治疗方案应根据肺癌的分级和 TNM 分期、病理细胞学类型、患者的心肺功能和全身情况及其他有关因素等,进行认真详细地综合分析后再做决定。

(一)手术治疗

手术治疗的目的是彻底切除肺部原发癌肿病灶和局部及纵隔淋巴结,并尽可能保留健康的肺组织。

肺切除术的范围决定于病变的部位和大小。对周围型肺癌,一般施行肺叶切除术;对中心型肺癌,一般施行肺叶或一侧全肺切除术。有的病例,癌变位于一个肺叶内,但已侵及局部主支气管或中间支气管,为了保留正常的邻近肺叶,避免行一侧全肺切除术,可以切除病变的肺叶及一段受累的支气管,再吻合支气管上下切端,临床上称为支气管袖状肺叶切除术。如果相伴的肺动脉局部受侵,也可同时做部分切除,端-端吻合,此手术称为支气管袖状肺动脉袖状肺叶切除术。

手术治疗效果:非小细胞肺癌、T_1 或 $T_2N_0M_0$ 病例经手术治疗后,约有半数的患者能获得长期生存,有的报道其 5 年生存率可达 70% 以上。Ⅱ期及Ⅲ期病例生存率则较低。据统计,我国目前肺癌手术的切除率为 85%～97%,术后 30 天病死率在 2% 以下,总的 5 年生存率为 30%～40%。

手术禁忌证:①远处转移,如脑、骨、肝等器官转移(即 M_1 患者);②心、肺、肝、肾功能不全,全身情况差的患者;③广泛肺门、纵隔淋巴结转移,无法清除者;④严重侵犯周围器官及组织,估计切除困难者;⑤胸外淋巴结转移,如锁骨上(N_3)等,肺切除术应慎重考虑。

(二)放疗

放疗是局部消灭肺癌病灶的一种手段。临床上使用的主要放疗设备有^{60}Co治疗机和加速器等。

在各种类型的肺癌中,小细胞癌对放射疗法敏感性较高,鳞癌次之,腺癌和细支气管肺泡癌最低。通常是将放射疗法、手术与药物疗法综合应用,以提高治愈率。临床上常采用的是手术后放射疗法。对癌肿或肺门转移病灶未能彻底切除的患者,于手术中在残留癌灶区放置小的金属环或金属夹做标记,便于术后放疗时准确定位。一般在术后1个月左右患者健康状况改善后开始放射疗法,剂量为40~60 Gy,疗程约6周。为了提高肺癌病灶的切除率,有的病例可手术前进行放疗。

晚期肺癌病例,并有阻塞性肺炎、肺不张、上腔静脉阻塞综合征或骨转移引起剧烈疼痛者及癌肿复发的患者,也可进行姑息性放射疗法,以减轻症状。

放射疗法可引起倦乏、胃纳减退、低热、骨髓造血功能抑制、放射性肺炎、肺纤维化和癌肿坏死液化空洞形成等放射反应和并发症,应给予相应处理。

下列情况一般不宜施行放疗:①健康状况不佳,呈现恶病质者;②高度肺气肿放疗后将引起呼吸功能代偿不全者;③全身或胸膜、肺广泛转移者;④癌变范围广泛,放疗后将引起广泛肺纤维化和呼吸功能代偿不全者;⑤癌性空洞或巨大肿瘤,后者放疗将促进空洞形成。

对于肺癌脑转移患者,若颅内病灶较局限,可采用γ刀放疗,有一定的缓解率。

(三)化疗

有些分化程度低的肺癌,特别是小细胞癌,疗效较好。化学疗法作用遍及全身,临床上可以单独应用于晚期肺癌病例,以缓解症状,或与手术、放射等疗法综合应用,以防止癌肿转移复发,提高治愈率。

常用于治疗肺癌的化学药物有环磷酰胺、氟尿嘧啶、丝裂霉素、多柔比星、表柔比星、丙卡巴肼(甲基苄肼)、长春碱、甲氨蝶呤、洛莫司汀(环己亚硝脲)、顺铂、卡铂、紫杉醇等。应根据肺癌的类型和患者的全身情况合理选用药物,并根据单纯化疗还是辅助化疗选择给药方法、决定疗程的长短及哪几种药物联合应用、间歇给药等,以提高化疗的疗效。

需要注意的是,目前化学药物对肺癌疗效仍然较低,症状缓解期较短,不良反应较多。临床应用时,要掌握药物的性能和剂量,并密切观察不良反应。出现骨髓造血功能抑制、严重胃肠道反应等情况时要及时调整药物剂量或暂缓给药。

(四)中医中药治疗

按患者临床症状、脉象、舌苔等表现,应用辨证论治法则治疗肺癌,一部分患者的症状得到改善,生存期延长。

(五)免疫治疗

近年来,通过实验研究和临床观察,发现人体的免疫功能状态与癌肿的生长发展有一定关系,从而促使免疫治疗的应用。免疫治疗的具体措施如下。

1.特异性免疫疗法

用经过处理的自体肿瘤细胞或加用佐剂后,皮下接种进行治疗。此外尚可应用各种白细胞介素、肿瘤坏死因子、肿瘤核糖核酸等生物制品。

2.非特异性免疫疗法

用卡介苗、短小棒状杆菌、转移因子、干扰素、胸腺素等生物制品,或左旋咪唑等药物以激发和增强人体免疫功能。

当前肺癌的治疗效果仍不能令人满意。由于治疗对象多属晚期,其远期生存率低,预后较差。因此,必须研究和开展以下几方面的工作,以提高肺癌治疗的总体效果:①积极宣传,普及肺癌知识,提高肺癌诊断的警惕性,研究和探索早期诊断方法,提高早期发现率和诊断率;②进一步研究和开发新的有效药物,改进综合治疗方法;③改进手术技术,进一步提高根治性切除的程度和同时最大范围地保存正常肺组织的技术;④研究和开发分子生物学技术,探索肺癌的基因治疗技术,使之能有效地为临床服务。

四、护理措施

(一)做好心理支持,克服恐惧绝望心理

当患者得知自己患肺癌时,会面临巨大的身心应激,而心理应对结果会对疾病产生明显的积极或消极影响,护士通过多种途径给患者及家属提供心理与社会支持。根据患者的性别、年龄、职业、文化程度、性格等,多与其交谈,耐心倾听患者诉说,尽量解答患者提出的问题和提供有益的信息,帮助患者正确估计所面临的情况,让其了解肺癌的有关知识及将接受的治疗、患者和家属应如何配合、在治疗过程中的注意事项,请治愈患者现身说法,增强对治疗的信心,积极应对癌症的挑战,与疾病做斗争。

(二)保持呼吸道通畅,做好咳嗽、咳痰的护理

分析患者病情,判断引起呼吸困难的原因,根据不同病因,采取不同的护理措施。

(1)如肿瘤转移至胸膜,可产生大量胸腔积液,导致气体交换面积减少,引起呼吸困难,要配合医师及时行胸腔穿刺置管引流术。

(2)若患者肺部感染痰液过多、纤毛功能受损、机体活动减少,或放疗、化疗导致肺纤维化,痰液黏稠,无力咳出而出现呼吸困难,应密切观察咳嗽、咳痰情况,详细记录痰液的色、量、质,正确收集痰标本,及时送检,为诊断和治疗提供可靠的依据,并采取以下护理措施。①提供整洁、舒适的环境,减少不良刺激,病室内维持适宜的温度(18～20 ℃)和相对湿度(50%～60%),以充分发挥呼吸道的自然防御功能;避免尘埃与烟雾等刺激,对吸烟的患者与其共同制订有效的戒烟计划;注意患者的饮食习惯,保持口腔清洁,避免油腻、辛辣等刺激性食物,一般每天饮水 1 500 mL以上,可保证呼吸道黏膜的湿润和病变黏膜的修复,利于痰液稀释和排出。②促进有效排痰:指导患者掌握有效咳嗽的正确方法,患者坐位,双脚着地,身体稍前倾,双手环抱一个枕头。进行数次深而缓慢的腹式呼吸,深吸气末屏气,然后缩唇,缓慢地通过口腔尽可能呼气(降低肋弓、使腹部往下沉)。在深吸一口气后屏气 3～5 秒,身体前倾,从胸腔进行 2～3 次短促有力的咳嗽,张口咳出痰液,咳嗽时收缩腹肌,或用自己的手按压上腹部,帮助咳嗽,有效咳出痰液。湿化和雾化疗法,湿化疗法可达到湿化气道、稀释痰液的目的,适用于痰液黏稠和排痰困难者。常用湿化液有蒸馏水、生理盐水、低渗盐水。临床上常在湿化的同时加入药物以雾化方式吸入。可在雾化液中加入痰溶解剂、抗生素、平喘药等,达到祛痰、消炎、止咳、平喘的作用。胸部叩击与胸壁震荡,适用于肺癌晚期长期卧床、体弱、排痰无力者,禁用于肺癌伴肋骨转移、咯血、低血压、肺水肿等患者。操作前让患者了解操作的意义、过程、注意事项,以配合治疗,肺部听诊,明确病变部位。叩击时避开乳房、心脏和骨突出部位及拉链、纽扣部位。患者侧卧,叩击者两手手指并拢,使掌侧呈杯状,以手腕力量,从肺底自下而上、由外向内、迅速而有节律地叩击胸壁,震动气道,每一肺叶叩击1～3 分钟,120～180 次/分,叩击时发出一种空而深的拍击音则表明手法正确。胸壁震荡法时,操作者双手掌重叠置于欲引流的胸壁部位,吸气时手掌随胸廓扩张慢慢抬起,不施加压力,从吸气最高点开始,在整个呼气期手掌紧贴胸壁,施加一定的压力并做轻柔的上下抖动,即快速收缩和松弛手臂和肩膀,震荡胸壁 5～7 次,每一部位重复 6～7 个呼吸周期,震荡法在呼气期进行,

且紧跟叩击后进行。叩击力量以患者不感到疼痛为宜,每次操作时间 5～15 分钟,应在餐后 2 小时至餐前30 分钟完成,避免治疗中呕吐。操作后做好口腔护理,除去痰液气味,观察痰液情况,复查肺部呼吸音及啰音变化。③机械吸痰:适用于意识不清、痰液黏稠无力咳出、排痰困难者。可经患者的口、鼻腔、气管插管或气管切开处进行负压吸痰,也可配合医师用纤维支气管镜吸出痰液。

(三)咯血或痰中带血患者的护理

应予以耐心解释,消除其紧张情绪,嘱患者轻轻将气管内存留的积血咯出,以保持呼吸道通畅,咯血时不能屏气,以免诱发喉头痉挛,血液引流不畅导致窒息。小量咯血者宜进少量凉或温的流质饮食,多饮水,多食富含纤维素食物,以保持大便通畅,避免排便时腹压增加而咯血加重;密切观察咯血的量、色,大咯血时,护理方法见应急措施。大量咯血不止者,可采用丝线固定双腔球囊漂浮导管经纤支镜气道内置入治疗大咯血的方法;同时做好应用垂体后叶素的护理,静脉滴注速度勿过快,以免引起恶心、便意、心悸、面色苍白等不良反应,监测血压、血氧饱和度;冠心病患者、高血压病患者及孕妇忌用;配血备用,可酌情适量输血。

(四)疼痛的护理

(1)采取各种护理措施减轻疼痛。提供安静的环境,调整舒适的体位,小心搬动患者,避免拖、拉、拽动作,滚动式平缓地给患者变换体位,必要时支撑患者各肢体,指导、协助胸痛患者用手或枕头护住胸部,以减轻深呼吸、咳嗽或变换体位所引起的胸痛;胸腔积液引起的疼痛,可嘱患者患侧卧位,必要时用宽胶布固定胸壁,以减少胸部活动幅度,减轻疼痛;采用按摩、针灸、经皮肤电刺激止痛穴位或局部冷敷等,以降低疼痛的敏感性。

(2)药物止痛,按医嘱用药,根据患者疼痛再发时间,提前按时用药,在应用镇痛药期间,注意预防药物的不良反应,如便秘、恶心、呕吐、镇静和精神紊乱等,嘱患者多进食富含纤维素的蔬菜和水果,缓解和预防便秘。

(3)患者自控镇痛,可自行间歇性给药,做到个体化给药,增加了患者自我照顾和对疼痛的自主控制能力。

(五)饮食支持护理

根据患者的饮食习惯,给予高蛋白、高热量、高维生素、易消化饮食,调配好食物的色、香、味,以刺激食欲,创造清洁舒适、愉快的进餐环境,促进食欲。病情危重者应采取喂食、鼻饲或静脉输入脂肪乳、复方氨基酸和含电解质的液体。对于有大量胸腔积液的患者,应酌情输血、血浆或清蛋白,以减少胸腔积液的产生,补充癌肿或大量抽取胸腔积液等因素所引起的蛋白丢失,增强机体抗病能力。有吞咽困难者应给予流质饮食,进食宜慢,取半卧位以免发生吸入性肺炎或呛咳,甚至窒息。

(六)做好口腔护理

向患者讲解放疗、化疗后口腔唾液腺分泌减少,pH 下降,易发生口腔真菌感染和牙周病,使其理解保持口腔卫生的重要性,以便主动配合。患者睡前及三餐后进行口腔护理;戒烟酒,以防刺激黏膜;忌食辛辣及可能引起黏膜创伤的食物,如带刺或碎骨头的食物,用软牙刷刷牙,勿用牙签剔牙,并延期牙科治疗,防止黏膜受损;进食后,用盐水或复方硼砂溶液漱口,控制真菌感染;口唇涂润滑剂,保持黏膜湿润,黏膜口腔溃疡,按医嘱应用表面麻醉剂止痛。

(七)化疗药物毒性反应的护理

1.骨髓抑制反应的护理

化疗后机体免疫力下降,发生感染、出血。护士接触患者之前要认真洗手,严格执行无菌操作,避免留置尿管或肛门指检,预防感染;告知患者不可到公共场所或接触感冒患者;在做全身卫生处置时,要特别注意易感染部位,如鼻腔、口腔、肛门、会阴等,各部位使用毛巾要分开,以免交叉感染;监测体温,观察皮肤温度、色泽、气味,早期发现感染征象;当白细胞总数降至 $1×10^9$/L 时,做好保护性隔离。对血小板计数 $<50×10^9$/L 时,密切观察有无出血倾向,采取预防出血的措施,避免患者外出活动,防止身体受挤压或外伤,保持口腔、鼻腔清洁湿润,勿用手抠鼻痂、牙签剔牙,尽量减少穿刺次数,穿刺后应实施局部较长时间按压,必要时,遵医嘱输血小板控制出血。

2.恶心、呕吐的护理

化疗期间如患者出现恶心、呕吐,按医嘱给予止吐药,嘱患者深呼吸,勿大动作转动身体,给予高营养清淡易消化的饮食,少食多餐,不催促患者进食,忌食辛辣等刺激性食物,戒烟酒,不要摄入加香料、肉汁和油腻的食物,建议平时咀嚼口香糖或含糖果,加强口腔护理去除口腔异味。对已有呕吐患者灵活掌握进食时间,可在其间歇期进食,多饮清水,多食薄荷类食物及冷食等。

3.静脉血管的保护

在给化疗药时,要选择合适的静脉,给化疗药前,先观察是否有回血,强刺激性药物护士应在床旁监护,或采用静脉留置针及中小静脉插管;观察药物外渗的早期征象,如穿刺部位疼痛、烧灼感、输液速度减慢、无回血、药液外渗,应立即停止输注,应用地塞米松加利多卡因局部封闭,24 小时内给予冷敷,50%硫酸镁湿敷,24 小时后可给予热敷。

4.应用化疗药后的护理

应用化疗药后常出现脱发,影响患者形象,增加其心理压力,护士要告诉患者脱发是暂时的,停药后头发会再生,鼓励其诉说自己的感受,帮助其调整外观的变化,让患者戴假发或帽子、头巾遮挡,改善自我形象,夜间睡眠可佩戴发帽,减轻头发掉在床上而至的心理不适;指导患者头发的护理,如动作轻柔减少头发梳、刷、洗、烫、梳辫子等,可用中性洗发护发素。

五、健康教育

(1)宣传吸烟对健康的危害,提倡不吸烟或戒烟,并注意避免被动吸烟。

(2)对肺癌高危人群要定期进行体检,早期发现肿瘤,早期治疗。

(3)改善工作和生活环境,防止空气污染。

(4)给予患者和家属心理上的支持,使之正确认识肺癌,增强治疗信心,维持生命质量。

(5)督促患者坚持化疗或放疗,告诉患者出现呼吸困难、咯血或疼痛加重时应立即到医院就诊。

(6)指导患者加强营养支持,合理安排休息,适当活动,保持良好精神状态,避免呼吸道感染以调整机体免疫力,增强抗病能力。

(7)对晚期癌肿转移患者,要指导家属对患者临终前的护理,告知患者及家属对症处理的措施,使患者平静地走完人生最后一程。

(张玉霞)

第五节 胃 癌

一、定义

胃癌为起源于胃黏膜上皮的恶性肿瘤。

二、疾病相关知识

(一)流行病学特征

胃癌是最常见的恶性肿瘤之一,患病率仅次于肺癌。病死率高,发病率存在明显的性别差异,男性约为女性的 2 倍,55～70 岁为高发年龄段。

(二)临床表现

1.早期

早期多无症状,部分患者可出现消化不良表现:食欲缺乏、恶心、呕吐、食后胃胀、嗳气、反酸等,是一组常见而又缺乏特异性的胃癌早期信号。

2.进展期

(1)消化系统症状:上腹痛,是进展期最早出现的症状,开始有早饱感(指患者虽饥饿,但进食后即感饱胀不适),而后出现隐痛不适,最后疼痛持续不缓解。

(2)全身症状:食欲缺乏、乏力、食欲缺乏呈进行性加重,消瘦、体重呈进行性下降、贫血。

(3)肿瘤转移症状:肺部——咳嗽、呃逆、咯血;胸膜——胸腔积液、呼吸困难;腹膜——腹水、腹部胀满不适;骨骼——全身骨骼痛;胰腺——持续上腹痛,并向背部放射。

早期胃癌和进展期胃癌均可出现上消化道出血,常为黑便。少部分早期胃癌可表现为轻微的上消化道出血症状,即黑便或持续大便隐血阳性。

(三)治疗

1.手术治疗

手术治疗是唯一有可能根治胃癌的方法。

2.化疗

有转移淋巴结癌灶的早期胃癌及全部进展期胃癌均可化疗,以使癌灶局限、消灭残存癌灶及防止复发和转移。

3.支持治疗

应用高能量静脉营养疗法可增强患者的体质;可应用对胃癌有一定作用的生物抑制剂,以提高患者的免疫力。

(四)康复

(1)主动与医师配合并按医嘱用药。

(2)建立病案卡,定期复查。

(五)预后

胃癌的预后直接与诊断时的分期有关,5 年生存率较低,早期胃癌预后佳。

三、专科评估与观察要点

（1）腹痛：观察腹痛的部位、性质、程度变化，判断有无并发症。

（2）营养状况：观察体重、贫血征的变化。

（3）观察止痛药的效果及不良反应。

四、护理问题

（一）疼痛

腹痛与胃癌或其并发症有关。

（二）营养失调

低于机体需要量与摄入量减少及消化吸收障碍有关。

（三）活动无耐力

活动无耐力与疼痛、腹部不适有关。

（四）潜在并发症

消化道出血、穿孔、感染、梗阻。

五、护理措施

（一）疼痛的护理

（1）观察疼痛的部位、性质、是否有严重的恶心、呕吐、吞咽困难、呕血及黑便症状。

（2）遵医嘱使用相应止痛药、化疗药物。注意合理选择静脉，避免药液外渗。评估止痛剂效果。

（二）营养失调的护理

（1）饮食选择：鼓励能进食者尽可能进食易消化，营养丰富的流质或半流质饮食，少量多餐；监测体重，观察营养状况。

（2）建立中心静脉通路，做好相应维护。遵医嘱输注高营养物质，保证营养供给。应用生物抑制剂，以提高患者的免疫力。

（三）活动无耐力的护理

（1）注意休息，给予适量的活动，避免劳累。

（2）评估自理能力，做好基础护理，预防压疮。

（四）潜在并发症的护理

（1）监测生命体征：有无心力衰竭、血压下降、发热等。

（2）观察呕吐物、排泄物的颜色、性质、量，如出现呕咖啡色样物和/或排黑便考虑发生消化道出血；如有腹痛伴腹膜刺激征时考虑发生穿孔；如持续体温升高，应考虑存在感染，应寻找感染的部位及原因。以上情况均应立即通知医师，做相应处理。

（五）用药指导

1.化疗药

应用前应做好血管的评估，必要时给予中心静脉置管，避免药物外渗；注意观察药物的疗效及不良反应。

2.止痛药

严格遵医嘱用药,观察用药后患者腹痛的改善情况。

(六)晚期患者做好生活护理

生活护理包括口腔、足部、会阴的清洁。观察营养状况,消瘦明显者协助更换体位,定时翻身,保持皮肤清洁干燥,预防压疮的发生。

六、健康指导

(1)患者生活规律,保证休息,适量活动,增强抵抗力。

(2)注意个人卫生,防止继发感染。

(3)宣传与胃癌发生的相关因素,指导群众注意饮食卫生,避免或减少可致癌的食物,如熏烤、腌渍、发霉的食物。

(4)防治与胃癌有关的疾病,如萎缩性胃炎、胃溃疡等,可定期做胃镜检查,以便及时发现,高危人群应尽早治疗原发病或定期复查。

七、护理结局评价

(1)症状缓解,患者可以进行居家自我护理。

(2)患者营养状况尚可,未发生营养不良。

(3)无并发症的出现。

(4)患者心理健康,可以接受疾病,愿意配合治疗。

(张玉霞)

第六节　原发性肝癌

原发性肝癌是指由肝细胞或肝内胆管上皮细胞发生的恶性肿瘤,是我国常见的恶性肿瘤之一,病死率较高,在恶性肿瘤死亡排位中占第 2 位。近年来发病率有上升趋势,肝癌的 5 年生存率很低,预后凶险。原发性肝癌的发病率有较高的地区分布性,本病多见于中年男性,男女性别之比在肝癌高发区中 3∶1～4∶1,低发区则为 1∶1～2∶1。高发区的发病年龄高峰为40～49岁。

一、病因及发病机制

病因及发病机制尚不清楚,根据高发区的流行病学调查结果表明,下列因素与肝癌的发病关系密切。

(一)病毒性肝炎

在我国,乙型肝炎是原发性肝癌发生的最重要病因,原发性肝癌患者中 1/3 曾有慢性肝炎病史。肝癌患者血清中乙型肝炎标志物高达 90% 以上,近年来丙型肝炎与肝癌关系也逐渐引起关注。

(二)肝硬化

原发性肝癌合并肝硬化者占 $50\%\sim90\%$,乙肝病毒持续感染与肝细胞癌有密切关系。其过程可能是乙型肝炎病毒引起肝细胞损害继而发生增生或不典型增生,从而对致癌物质敏感。在多病因参与的发病过程中可能有多种基因发生改变,最后导致癌变。

(三)黄曲霉毒素

在肝癌高发区,尤其南方以玉米为主粮的地方调查提示,肝癌流行可能与黄曲霉毒素对粮食的污染有关,其代谢产物黄曲霉毒素 B_1 有强烈致癌作用。

(四)饮水污染

某些地区的流行病学调查结果发现,饮用池塘水者与饮用井水者的肝癌发病率和病死率有明显差异,可能与池塘水的蓝绿藻产生的微囊藻毒素污染饮用水源有关。

(五)遗传因素

在高发区肝癌有时出现家族聚集现象,尤以共同生活并有血缘关系者的肝癌罹患率高。可能与肝炎病毒垂直传播有关。

(六)其他

饮酒、亚硝胺、农药、某些微量元素含量异常如铜、锌、钼等、肝吸虫等因素也被认为与肝癌有关。吸烟和肝癌的关系还待进一步明确。

二、临床表现

(一)症状

肝癌起病隐匿,早期缺乏典型症状,多在肝病随访中或体检普查中,应用血清甲胎蛋白(AFP)及 B 超检查偶然发现肝癌,此时患者既无症状,体格检查亦缺乏肿瘤本身的体征,此期称为亚临床肝癌。一旦出现症状而来就诊者其病程大多已进入中晚期。不同阶段的肝癌,其临床表现有明显差异。

1.肝区疼痛

肝区疼痛最常见,半数以上患者呈间歇性或持续性的钝痛或胀痛,是由于肿块生长迅速、使肝包膜绷紧牵拉所致。当肿瘤侵犯膈肌时,疼痛可向右肩或右背部放射。向右后生长的肿瘤可致右腰疼痛。突然出现剧烈腹痛和腹膜刺激征提示癌结节包膜下出血或向腹腔破溃。

2.消化道症状

食欲缺乏、恶心、呕吐、腹泻、消化不良等,缺乏特异性。

3.全身症状

低热,发热与癌肿坏死物质吸收有关。此外还有乏力、消瘦、贫血、全身衰弱等,少数患者晚期呈恶病质。这是由于癌症所致的能量消耗和代谢障碍所致。

4.转移灶症状

如肺转移可出现咳嗽、咯血;胸膜转移可引起胸痛和血性胸腔积液;癌栓栓塞肺动脉,引起肺梗死,可突然出现严重呼吸困难和胸痛;癌栓栓塞下肢静脉,可出现下肢严重水肿;骨转移和脊柱转移,可引起局部压痛或神经受压症状;颅内转移可出现相应的神经定位症状和体征。

5.伴癌综合征

癌肿本身代谢异常,癌组织对机体发生影响而引起的内分泌或代谢异常的一组综合征称为伴癌综合征。如自发性低血糖症、红细胞增多症,其他罕见的有高脂血症、高钙血症、类癌综合征等。

（二）体征

1.肝大

进行性肝大是常见的特征性体征之一。肝质地坚硬,表面及边缘不光滑,有大小不等结节,伴不同程度的压痛。如癌肿突出于右肋弓下或剑突下,上腹可出现局部隆起或饱满。

2.脾大

脾大多见于合并肝硬化门静脉高压患者。因门静脉或脾静脉有癌栓或癌肿压迫门静脉引起。

3.腹水

腹水因合并肝硬化门静脉高压、门静脉或肝静脉癌栓所致。当癌肿表面破溃时可引起血性腹水。

4.黄疸

当癌肿浸润、破坏肝细胞时,可引起肝细胞性黄疸;当癌肿侵犯肝内胆管或压迫胆管时,可出现阻塞性黄疸。

5.转移灶相应体征

锁骨上淋巴结肿大、胸腔积液的体征,截瘫、偏瘫等。

（三）并发症

肝性脑病;上消化道出血;肝癌结节破裂出血;血性胸腔积液、腹水;继发感染。上述并发症可由肝癌本身或并存的肝硬化引起,常为致死的原因。

三、辅助检查

（一）血清甲胎蛋白（AFP）测定

AFP 是目前诊断肝细胞肝癌最特异性的标志物,是体检普查的项目之一。肝癌患者 AFP 阳性率 70%～90%,诊断标准为:①AFP＞500 $\mu g/L$ 持续 4 周;②AFP 在＞200 $\mu g/L$ 的中等水平持续8 周;③AFP由低浓度升高后不下降。

（二）影像学检查

(1)超声显像是目前肝癌筛查的首选检查之一,有助于了解占位性病变的血供。

(2)CT 在反映肝癌的大小、形态、部位、数目等方面有突出的优点,被认为是补充超声显像检查的非侵入性诊断的首选方法。

(3)肝动脉造影是肝癌诊断的重要补充方法,对直径 2 cm 以下的小肝癌的诊断较有价值。

(4)MRI 优点是除显示如 CT 那样的横截面外,还能显示矢状位、冠状位及任意切面。

（三）肝组织活检或细胞学检查

在超声或 CT 引导下活检或细针穿刺行组织学或细胞学检查,是目前确诊直径 2 cm 以下小肝癌的有效方法。缺点是易引起近边缘的肝癌破裂,有促进转移的危险。在非侵入性操作未能确诊时考虑使用。

四、诊断要点

有慢性肝炎病史,原因不明的肝区不适或疼痛,或原有肝病症状加重伴有全身不适、明显的食欲缺乏和消瘦、乏力、发热;肝进行性肿大、压痛、质地坚硬、表面和边缘不光滑。对高危人群血清 AFP 的检测及影像学检查。对既无症状也无体征的亚临床肝癌的诊断主要靠血清 AFP 的检测联合影像学检查。

五、治疗要点

早期治疗是改善肝癌预后的最主要的手段,而治疗方案的选择取决于肝癌的临床分期及患者的体质。

(一)手术治疗

首选的治疗方法,是影响肝癌预后的最主要因素,是提高生存率的关键。

(二)局部治疗

1.肝动脉化疗栓塞治疗(TACE)

TACE 为原发性肝癌非手术的首选方案,效果较好,应反复多次治疗。机制为先栓塞肿瘤远端血供,再栓塞肿瘤近端肝动脉,使肿瘤难以建立侧支循环,最终引起病灶缺血性坏死,并在动脉内灌注化疗药物。常用栓塞剂有吸收性明胶海绵和碘化油。

2.无水酒精注射疗法(PEI)

PEI 是肿瘤直径<3 cm,结节数在 3 个以内,伴肝硬化不能手术患者的首选治疗方法。在 B 超引导下经皮肝穿刺入肿瘤内注入无水酒精,促使肿瘤细胞脱水变性、凝固坏死。

3.物理疗法

局部高温疗法,如微波组织凝固技术、射频消融、高功率聚焦超声治疗、激光等。

(三)其他治疗方法

1.放疗

放疗在肝癌治疗中仍有一定地位。适用于肿瘤较局限,但不能手术者,常与其他治疗方法组成综合治疗。

2.化疗

化疗常用多柔比星及其衍生物、顺铂(CDDP)、氟尿嘧啶、丝裂霉素 C 和甲氨蝶呤(MTX)等。主张联合用药,单一用药疗效较差。

3.生物治疗

生物治疗常用干扰素、白细胞介素、LAK 细胞、TIL 细胞等,作为辅助治疗之一。

4.中医中药治疗

中医中药治疗用于晚期肝癌患者和肝功能严重失代偿无法耐受其他治疗者,可作为辅助治疗之一。

5.综合治疗

根据患者的具体情况,选择一种或多种治疗方法联合使用,为中晚期患者的主要治疗方法。

六、常用护理诊断

(1)疼痛(肝区痛):与肿瘤迅速增大、牵拉肝包膜有关。

(2)预感性悲哀:与获知疾病预后有关。

(3)营养失调(低于机体需要量):与肝功能严重损害、摄入量不足有关。

七、护理措施

(一)一般护理

1.休息与体位

给患者创造安静舒适的休息环境,减少各种不良刺激。协助并指导患者取舒适卧位。为患者创造安静、舒适环境,提高患者对疼痛的耐受性。

2.饮食护理

鼓励进食,给予高蛋白、适量热量、高维生素、易消化饮食,如出现肝性昏迷,禁食蛋白质。伴腹水患者,限制水钠摄入。如出现恶心、呕吐现象,做好口腔护理。在化疗过程中患者往往胃肠道反应明显,可根据其口味适当调整饮食。

3.皮肤护理

晚期肝癌患者极度消瘦,严重营养不良,因为疼痛影响,常拒绝体位变动。因此要加强翻身、皮肤按摩,如出现压疮,做好相应处理。

(二)病情观察

监测生命体征,观察有无肝区疼痛、发热、腹水、黄疸、呕血、便血、24 小时尿量等,以及实验室各项血液生化和免疫学指标。观察有无转移征象。

(三)疼痛护理

晚期癌症患者大部分有中度至重度的疼痛,多为顽固性的剧痛,严重影响生存质量。通过询问病史、观察或运用评估工具来判断疼痛的部位、性质、程度。

1.三阶梯疗法

目前临床普遍推行 WTO 推荐的三阶梯疗法,其原则为:①按阶梯给药,依药效的强弱顺序递增使用;②无创性给药,可选择口服给药,直肠栓剂或透皮贴剂给药等方式;③按时给药,而不是按需给药;④剂量个体化。按此疗法多数患者能满意止痛。

(1)第一阶梯:轻度癌痛,可用非阿片类镇痛药,如阿司匹林等。

(2)第二阶梯:中度癌痛及第一阶梯治疗效果不理想时,可选用弱阿片类药,如可卡因。

(3)第三阶梯:重度癌痛及第二阶梯治疗效果不理想者,选用强阿片类药,如吗啡。多采用口服缓释或控释剂型。癌痛的治疗中提倡联合用药的方法,加用一些辅助药以协同主药的疗效,减少其用量与不良反应,常用辅助药物有:①弱安定药,如地西泮和艾司唑仑等;②强安定药,如氯丙嗪和氟哌利多等;③抗抑郁药,如阿米替林。

向患者说明接受治疗的效果及帮助患者正确用药,对于已掌握的规律性疼痛,在疼痛发生前使用镇痛剂。疼痛减轻或停止时应及时停药。观察止痛疗效及不良反应。

2.其他方法

(1)放松止痛法:通过全身松弛可以阻断或减轻疼痛反应。

(2)心理暗示疗法:可结合各种癌症的治疗方法,暗示患者进行自身调节,告诉患者配合治疗就一定能战胜疾病。

(3)物理止痛法:可通过刺激疼痛周围皮肤或相对应的健侧达到止痛目的。

(4)转移止痛法:让患者取舒适体位,通过回忆、冥想、听音乐、看书报等方法转移注意力,减轻疼痛反应。

(四)肝动脉栓塞化疗护理

肝动脉栓塞化疗护理是肝癌非手术治疗的首选方法,已在临床上广泛应用,是一种创伤性的非手术治疗。

1.术前护理

(1)向患者和家属解释治疗的必要性、方法、效果。

(2)评估患者的身体状况,必要时先给予支持治疗。

(3)做好各种检查,如血常规、出凝血时间、肝功能、肾功能、心电图、影像学检查等;检查股动脉和足背动脉搏动的强度。

(4)做好碘过敏试验和普鲁卡因过敏试验,如碘过敏试验阳性可用非离子型造影剂。

(5)术前 6 小时禁食禁饮。

(6)术前 0.5 小时可给予镇静剂,并测量血压。

2.术中护理

(1)准备好各种抢救用品和药物。

(2)护士应尽量陪伴在患者的身边,安慰及观察患者。

(3)注射造影剂时,应严格控制注射速度,注射完毕后应密切观察患者有无恶心、心悸、胸闷、皮疹等过敏症状,观察血压的变化。

(4)注射化疗药物后应观察患者有无恶心、呕吐,一旦出现应帮助患者头偏向一侧,备污物盘,指导患者做深呼吸,如使用的化疗药物胃肠道反应很明显,可在注入化疗药物前给予止吐药。

(5)观察患者有无腹痛,如出现轻微腹痛,可向患者解释腹痛的原因,安慰患者,转移注意力;如疼痛较剧,患者不能耐受,可给予止痛药。

3.术后护理

(1)预防穿刺部位出血:拔管后应压迫股动脉穿刺点 15 分钟,绷带包扎后,用沙袋(1~2 kg)压迫6~8 小时;保持穿刺侧肢体平伸 24 小时;术后 8 小时内,应每隔 1 小时观察穿刺部位有无出血和渗血,保持敷料的清洁干燥;一旦发现出血,应立即压迫止血,重新包扎,沙袋压迫;如为穿刺点大血肿,可用无菌注射器抽吸,24 小时后可热敷,促进其吸收。

(2)观察有无血栓形成:应检查两侧足背动脉的搏动是否对称,患者有无肢体麻木、胀痛、皮肤温度降低等,出现上述症状与体征,应立即报告医师及时采取溶栓措施。

(3)观察有无栓塞后综合征:发热、恶心、呕吐、腹痛。如体温超过 39 ℃,可物理降温,必要时用退热药。术中或术后用止吐药,可有效地预防和减轻恶心、呕吐的症状,鼓励患者进食,尽可能满足患者对食物的要求。腹痛是因肿瘤组织坏死、局部组织水肿而引起的,可逐渐缓解,如疼痛剧烈,可使用药物止痛。

(4)密切观察化疗后反应,及时检查肝、肾功能和血常规,及时治疗和抢救。补充足够的液体,鼓励患者多饮水、多排尿,必要时应用利尿剂。

(五)心理护理

肝癌患者的 5 个阶段的心理反应往往比其他癌症患者更为明显。要充分认识患者的心理反应,对部分出现过激行为,如绝望甚至自杀的患者,要给予正确的心理疏导;同时建立良好的护患关系,减轻患者恐惧。对于晚期患者,特别要维护其尊严,并做好临终护理。

(六)健康教育

1.疾病知识指导

原发性肝癌应以预防为主。临床证明,肝炎-肝硬化-肝癌的关系密切。因此,患病毒性肝炎的患者应及时正确治疗,防止转变为肝硬化,非乙型肝炎病毒携带者应注射乙型肝炎疫苗。加强锻炼,增强体质,注意保暖。

2.生活指导

禁食含有黄曲霉素的霉变食物,特别是发霉的花生和玉米,禁饮酒。肝癌伴有肝硬化者,特别是伴食管-胃底静脉曲张的患者,应避免粗糙饮食。

3.用药指导

在化疗过程中,应向患者做好解释工作,消除紧张心理,并介绍药物性质、毒副作用,使患者心中有数。①药物反应较重者,宜安排在睡前或饭后用药,以免影响进食。呕吐严重者应少食多餐,辅以针刺足三里、合谷、曲池等穴,对减轻胃肠道反应有一定作用。②注意防止皮肤破损,观察皮肤有无瘀斑、出血点,有无牙龈出血、鼻出血、血尿及便血等症状。③鼓励患者多饮水或强迫排尿,使尿液稀释。遵医嘱适量地服用碳酸氢钠以碱化尿液。④常选用1∶5 000高锰酸钾溶液坐浴,预防会阴部感染。

4.自我监测指导

出现右上腹不适、疼痛或包块者应尽早到医院检查。肝癌的疗效取决于早发现、早治疗,一旦确诊应尽早治疗,以手术为主的综合治疗可明显延长患者生命。观察肿瘤有无并发症和有无远处转移的表现,应警惕肝癌结节破裂、肝性脑病、消化道出血和感染等。手术后的癌肿患者应观察有无复发,定期复诊。化疗患者应定期检查肝功能、肾功能、心电图、血常规、血浆药物浓度等,及时了解脏器功能和有无药物蓄积。

(张玉霞)

第七节　胰　腺　癌

一、概述

(一)病因

胰腺癌的病因至今尚不完全清楚。各方面流行病学调查显示,有些因素与胰腺癌的发病相关,有些存在分歧。

1.人口因素和地区分布

胰腺癌多见于西方工业化国家。

2.家族和遗传因素

患以下6种遗传性疾病者胰腺癌的发病机会增多:遗传性非息肉症型直肠癌;家族性乳腺癌;Paget病;共济失调-毛细血管扩张症;家族性非典型多发性痣-黑色素瘤综合征;遗传性胰腺炎。

3.与其他疾病的关系

慢性胰腺炎、糖尿病、甲状腺肿瘤、其他良性内分泌瘤、囊性纤维变形等可能与胰腺癌的发病相关。

4.生活与环境因素

无论男女,吸烟者胰腺癌发病率高于不吸烟者 2～16 倍不等。高能量、高蛋白、高脂肪摄入也可诱发胰腺癌。此外,高碳水化合物、肉类、高胆固醇、亚硝胺和高盐食品均属不利因素。饮食中的纤维素、维生素 C、水果、蔬菜都是预防胰腺癌的有利因素,不进食或少进食保藏食品,进食生、鲜、压力锅或微波炉制备的食品胰腺的起保护都能作用。

(二)病理分型

1.胰腺癌部位分布

(1)胰头癌:占胰腺癌的 2/3 以上,常压迫和浸润导致胰管管腔狭窄或闭塞,远端易继发胰腺炎。

(2)胰体、胰尾部:约占胰腺癌的 1/4。胰体、胰尾部肿瘤体积较大,常由于浸润生长而致胰体、尾部周围有严重的癌性腹膜炎。

(3)全胰癌:约占胰腺癌的 1/20。

2.组织学分类

(1)导管细胞癌:最常见,约占 90%。

(2)胰泡细胞癌。

(3)少见类型胰腺癌:多形性癌、腺鳞癌、黏液癌、嗜酸性粒细胞癌及胰腺囊-实性肿瘤等。

(三)临床表现

1.腹痛

腹痛是最常见的临床症状,近半数为首发症状。在胰腺癌的整个病程中,几乎所有病例都有不同性质和不同程度的疼痛出现,位置多在上腹伴左腰部放射。

2.黄疸

梗阻性黄疸是胰腺癌的另一重要症状,是胰头癌的主要症状和体征,由癌肿侵及胆总管所致。

3.消化道症状

由于胰液和胆汁排出受阻,患者常有食欲缺乏、上腹饱胀、消化不良、便秘或腹泻。上腹部不适多为上腹闷堵感觉,食后饱胀。10%～30%患者以此为首发症状。

4.消瘦

体重减轻也是胰腺癌的常见症状。其特征是发展速度快,发病后短期内即出现明显消瘦,短期内体重减轻 10 kg 甚至更多。可能是胰腺癌及癌旁胰岛细胞因子干扰糖原代谢,引起胰岛素抵抗,使机体不能有效利用葡萄糖而致消瘦。

5.发热

至少有 10%胰腺癌患者病程中有发热出现,表现为低热、高热、间歇热或不规则发热等,可伴有畏寒,黄疸也随之加深,易被误诊为胆石症。

6.血栓性静脉炎

中晚期胰体、胰尾部癌患者可并发下肢游走性或多发性血栓性静脉炎,表现为局部红、肿、热、痛等并可扪及条索状硬块。偶可发生门静脉血栓性静脉炎,出现门静脉高压。

7.症状性糖尿病

部分胰腺癌患者可在上述症状出现之前发生症状性糖尿病,也可能原已控制的糖尿病无特殊原因突然加重。

8.精神症状

部分患者可出现焦虑、抑郁、失眠、急躁及个性改变等精神症状。

(四)诊断

1.实验室检查

肿瘤标志物检测包括 CEA、CA19-9、CA724、CA50 等。CEA 胰腺癌阳性率 83％～92％,术后 CEA 升高提示复发;CA19-9 对胰腺癌具有高度敏感性和特异性,应用免疫过氧化酶法检测 CA19-9,胰腺癌准确率高达 86％。大多数浸润型胰腺癌可检测到 *K-ras* 基因突变。*Ras* 基因的突变激活可引起血管内皮生长因子(VEGF)表达上调。约 73％的胰腺癌患者发现 *P53* 基因突变。

2.影像学检查

(1)逆行胰胆管造影(ERCP):将内镜插至十二指肠降段,在乳头部经内镜活检孔道插入造影导管,并进入乳头开口部、胆管和胰管内,注入对比剂,使胰管、胆管同时或先后显影,称为 ER-CP。胰头癌 ERCP 的诊断准确率可高达 95％。通过 ERCP 收集胰液做脱落细胞学检查,对胰腺癌的阳性诊断率可达 75％。

(2)血管造影检查:胰腺血管造影的适应证为确定胰腺内分泌肿瘤的位置,范围及程度,判断有无浸润、胰腺癌手术切除可能性等。

(3)胰腺 CT 检查:CT 目前仍是检测胰腺癌及做肿瘤分期的最常用方法,其检出肿瘤的阳性预测值可超过 90％;在判定肿瘤不能切除时,阳性率 100％。

(4)胰腺 MRI 检查:磁共振胰胆管成像(MRCP)是近几年迅速发展起来的技术。

(5)超声成像:彩色超声血流具有无创、价廉、无须对比剂等优点,可单独判断和量化肿瘤的心血管化程度,肿瘤侵犯血管的情况及血管性疾病。

(五)治疗

胰腺癌恶性程度高,局部发展快,转移早,治疗效果不佳,预后差。

1.手术治疗

手术是胰腺癌获得根治的唯一机会,只有 10％的胰腺癌患者获得手术的机会。能被切除的胰腺癌为:肿瘤可被完全切除,而无癌组织残留;肿瘤未侵及重要邻近器官;无血源性或远处淋巴结转移。

2.放疗

对于手术不能切除病例,采用放疗＋化疗可以提高胰腺癌的疗效,明显延长患者生存期。单纯放疗者中位生存期明显低于放化疗结合患者。

3.化疗

全身化疗可作为胰腺癌的辅助治疗,也可作为局部晚期不能切除或有转移病变胰腺癌的主要治疗。可作为胰腺癌的新辅助治疗,也可作为术后复发的姑息治疗。常见化疗药物有:5-FU、吉西他滨、奥沙利铂、顺铂、伊立替康。

吉西他滨 1 000 mg/m²,静脉滴注超过 30 分钟,每周 1 次,连续 3 次,然后休息 1 周为一周期。对于不能切除的转移性胰腺癌,单药吉西他滨是标准治疗。含吉西他滨的联合化放疗可用于局部晚期不能切除的胰腺癌患者,也可作为辅助治疗。吉西他滨两药联合可选择(GP,吉西他滨＋顺铂)、(GEME,吉西他滨＋厄洛替尼 3 周方案)、(GC,吉西他滨＋卡培他滨)等。奥沙利铂联合 5-FU 可作为二线治疗。

4.靶向治疗

胰腺癌的生物靶向治疗逐渐引起重视。有研究显示特罗凯联合吉西他滨治疗使胰腺癌中位生存期延长。

5.晚期胰腺癌的解救治疗

有梗阻及黄疸者可采用放置支架、激光手术、光动力治疗、放疗等迅速退黄；严重疼痛可联合放疗与吗啡类药物止痛，必要时给予神经毁损性治疗；肿瘤活动性出血可考虑姑息性手术或放疗；对于营养不良者及时给予肠道或肠道外营养。

胰腺癌由于诊断困难、病变进展迅速及缺乏有效的根治手段，诊断后仅 1%～4% 的患者能够活到 5 年。临床特点为病程短、进展快、死亡率高，中位生存期为 6 个月左右，被称为"癌中之王"。

二、护理

(一)护理要点

1.疼痛护理

胰腺癌疼痛的发生原因为癌肿浸润引起的胰管梗阻并管内压升高，尤其在进餐后，胰腺分泌增多，管内压力增高，促发上腹部持续或间断钝痛，餐后 1～2 小时加重，而后逐渐减轻。晚期胰腺癌可直接浸润、压迫位于腹膜后的腹腔神经丛，产生与体位有关的腰背痛。仰卧时加剧，而前倾、弯腰或侧卧时稍有缓解，呈昼重夜轻的特点，患者夜间往往不敢平卧而取前倾坐位或俯卧位。严重疼痛者遵医嘱给予吗啡类药物止痛。部分患者可由外科医师给予神经毁损性治疗。

2.饮食护理

给予易消化、低脂饮食，少食多餐。

3.胰瘘的护理

胰瘘多发生于术后 1 周左右，表现为患者突发剧烈腹痛、持续腹胀、发热，腹腔引流管或伤口引流出清亮液体，引流液测得淀粉酶。应持续负压引流，保持引流装置有效。

4.胆瘘的护理

胆瘘多发生于术后 5～10 天。表现为发热、右上腹痛、腹膜刺激征，T 管引流量突然减少，但可见沿腹腔引流管或腹壁伤口溢出胆汁样液体。此时应保持 T 管引流通畅，予以腹腔引流。

5.控制血糖

胰腺癌患者由于术后胰腺功能的部分缺失，可引起患者血糖改变。因此，手术前后及静脉高营养的患者，均应每 4 小时一次常规监测血糖，以了解患者的胰腺功能，及时调节胰岛素的用量，一般将血糖控制在 8 mmol/L 左右。

6.放疗的护理

放疗患者应监测肝功能变化，观察肿瘤直接侵犯肝胆管、压迫肝门部胆管者黄疸消退情况。因胰腺与胃、十二指肠及结肠相毗邻，治疗过程中胃肠道会受到一定放射剂量的刺激，易出现恶心、呕吐、腹泻等消化道不良反应。可于治疗前遵医嘱给予西咪替丁或昂丹司琼静脉输注，并告知患者进软食，禁食刺激性食物，以保护胃肠道黏膜，预防胃溃疡、十二指肠溃疡及消化道出血的发生。对有消化道出血倾向的患者，应严密观察患者有无呕血、黑便、头晕、面色苍白、脉搏弱而快、血压下降等症状。

7.静脉化疗的护理

化疗药物的特殊不良反应及护理。

(1)吉西他滨的不良反应主要为骨髓抑制及皮疹。指导患者化疗期间不要食用刺激性食物，不要搔抓皮肤，皮肤瘙痒时可局部涂以炉甘石洗剂。静脉滴注时间一般限制在 30～60 分钟，超过 60 分钟会导致不良反应加重，已配制的吉西他滨不可冷藏，以防结晶析出。

(2)顺铂一次用药(50 mg/m²)发生肾毒性的可能性为 25％～30％，但通过静脉补液及使用利尿剂可使肾毒性减少至 10％以下。多在治疗开始 2 周后出现血尿素氮升高，第 4 周恢复正常。一般在大剂量顺铂给药前静脉滴注生理盐水或葡萄糖 1 000 mL 加入 10％氯化钾 15 mg，然后 20％甘露醇 125 mL 静脉快滴，顺铂滴注完毕后再给予 20％甘露醇 125 mL 静脉快滴，以达利尿作用。一般每天液体总量 3 000～4 000 mL，输液从顺铂给药前 6 小时开始，持续至顺铂滴注完毕后 6～12 小时为止。每周期治疗前检查尿常规、血尿素氮和肌酐、血电解质等；后 7 天查尿常规、血尿素氮、肌酐和电解质；记录 24 小时出入量 3～4 天。

(二)健康指导

(1)年龄在 40 岁以上，短期内出现持续性上腹部疼痛、腹胀、食欲减退、消瘦等症状时，应注意对胰腺做进一步检查。

(2)饮食宜少量多餐。

(3)告知患者出现进行性消瘦、贫血、乏力、发热等症状，及时就诊。

(张玉霞)

354

参考文献

[1] 张晓霞,于丽丽.外科护理[M].济南:山东人民出版社,2021.

[2] 王玉春,王焕云,吴江,等.临床专科护理与护理管理[M].哈尔滨:黑龙江科学技术出版社,2022.

[3] 刘楠楠.内科护理[M].北京:人民卫生出版社,2021.

[4] 杨青,王国蓉.护理临床推理与决策[M].成都:电子科学技术大学出版社,2022.

[5] 张晓艳.临床护理技术与实践[M].成都:四川科学技术出版社,2022.

[6] 程宁宁.临床专科护理实践[M].沈阳:沈阳出版社,2020.

[7] 任丽,孙守艳,薛丽.常见疾病护理技术与实践研究[M].陕西:陕西科学技术出版社,2022.

[8] 丁明星,彭兰,姚水洪.基础医学与护理[M].北京:高等教育出版社,2021.

[9] 肖娟.实用护理技术与专科护理规范[M].长春:吉林科学技术出版社,2020.

[10] 李艳.临床常见病护理精要[M].西安:陕西科学技术出版社,2022.

[11] 李庆印,张辰.心血管病护理手册[M].北京:人民卫生出版社,2022.

[12] 万霞.现代专科护理及护理实践[M].开封:河南大学出版社,2020.

[13] 刘巍,王爱芬,吕海霞.临床妇产疾病诊治与护理[M].汕头:汕头大学出版社,2021.

[14] 潘红丽,胡培磊,巩选芹,等.临床常见病护理评估与实践[M].哈尔滨:黑龙江科学技术出版社,2022.

[15] 张秀萍.外科疾病临床护理[M].天津:天津科学技术出版社,2020.

[16] 张翠华,张婷,王静,等.现代常见疾病护理精要[M].青岛:中国海洋大学出版社,2021.

[17] 华苓.产前产后护理百科[M].成都:四川科学技术出版社,2022.

[18] 张薇薇.基础护理技术与各科护理实践[M].开封:河南大学出版社,2021.

[19] 邢爱红,王君华.基础护理技术[M].北京:科学出版社,2020.

[20] 马普红,王艳娟.护理临床与实践[M].长春:吉林科学技术出版社,2020.

[21] 刘端海,洪珍兰.护理心理学[M].武汉:华中科技大学出版社,2020.

[22] 刘峥.临床专科疾病护理要点[M].开封:河南大学出版社,2021.

[23] 赵衍玲,梁敏,刘艳娜,等.临床护理常规与护理管理[M].哈尔滨:黑龙江科学技术出版社,2022.

[24] 崔杰.现代常见病护理必读[M].哈尔滨:黑龙江科学技术出版社,2021.

[25] 王丽.常见护理疾病诊疗学[M].昆明:云南科技出版社,2020.

［26］刘爱杰,张芙蓉,景莉,等.实用常见疾病护理［M］.青岛:中国海洋大学出版社,2021.

［27］陈晓.临床实用护理操作［M］.北京:科学技术文献出版社,2020.

［28］吴宣,朱力,李尊柱.临床用药护理指南［M］.北京:中国协和医科大学出版社,2022.

［29］刘敏,刘树淼.外科护理技术［M］.上海:上海科学技术出版社,2020.

［30］吴雯婷.实用临床护理技术与护理管理［M］.北京:中国纺织出版社,2021.

［31］邓雄伟,程明,曹富江,等.骨科疾病诊疗与护理［M］.北京:华龄出版社,2022.

［32］吴欣娟.临床护理常规［M］.北京:中国医药科技出版社,2020.

［33］郝翠平.临床疾病基础护理［M］.北京:科学技术文献出版社,2020.

［34］肖芳,程汝梅,黄海霞,等.护理学理论与护理技能［M］.哈尔滨:黑龙江科学技术出版社,2022.

［35］潘洪燕,龚姝,刘清林,等.实用专科护理技能与应用［M］.北京:科学技术文献出版社,2020.

［36］王朝阳,于静,舒玲,等.手术室专科护理质量指标体系的构建及应用［J］.齐鲁护理杂志,2020,26(10):131-133.

［37］冯笑.内科护理沟通中存在的问题及解决措施［J］.世界最新医学信息文摘,2021,21(30):164-165.

［38］林红.舒适护理在阑尾炎手术护理中的应用［J］.中国医药指南,2020,18(3):337-338.

［39］韦丽艳,罗婷.甲状腺功能5项在甲状腺疾病鉴别诊断中的应用价值［J］.现代医学与健康研究电子杂志,2020,4(1):150-151.

［40］邹丹.妇产科护理的主要感染问题及应对措施［J］.基层医学论坛,2021,25(2):281-283.